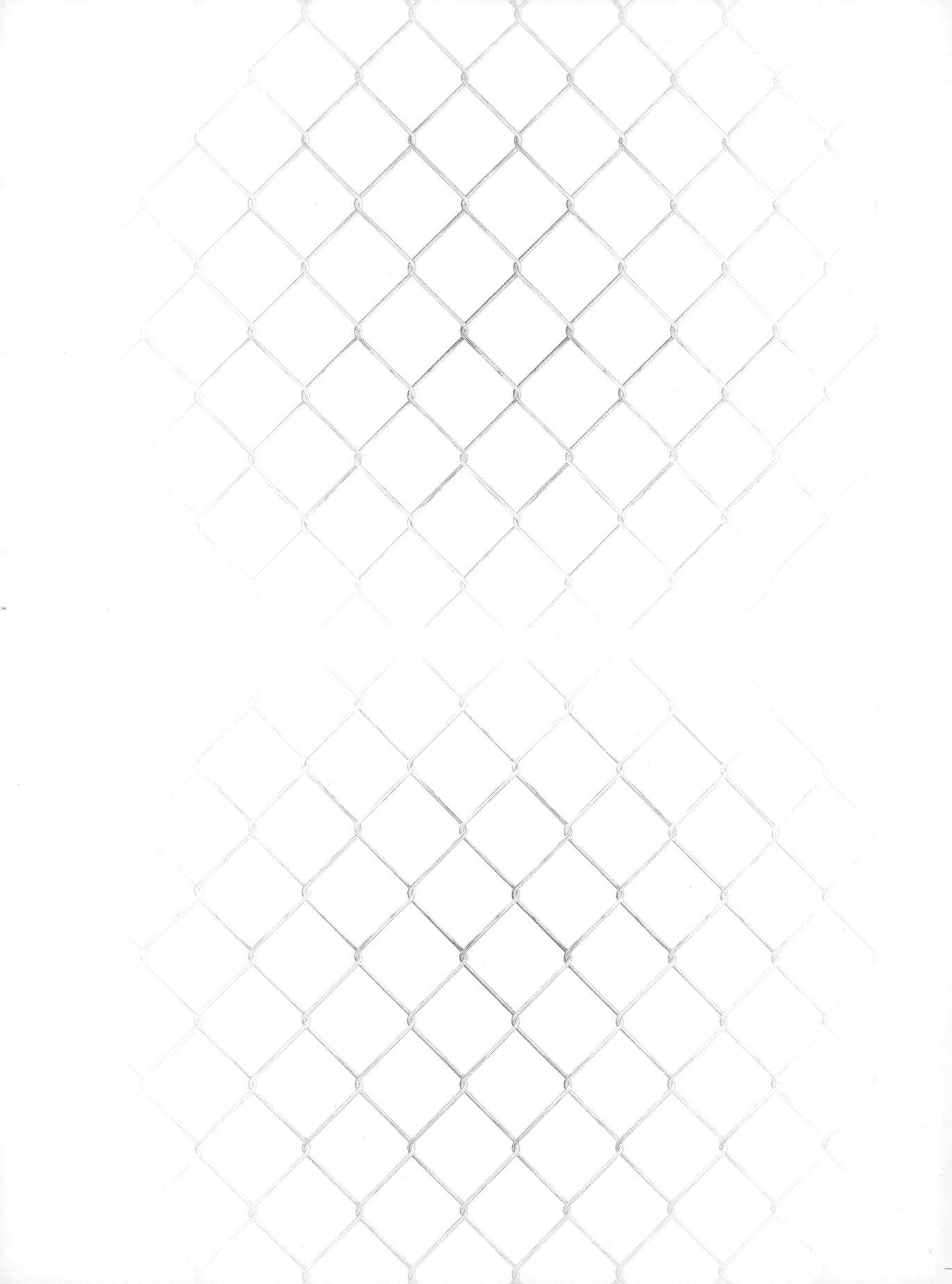

<죄수 운동법>에 대한 찬사

'코치' 폴 웨이드가 쓴 <죄수 운동법>은 맨몸 트레이닝을 극한의 수준까지 끌어올려 실시하는 방법을 알려준다. <벌거벗은 전사들> 옆에 나란히 꽂아두어야 할 책이다.
_ 케네스 제이, <바이킹 워리어 운동법(Viking Warrior Conditioning)>의 저자

<죄수 운동법>은 힘에 관한 신선한 시각의 책이다. 맨몸 트레이닝을 주제로 한 책은 많이 있지만, 맨몸 트레이닝 동작을 이용해서 진짜 힘을 키우는 방법에 초점을 맞춘 책은 거의 없다. 푸시업 50회를 하는 방법을 설명하는 책이 아니다. 한손 핸드스탠드 푸시업을 하는 법, 한발 스쿼트를 하는 법, 한손 풀업을 하는 법을 설명하는 책이다. 만화 같은 생각이라고 여길 수 있지만, 아주 체계적인 계획을 통해 완벽하게 달성할 수 있다.
폴 웨이드는 아주 재미있고 의욕을 불러일으키는 말솜씨를 가지고 있기 때문에 이 책 역시 막힘없이 술술 읽게 될 거라고 확신한다. 아기 엄마부터 오프시즌을 보내고 있는 운동선수까지 누구나 도전할 수 있는 완벽한 구성의 훈련 프로그램이다.
이 책에 소개된 몇 가지 동작을 훈련할 때 실시하고 있으며, 특히나 브리지 시리즈와 코어 강화 운동은 모든 사람들에게 도움이 될 거라고 생각한다. 신병 훈련 교관, 레슬링 코치, 격투기 강사에게 아주 유용할 것이다. 이미 각 분야에서 많이 활용하고 있는 동작들을 간단히 조정한 훈련 프로그램이기 때문에 신체 숙련도와 운동 능력을 신속하게 키울 수 있다. 힘을 키우는 데 초점을 맞춘다면 단기간에 엄청난 효과가 나타날 것이다. <죄수 운동법>은 반드시 주목해야 하는 책이다. 파벨 차졸린이 쓴 <벌거벗은 전사>의 운동법과 결합하면 스파이더맨도 궁금하게 여길만한 수준의 힘을 키우게 될 것이다.
_ 애덤 T 글래스, RKC II 자격 보유, 스트롱맨 공연 전문가

이 책이 마음에 드는 걸 인정하고 싶지 않았다. 사실 책 제목 때문에 읽고 싶지도 않았다. 하지만 마음에 든 정도를 넘어서 이 책에 푹 빠져버렸다. 캘리스데닉스 운동과 트레이닝 방식을 결합한 최고의 책이라고 생각한다. 체계적인 맨몸 트레이닝의 모든 것을 담고 있다.

전직 체조선수이자 체조 코치로서 힘을 키우기 위한 저항 수단으로 몸을 이용하는 방식은 아주 친근하다. 실제 모든 실용적인 운동법의 기본이라고 할 수 있다. 자신의 몸무게를 활용할 수 없다면 과연 어떻게 저항을 늘릴 수 있을까? 웨이드 코치는 이 점을 제대로 이해하고 몸무게만 이용해서도 완벽한 몸을 만들 수 있는 훈련 프로그램을 개발했다.

읽기 쉽고 내용이 아주 유기적으로 잘 연결되기 때문에 진심으로 인정할 수밖에 없었다. 각 동작별 단계적 구성이 탁월해서 중간에 포기하지 않겠다는 자세를 가진 사람이라면 가장 어려운 동작까지도 시도할 수 있을 것이다.

웨이드 코치는 요즘 피트니스 업계의 많은 사람들이 간과하고 있는 듯 보이는 생체역학, 운동 생리학, 단계적인 트레이닝 방식을 통해 진정한 운동의 의미를 상기시킨다. 현대식 모든 저항 운동의 기초 역사에 관심이 많고 힘의 세계를 좋아하는 사람이라면 충분히 소장할 가치가 있는 책이다.
_ 마크 레이프킨트, Master RKC 강사

〈죄수 운동법〉은 이제껏 접해본 가장 효과적인 맨몸 트레이닝 정보로 가득하다. 레슬링선수였을 때 알았더라면 좋았을 바로 그런 책이지만, 더 중요한 점은 내 수강생들뿐 아니라 아이들이 자랐을 때 이 책을 전해 줄 수 있다는 것이다. 인상적이면서 믿을 수 있는 내용이 담긴 책이다.
_ 자크 에반이히, 〈우리가 모르는 힘의 시스템(The Ultimate Underground Strength System)〉의 저자

극한 공간, 감옥에서 탄생한 리얼 맨몸 트레이닝
죄수 운동법

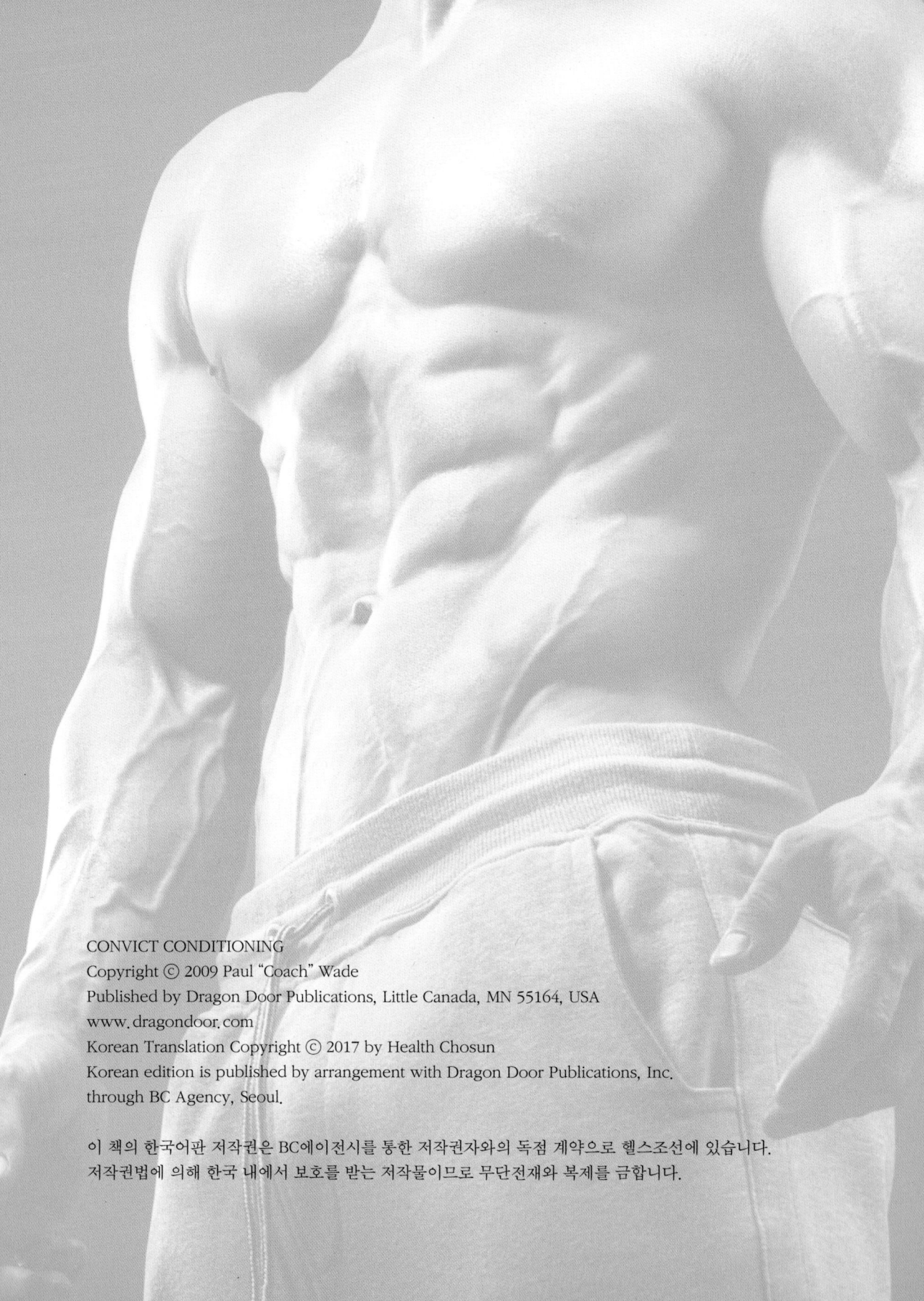

CONVICT CONDITIONING

Copyright ⓒ 2009 Paul "Coach" Wade

Published by Dragon Door Publications, Little Canada, MN 55164, USA

www.dragondoor.com

Korean Translation Copyright ⓒ 2017 by Health Chosun

Korean edition is published by arrangement with Dragon Door Publications, Inc. through BC Agency, Seoul.

이 책의 한국어판 저작권은 BC에이전시를 통한 저작권자와의 독점 계약으로 헬스조선에 있습니다.
저작권법에 의해 한국 내에서 보호를 받는 저작물이므로 무단전재와 복제를 금합니다.

극한 공간, 감옥에서 탄생한 리얼 맨몸 트레이닝
죄수 운동법

폴 웨이드 지음

비타북스

Foreword

1969년경의 일이다. 경건한 침묵이 흐르는 가운데 자신만만해 보이는 한 케임브리지 대학생이 몸을 웅크린 채 앉아있었고, 짙은 황색 법의를 입은 티베트 승려 두 명이 명상과 깨달음의 신비로움을 주제로 강연을 하고 있었다. 두 승려는 넌지시 알려주듯이 말했다. "모든 것은 아름답고, 아무것도 중요하지 않습니다." 대부분 쓸데없는 생각들이 쉴 새 없이 스쳐 가는 사이 이 말은 대학생의 머릿속을 가득 채웠다.

한 승려가 깊은 명상 수련으로 인해 생기는 내면의 자유에 대해 이야기하기 시작했다. 승려는 비유를 들었다. "우리는 교도소 감방 안에 갇힐 수 있습니다. 겉보기에는 감금이지만, 우리의 내면은 변함없이 자유롭습니다. 어느 누구도 우리 내면의 자유를 빼앗아갈 수 없습니다." 그 말에 대학생은 발끈해서 자리를 박차고 일어났다. "어떻게 그런 말을 할 수 있습니까? 교도소는 교도소일 뿐이고, 속박은 속박일 뿐입니다. 자신의 의지와 상관없이 구속당할 때 진정한 자유란 없습니다!" 승려의 비유에 제대로 화가 난 대학생은 지나칠 정도로 자동반사적 반응을 보였다.

화가 난 대학생을 향해 동료 승려가 환하게 미소를 지었다. "가르치는 사람에게 이의를 제기하는 행동은 좋은 겁니다." 상대의 말을 비꼬는 기미는 전혀 없이 온전히 진심이 느껴지는 말투였다. 강물이 모난 바위를 에둘러 흘러가듯이 두 승려는 중간에 끼어든 성난 대학생의 발언을 유연하게 넘기며 계속 강연을 이어갔다.

그로부터 40년이 지난 2009년 즈음이었다. 발끈한 성격의 케임브리지 대학생은 예전보다 조금은 신중하고 훨씬 더 성숙한 사람이 되었다. 역동적으로 사업을 벌이며 빠르게 성장하고 있는 벤처 회사 '드래건 도어 퍼블리케이션'을 운영 중이었다. 드래건 도어 퍼블리케이션은 탁월한 신체 능력을 키우고 싶은 사람들을 위한 매체다.

이제 나는 지금껏 읽은 책 가운데 가장 흥미로운 책 한 권을 소개하려고 한다. 교도소에 관한, 자유에 관한, 생존에 관한, 휴머니티에 관한, 힘과 체력에 관한 책이다. 군인, 경찰, 소방관 등 위험으로부터 우리를 지켜주는 사람들이 관심을 가질 책이며, 고등학교와 대학교에서 돌아다니게 될 책이다. 직업 운동선수와 운동과는 거리가 먼 사무직 종사자 모두를 위한 책이다. 전업주부를 위한 책이며, 세월의 흔적을 되돌리고 싶은 베이비붐 세대를 위한 책이다. 최고의 생존 비법을 찾고 있는 사람을 위한 책이다.

이 책은 전과자가 쓴 책이다. 20년 동안 자유를 박탈당하고, 미국에서 가장 가혹하다고 손꼽히는 몇몇 교도소에 갇혀 지냈던 한 남자의 책이다. 잔혹한 생존 본능 욕구에 의해 어쩔 수 없이 힘을 키웠고, 정신과 육체를 제외하고 모든 것을 빼앗긴 채 온갖 악조건에도 불구하고 자신의 몸과 마음을 연마해서 누구도 앗아갈 수 없는 자신만의 자유를 만들어내겠다고 결심한 남자가 쓴 건강한 육체와 건전한 정신의 자유에 관한 책이다.

바로 〈죄수 운동법(Convict Conditioning)〉이라는 책이다. 죄수 운동법이라고? 도대체 왜 드래건 도어처럼 업계에서 위상이 있는 출판사가 이런 제목의 책을 출판하려는 거지? 분명 범죄자에 대한 경박한 찬사를 담고 있을 텐데, 세계 최고의 피트니스 출판사 가운데 하나로 손꼽히는 곳과는 결코 어울리지 않는 행보가 아닐까?

미국의 대표적인 피트니스 전문가 가운데 상당수가 〈죄수 운동법〉의 초고를 읽어봤고 내심 흡족해했다 시피 대부분이 열광적인 반응을 보였다. 하지만 동시에 책 제목에는 부정적이었다. 죄수 운동법이라니! "내용은 나무랄 데 없지만, 더 나은 책 제목을 붙여야 합니다. 이 책은 모든 군인, 모든 경찰관과 관계가 있습니다. 분명 부모가 자녀들에게 사줄 책인데, 책 제목이 '죄수 운동법'이라면 과연 얼마나 많은 사람이 읽을까요?"

나는 흔들렸다. 인정한다. 하지만 책 내용이 아니라 책 제목 때문이었다. '죄수 운동법'이란 책 제목으로 미국 독자들과 저자인 폴 웨이드까지 폄하하는 것은 아닐까? 이 책에 들어 있는 근력 키우기 전략의 혜택을 누릴 수 있는 수만 명의 예비 수혜자들이 책 제목 때문에 돌아서는 것은 아닐까? 놀라운 운동 비법이 담긴 이 책이 폴 웨이드의 여섯 가지 단계별 맨몸 운동법 '빅 6'의 장점을 잘 알고 있어서 책 제목에는 개의치 않는 소수의 열혈 추종자들에게만 알려지게 되는 것은 아닐까?

하지만 책 제목을 생각할수록 그대로 가야 한다는 마음이 점점 확고해졌다. 〈죄수 운동법〉은 누구나 처할 수 있고 하루하루가 너무나 위태로운 환경에서 만들어진 생존 방식의 내용을 담고 있기 때문이다. 〈죄수 운동법〉은 어떤 상대라도 쉽게 공격할 생각을 하지 못하는 수준으로 자신의 힘과 근력을 키우는 내용을 담고 있다. 힘과 근력을 이용해서 상대의 머릿속에 아주 분명하고 강력한 메시지를 보내는 법을 담고 있기 때문이다. '나한테 어떻게 해 볼 생각은 꿈도 꾸지 마!'

유용한 정보로 가득한 이 책을 다른 제목으로 선보이는 것은 너무나 모진 일이다. 진기하고 값비싼 로크포르 치즈를 체다 치즈라고 부르는 것과 비슷하다. 미안하지만 그럴 수는 없는 일이다. 게다가 핵심 메시지가 분명하다. 설사 작은 상자 같은 곳에 갇혀 있다고 해도 누구에게도 빼앗길 수 없는 자유가 있다는 점이다. 외부 환경과 관계없이 정신과 육체의 위엄을 지키려는 자유다. 폴 웨이드는 이 진리를 입증하는 놀라운 증거를 내놓았고, 스스로 위엄을 지킬 방법에 관한 기본 계획을 만들었다. 〈죄수 운동법〉을 읽다 보면 교도소 수감 생활을 옹호하는 내용이 아니라는 사실을 바로 알아챌 것이다. 말 그대로 갱스터 랩 같은 내용은 전혀 없다. 저자가 오랫동안 지내야 했던 곳에는 결코 발을 들여놓지 않기를 열렬히 기원하게 되는 내용이 담겨 있다. 한때는 불가능하다고 생각했을지 모를 탁월한 신체 능력을 키우도록 자극하는 내용도 포함되어 있다.

그리고 또 다른 생각이 든다. '책 내용이 유용하다고 해도 전달한 사람이 전과자라니 내용에 어떤 문제가 있는 것은 아닐까?' 가령 경찰관이나 고교 코치가 폴 웨이드의 훈련법을 이용해서 비할 데 없는 수준의 힘과 근력을 키웠다면 단지 전과자의 방식이었기 때문에 스스로 위엄을 떨어뜨리고 자기 일을 태만하게 한 것일까? 결코 그렇지 않다. 〈죄수 운동법〉이 담고 있는 숭고한 진실 가운데 한 가지를 부인하게 되는 일이다. '심판받지 않으려거든 남을 심판하지 말라.' 책 속에 담긴 핵심 희망 메시지를 부인하는 일이기도 하다. '아무리 암담한 상황에 처해도 인간에게는 누구나 스스로를 구원할 수 있는 잠재력이 있다.'

최근에 나는 열여덟 살이 된 아들 피터가 나의 10대 시절 우상이었던 록 아이콘 루 리드에게 관심을 갖게 하려고 했다. 루 리드가 부르는 벨벳 언더그라운드의 곡을 잠깐 듣고 난 피터의 반응은 간단했다. "아빠, 밥 딜런은 단 한 명뿐이에요." 루 리드에 대한 피터의 생각에 동의하지는 않지만, 그렇다고 얼토당토않은 생각은 아니었다. 루 리드는 밥 딜런을 우상으로 삼았고, 실제 '밥 딜런은 독보적인 존재이다'라는 견해를 두고서도 오랫동안 의견이 분분했다. 내 생각에 루 리드는 그만큼 대단한 위치에 올라섰다. 나는 이렇게 말할 것이다. "루 리드는 단 한 명뿐이다."

출판사를 운영하면서 정말 운이 좋게도 비범한 작가 세 명을 세상에 소개했다. 파벨 차졸린(〈맨몸의 전사(The Naked Warrior)〉의 저자이자 케틀벨 운동을 전파한 인물—옮긴이), 오리 호프메클러(이스라엘 특수부대 출신으로 〈워리어 다이어트(The Warrior Diet)〉의 저자—옮긴이), 마티 갤러거(〈기본에 충실한 운동법(The Purposeful Primitive)〉의 저자—옮긴이)가 그들이다. 이 세 명의 전문가들은 '단 한 명뿐'이라고 간단히 설명할 수 있는 수준의 아이콘이 되었다. 파벨 차졸린도, 오리 호프메클러도, 마티 갤러거도 단 한 명뿐이다. 이제 나는 다시 자랑스럽게 이 '독보적인 존재들'의 리스트에 네 번째 작가를 올리려고 한다.

"폴 웨이드는 단 한 명뿐이다."

드래건 도어 퍼블리케이션 CEO
존 듀 케인 *John Du Cane*

한국 독자 여러분께

처음 〈죄수 운동법〉을 썼을 때는 책으로 출간될 거라고 상상도 하지 못했습니다. 전과자의 운동법에 어느 누가 관심을 보일 것이며, 특히나 그 운동법이라는 것이 현대식 근력 운동이나 보디빌딩 업계의 추세와는 완전히 상충되니 말입니다.

사실 이 책이 출간된 것은 피트니스 업계에서 선견지명을 보여준 존 듀 케인 덕분입니다. 그리고 이 책이 출간되면서 저의 삶도 새로워졌습니다. 과거를 부끄러워하는 한 남자의 삶이 아니라 제 다음 세대를 돕는 힘을 가진 멘토이자 스승의 삶을 살게 되었습니다. 바로 코치의 삶입니다. 이 새로운 삶을 통해 저는 전혀 기대하지 않았던 커다란 즐거움을 얻었습니다. 그리고 제가 쓴 책이 한국어로 번역되었다는 소식이 단연코 가장 흥분되는 일 가운데 하나라고 분명하게 말할 수 있습니다.

미국인들은 나이와 전통, 역사에 집착하는 일이 종종 있습니다. 미국인들, 특히나 역사를 연구하는 미국인들의 마음속에 있는 한국에 대한 진지한 이미지를 이해하기는 어려울 겁니다. 이 글을 쓰고 있는 지금 미국의 역사는 240년에 불과하지만 한국의 역사는 5,000년입니다. 이 점을 생각했을 때 여러분도 이 책이 한글로 번역된다고 했을 때 제가 느낀 엄청난 자부심을 충분히 이해할 거라고 생각합니다.

단어나 관용구에 담긴 미묘한 의미 차이로 인해 서양 언어를 동양 언어로 혹은 그 반대로 번역하는 일에 종종 문제가 생깁니다. 하지만 이 책에서는 그럴 일이 없을 겁니다. 이 책에서 전하려는 메시지는 복잡하지 않고 아주 간단합니다. 힘과 운동 능력을 키우는 데 있어서 가장 훌륭한 도구는 바로 여러분의 몸이라는 것입니다. 우리의 몸은 바벨, 덤벨, 운동 기계 등 어떤 현대식 기구보다도 뛰어난 운동 도구입니다. 여러분 몸속의 잠재력을 깨우는 법을 터득할 수 있다면 상상하는 것보다 훨씬 더 월등하게 강해질 수 있습니다.

운동을 시작하려면 우선 두 가지를 확인해야 합니다. 잠깐의 시간과 푸시업을 할 수 있을 정도의 공간입니다. 이후에는 풀업 운동을 위한 풀업 바가 추가로 필요할 겁니다. 운동하려는 의욕이 있다면 누구나 준비할 수 있는 것들입니다. 시간이 없다는 것은 핑계가 되지 않습니다. 체력이 약하다는 것도 이유가 되지 않습니다. 아주 쉬운 단계부터 시작해서 짧은 시간 안에 시도할 수 있으니까요. 저질 체력은 운동을 시작하지 못한다는 변명거리가 아니라 운동을 해야 하는 중요한 이유입니다.

힘을 기르기 위해 수천 가지 기술을 서너 번씩 모두 연습하는 일은 부질없습니다. 아주 빨리 몸을 강하게 단련하려면 몇 가시 동작만 반복해서 실시해야 합니다. 이 몇 가지 동작을 기본 운동 '빅 6'라고 합니다. 머리부터 발끝까지 전신을 자극하는 동작들입니다. 이 책의 '빅 6' 동작에만 집중하세요.

또한 운동을 할 때는 열심히 하더라도 완전히 녹초가 될 정도로 하지마세요. 만약의 경우를 대비해서 근육에 약간의 힘은 비축해야 합니다. 무엇보다도 올바른 자세를 유지하고 스스로 몸을 컨트롤하는 데 집중해야 합니다. 스스로 컨트롤할 수 없다면 힘이 무슨 소용이 있을까요? 이 조언을 따르면 회복력이 더 좋아질 뿐 아니라 훈련의 고통보다는 훈련의 즐거움을 찾는 법을 배우게 될 것입니다.

마지막 조언 한 가지, 이 책에는 규칙과 가이드라인이 담겨 있습니다. 저 역시 오랜 시간을 두고 익숙해진 것들이기 때문에 처음부터 너무 얽매일 필요는 없습니다. 훈련을 할 때는 여러분의 신체만 움직이는 것이 아니라 머리로 동작의 원리를 생각하며 실시하세요. 운동 동작에 창의력을 불어넣어도 보고, 새로운 방식도 시도해보세요. 열심히 운동하고 반복횟수를 늘릴 수 있다면 여러분은 이긴 겁니다. 저는 여러분이 승자가 되기를 바랍니다.

짧게나마 이렇게라도 한국 독자늘에게 이야기를 전할 수 있어서 영광이었습니다. 다. 이제 말하는 시간은 끝났습니다. 행동할 시간입니다.

바로 푸시업을 실시하세요!

폴 웨이드 *Paul Wade*

건강이 동반되지 않은 근육과 힘은 의미가 없다. 올바른 방식으로 운동한다면 이 세 가지 효과는 자연스럽게 연결된다. 이 책에서도 안전한 운동 방식의 중요성을 전달하기 위해 부단히 노력했다. 하지만 운동하는 사람마다 사정이 다르고 요구 사항도 다양하니 자신이 감당할 수 있는 범위 내에서 조심스럽게 진행하자. 자신의 몸은 스스로 책임져야 한다. 훈련 프로그램을 시작하기 전에 건강에 이상이 있다면 의사와 상의한 뒤 시도해야 한다는 것이 모든 의료 전문가들의 공통된 의견이다. 안전하게 운동하자.

이 책은 오락적 목적의 내용을 담고 있을 뿐 결코 자서전이 아니다. 책에 언급된 개인의 이름, 이력, 상황 등은 부분적으로 변조되었다. 하지만 운동 기법, 운동 방식, 운동 철학 등 책에 소개된 모든 운동 원리와 원칙은 타당한 근거에 맞춰 서술하였다. 충분히 활용해서 최고의 성과를 얻자.

CONTENTS

PART 1 준비단계

1 : **Introduction** 인트로 - 힘을 키우는 과정 • 17
2 : **Calisthenics** 전설의 맨몸 운동, 캘리스데닉스 - 지금은 사라진, 힘을 키우는 기술 • 31
3 : **The Convict Manifesto** 죄수 운동법 선언문 - 맨몸 트레이닝 VS 현대식 운동법 • 46
4 : **Convict Conditioning** 죄수 운동법 - 이 책의 활용법 • 63

PART 2 죄수 운동법 빅6

5 : **The Pushup** 푸시업 - 장갑판처럼 탄탄한 가슴과 강철처럼 단단한 팔뚝 • 79
6 : **The Squat** 스쿼트 - 탄탄한 넓적다리 • 118
7 : **The Pullup** 풀업 - 딱 벌어진 등과 우람한 팔뚝 • 165
8 : **The Leg Raise** 레그 레이즈 - 지옥의 식스팩 • 210
9 : **The Bridge** 브리지 - 최대 전투력을 갖춘 척추 • 250
10 : **Handstand Pushup** 핸드스탠드 푸시업 - 강인하고 건장한 어깨 • 295

PART 3 셀프 코칭

11 : **Body Wisdom** 몸으로 터득한 요령 - 불변의 원칙 • 339
12 : **Routines** 루틴 - 죄수 운동법 프로그램 • 364

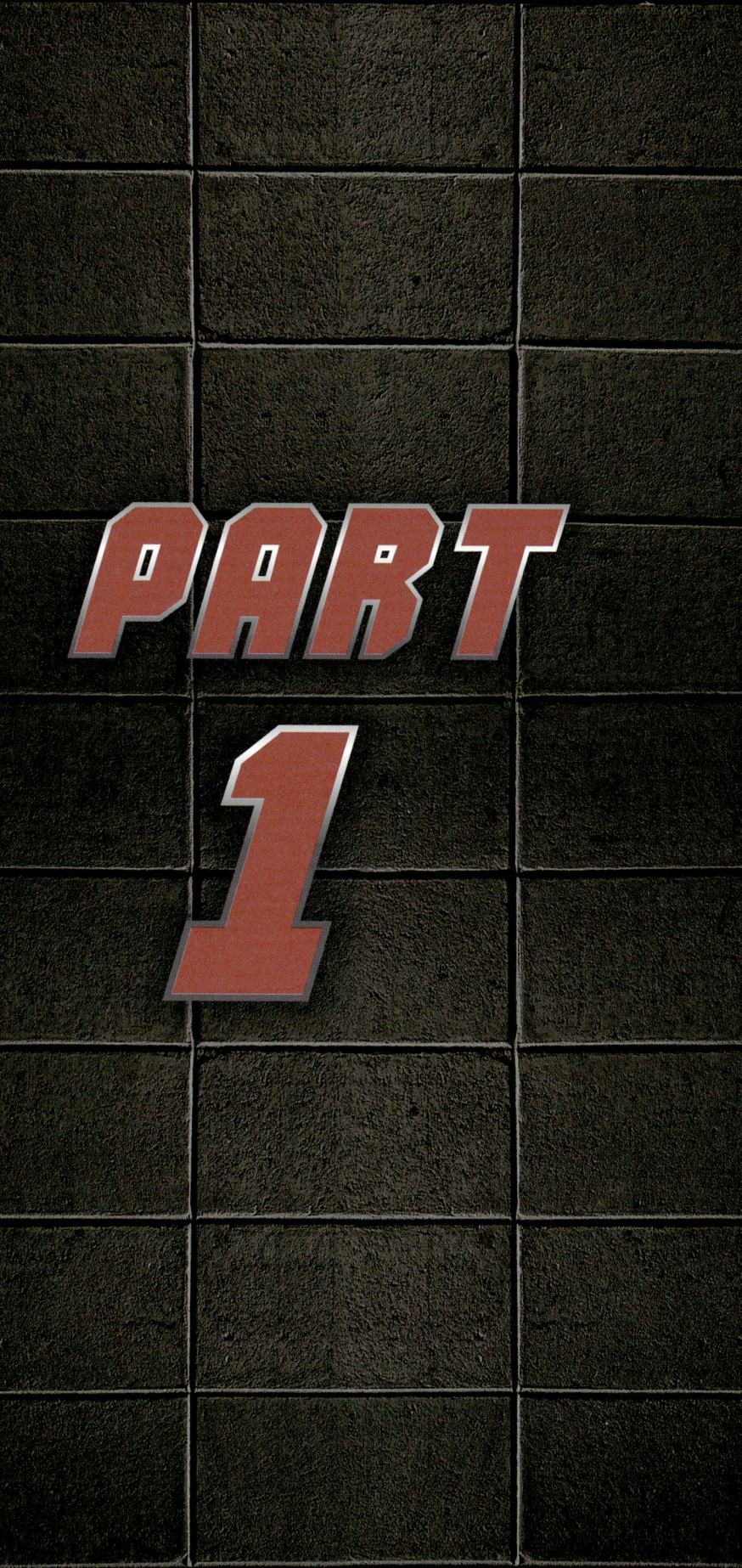

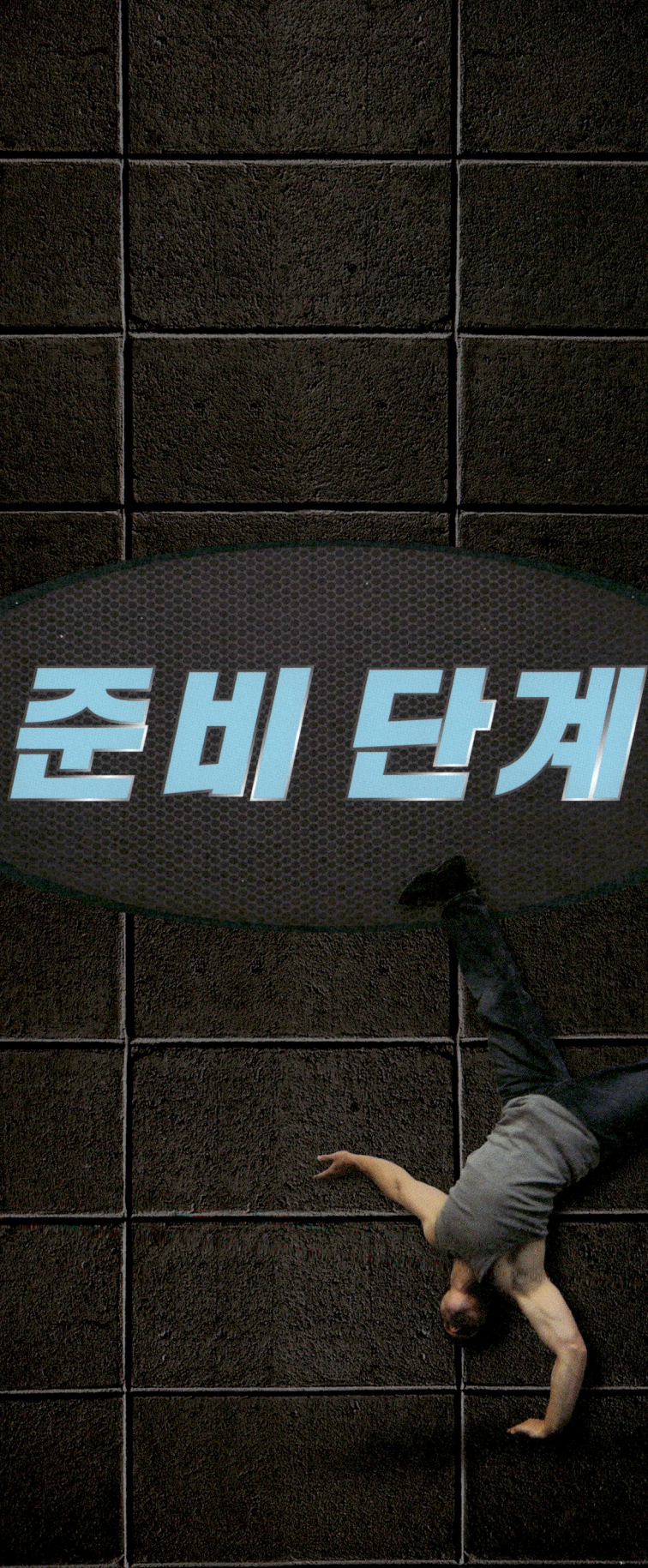

현대 피트니스 업계는 심한 과열 양상을 띠며 과도한 근육질의 보디빌더, 고가의 운동 기계, 스테로이드 약물로 설명될 때가 있었다.
그러나 항상 그랬던 것은 아니다.
인간이 힘을 키우고 몸을 단련하기 위해 자신의 몸무게만 이용해 운동하던 때가 있었다. 덤벨이나 바벨도, 운동 기계도, 약물도 없었다. 아무것도 필요 없었다.
아무것도 없이 맨몸으로 힘을 키우는 가장 효과적인 방식에 대해 알고 싶다면 계속 읽어보자.

1 : Introduction

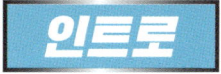

힘을 키우는 과정

무작정 아무 헬스클럽에나 들어가 보자. 울룩불룩한 근육을 자랑하는 스테로이드 약물 사용자들을 여럿 볼 수 있을 것이다. 팔 둘레가 거의 50cm가 되거나, 무거운 중량으로 벤치 프레스를 한다거나, 민소매 티셔츠 차림으로 잘난 체하며 스스로 힘이 세다고 생각하는 부류다.

하지만 이런 부류 가운데 정말로 힘이 센 사람은 얼마나 될까?

- ⊕ 진정한 운동 체력이 있는 사람은 얼마나 될까?
- ⊕ 완벽한 자세로 한손 푸시업을 20회 할 수 있는 사람은 얼마나 될까?
- ⊕ 허리를 뒤로 구부려 바닥에 손이 닿을 수 있을 정도로 척추가 튼튼하고 유연하며 건강한 사람은 얼마나 될까?
- ⊕ 무릎과 엉덩이 힘으로 한발 스쿼트를 할 수 있는 사람은 얼마나 될까?
- ⊕ 머리 위의 바를 잡고 흠잡을 데 없는 자세로 한손 풀업을 할 수 있는 사람은 얼마나 될까?

답은 '거의 없다'이다.

요즘 헬스클럽에서는 단순히 자신의 몸무게를 이용해서 뛰어난 근력을 선보일 수 있는 보디빌더를 거의 찾아볼 수 없을 것이다. 그럼에도 불구하고 비대한 근육을 과시하며 헬스클럽을 활보하는 부류는 언론이나 일반인들로부터 힘과 건강의 완벽한 상징으로 간주되고 있다.

보디빌더 체형을 트레이닝의 궁극적인 목표로 받아들이는 상황은 내가 보기에는 완전히 정신 나간 행동 같다. 헬스클럽에서 혹은 특별한 운동 기계를 이용해서 얼마나 무거운 중량을 들 수 있는지 내세우는 일이 과연 중요한 것일까? 자연의 섭리대로 자신의 몸을 움직이는 것조차 하지 못하는 사람을 두고 어떻게 힘이 세다고 생각할 수 있을까?

힘 기르기

헬스클럽에서 흔히 볼 수 있는 운동중독자들에게는 운동 능력이 아닌 겉모습이 제일 중요하다. 기능적 체력이 아닌 번드르르한 외양을 더 중요하게 생각한다. 팔다리의 근육은 인위적으로 크게 키웠을지 모르지만, 근육 조직만 커졌을 뿐 관절과 힘줄은 약하다. 보통 보디빌더에게 엉덩이가 바닥에 닿을 정도로 낮은 자세의 한발 스쿼트를 해보라고 하면 아마도 무릎 인대가 끊어질 것이다. 또한 물구나무서기 자세로 걸어보라고 시켜도 앞으로 고꾸라지고 말 것이다. 대다수 보디빌더가 자신이 가지고 있는 힘을 몸의 균형을 잡는 데 이용하지 못한다.

요즘 남자들이 힘을 키우고 싶다는 바람만으로 고가의 헬스클럽 회원권을 구입하거나 프리 웨이트(덤벨, 바벨 등 기계에 연결되지 않은 운동 기구—옮긴이) 등의 운동 기구에 많은 돈을 쓰는 모습을 보면서 웃어야 할지 울어야 할지 모르겠다. 웃고 싶은 이유는 완벽한 사기술에 감탄이 나오기 때문이다. 피트니스 업계는 사람들을 속여서 온갖 운동 기구를 갖추지 않으면 운동을 할 수 없다고 생각하게 만든다. 그리고 운동 기구를 직접 판매하거나 헬스클럽에 가입시키는 방식으로 터무니없는 가격에 운동 기구를 대여하고 있다. 울고 싶은 이유는 비참한 상황 때문이다. 스테로이드 약물에 의존하지 않는 보통의 헬스클럽 회원들은 해가 바뀌어도 체격 변화가 거의 없고 운동 능력도 거의 나아지지 않는다.

힘을 키우기 위해 프리 웨이트나 케이블, 고가의 운동 기계, 광고에서 반드시 있어야 한다고 현혹하는 허접한 운동 기구는 필요 없다. 특별한 기구 없이도 체력과 활력이 넘치는 괴력을 키울 수 있다. 하지만 몸속에 감춰진 이런 힘을 드러내려면 방법을 알아야 한다. 알맞은 방법, 즉 운동 기술이 필요하다.

그런 운동법이 실제로 있다. 아주 오래된 전통적인 트레이닝 방식으로, 트레이닝의 개념만큼 오래된 운동 방식이다. 이 운동법은 오랜 기간 시행착오를 거치며 발전했고, 허약한 남자를 강철 같은 전사로 탈바꿈시키는 빼어난 효과가 있다는 것이 여러 차례 입증되었다. 바로 이 책에서 소개하는 '단계별 캘리스데닉스'다. 캘리스데닉스는 자신의 신체를 이용해서 힘을 최대한 키우는 맨몸 트레이닝 방법이다.

오늘날 캘리스데닉스는 에어로빅이나 서킷 트레이닝, 근지구력 운동으로 간주할 뿐 제대로 된 대접을 받지 못하고 있다. 하지만 1950년대 이전만 해도 세계에서 가장 힘이 센 운동선수들 대부분이 단계별 캘리스데닉스를 통해 계속해서 힘을 키웠다.

외면 받는 맨몸 트레이닝 기술

안타깝게도 자신의 몸무게를 이용한 맨몸 트레이닝 기술은 세계 어느 헬스클럽에서도 배울 수 없을 것이다. 대다수 운동하는 사람들의 관심에서 사라졌기 때문이다. 지난 100년 사이 다양한 무게의 원판을 갈아 끼우는 바벨부터 케이블 머신 등 수백 가지 새로운 운동 기구가 우후죽순 등장하면서 사람들은 새로운 트레이닝 기술에 어린애처럼 매료되었다. 덕분에 맨몸 트레이닝은 가차 없이 세간의 관심에서 밀려났다. 캘리스데닉스를 올바르게 실시하는 방법에 관한 정보는 자신의 신체와 정신을 훈련하는 권리를 사고 싶게 만드는 피트니스 업계의 선전에 가로막힌 나머지 거의 고사 직전까지 갔다.

피트니스 업계의 공격으로 캘리스데닉스 기술은 평가절하되었고, 학교 체육 과목으로 밀려났다. 현재 캘리스데닉스에 포함되는 운동은 푸시업, 풀업, 스쿼트 정도다. 모두 적절한 운동 방식이고, 많이 반복하면 힘보다는 체력을 키우는 데 도움이 될 것이다. 또한 이 책에서 소개하는 '올드 스쿨 방식'의 단계적 캘리스데닉스를 제대로 마스터하면 본래 가지고 있는 힘을 최대한 키우는 법도 알게 된다. 보통 사람이라도 바벨이나 저항 기계를 이용해서 힘을 키우는 것 이상의 효과를 기대할 수 있을 것이다. 수갑을 망가뜨리고, 철제 펜스를 완전히 무너뜨리고, 주먹으로 벽을 세게 쳐서 벽돌 덩어리를 산산조각낼 정도로 힘센 남자들이 올드 스쿨 방식의 캘리스데닉스로 훈련하는 모습을 봤기 때문이다.

어떻게 하면 그렇게 어마어마한 힘을 키울 수 있을까?

헬스클럽에 가거나 푸시업을 많이 반복하는 식으로는 얻을 수 없는 엄청난 힘을 키우는 법을 이 책을 통해서 정확히 배울 수 있을 것이다. 내 몸이 가진 있는 그대로의 동물적인 힘을 발휘하는 능력은 올드 스쿨 방식의 캘리스데닉스 기술을 터득해야만 얻을 수 있다.

나는 어떻게 캘리스데닉스를 터득했나
: 교도소 생활

다행히도 올드 스쿨 방식의 캘리스데닉스 훈련법이 아직 존재한다. 단지 인간이 살기 위해 극한의 힘과 체력을 필요로 하는 음지에만 남아 있었을 뿐이다. 설사 바벨, 덤벨 등 현대식 운동 기구가 있다고 해도 오랫동안 사용하지 못할 수 있는 곳이다. 교도소, 구치소, 교정 시설 등 소위 문명인들이 문명화 정도가 떨어지는 부류를 철창 안에 가두기 위해 만든 다양한 이름의 합법적인 감금 시설이다.

내 이름은 폴 웨이드이고, 유감스럽게도 철창 안에서 지내는 삶에 대해 아주 잘 알고 있다. 1979년 처음으로 샌퀜틴 주립 교도소에 들어갔고, 이후 23년 가운데 19년을 미국에서 가장 험악한 시설로 손꼽히는 몇몇 교도소에서 보냈다. '농장'이라는 별칭이 붙은 앙골라 연방 교도소, 지옥과 다름없는 매리언 교도소 등이다.

나는 올드 스쿨 방식의 캘리스데닉스를 잘 알고 있다. 아마 이 세상 그 누구보다 많이 알고 있을 것이다. 마지막 형기를 채우는 동안 나는 스페인어로 '코치'를 뜻하는 '앙트레나도르'라는 별명으로 불렸다. 신입 수감자나 햇병아리 재소자들 모두 나를 찾아와 아주 빠른 시간 내에 믿을 수 없을 정도로 힘이 세지는 방법에 대한 의견을 구했기 때문이다. 덕분에 나는 엄청난 인기와 혜택을 누렸고, 내 운동 방식이 효과가 있다는 확신도 얻었다. 나 역시도 주변의 도움 없이 한 손으로 물구나무서기를 한 자세에서 팔굽혀펴기를 12회 이상 할 수 있는 수준에 도달했다. 올림픽에 출전한 체조선수들조차 따라하는 것을 본 적이 없는 수준이었다. 나는 앙골라 연방 교도소 재소자들 사이에서 매년 열리는 푸시업·풀업 대회에서 6년 연속 우승했다. 비록 농장에서 하루 종일 육체노동에 시달려야 했지만 말이다. 웨이트 트레이닝을 해본 적이 없는데도 불구하고 그 당시 캘리포니아에서 열린 파워 리프트 선수권 대회(벤치 프레스, 스쿼트, 데드 리프트 세 종목을 실시해서 들어 올리는 데 성공한 중량의 합계로 순위를 결정하는 대회-옮긴이)에서 3위에 올랐다. 20년 동안 어쩔 수 없이 가깝게 지내야 했던 정신이상자나 퇴역 군인, 잡범들보다 육체적으로 강해지고 월등히 힘이 좋아진 이유는 나만의 트레이닝 방식 때문이었다. 게다가 대부분의 재소자들 역시 열심히 운동했다. 피트니스 잡지에서 재소자들의 트레이닝 방식이나 성과에 관한 기사를 읽어보지는 못했겠지만, 가장 큰 감동을 준 운동선수들 가운데 재소자들도 있다.

    건강을 지키면서 건장한 체격을 만들고 강인한 모습을 유지하는 것은 복역 기간 내내 내가 해온 일이다. 하지만 햇볕에 그을린 몸을 과시하는 남자들이나 몸매가 고스란히 드러나는 운동복 차림의 여자들에게 둘러싸인 채 쾌적한 환경의 헬스클럽 안에서 터득한 일이 아니다. 요즘 대부분의 개인 트레이너들이 그렇듯이 3주간의 통신 강좌를 통해 트레이너 자격을 얻은 것도 아니다. 나는 평생 단 하루도 땀을 흘려본 적 없으면서 피트니스나 보디빌딩 관련 책을 연이어 쏟아내는 한심한 작가 타입도 결코 아니며, 타고난 운동선수 유형도 아니다. 스물두 번째 생일이 지난 지 불과 3주 만에 처음 교도소에 들어갔을 때 키는 186cm 정도였고 몸무게는 68kg에 불과했다. 가녀린 팔은 파이프 청소도구처럼 보였지만 강도는 그 절반 정도에 불과했다. 수감 초기 몇 차례 험악한 경험을 한 뒤 나는 다른 재소자들이 마치 숨 쉬는 것처럼 타인의 약점을 교묘히 이용한다는 것을 알아챘다. 협박은 내가 지내게 된 곳에서는 날마다 통용되는 삶의 방식이었다. 누군가의 호구가 될 계획이 없었던 만큼 누군가의 공격 대상이 되는 것을 막는 가장 확실한 방법은 빨리 나 스스로 힘을 키우는 거라는 사실을 깨달았다.

    샌퀜틴 주립 교도소에 들어간 지 몇 주 만에 운이 좋게도 네이비실 출신 재소자가 있는 감방에 배정되었다. 전직 네이비실 대원은 군사훈련으로 인해 체격이 아주 건장했으며, 나에게 푸시업, 풀업, 스쿼트 같은 기본적인 캘리스데닉스 훈련법을 가르쳐줬다. 덕분에 나는 처음부터 좋은 자세를 터득했고, 몇 개월 간 함께 운동하면서 체격도 커졌다. 매일 감방 안에서 훈련하다 보니 체력이 엄청나게 좋아졌고, 얼마 되지 않아 어떤 동작은 수백 번까지 반복할 수 있게 되었다. 그럼에도 나는 여전히 체격이 더 커지고 건장해지기를 욕심냈고, 내가 원하는 수준에 도달하기 위한 방법을 알아내기 위해 가능한 모든 것을 조사했다. 정보를 얻을 수 있는 모든 사람들로부터 배웠다. 교도소에 오게 된 사람들의 면면

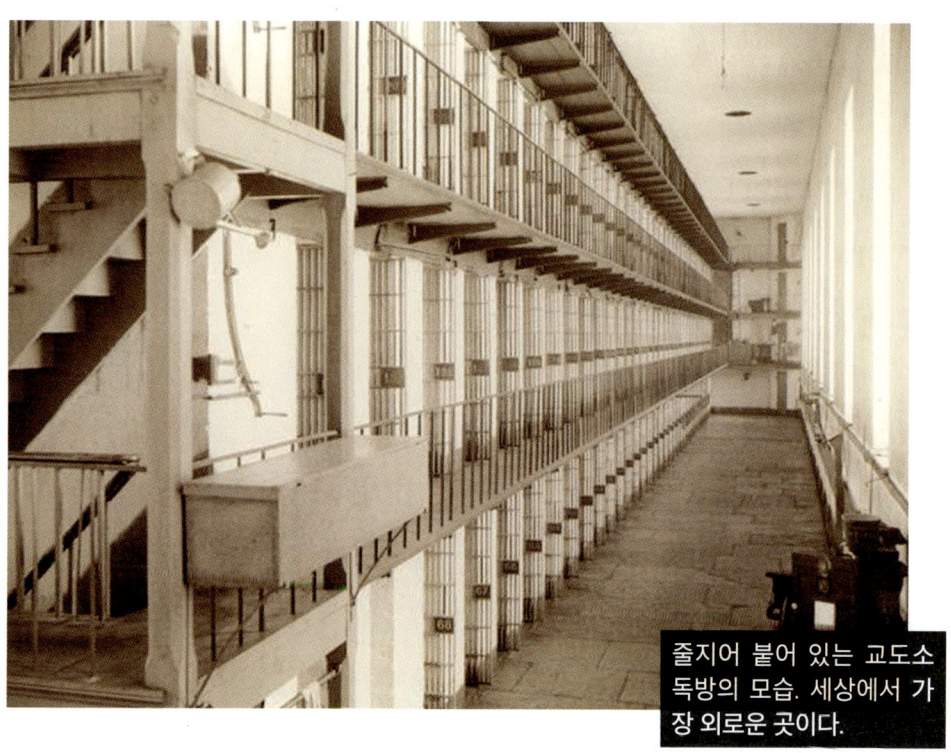

줄지어 붙어 있는 교도소 독방의 모습. 세상에서 가장 외로운 곳이다.

을 알게 되면 놀랄 것이다. 체조선수, 군인, 역도선수, 격투기선수, 요가 강사, 레슬링선수, 심지어 의사도 몇 명 있었다.

체육관에 출입하지 못할 때는 아무것도 없이 감방 안에서 혼자 운동해야 했다. 그래서 내 몸을 체육관처럼 이용하는 방법을 찾아냈다. 트레이닝은 나의 치료법이자 집착 대상이 되었다. 6개월 뒤 나는 힘과 체격 모두 상당히 좋아졌고, 1년도 채 되지 않아 교도소에서 신체 능력이 가장 뛰어난 인물 중 한 명으로 꼽혔다. 온전히 올드 스쿨 방식의 캘리스데닉스 훈련법 덕분이었다. 이런 맨몸 트레이닝 형태의 운동 방식은 사회에서는 거의 사장되었지만, 교도소에서는 은밀하게 전수되고 있다. 이 훈련법이 교도소라는 열악한 환경에서 없어지지 않은 이유는 재소자들이 복역하는 동안 다른 곳으로 관심을 돌리기 위해 선택할 수 있는 대체 훈련 방식이 거의 없기 때문이다. 필라테스 수업도, 에어로빅 수업도 없다. 교도소 밖에 있는 사람들은 교도소 헬스클럽에 대해 이야기를 한다. 하지만 장담컨대 교도소 헬스클럽은 비교적 최근에 마련된 시설이며, 있다고 해도 헬스클럽의 운동 기구는 부실하기 그지없다.

내 멘토 중 한 명은 조 하티겐이라는 소매치기였다. 처음 알게 되었을 때 조의 나이는 일흔한 살이었고, 40년째 복역 중이었다. 고령에다가 수없이 부상을 입었음에도 불구하고 조는 여전히 매일 아침 감방 안에서 운동했고, 체격도 아주 건장했다. 양쪽 집게손가락만 걸고서 턱걸이를 하거나 엄지손가락만 이용해서 한 손으로 푸시업을 하는 것은 평범한 특기였다. 사실 그런 동작을 아주 쉽게 해냈다. 대부분의 전문가들이 알 수 있는 것보다 실제 트레이닝에 대해 더 많이 알고 있었다. 조는 사람들이 무게 조정이 가능한 바벨에 대해 들어보기도 전인 20세기 전반에 오래된 헬스클럽에서 몸을 만들었다. 당시에는 대개 맨몸 트레이닝에 의존했다. 오늘날에는 보디빌딩이나 근력 운동이 아닌 체조의 일부분으로 여기는 방식이다. 프리 웨이트 기구를 들어 올릴 때 편안하고 조절 가능한 운동 기구에 앉아서 실시하지 않았다. 무거운 바벨이나 커다랗고 형태가 일정하지 않은 물체를 들어 올렸다. 이런 리프트 운동은 오늘날 헬스클럽에서는 외면당하는 힘을 키우는 효과를 얻기 위해 이용됐다. 악력, 근력, 스피드, 균형 감각, 신체 조절 능력, 끈기, 자제력 같은 운동 효과 역시 제대로 평가받지 못하고 있다.

이런 종류의 트레이닝은 올바른 방법에 따라 제대로 실시했을 때 체격을 아주 크게 만드는 효과가 있다. 1930년대 세인트루이스에서 조는 가장 유명한 스트롱맨 가운데 한 명인 '마이티 아톰'과 함께 운동을 했다. 165cm가 채 되지 않는 키에 몸무게는 64kg 정도에 불과했던 마이티 아톰은 엄청난 괴력의 소유자였다. 현대 보디빌더들이 식겁할 정도로 매일 뛰어난 묘기를 선보였다. 쇠사슬을 끊어버렸고, 손바닥으로 쳐서 송판에 대못을 박았으며, 못을 입에 물고 깔끔하게 반으로 잘랐다. 1928년 한 행사에서는 비행기에 연결된 로프를 잡아 당겨 비행기의 이륙을 막았다. 심지어 양손을 사용하지도 않았다. 로프를 머리카락에 묶은 채로 당겼다. 요즘 헬스클럽에서 볼 수 있는 근육질의 남자들과는 달리 마이티 아톰은 온몸 전체가 고르게 힘이 셌고, 어디서나 그 사실을 입증할 수 있었다. 아무런 장비 없이 자동차 타이어를 바꿀 수 있는 것으로도 유명했다. 맨손으로 타이어 볼트를 풀고 차를 위로 들어 올린 다음 타이어를 빼냈다. 1930년대 중반에는 부두 노동자 여섯 명으로부터 거친 공격을 받았지만, 오히려 상대에게 중상을 입혀서 여섯 명 모두 입원했던 일도 있었다. 다행히도 엄청난 괴력 덕분에 교도소에 들어간 적은 없었다. 철근을 머리핀처럼 구부리는 일이 자주 있었기 때문이다. 스테로이드 시대가 시작되기 이전에 보여준 경이적인 업적이었다. 조와 마찬가지로 마이티 아톰은 가짜 근육을 키우는 약이 필요 없었고, 그 결과 모두가 놀랄 정도로 건강한 상태에서 말년을 맞이했다. 실제 여든 살이 될 때까지 스트롱맨으로서 자신의 재능을 아끼지 않았다. 휴식 시간이면 조는 대공황 시기에 자신과 함께 운동했지만 이제는 역사 속으로 사라진 세계적인 스트롱맨의 이야기로 나를 즐겁게 했다.

운이 좋게도 스트롱맨의 훈련 철학에 대해서도 많이 배울 수 있었다. 조는 제대로 힘을 키우기 위해 예전에는 몸무게를 이용한 훈련에 집중한 사람들이 많았다는 점을 강조했다. 못이나 바벨 등 다른 물체를 이용해서 자신의 힘을 보

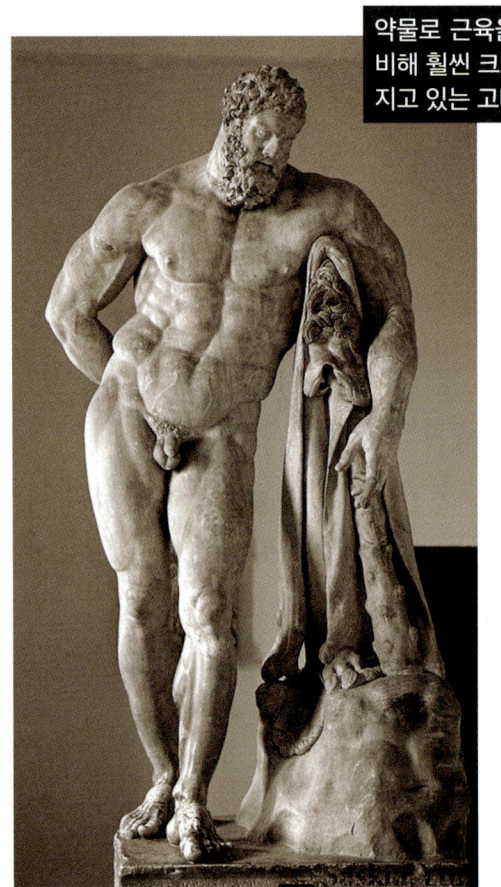
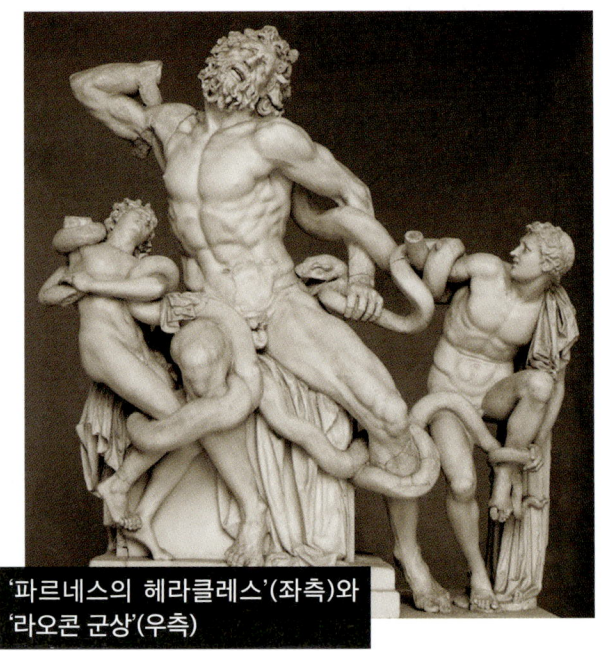

약물로 근육을 키운 요즘 남자들에 비해 훨씬 크고 인상적인 체격을 가지고 있는 고대 조각상들.

'파르네스의 헤라클레스'(좌측)와 '라오콘 군상'(우측)

여줬을지 모르지만, 많은 경우 자신의 신체를 활용하는 방식을 통해 기본적인 힘을 키웠다. 사실 조는 바벨과 덤벨을 싫어했다. "요즘 애들은 너무 어리석어. 바벨과 덤벨을 가지고 몸을 키우려고 애쓰니 말이야." 식당에서 밥을 먹을 때 조가 자주 했던 말이다. "자신의 몸을 이용해서 정말 당당한 체격을 만들 수 있지. 고대 그리스와 로마의 운동선수들이 했던 방식이야. 당시 조각상 근육을 보라고. 약물로 근육을 키운 요즘 흔히 보이는 남자들보다 체격도 더 크고 근육도 훨씬 인상적이지." 조의 말은 사실이다. '파르네스의 헤라클레스' 조각상이나 현재 바티칸에 있는 '라오콘 군상'의 모조 조각상만 봐도 알 수 있다. 이런 조각상의 모델로 포즈를 취한 운동선수들은 이론의 여지가 없는 근육질 몸매였고, 오늘날 보디빌딩 대회에 참가했다면 쉽게 우승을 차지했을 것이다. 더구나 19세기가 되어서야 무게 조절이 가능한 바벨이 발명되었다. 여전히 수긍하지 못하겠다면 현대 남자 체조선수의 몸을 확인해보자. 남자 체조선수들은 훈련할 때 거의 전적으로 자신의 몸무게를 이용하고, 많은 선수들은 보디빌더들이 부끄러울 정도로 체격이 훌륭하다.

조는 더 이상 이 세상 사람이 아니다. 하지만 나는 조가 알려준 최고의 훈련 지식이 사라지지 않을 거라고 약속했었다. 조에게서 배운 많은 훈련 지식이 이 책에 담겨 있다. 조, 편하게 쉬세요.

훈련생에서 트레이너로

오랜 기간 교도소 내 웨이트 트레이닝 시설이나 감방 안에서 아무런 도구 없이 운동하는 재소자들을 수도 없이 보았다. 많은 베테랑 선수들과도 이야기를 나누었다. 대부분 엘리트 운동선수들이었고, 훈련이 하나의 종교이자 삶의 방식인 사람들이었다. 나는 시간을 두고 수많은 고급 팁과 기술들을 선별해서 나의 운동 방식에 서서히 포함시켰다. 다른 사람들이 그랬던 것처럼 나 역시 복역하는 동안 운동 비법을 주워 모았다고 말해도 무방하다. 하지만 교도소 생활은 결코 안전하거나 편하지 않다. 단 하루도 편히 쉰 적이 없었다. 나 자신을 대상으로 실험하면서 내가 알고 있는 지식을 땀과 고통으로 바꿨다. 덕분에 나는 항상 최상의 몸 상태를 유지하면서 동시에 트레이닝에 대해서는 모르는 것이 없는 사람으로 유명해졌다. 체격은 당당하고 성격은 아주 불같은 탓에 내가 연루된 사건은 금세 마무리되었다. 시간이 가면서 나는 신비로운 인물이 되었고, 운동을 하지 않았다면 받지 못할 존경을 받고 있다는 생각이 들었다. 생활 방식과 운동 능력 때문에 교도관들로부터 칭찬을 받기도 했다. 1990년대 매리언 교도소에서 복역할 당시, 두 명의 교도관이 살해되는 사건이 발생해서 모든 재소자가 무기한 제재를 받은 일이 있었다. ('무기한 제재'라는 말은 하루 24시간 가운데 스물세 시간은 독방에 머물러야 한다는 뜻이다.) 만일의 사고를 막기 위해 교도관들은 40분마다 순찰을 돌며 재소자들을 감시했다. 당시 교도소에서는 교도관들이 대가 팔굽혀펴기를 하는 모습을 보고 40분 뒤 다시 갔을 때 여전히 내가 같은 동작을 하는 모습을 보았다는 말이 우스갯소리처럼 돌아다녔다.

복역 마지막 몇 년 동안에는 맨몸 트레이닝으로 얻은 명성 덕분에 매일 수없이 코치 제안을 받았다. 주로 신입 재소자들의 제안이 많았다. 서열이 너무 낮아 교도소 운동장에 있는 웨이트 트레이닝 시설을 이용할 수 없었기 때문이다. 녹록지 않은 교도소 생활을 견디는 방법을 적당한 비용으로 즉시 배울 수 있다는 말을 들은 수감자들이 대부분이었다. 운동 기구는 전혀 없이 본래 자신이 가지고 있는 힘과 체력을 이용해서 인상적인 근육과 힘을 얻는 운동 기술을 알고 싶어 했다. 더구나 교도소 밖에서는 사라진 기술이었다.

나는 복역하는 동안 수백 명이 넘는 재소자들에게 맨몸 트레이닝 방법을 지도했고, 혼자서 훈련하는 것만으로는 얻을 수 없는 다양한 경험을 얻었다. 내 운동 방식을 체형이나 신진대사량이 다른 사람들에게 어떻게 적용해야 하는지 알게 되었다. 멘탈 트레이닝의 중요성, 사람마다 다른 접근 방식과 동기부여 방식이 필요한 점 등 많은 것을 배웠다. 내 운동 방식을 개별적인 욕구에 맞춰서 바꿀 수 있는 원칙을 개발했다. 이를 통해 내 운동 방식을 세심하게 다듬을 수 있었고, 운동 실력과 관계없이 누구나 쉽게 선택할 수 있도록 세분화할 수 있었다.

이 책에는 대체로 내가 교도소에 있을 때 쓴 나의 비밀 트레이닝 매뉴얼과 다른 사람들을 가르친 수많은 시간의 성과가 담겨 있다. 내 자식이나 다름없다. 게다가 운동 효과도 확실히 검증되었다. 나의 제자들을 제대로 훈련시키지 못했다면 그들이 토너먼트를 통과하거나 보디빌딩 대회에서 2위에 오르는 결과는 없었을 테니 말이다. 교도소는 거친 곳이다. 힘을 키우고 최상의 몸 상태를 만들려는 목적은 생존 때문이다. 교도소에서 약하다는 인상을 주면 말 그대로 죽을 수 있다. 내가 가르친 모든 재소자들은 살아 있고 잘 지내고 있다. 그들 모두에게 고마움을 전한다.

불을 끄기 전에

교도소와 같은 극한 조건에서 한 개인이 발산하는 힘과 아우라가 얼마나 중요한지에 대해 책 한 권을 쓸 수 있을 정도며 언젠가 그렇게 할지도 모를 일이다. 하지만 이 책은 교도소 생활이 아니라 육체적 훈련에 관한 내용을 담고 있다. 몇 가지 복역 경험을 언급한 것은 올드 스쿨 방식의 캘리스데닉스 훈련법 상당 부분이 아직까지 남아 있는 의외의 환경이 외부와 단절된 교도소라는 점을 설명하기 위해서였다. 이 책에서 소개한 운동법을 실시하기 위해 교도소에 들어

갈 필요는 없다. 결코 그런 일은 없어야 한다. 내 운동 방식이 인간에게 알려진 가장 가혹하고 거친 환경인 교도소에서 효과가 있었던 것처럼 교도소 밖에 있는 사람들에게도 효과가 있을 거라는 점은 확실하다.

바로 당신에게도 효과가 있을 것이다!

2 : Calisthenics
전설의 맨몸 운동, 캘리스데닉스

지금은 사라진, 힘을 키우는 기술

캘리스데닉스는 더 이상 트레이닝 업계에서 흔하게 들을 수 있는 단어가 아니다. 사실 대부분의 개인 트레이너들은 이 단어의 정확한 철자를 말하는 것도 쉽지 않을 것이다. 단어 자체는 적어도 19세기부터 사용되고 있지만, 기원은 매우 오래 전으로 거슬러 올라간다. 캘리스데닉스는 그리스어로 아름다움을 뜻하는 '칼로스(kallos)'와 힘을 뜻하는 '스테노스(sthenos)'에서 온 말이다.

   캘리스데닉스는 기본적으로 신체 발달의 수단으로 자기 자신의 몸무게와 관성의 특징을 이용하는 기술이다. '죄수 운동법'은 힘과 운동 능력을 최대한 키우기 위해 고안된 일종의 업그레이드 버전의 캘리스데닉스다. 유감스럽게도 지금은 캘리스데닉스를 고강도 근력 트레이닝 기술이라고 생각하지 않는다. 캘리스데닉스를 언급하면 대부분의 사람들은 점핑 잭(차렷 자세에서 뛰면서 발은 벌리고 머리 위에서 양손을 마주쳤다가 처음 차렷 자세로 돌아가는 동작- 옮긴이)이나 제자리 뛰기 같은 힘이 덜 드는 동작과 푸시업, 크런치를 수차례 반복하는

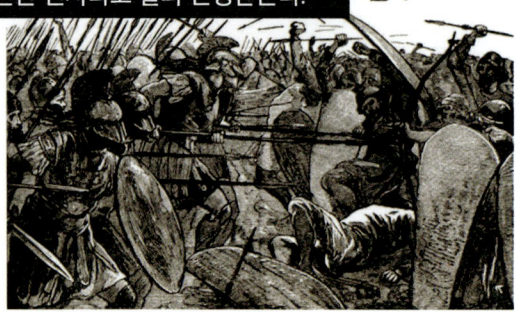

스파르타인은 지금까지도 가장 강인한 전사라고 널리 인정받는다.

과정을 생각할 것이다. 캘리스데닉스는 부차적으로 선택하는 운동, 가령 에어로빅과 더 유사한 간단한 형태의 트레이닝이 되었다. 하지만 처음부터 그런 것은 아니었다.

고대의 맨몸 트레이닝 기술

선사시대 이후 최초의 인간들은 힘을 키우고 과시하고 싶을 때 자신의 몸을 스스로 통제하는 것을 보여주었다. 무릎을 구부려 높이 뛰어오르고, 팔다리의 힘을 이용해서 지면으로부터 몸을 밀어 올리는 등의 동작을 실시했다. 나중에 이런 동작들이 현재 우리가 알고 있는 캘리스데닉스 기술로 발전했다. 고대인들은 캘리스데닉스를 지구력 훈련법으로 생각하지 않았다. 본래 힘을 키우는 훈련법으로 간주되었으며 최정예 군인들이 최고의 전투력과 상대에게 위압감을 주는 근육을 키우기 위해 사용한 기술이었다.

캘리스데닉스 훈련을 기술한 초기 기록들 가운데 그리스 역사가 헤로도토스의 것도 남아 있다. 기원전 480년 테르모필레 전투가 일어나기 전, 고대 페르시아의 왕 크세르크세스는 스파르타의 왕 레오니다스가 이끄는 스파르타 군대가 엄청난 수적 열세에도 불구하고 진을 치고 있는 계곡을 살펴보기 위해 척후대를 보냈다. 스파르타 병사들이 캘리스데닉스로 신체를 단련하고 있다는 척후병의 보고에 크세르크세스 왕은 놀랐다. 왕은 그 상황을 어떻게 이해해야 할지 몰랐다. 전투를 치르기 위해 준비운동을 하는 것처럼 보였기 때문이다. 비웃음을 살만한 행동이었다. 계곡 밖에서는 12만 명이 넘는 페르시아 병사들이 지키고 있었고, 스파르타 병사들은 고작 300명뿐이었다. 크세르크세스 왕은 스파르타군에 물러나지 않으면 몰살당하게 될 거라는 전갈을 보냈다. 스파르타군은 항복하라는 제안을 거절했고 이어진 전투에서 그리스 병력이 합류할 때까지 페르시아의 거대한 병력을 저지했다. 잭 스나이더 감독이 2007년 만든 장편 영화 〈300〉에서 이 전투를 생생하게 묘사한 장면을 볼 수 있을 것이다.

스파르타인은 지금까지도 가장 강인한 전사라고 널리 인정받고 있으며, 캘리스데닉스에 기반을 둔 훈련 방식에 큰 자부심을 가지고 있었다. 스파르타 병사들이 그렇게 인상적인 전사가 될 수 있었던 중요한 이유로 그들의 캘리스데닉스 훈련 방식을 들 수 있다. 고대 그리스인 가운데 캘리스데닉스를 신봉했던 것은 스파르타인만이 아니었다. 고대 그리스의 지리학자 파우사니아스의 기록을 보면 권투선수, 레슬링선수 등 고대 올림픽 경기에 참가했던 뛰어난 운동선수들과 고대 차력사들 역시 캘리스데닉스로 훈련했다. 아테네 시대의 도자기, 모자이크 작품, 건축물 부조에 남아 있는 그림에는 분명 캘리스데닉스 훈련을 묘사한 뛰어난 장면들이 많이 담겨 있다. 현재 우리가 '그리스의 신'이라고 알고 있는 이상적인 육체는 고대 올림픽 경기에 참가한 운동선수들을 모델로 한 이미지에서 비롯되었다. 고대 그리스인들은 캘리스데닉스 훈련이 인간의 타고난 신체적 잠재력을 최대한 발전시킨다고 생각했다. 오늘날 보디빌더들처럼 보기 흉하게 덩치만 키우는 방식이 아니라 타고난 미적 균형과 완벽한 조화를 이루는 방식이다. 캘리스데닉스 훈련으로 이런 균형을 쉽게 이룰 수 있다. 훈련에 이용하는 저항이 다름 아닌 너무 가볍지도 않고 너무 무겁지도 않은 바로 자신의 신체이기 때문이다. 자연의 섭리에 따른 완벽한 수준의 저항이다. 고대 그리스인들은 캘리스데닉스 훈련으로 엄청난 힘과 운동 능력을 키울 수 있을 뿐 아니라 우아한 움직임과 아름다운 체형을 만들 수 있다는 사실을 알았다. 아름다움과 힘을 의미하는 그리스 단어를 결합한 캘리스데닉스라는 용어의 기원과도 맞닿아 있다.

많은 것들이 그랬듯이, 캘리스데닉스 기술 역시 고대 그리스인들로부터 로마인들에게 전해졌다. 로마군은 최고의 군대를 상징했지만, 전투력의 정수를 보여준 것은 원형경기장에서 결투를 벌이던 검투사들이었다. 로마의 역사가 리비우스는 당시 뛰어난 검투사들이 자신의 몸무게를 이용해서 매일 훈련하는 방법을 설명했다. 오늘날 우리가 고난도 캘리스데닉스 수업이라고 부르는 수준의 훈련이다. 검투사들은 끊임없이 훈련을 반복함으로써 힘을 키웠고, 대중들은 검투사가 타이탄(인류가 나타나기 전 여러 신들과 싸운 힘센 거인)과 인간 여성들 사이에 태어난 사생아라는 이야기를 퍼뜨렸다고 한다. 스파르타쿠스(고대 로마의 노예 검투사—옮긴이)와 그를 따르는 검투사들이 황제에게 반기를 들어 기원전 1세기 로마 제국을 거의 전복 직전까지 몰아갈 수 있었던 것은 전투 훈련이 결합된 캘리스데닉스를 통해 키운 육체적 강인함 때문이었다. 검투사 부대 전사들은 전투 장비를 갖추지 못하고, 수적 열세에도 불구하고 로마 보병 군단을 무참하게 무너뜨렸다.

힘의 역사

이런 방식의 신체 단련은 고대 문명이 멸망한 후에도 오랫동안 이어졌다. 대부분의 인류 역사에서 운동선수가 힘을 키우는 최고의 방식은 단계적 원칙에 따른 맨몸 트레이닝이라는 것을 누구나 인정했다.

몇 세기가 지났다. 고대인들의 훈련 지식은 비잔틴 제국과 아라비아 반도의 군사훈련 캠프에서 명맥을 이어갔고, 십자군 전쟁을 통해 완전히 제자리로 돌아왔다. 그 어느 때보다 힘에 관한 지식이 절실했던 호전적인 유럽인들에게 반쯤 잊고 지낸 친구가 다시 소개된 셈이다. 기사가 되기 위한 훈련 과정에서 신체 단련이 중요하다는 것은 잘 알려진 사실이며, 신체 단련은 캘리스데닉스 훈련을 바탕으로 이루어졌을 거라는 증거가 상당히 남아 있다. 태피스트리나 채색을 한 필사본에는 나무나 목재 기구를 이용해서 턱걸이를 하거나 물구나무서기 자세로 팔굽혀펴기를 하는 동작으로 힘을 과시하는 남자들의 모습이 담겨 있다. 중세 시대 병사들이 힘을 기르기 위해 훈련했다는 사실에는 논쟁의 여지가 없다. 바벨이나 덤벨이 발명되기 수백 년 전 일이다. 중세 시대의 서양 군대는 믿기 어려울 정도로 강력했다. 당시 기록에 따르면 헨리 5세가 총애하던 궁수는 나무를 뿌리째 뽑을 수 있을 정도로 힘이 셌다. 과장된 이야기일 수 있지만, 훗날 헨리 8세의 전함 '메리 로즈'에서 발견된 궁수의 활은 대략 91kg의 무게였다. 이 세상 궁수 중에 그 정도 무게의 활을 다룰 수 있는 사람은 없다.

르네상스 시대 내내 군대에서 이 오래된 훈련 방식을 사용하면서 계속 이어졌고, 여기저기 돌아다니며 봉건귀족들을 위해 공연하던 민스트럴에 의해 유럽 전역에 널리 퍼져나갔다. 민스트럴은 먹고살기 위해 시골 마을이나 도시, 궁전 등지를 떠돌며 묘기를 선보이는 곡예사, 차력사, 악사 등의 무리를 말한다. 모든 사물에 대한 지식이 인류에게는 귀중한 은총이라고 여겼던 계몽시대에도 이 오래된 훈련 방식의 전파는 계속 이어졌다.

19세기 들어서도 힘을 키우기 위한 맨몸 트레이닝은 여전히 건재했다. 세계 곳곳이 빠르게 변하는 가운데 헬스 전문가들은 맨몸 트레이닝의 탁월한 가치를 인식하고 체계적으로 기록하기 시작했다. 옛 독일 연방의 프로이센 왕국에서는 전설적인 퇴역 장교 프리드리히 루드비히 얀이 철봉과 평행봉, 뜀틀, 평균대 등 최소한의 기구를 이용한 맨몸 트레이닝 방법을 체계화했다. 덕분에 오늘날 우리가 알고 있는 '체조'라는 스포츠가 만들어졌다. 르네상스 시대 민스트럴에 의

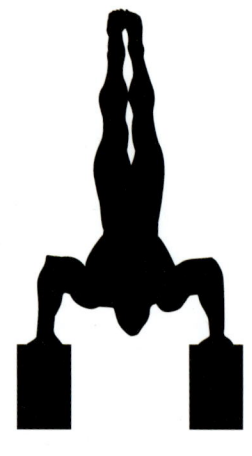
해 널리 보급된 차력 순회공연은 서커스공연으로 이어졌고, 스트롱맨의 시대가 왔다. 경이적인 힘을 가진 스트롱맨들이 전 세계적으로 등장했다. 아서 색슨, 롤랑도우, 유진 샌도 같은 아주 유명한 스트롱맨들이 나타난 시기였다. 특히나 유진 샌도(현대 보디빌딩의 창시자-옮긴이)의 단단한 체격은 현대 보디빌딩 스포츠에서 최고의 상인 미스터 올림피아 트로피를 연상시킨다. 당시에 가장 힘센 사람들이었으며, 오늘날 스테로이드 추종자들과 비교해도 훨씬 힘이 셌다. 아서 색슨은 한 팔로 175kg의 무게를 머리 위로 들어 올릴 수 있었다. 롤랑도우는 카드 세 벌을 한 번에 쉽게 찢을 수 있었다. 믿기 힘든 묘기였다. 유진 샌도는 단지 몸을 구부리는 동작만으로 몸통에 감은 쇠사슬을 끊어냈다. 이 세 사람이 근육을 키우는 데는 캘리스데닉스가 중요한 역할을 했다. 플레이트를 장착한 바벨이나 덤벨은 20세기가 지나서야 개발되었다는 사실을 다시 한번 상기할 필요가 있다. 혁신적인 운동 기구가 등장하기 전 세계에서 가장 뛰어난 상반신 근육을 키운 남자들 대부분은 물구나무서기나 철봉을 이용해서 훈련했다.

20세기의 위대한 전설들

20세기 전반기에도 힘의 전설들 대부분은 맨몸 트레이닝을 통해 근육을 키웠다. 한발로 쪼그려 앉기나 턱걸이를 쉽게 하지 못한다거나 물구나무서기를 못하는 경우 힘이 세다고 평가하지 않았다. 물론 바벨과 덤벨을 이용했지만, 맨몸 트레이닝 기술을 마스터하고 난 뒤에야 기구를 사용했다.

당시에는 슈퍼 헤비급에 해당하는 사람들조차도 고난도 캘리스데닉스를 능숙하게 했다. 스트롱맨에서 레슬링선수로 변신한 영국의 버트 아시라티는 1930년대에 몸을 뒤로 젖혀 브리지 자세를 취한 뒤 발을 차며 한 손으로 물구나무서기를 해서 관중들을 흥분시켰다. 더구나 그의 몸무게는 110kg이 훌쩍 넘었다. 공중에 매달린 링을 잡고 두 팔을 양쪽으로 쭉 뻗고 몸을 수직으로 유지하는 고난도의 '아이언 크로스' 자세를 실시한 가장 몸무게가 많이 나간 선수 자리를 아직까지도 지키고 있다.

   1940~1950년대 가장 힘센 사람은 캐나다의 괴물 더그 헵번일 것이다. 더그 헵번은 역대 최고의 역도선수 중 한 명으로 평가 받는다. 거치대에 놓인 230kg 가량의 바벨을 들어 올렸고, 목 뒤로 160kg 정도의 바벨을 얹고 프레스 동작을 실시했다. 스테로이드나 경기력 향상 약물이 등장하기 전에 있었던 일이다. 140kg까지 잴 수 있는 체중계를 망가트릴 정도의 거구였지만, 맨몸 트레이닝을 훈련의 근간으로 삼았다. 역도 종목에서 발군의 실력을 보였지만, 놀라운 수준의 누르기 힘은 물구나무자세로 팔굽혀펴기를 하는 핸드스탠드 푸시업을 마스터했기 때문이라고 설명했다. 훈련할 때 아무런 도움도 받지 않고 핸드스탠드 푸시업을 했고, 일반 자세보다 훨씬 더 내려갈 수 있도록 특수한 평행봉에서 핸드스탠드 푸시업을 꾸준히 연습했다. 캘리스데닉스를 실시하는 데 근육질 체격은 전혀 걸림돌이 되지 않는다는 것을 제대로 입증했다. 거대한 체형에도 불구하고 과도하게 근육질이 되거나 행동이 둔해진 적도 없었다. 맨몸

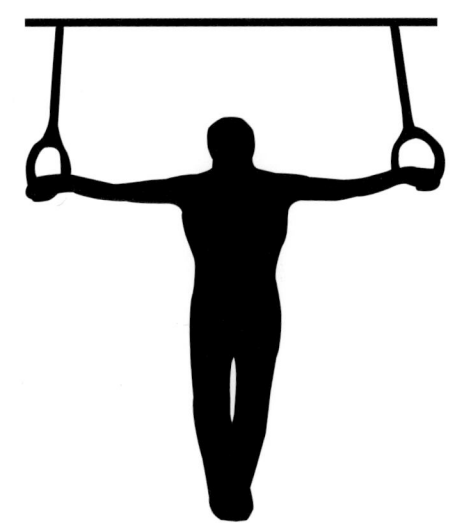

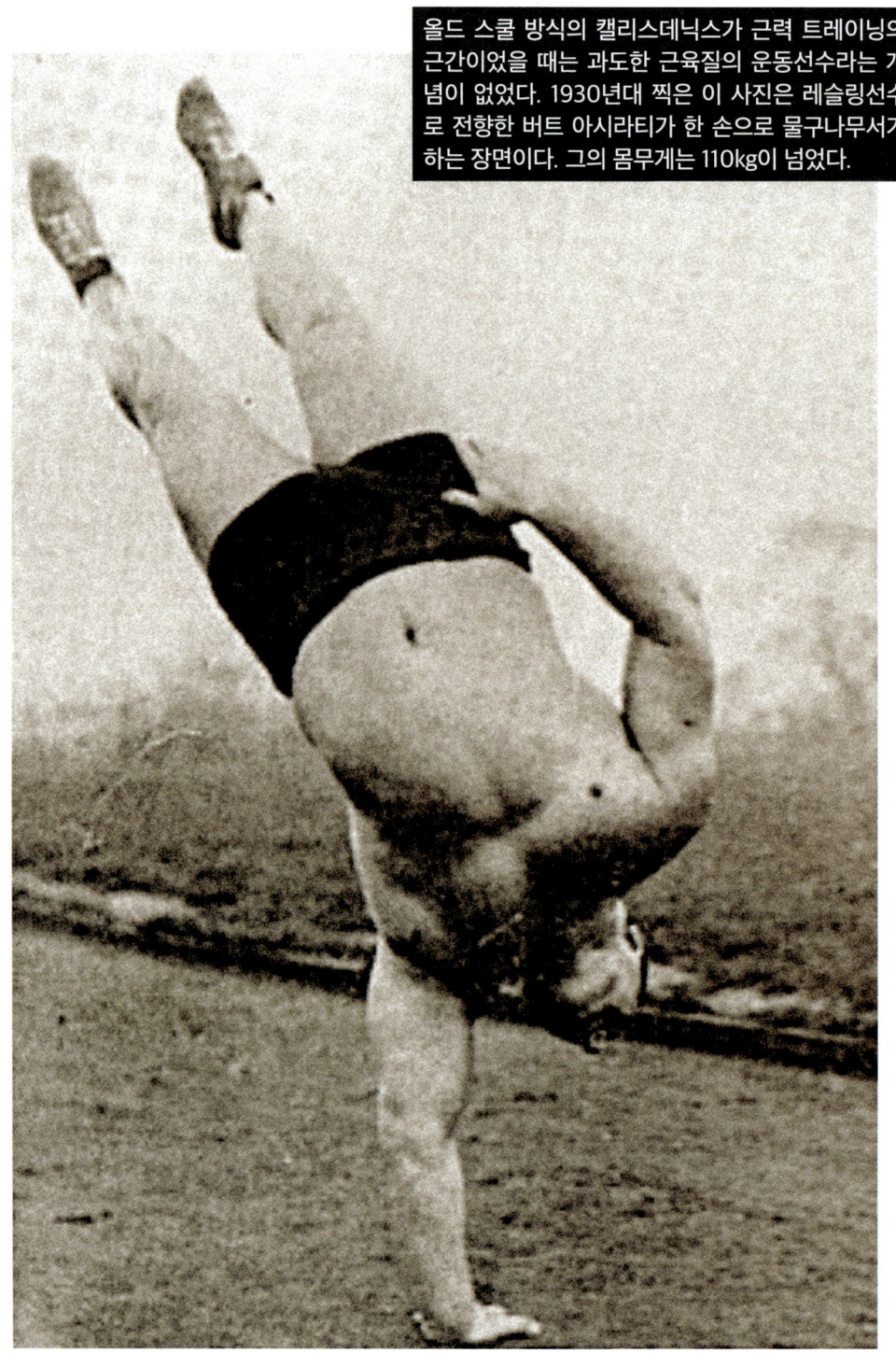

올드 스쿨 방식의 캘리스데닉스가 근력 트레이닝의 근간이었을 때는 과도한 근육질의 운동선수라는 개념이 없었다. 1930년대 찍은 이 사진은 레슬링선수로 전향한 버트 아시라티가 한 손으로 물구나무서기 하는 장면이다. 그의 몸무게는 110kg이 넘었다.

트레이닝을 대하는 진지한 자세 때문이었다. 오늘날 대부분의 보디빌더들에게서 유독 찾기 힘든 태도다.

맴몸 트레이닝의 마지막 위대한 챔피언은 찰스 아틀라스라는 이름으로 더 잘 알려진 '세계에서 가장 완벽하게 발달한 몸을 가진 남자' 안젤로 시칠리아노일 것이다. 안젤로 시칠리아노는 1950~1960년대 '다이내믹 텐션'이라는 훈련 코스를 통

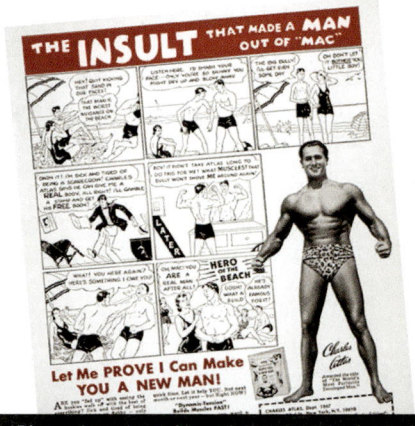

'찰스 아틀라스'라는 이름으로 더 잘 알려진 안젤로 시칠리아노는 1950~1960년대 '다이내믹 텐션(Dynamic Tension)'이라는 훈련 코스를 통신 주문으로 수만 명에게 판매했다.

신 주문으로 수만 명에게 판매했다. 전통적인 캘리스데닉스와 등척성 운동을 결합한 훈련 방식이었다. 만화책 뒷면에 실린 찰스 아틀라스 광고 덕분에 만화책 세대들은 얼굴을 흠씬 두들겨 맞지 않기 위해 웨이트 트레이닝을 할 필요는 없다는 것을 터득했다.

하지만 안젤로 시칠리아노는 사라져가는 멸종위기종이나 다름없었다.

한 시대의 종말

20세기 후반에 들어서면서 오래된 훈련 기술과 트레이닝 방식 상당 부분이 제 위치에서 밀려났고, 사라지기 시작했다. 대부분의 경우 이런 소멸은 산업혁명 때문에 나타난 직접적이면서 불가피한 결과였다. 산업혁명 이후 인간의 삶은 더욱더 기술에 좌우되기 시작했다. 이런 현상은 운동과 신체 단련 분야도 마찬가지였다. 20세기가 되면서 새로운 형태의 트레이닝 기술이 가히 폭발적으로 늘어났고, 그에 따라 운동에 대한 접근 방식도 변했다.

이런 변화의 중심에는 플레이트 바벨과 덤벨이 있었다. 바벨과 프리 웨이트

는 수백 년 동안 사용되고 있었지만, 1900년 영국의 역도선수 토마스 인치가 플레이트 바벨을 고안하면서 20세기형 피트니스 방식의 도래를 알렸다. 머지않아 케이블과 무게추가 등장했고, 곧바로 프리 웨이트와 유사점이라고는 전혀 없는 웨이트 트레이닝 기계가 엄청난 인기를 끌었다. 1970년대 미국 전역에서 노틸러스 머신이 구비된 헬스클럽이 늘어났다. 이제는 세계 어디에서고 복잡하고 용도를 파악하기 어려운 웨이트 트레이닝 기계가 없는 헬스클럽을 찾기란 쉽지 않다. 노틸러스 머신의 등장으로 바벨과 덤벨마저 뒤로 밀려버렸다. 그렇다면 맨몸 트레이닝은 어땠을까? 찰스 아틀라스와 같은 몇몇 옹호론자들이 있었지만, 시간이 갈수록 단계적인 맨몸 트레이닝은 서서히 소멸의 길로 접어들었다.

올드 스쿨 방식의 캘리스데닉스와 새로운 캘리스데닉스의 차이점

이 모든 변화는 사람들의 운동 방식을 단기간 내에 급격하게 바꿔놓았고, 그러면서 아주 소중한 것도 사라졌다. 거의 모든 인류 역사에서 체격과 힘을 키우려는 사람들은 맨몸 트레이닝으로 신체를 단련했다. 트레이닝 방식 및 기술에 관한 지식과 원리 체계는 세대를 거쳐 이어졌고, 인상적이면서 효과적인 방법으로 진화를 거듭했다. 주로 힘과 체력에 기반을 둔 체계적인 방법들이면서 오랜 기간 시행착오를 거친 결과물이었다. 이런 소중한 운동 기술은 근력뿐 아니라 민첩성, 기동성, 강인함에 이르기까지 인간이 가진 능력이 최고치에 도달하도록 고안되었다. 올드 스쿨 방식의 캘리스데닉스에 대해 말할 때 언급하는 특징이다.

20세기 후반 바벨과 운동 기계가 본격적으로 사용되면서 어렵게 얻은 고대의 훈련 지식은 전부 쓸모없는 것으로 여겨졌다. 현대 사회와는 어울리지 않는 것으로 간주되었다. 새로운 운동 기구와 기구를 이용한 운동 방식에 현혹되어 오래된 기존 운동 방식을 사용하는 사람들은 점차 줄어들었고, 결국 자취를 감추기 시작했다.

오늘날 맨몸 트레이닝은 운동 기계, 바벨, 덤벨을 이용한 웨이트 트레이닝으로 거의 대체되었다. 맨몸 트레이닝은 새롭게 등장한 방식보다 운동 강도가 약하다고 치부되면서 주변부로 밀려나 버렸다. 기존의 운동 방식과 기술은 사용하지 않아 점차 설 자리가 줄어들면서 사라졌다. 지극히 기본적인 것들만 남아 있을 뿐이다. 오늘날 소위 트레이닝 전문가라고 하는 사람들조차 맨몸 트레이닝이라고 하면 푸시업, 스쿼트 등 초보자들을 위한 동작밖에 알지 못한다. 여기에 복부 크런치 등 쓸모없고 한심한 현대식 운동 방식 몇 가지를 추가한다. 이런 운동법은 학생들이나 허약한 사람들을 대상으로 실시되거나 워밍업 단계에서 하거나 가볍게 지구력을 키울 때 이용된다. 힘에 기반을 둔 올드 스쿨 방식과 비교했을 때 새로운 방식의 캘리스데닉스라고 부를 수 있다. 힘과 근력을 키우기 위해 고안된 맨몸 트레이닝을 아우르는 올드 스쿨 방식의 캘리스데닉스는 거의 사라져버렸다.

교도소의 역할
: 올드 스쿨 방식의 캘리스데닉스 지킴이

올드 스쿨 방식의 캘리스데닉스가 전혀 사라지지 않은 곳이 한군데 있다. 호박 보석에 갇힌 고대 곤충처럼 기존 방식이 완벽하게 보존된 곳은 다름 아닌 교도소다.

그 이유는 분명하다. 교도소 담장 밖 사회에서 올드 스쿨 방식의 캘리스데니스를 말살시켰던 트레이닝 기술의 대대적인 변화가 교도소 담장 안에서는 전혀 일어나지 않았거나 아주 늦게 일어났기 때문이다. 교도소에는 1950~1960년대 큰 인기를 끌었던 바벨과 덤벨이 구비된 운동 시설이 없었다. 교도소 내에 아주 기본적인 형태의 웨이트 트레이닝 훈련장이 마련된 것도 1970년대 말이 지나서였다. 1970~1980년대 대부분의 헬스클럽에 필수적으로 설치되어 있던 근력 트레이닝 기계를 지금도 대부분의 교도소에서는 볼 수 없다.

실제 20세기 들어 나머지 근력 트레이닝 분야에서 대규모 '현대화'가 진행되고 있었지만, 교도소는 일종의 안전지대였다. 미국 전역의 체육관에서 말살당하고 있던 오래된 운동 방식과 지식이 교도소에서는 명맥을 유지했다. 새로운 운동 수법과 연관된 돈과 기술에 의해 고사되지 않았기 때문이다. 18~19세기에는 체조선수, 곡예사, 서커스 단원, 스트롱맨처럼 제대로 된 맨몸 트레이닝 방법을 아는 교도소 재소자들이 동료 재소자들에게 기술을 전수했다. 올드 스쿨 방식의 캘리스데닉스에 관한 지식은 머리 위 쇠창살과 바닥을 제외하고 다른 운동 기구는 전혀 찾아볼 수 없는 교도소에서 금처럼 소중했다. 게다가 하루하루가 만만치 않은 교도소 생활에서 민첩성과 힘은 수감자가 꼭 갖춰야 할 자질이었다.

요즘도 교도소 생활은 고달프지만, 100년쯤 전에는 상황이 훨씬 더 힘들었다. 구타와 잔혹한 처우는 예고된 고된 일상의 일부분이었고, 재소자들이 서로 죽이고 중상을 입히는 일이 다반사였다. 몇몇 재소자들은 말 그대로 목숨을 부지하기 위해 감방 안에서 힘을 키우는 훈련을 했다. 이들은 정말 심각하게 미친 듯이 훈련했다. 힘을 키우는 일은 생사가 걸린 문제였다. 이런 맥락에서 보면 과거 교도소 재소자들은 680년 전 레오니다스 왕이 이끈 스파르타의 병사들과 다를 바가 없었다. 양쪽 모두 살아남기 위해 자신의 힘에 의지했고, 그 힘을 키우기 위해 전통적인 캘리스데닉스로 훈련했다.

죄수 운동법의 기원

지금까지도 세계 교도소 재소자들은 여전히 올드 스쿨 방식의 캘리스데닉스를 이용해서 신체를 단련한다. 수십 년 복역하는 동안 나는 힘과 건강에 집착했다. 시간이 가면서 집착 대상이 맨몸 트레이닝, 즉 캘리스데닉스로 바뀌었다. 몇 년이 지나고 나서야 효과적 맨몸 트레이닝의 특징과 가치를 이해하기 시작했다. 캘리스데닉스의 비밀스러운 역사를 캘리스데닉스를 보존하는 교도소의 역할과 연결해서 생각하기까지는 몇 년이 더 걸렸다.

    복역하는 동안 훈련과 운동에 관한 모든 자료, 기구를 거의 사용하지 않고 신체를 단련하는 방식에 관련된 모든 자료를 읽었다. 힘세고 운동 능력이 뛰어난 수많은 재소자들이 오로지 자신의 몸무게만 이용해서 운동하는 모습을 수없이 볼 수 있는 특권을 누렸다. 이들 중 대부분이 경이적인 운동 능력과 실제 올림픽 출전 선수 수준으로 근력을 키우고 신체를 단련했다. 하지만 밝히기 쉽지 않은 전력과 낮은 사회적 지위 탓에 재소자들을 직접 보거나 재소자들의 트레이닝 방식에 관한 기사를 읽기는 어려울 것이다. 나는 재소자들이 할 수 있는 것을 봤고, 그들의 운동 방식에 대해 심도 있게 이야기를 해봤다. 이전 세대 재소자들과 친구가 되고 오랜 기간 함께 지낼 수 있는 기회를 얻었다. 예전 스트롱맨들을 기억하거나 직접 만나서 훈련 방식을 듣고 배운 사람들이었다. 훈련 경험이 풍부한 재소자들의 지도 아래 나는 몸이 아프고 손에서 피가 날 때까지 매일 가혹할 정도로 훈련했고, 수백 명의 다른 재소자들을 지도하면서 내가 알고 있는 맨몸 트레이닝 기술을 정리했다.

    이 세상 그 누구보다 올드 스쿨 방식의 캘리스데닉스에 관해 더 많은 것을 알아내는 일이 내 임무라고 여겼다. 최고의 캘리스데닉스 방식을 만들기 위해 노트 수십 권 분량의 자료를 수집했고 교도소 안에서 터득한 모든 방법 가운데 가장 좋은 아이디어와 기술을 선별했다. 엄청난 힘과 민첩성, 체력을 키우기 위해 단계적으로 사용할 수 있는 방법이면서 특별한 기구도 필요하지 않고 실시할 때 복잡한 점이 거의 없는 방법이다.

내가 터득한 여러 효과적인 운동법 가운데 단연코 최고의 방식이다. 이제는 '죄수 운동법'이라고 알려진 방식이고, 이 책의 핵심 내용이기도 하다. 하지만 그 명칭과 유래에도 불구하고 '죄수 운동법'은 단지 교도소 재소자들을 위한 신체 단련 방식이 아니다. 건강을 지키면서 힘과 근육을 키우고 싶은 사람이라면 누구나 수많은 혜택을 누릴 수 있는 방식이다.

교도소 담장 밖에 있는 사람들에게 교도소에서는 끈질기게 버티고 포기할 때까지 밀어붙이는 식의 지독한 맨몸 트레이닝 프로그램을 여전히 일상적으로 실시한다고 말할 때면 매번 엄청난 관심을 받는다. 특히 남자들이 아주 좋아한다. 활발한 토론이 끝나면 사람들은 맨몸 트레이닝을 마스터하는 데 전념하겠다고 진지한 눈빛으로 말한다. 그리고 나서 불과 몇 주 뒤에는 캘리스데닉스를 시도조차 하지 않았다는 사실이 드러난다. 헬스클럽으로 되돌아가서 기계와 프리 웨이트만 이용하거나 다른 모든 사람들이 하지만 아무런 도움이 되지 않는 비효율적인 프로그램으로 운동한다.

그 사람들을 비난하려는 것은 아니다. 사람들은 교도소 밖에서는 아무도 하지 않고 매우 개인주의적인 트레이닝 방식을 충실하게 실시하는 것이 어렵다고 생각한다. 올드 스쿨 방식의 캘리스데닉스에 전념하기 위해 필요한 것은 현실 감각이다. 비효율적이고 비용도 많이 들고 위험한 새로운 운동 방식과 효율적이며 비용도 들지 않고 안전한 맨몸 트레이닝 방식의 차이점을 알아야 한다.

'전통적인' 기술이 미래의 최첨단 방식이 될 것이다.

    다음 장에서는 캘리스데닉스와 현대적인 트레이닝 방식의 차이점에 대해서 알아본다.

3 : The Convict Manifesto
죄수 운동법 선언문

맨몸 트레이닝 VS 현대식 운동법

근육과 힘을 키우기 위해 헬스클럽에 가서 현대식 기계와 장치를 이용할 필요가 없다는 것을 보여주는 좋은 본보기는 바로 나 자신이다. 미국 전역의 여러 교도소에서 운동하고 있는 수많은 내 '학생들'도 마찬가지다.

하지만 운동하려는 많은 사람들이 쉽게 받아들이지 못하는 것으로 봐서 내 운동법이 현재 상황에는 어울리지 않는 모양이다. 운동에 관한 나의 견해가 소위 '표준'이라는 것과 엇박자가 나는 이유가 있다. 나는 단백질셰이크, 무게 조정이 가능한 바벨, 노틸러스 머신이나 보플렉스가 없는 곳에서 지낸 사람이다. 가진 거라고는 자기 자신의 몸과 공격성, 힘과 근육을 키울 수 있는 시간밖에 없는 남자들이 차고 넘치는 거칠고 혹독한 환경에서 지냈다. 나를 포함해서 많은 재소자들은 근육과 힘을 키우는 목표를 달성했다. 스스로를 되돌아보고 겉만 번드르르한 기구나 장비에 의존하는 것이 아니라 오랜 세월을 거쳐 검증된 전통적인 방식에 더해 각자 신체를 이용하는 방식으로 이뤄냈다.

올드 스쿨 방식의 캘리스데닉스가 효과가 있다는 점을 절대로 인정하지 않는 사람도 있을 것이다. 자신의 잠재력을 제대로 발휘하려면 프리 웨이트와 현대식 운동 기구가 있어야 한다고 생각하도록 세뇌되었기 때문이다. '죄수 운동법'을 받아들일 생각이라면 내 운동법을 시도해보는 동안만은 선입견이나 주입된 생각을 지워버려야 한다. 이번 장에서는 현대식 트레이닝에 관해 배운 내용들이 오해의 소지가 있다거나 근거가 없거나 완전히 잘못된 이유를 살펴본다.

현대의 몸 만들기 문화 - 어긋난 욕망

트레이닝과 신체 단련 분야의 전반적인 추세를 봤을 때 오늘날처럼 신체 단련 분야가 절망적일 정도로 저급하고 한심스러운 상황이었던 적은 없었다.

이 의견에 동의하지 않는 사람들은 훈련 기술이 지금처럼 발전한 적이 없다는 증거로 엘리트 운동선수들과 세계기록 보유자들을 내세울 것이다. 하지만 TV중계로 경기하는 모습을 볼 수 있는 챔피언들과 프로선수들은 잠시만 잊자. 최근의 언론 보도와 폭로 기사 덕분에 대중들은 엘리트 운동선수들 대부분이 아나볼릭 스테로이드(운동선수들에게 사용이 금지된 근육 강화제-옮긴이), 테스토스테론 변형물질, 성장호르몬, 인슐린 등 다양한 약물의 힘을 빌려 일시적으로 뛰어난 기량을 발휘했을 뿐이라는 사실을 이해하기 시작했다. 격렬하고 경쟁이 치열한 종목에 속한 거의 모든 선수들은 이제 막 운동을 시작했다고 해도 진통제, 코르티손(염증 치료에 쓰이는 호르몬의 일종-옮긴이), 진정제, 이완제 등 약물에 의존하고 있다는 사실을 깨닫는다. 이런 약물 덕분에 관절은 훈련과 경기로 인해 받는 비정상적인 스트레스에 일시적으로 대처할 수 있게 된다. 프로 스포츠에 만연해 있는 '기분 전환용' 약물을 말하는 것이 아니다. 술, 대마초, 코카인, 심지어 크랙(crack, 흡연용 정제 코카인-옮긴이)과 같은 약물은 경기의 압박감을 감당하지 못하는 심약한 선수들에 의해 이제는 모든 스포츠 종목에서 사용되고 있다. 그렇다면 훈련 방법은 상황이 어떨까? 언론을 통해 알고 있을지도 모르지만, 훈련을 제대로 하는 법을 아는 프로선수들은 극히 드물다. 신체 발육이 뛰어나고 재능이 있는 유망한 선수들은 고등학교 혹은 그 이전 단계에서 코치와 트레이너에게 발탁되어 이미 정해진 방식에 따라 풀타임으로 훈련을 받는다.

헬스클럽의 무의미

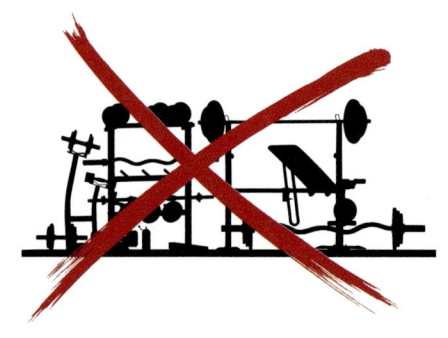

그렇다면 프로선수들과 올림픽 메달리스트들은 잠시 잊어버리자. 재소자들과 그들의 트레이닝 방법도 잠시 모른 체하자. 다른 사람들의 상황은 어떨까?

잡지, TV프로그램, 피트니스 전문가, 심지어 보건 관련 정부기관에서도 일반인들에게 몸을 만들고 싶다면 헬스클럽에 갈 것을 권장한다. 이것은 무슨 의미일까? 대체로 두 가지 의미를 담고 있다. 프리 웨이트 혹은 고가의 기구를 이용해서 웨이트 트레이닝을 하거나 심장 강화 운동 기계로 운동을 하라는 뜻이다.

요즘 헬스클럽에서 심장 강화 운동 코너보다 무익하고 따분하고 암울한 것은 생각하기 어렵다. 심장 강화 운동을 어떻게 하는지 다 봤을 테니까 말이다. 헬스클럽 회원들이 줄지어 나란히 앉아서 로잉 머신의 손잡이를 당기거나 스피닝 머신의 바퀴를 돌린다. 혹은 스테퍼 위에 서서 존재하지 않는 계단을 끊임없이 오른다. 어떤 열의를 찾기도 힘들고 실제 얻는 결과도 거의 없다.

그렇다면 웨이트 트레이닝은 어떨까? 여기에는 두 가지 유형의 방식이 있다. 첫째, 일반적이며 소극적인 '군살 제거' 방식이다. 가장 낮은 단계로 운동 기계를 세팅하거나 가장 가벼운 덤벨을 선택한 다음 단조롭게 카운트를 시작하는 것이다. 몸에 밀착되는 운동복 차림일 때는 이런 눈속임이 그럴듯해 보일 수 있지만, 장담컨대 건강에 전혀 도움이 되지 않고 신체 단련과 훈련에도 백해무익하다. 둘째, '마초적인' 방식이다. 여기서는 중량을 한껏 올려서 벤치 프레스를 실시하고 바이셉스 컬을 수십 번씩 하는 것이 규칙이다. 관절에 무리가 가고 기능적 힘을 키우는 데 전혀 도움이 되지 않아도 개의치 않는다. 현대식 보디빌딩이 복횡근이나 회전근개 같은 심부조직, 목, 허리, 손발, 척추기립근 등 힘과 운동 능력을 발휘하는 데 가장 중요한 신체 부위를 소홀히 여기고 손상시키는 것도 신경 쓰지 않는다. 티셔츠를 입었을 때 온몸의 근육이 울룩불룩해 보이는 것을 가장 중요하게 여긴다.

현대식 피트니스 사기

밖으로 나가 운동하려고 소파에서 벗어나는 사람에게는 성원을 보내지만, 헬스클럽에 가는 경우는 생각해볼 필요가 있다. 사실 누구에게나 해당되는 경우일 것이다. 헬스클럽을 통해 과연 운동 목표를 향해 얼마나 많이 나아갔을까? 안타까운 사실은 대부분의 사람들이 앞서 설명한 것과 같은 운동 방식으로 보잘것없는 훈련 효과를 거둔다는 점이다. 성실한 사람들은 매주 헬스클럽으로 무거운 발걸음을 옮기지만, 최고의 운동 실력을 키우는 일은 고사하고 운동 초기 미미한 수준의 발전 외에는 거의 변한 게 없어 보인다.

끝까지 버티는 사람들의 경우가 그렇다는 거다. 헬스클럽에 등록한 사람들 10명 중 9명은 생각한 결과를 얻지 못한 탓에 두 달 이내에 그만둔다. 하지만 운동법도 지루한 데다가 결과도 그저 그렇다면 솔직히 의욕이 없다고만 비난할 수 있을까?

1950년대 캘리포니아에는 저렴한 비용으로 평생 회원권을 제공하는 헬스클럽이 줄줄이 등장했다. '평생' 회원권은 사람들이 미리 상당한 금액을 지불하면 '죽을 때까지' 언제든지 헬스클럽에서 운동할 수 있다는 의미다. 괜찮은 거래처럼 보이지만, 헬스클럽을 소유한 사람들 입장에서만 그렇다. 이런 식으로 헬스클럽에 가입한 사람들 가운데 99% 이상은 몇 개월 지나면 운동을 그만두고 다시는 헬스클럽에 발을 들여놓지 않는다. 헬스클럽을 소유한 측에서는 당연히 이런 비즈니스 속성을 이해했고 그런 일이 일어날 것을 충분히 알고 있었다. 헬스클럽의 회원 탈퇴율은 언제나 깜짝 놀랄 정도로 높았다.

자신에게도 해당되는 일인가? 열의에 불타올라 좋은 의도에서 헬스클럽에 가입했다가 곧바로 포기한 적이 있는가? 자기 자신은 아니더라도 이런 안타까운 이야기의 주인공들을 직접 알지도 모른다. 하지만 헬스클럽 트레이닝이 사람들이 말한 것처럼 가치가 있고 즉시 삶을 풍요롭게 한다면 회원 탈퇴율이 그렇게 높은 이유는 무엇일까? 당연하게 기대했던 결과를 얻지 못하고 있다는 것도 어느 정도 이유가 된다.

보통 헬스클럽에서 하는 운동 방식이 효율적이지 못하다는 것은 차치하더라도 헬스클럽과 관련해서는 불편한 점이 상당히 많다. 기본적으로 헬스클럽을 이용하는 것부터 골칫거리다. 헬스클럽에서 운동하려는 사람들 대다수는 목적지에 가기 위해 직접 운전을 하거나 대중교통을 이용해야 한다. 운동복을 세탁해놓고, 수건, 물, 보충제, 회원카드 등을 넣은 운동 가방을 챙겨놓아야 하며, 샤워하고 옷을 갈아입는 준비 과정을 거쳐야 한다. 직장이나 학교에서 힘든 하루를 보내고 나서 이 모든 일을 기꺼이 하고 싶은 사람이 과연 얼마나 될까?

어렵사리 헬스클럽에 도착했을 때조차 계획한 운동을 순서대로 하려고 해도 필요한 운동 기구가 사용 중인 경우가 많다. 저녁시간은 최악이다. 땀을 뻘뻘 흘리며 기구 운동을 하는 남자들로 가득한 헬스클럽을 돌아다니는 일은 그다지 유쾌하지 않다. 자신이 그런 부류에 속하지 않는다면 말이다.

그렇다면 애초에 사람들이 이렇게 복잡한 상황에 스스로를 내모는 이유는 무엇일까? 마음속으로 바라던 사람이 되려면 필요한 것이 있다는 말을 들었기 때문이다. 몸을 만들려면 헬스클럽 회원권이 필요하다. 또렷한 복근을 만들려면 화려한 기구가 필요하다. 단단한 가슴 근육을 키우려면 인체공학적으로 설계한 고가의 기계가 필요하다. 안심하고 편안하게 운동하려면 고급 운동화가 필요하다. 근육질 몸매를 만들려면 단백질보충제, 단백질셰이크 등 다양한 보조제가 필요하다. 왜 이런 이야기들을 하는 걸까? 모든 게 돈으로 귀결되기 때문이다. 복근이나 가슴 근육을 키우려면 이런저런 종류의 기구가 필요하다고 말하는 광고 속 소위 전문가라고 하는 사람들이 그 물건을 판매하고 있는 것이다. 식품보조제도 마찬가지다. 보조제를 광고하는 온갖 프로 보디빌더들이 등장하는 잡지의 재원은 보디빌딩 팬들이 아니다. 프로 보디빌딩 업계에는 자금이 없다. 잡지는 식품보조제를 만드는 회사들에게 자금 지원을 받거나 회사들이 직접 출간하는 경우가 대부분이다. 광고에 등장하는 보디빌더들은 식품보조제나 단백질셰이크를 섭취하고 근육을 만든 것이 아니다. 스테로이드로 만든 것이다.

돈이 주도하는 현대 사회 속 수많은 것들이 그렇듯이, 몸 만들기에 '필요한 것'과 관련해서 사람들에게 제시하는 비전은 새빨간 거짓말이다. 일종의 사기 행각이다. 건강과 체력 면에서 최고 수준에 도달하기 위해 이 모든 것은 필요하지 않다.

자신의 신체, 올바른 지식 그리고 흔들리지 않는 결심만 필요할 뿐이다.

맨몸 트레이닝의 이점

올드 스쿨 방식의 캘리스데닉스는 현대식 헬스클럽 트레이닝과 다른 종류라는 이유를 주제로 거의 논문 한 편을 쓸 수 있다. 하지만 여기서는 지면이 부족한 관계로 기본적인 점만 집중해서 다룰 생각이다. 다른 현대식 트레이닝에 비해 올드 스쿨 방식의 캘리스데닉스가 더 유리한 이점 여섯 가지는 다음과 같다.

1. 맨몸 트레이닝은 기구가 거의 필요 없다

이제껏 자율성과 경제성 면에서 이보다 완벽하게 조화를 이루는 근력 트레이닝 방식은 없었고, 앞으로도 없을 것이다. 기구 운동을 가장 열심히 하는 역도선수들조차 이 점을 인정할 것이다.

캘리스데닉스를 마스터한 사람에게는 자신의 몸이 곧 일종의 체육관이 된다. 대부분의 동작은 장비가 필요 없고, 거의 어느 집에나 있는 몇 가지 물건을 이용해서 운동 강도를 높일 수 있다. 매달릴 수 있는 장소는 꼭 필요하지만, 주변을 살펴보면 그런 장소 하나는 찾을 수 있다. 계단이나 천장, 출입구 혹은 나뭇가지를 활용할 수도 있다. 헬스클럽도 필요하지 않고 아주 좁은 장소만 있으면 그만이다. 기껏해야 자신의 신체 길이 혹은 그 이하 정도의 공간만 있으면 된다.

다른 근력 트레이닝 방식에서는 저항력을 키우기 위해 프리 웨이트나 케이블 기구를 사용하지만, 캘리스데닉스 운동에서는 대부분 자연스러운 형태의 저항을 이용한다. 바로 중력이다. 헬스클럽에 가거나 별다른 장비가 필요 없기 때문에 보관할 것도 없다. 잡동사니가 널려 있을 일이 없다. 게다가 사무실에 있든 휴가나 출장 중이든 여유가 된다면 어디에서든 훈련할 수 있다. 특정 장소에 얽매이지 않는다. 캘리스데닉스 훈련법이 교도소에 남아 있고 발전하게 된 이유도 바로 그것이다.

캘리스데닉스 트레이닝의 또 다른 큰 장점은 '무료'라는 것이다. 장비가 필요 없으니 돈을 지출할 일이 없고, 헬스클럽에 갈 필요가 없으니 가입비를 낼 일도 없다. 영원히.

2. 맨몸 트레이닝은 유용하고 실용적인 운동 능력을 키운다

캘리스데닉스는 실용성 면에서 최고의 트레이닝이다. 교도소 재소자들에게 캘리스데닉스가 인기 있는 또 다른 이유다. 교도소에서는 문제가 생기면 스스로 자신을 보호해야 한다. 나이트클럽에서는 '속 빈 강정' 유형이 통할지 모르지만, 교도소는 그렇지 않다. 실속을 차리는 편이 훨씬 바람직하다.

본래 인간의 신체는 바벨이나 덤벨을 움직일 필요가 없다. 외부에 있는 물체를 움직이기 전에 먼저 자신의 몸을 움직일 수 있어야 한다. 다리는 달리기를 하거나 전투를 하는 등 몸을 움직이는 과정에서 상체의 무게를 쉽게 조절할 수 있는 힘이 있어야 한다. 등과 양팔은 상체를 위로 당기거나 밀어 올릴 수 있는 힘이 필요하다.

오늘날 수많은 보디빌더들이 이 사실을 이해하지 못하고 있는 것을 보면 안타깝다. 요즘 보디빌더들은 다른 무엇보다도 외부 물체를 움직이는 훈련을 한다. 훈련 덕분에 그것을 잘할 수는 있겠지만, 이 방식은 자신의 몸을 움직이는 중요한 운동 능력을 외면하고 결국에는 떨어뜨린다. 거대한 체격을 자랑하는 사람들이 230kg의 무게를 들고 스쿼트는 하면서도, 계단을 오를 때는 어기적거리면서 노인처럼 숨을 헐떡이는 모습을 봤다. 180kg의 무게를 들고 벤치 프레스는 하지만, 울퉁불퉁하고 자연스럽지 않은 체형을 키운 바람에 머리 빗질도 하지 못하는 파워리프트선수도 봤다.

캘리스데닉스는 이런 운동 능력의 문제를 일으키지 않는다. 기본적으로 몸을 움직이는 트레이닝 방식이기 때문이다. 올드 스쿨 방식의 캘리스데닉스는 힘이 더 세질 수 있고, 아무리 고난도 단계로 올라가더라도 민첩성과 유연성이 더 좋아질 뿐 나빠지는 일은 없다. 외부 물체가 아닌 자신의 몸을 움직이도록 근육을 단련하기 때문이다.

3. 맨몸 트레이닝은 힘을 극대화한다

캘리스데닉스는 가장 효율적인 운동 방식이다. 동작이 바뀌면서 몸을 자극할 때 개별 근육이나 근육 일부를 이용하는 것이 아니라 몸 전체를 하나의 통합된 단위로 이용하기 때문이다. 다시 말해 근육뿐 아니라 힘줄, 관절, 신경계를 발달시킨다.

캘리스데닉스를 통해 엄청난 힘을 기를 수 있는 이유는 이런 시너지 효과 때문이다. 보디빌딩 철학에 영향을 받는 것이 분명한 많은 트레이너들은 잔물결을 이루는 근육이 힘의 근원이라고 생각한다. 사실 근육 세포를 자극하는 것은 신경계이기 때문에 힘과 근력은 대체로 신경계의 효율성에 따라 결정된다. 다른 사람에 비해 근육 크기는 아주 작지만 힘은 훨씬 더 센 경우도 그 때문이다.

힘이 아주 센 남자들은 실제 힘을 내는 데는 근육 크기보다 힘줄의 세기가 훨씬 더 중요하다고 모두 입을 모아 말할 것이다. 캘리스데닉스 동작은 관절과 힘줄을 자극하기 때문에 웨이트 트레이닝보다 훨씬 더 큰 힘을 키울 수 있다. (네 번째 이유 참고)

본연의 힘을 키우는 데 캘리스데닉스가 효과적인 또 다른 이유는 한 번에 여러 부위의 근육을 사용하기 때문이다. 가령 스쿼트 동작은 허벅지 앞쪽의 대퇴사두근뿐 아니라 대둔근과 소둔근, 척추, 엉덩이, 복부, 허리, 심지어 발가락 근육까지 사용한다. 올바른 자세의 브리지 동작은 100가지 이상의 근육을 사용한다. 위에서 언급한 두 번째 이유와 완벽하게 겹치는 점이다. 인간의 신체는 선천적으로 몸 전체가 복합적으로 움직이도록 진화했기 때문이다. 특히나 기계를 이용한 수많은 보디빌딩 동작은 인위적으로 근육을 고립시켜서 근육 발달과 기능에 있어서 좌우 불균형을 유발한다. 보디빌딩과 웨이트 트레이닝을 할 때는 단순히 틀에 박힌 동작만 하게 된다. 상대적으로 작은 신체 부위 혹은 개별적인 근육만 운동 타깃이 된다는 의미다. 하지만 캘리스데닉스 운동을 할 때는 어쩔 수 없이 몸 전체를 움직이게 된다. 신체 조절 능력, 시너지 효과, 균형감각, 나아가 집중력이 필요하다. 이 모든 것은 근력뿐 아니라 신경계의 힘을 키운다.

4. 맨몸 트레이닝은 관절을 보호하고 강화한다

교도소에서는 나이와 관계없이 전체적으로 힘이 세야 한다. 관절이 약하거나 아파서 동작에 지장이 있으면 아무리 근육질처럼 보인다고 해도 아주 나약한 인상을 준다. 일반인들에게는 놀라울 수 있겠지만, 수많은 재소자들이 의도적으로 웨이트 트레이닝을 회피하는 중요한 이유다.

현대식 근력 운동과 저항 운동의 심각한 문제점 가운데 하나는 관절에 손상을 가한다는 점이다. 신체 관절은 정교하고 부드러운 조직이 지탱하고 있다. 힘줄, 근막, 인대, 점액낭 등의 조직은 단순히 웨이트 트레이닝의 충격을 견디기 위해 진화한 것이 아니다. 손목, 팔꿈치, 무릎, 허리, 엉덩이, 능형근, 척추, 목도 약한 신체 부위에 속한다. 어깨는 특히 보디빌딩 동작으로 인해 손상되기 쉽다. 약한 신체 부위에 만성적인 관절 통증 없이 1년 이상 웨이트 트레이닝을 해온 사람을 찾을 수 있다면 운이 좋은 셈이나.

내 말을 그대로 믿지 않는다고 해도 웨이트 트레이닝 전문 헬스클럽에 가보면 팔목과 무릎에 래핑을 하고, 허리 윗부분까지 보호하는 웨이트 트레이닝 전용 벨트를 하고, 팔꿈치 주변에 보호대를 한 채 운동하는 사람들의 모습을 볼 수 있다. 탈의실에서는 멘솔 연고제와 도포식 진통제 냄새가 난다. 모두 통증을 줄이기 위해 사용하는 약이다. 관절 문제는 보디빌더들에게 항상 따라다닌다. 스테로이드를 남용하기 시작하면 관절 문제는 더욱 심각해진다. 근육이 터무니없이 빠른 속도로 발달하기 때문이다. 관절이 감당할 수 있는 속도를 능가하는 수준이다. 대부분의 보디빌더들은 30대 후반이 되면 관절이 이미 손상되고 운동을 계속하든 그렇지 않든 간에 통증은 일상이 된다.

관절이 손상되는 이유는 보디빌딩 동작이 대체로 부자연스럽기 때문이다. 근육을 강조하기 위해 몸은 외부의 무거운 중량을 대체로 자연스럽지 않은 자세와 각도로 들어 올려야 한다. 학대처럼 보이는 이런 동작의 한 가지 부작용은 나약한 관절에 엄청난 부담을 준다는 것이다. 관절은 오랜 시간 반복해서 끔찍한 고통을 견뎌내야 하는 것이다. 그 결과 부드러운 조직의 파열, 힘줄 염증, 관절염 등의 질환이 생긴다. 관절에 염증이 생기고 파열 조직이 커지거나 심지어 석회화가 시작되면 관절은 더 약해지고 딱딱해진다. 보디빌딩 동작은 주로 근육을 키우는 데 목적이 있고, 근육은 관절보다 훨씬 빠르게 동작에 적응한다. 즉, 보디빌더의 몸이 점점 더 근육질이 되고 웨이트 트레이닝의 강도를 높일수록 관절 문제는 더욱 심각해진다.

이 책에 소개한 캘리스데닉스 동작은 올바른 방법과 순서에 따라 실시하면 관절 문제를 유발하지 않는다. 반대로 평생에 걸쳐 관절을 점진적으로 강화하고, 고질적인 관절 부상을 고친다. 이런 유익한 효과가 나타나는 것은 두 가지 이유 때문이다. 첫 번째 이유는 기본 물리학의 원리다. 동작을 실시할 때 사용되는 저항은 자신의 몸무게보다 절대로 무겁지 않다. 보디빌더라면 대단히 감탄할 어처구니없을 정도의 과도한 중량은 사용하지 않는다. 두 번째 이유는 운동 생리학, 즉 움직임의 원리다. 간단히 말해 인간의 신체는 수백만 년에 걸쳐 스스로 움직일 수 있게 진화했다. 점점 더 무거운 물체를 규칙적으로 들어 올리도록 고안되지 않았다.

운동 생리학자라면 캘리스데닉스 동작이 무게를 들어 올리는 동작에 비해 훨씬 자연스럽다고 말할 것이다. 예를 들어 풀업이나 스쿼트 동작에서 몸을 들어 올려야 한다면 골격과 근육 조직은 가장 효율적이고 자연스러운 자세가 되도록 조정한다. 하지만 웨이트 기구를 들어 올릴 때 이런 자연스러운 변화는 일어나지 않는다. 사실 보디빌더는 최대한 근육을 강조하기 위해 가능한 부자연스럽게 움직이는 법을 터득해야 한다. 풀업은 캘리스데닉스의 자연스러운 속성을 보여주는 좋은 예다. 다른 영장류와 마찬가지로 인간은 나뭇가지를 붙잡고 몸을 나무 위로 올리면서 진화했다. 이런 해부학적 유산이 여전히 인간의 신체에 남아 있어서 풀업 동작도 아주 신속하고 안전하게 적응할 수 있다. 풀업에 상응하는 보디빌딩 동작은 '벤트 오버 로우(양손으로 덤벨을 잡고 상체와 무릎을 구부린 다음 양손을 양옆으로 당기는 동작-옮긴이)'다. 인간은 이 동작을 실시하도록 진화하지 않았고, 그 결과 많은 사람들이 이 동작을 실시할 때 척추와 아래쪽 허리, 어깨를 쉽게 다친다.

캘리스데닉스에서 실시하는 자연스러운 동작들은 관절의 진화 방향에 맞게 관절의 힘을 사용한다. 그에 따라 관절이 근육 조직에 비례해서 발달하고, 시간이 가면서 더 약해지거나 마모되는 대신 더욱 강해진다. 관절 조직이 재건되면 전에 있던 통증이 사라지고 부상을 예방한다.

5. 맨몸 트레이닝은 완벽한 체격을 빨리 만든다

트레이닝의 가장 중요한 목표는 분명 힘과 건강일 것이다. 노년기에 접어들 때까지 가능한 오랫동안 건강하고 신체가 제 기능을 수행하도록 해야 한다. 캘리스데닉스를 통해 그런 결과를 얻을 수 있다.

하지만 솔직히 인정컨대 우리 모두는 근육도 조금 있었으면 한다. 근육이 많다고 해도 나쁘지 않다고 생각한다. 크고 육중한 체격은 자부심을 키우고 다른 남자들에게 분명한 메시지를 전달한다. "나한테 함부로 하지 마." 이는 교도소 문화에서 중요한 부분이다.

현대식 캘리스데닉스는 주로 지구력을 키우고 유산소 운동 능력을 조금 향상시킬 수는 있겠지만, 체격을 키우는 데는 거의 아무런 도움이 되지 않는다. 그에 반해 올드 스쿨 방식의 캘리스데닉스는 여러 근육을 한 번에 자극하고, 체격을 가장 빨리 최상의 상태로 단련시킨다. 게다가 그 결과가 스테로이드를 복용하여 마치 고릴라 의상을 입은 것처럼 기이하고 인위적으로 과장된 근육질 몸매의 보디빌더와는 다르다. 그리스 신들의 조각상을 만들 때 모델이 되었고 오늘날까지도 완벽한 인간 신체의 원형으로 간주되는 고대 그리스 운동선수들처럼 자연스럽고 건강한 완벽한 비율의 체격이 될 것이다.

스테로이드를 사용하기 전 역대 최고의 근육질 체격이면서 미학적으로도 가장 완벽하다는 평가를 받은 사람은 존 그리멕이다. 존 그리멕은 1939년 '퍼펙트 맨' 타이틀을 얻었고, 1940년과 1941년 '미스터 아메리카' 타이틀을 획득하면서 역사상 유일하게 한 차례 이상 타이틀을 획득한 인물이 되었다. 존 그리멕의 체격은 경탄을 불러일으켰고, 지금도 여전히 많은 사람들로부터 인정받고 있다. 강인함이 엿보이는 얼굴과 남성미 넘치는 몸매는 최고의 조합을 이뤘다. 오늘날 과도한 근육질의 보디빌더들과는 달리 비범한 운동선수이기도 했다. 힘들이지 않고 쉽게 물구나무서기를 해서 팔굽혀펴기를 한 다음 두 다리를 바닥에 내려서 완벽한 브리지 자세를 취했다가 두 다리를 180도로 벌리고 자리에 앉는 과정이 자세잡기 훈련의 마무리였다. 열혈 역도선수였지만, 상체 근육의 대부분은 물구나무서기 연습으로 만들었다고도 밝힌 바 있다. 캘리스데닉스의 중요성을 열심히 설명했지만, 그 말에 귀 기울인 사람은 거의 없었던 것 같다.

맨몸 트레이닝으로 당당한 근육질 체격을 만들 수 있다는 확실한 증거를 찾고 싶다면 TV에서 중계하는 남자 체조 종목을 눈여겨보자. 남자 체조선수들의 이두박근은 크고 단단하며, 어깨 근육은 코코넛 같고, 광배근은 날개처럼 보인다. 중력에 반해 신체를 움직이는 단순한 방식으로 만든 근육들이다. 예전 남자들이 훈련하던 방식이다.

6. 맨몸 트레이닝은 체지방을 정상 수준으로 조절한다

기존의 보디빌딩은 과식을 유발한다. 잡지에서 보는 근육질의 보디빌딩 선수들은 잊어버리자. 항상 잡지 속에 있는 완벽한 몸 상태가 절대 아니기 때문이다. 건강에 좋지 못한 엄격한 식습관을 몇 개월 실시한 뒤 짧은 시합 시즌에 사진촬영을 할 뿐이다. 오프 시즌에는 몸무게가 훨씬 늘어나고 체지방이 10kg 훌쩍 넘게 더 늘어난다. 최고 수준의 선수가 그렇다. 보통 수준의 보디빌더는 훨씬 더 나쁜 상황에 처한다. 선수들이 신앙처럼 믿고 의지하는 피트니스 잡지에서는 의도적으로 보조제를 판매하기 위해 실제 필요한 것보다 더 많은 양의 단백질이 필요하다고 조언하고, 그 결과 근육을 키우는 음식으로 스스로를 고문한다. 대부분의 아마추어 선수들은 과도한 양의 스테로이드를 복용하지 않기 때문에 과도하게 섭취한 열량을 선부 다 근육으로 바꿀 정도로 신진대사가 활발하게 이뤄지지 않는다. 결과적으로 웨이트 트레이닝을 본격적으로 시작하면 대부분의 사람들이 영양 과다가 되고 살이 찐다.

웨이트 트레이닝과 과식하고 싶은 심리는 서로 연관이 있다. 힘든 운동을 하기 전 더 많이 먹으면 더 많은 무게를 들 것이라고 스스로를 납득시키면서 육류를 섭취한다. 힘든 운동이 끝나고 나면 의도적으로 에너지를 소비한 탓에 그만큼 식욕이 늘어난다.

본격적으로 캘리스데닉스 운동을 하면 반대 현상이 일어난다. 비만과 보디빌딩이 절친 사이라면 비만과 캘리스데닉스는 천적 관계다. 약 180kg의 무게를 들고 벤트 오버 로우를 실시하는 게 목표라면 마음껏 먹으면서 목표를 달성할 수 있을 것이다. 물론 내장지방은 엄청나게 쌓일 테지만. 하지만 한 손으로 턱걸이를 하는 목표를 이루려면 몸무게를 신경 쓰지 않을 수 없다. 크고 뚱뚱한 돼지처럼 몸을 키우면서 캘리스데닉스를 더 잘할 수 있는 사람은 없다.

캘리스데닉스의 목표는 자신의 몸을 능숙하게 들어 올리는 데 있다. 몸이 뚱뚱해질수록 더 어려워지는 일이다. 캘리스데닉스로 규칙적인 운동을 시작하면 몸무게가 가벼울수록 운동하기 쉽다는 상관관계가 잠재의식 속에 자리 잡고, 자동적으로 식욕과 식습관을 조절하게 된다. 나는 이것이 사실이라는 점을 알고 있다. 수차례 직접 경험했기 때문이다. 맨몸 트레이닝을 시작한 사람들은 자연스럽게 군살이 빠진다. 직접 시도하고 확인해봐도 좋다.

불을 끄기 전에

다양한 유형의 사람들이 이 책을 읽을 것이다. 그중에는 평생 꾸준히 힘과 근육을 키우는 방법을 기대한 초보자도 있을 테지만, 대개는 이미 보디빌딩이나 웨이트 트레이닝을 열심히 하고 있으면서 휴가를 가거나 웨이트 트레이닝을 그만두거나 헬스클럽을 더 이상 다니지 않을 때를 감안해서 운동 목록에 추가할만한 부수적인 동작이나 방법을 찾아보는 경우일 것이다. 실제 교도소 재소자로서 형기를 마칠 때까지 시간을 보내기 위해 감방 안에서 할 수 있는 적당한 운동법을 찾는 경우일 수도 있다. 대체로 운동에 관심이 있으면서 교도소에서 하는 운동법에 약간의 궁금증을 가진 부류도 있을 것이다.

어느 경우에 속하든지 맨몸 트레이닝의 중요성을 진지하게 생각하는 계기가 되기를 바란다. 내가 열심히 이런 메시지를 전달하는 이유는 교도소와 교정 시설에 남아 있는 운동 지식과 방법에서 얻을 수 있는 것이 많다고 생각하기 때문이다. 나에게 이 책은 단순히 운동 기술 이상의 내용을 담고 있다. 현대의 근력 훈련을 근본적으로 바꿀 선언문이 되는 셈이다. 일명 '죄수 운동법 선언문'이다.

지금까지는 교도소에 남아 있는 올드 스쿨 방식의 캘리스데닉스에 관한 이론적인 면을 알아봤다. 하지만 직접 실시해보는 가장 중요한 부분에 들어가기 전에 캘리스데닉스 방식의 체계를 대략 살펴볼 필요가 있다. 다음 장에서는 미리 알아둬야 할 모든 것을 확인할 수 있을 것이다.

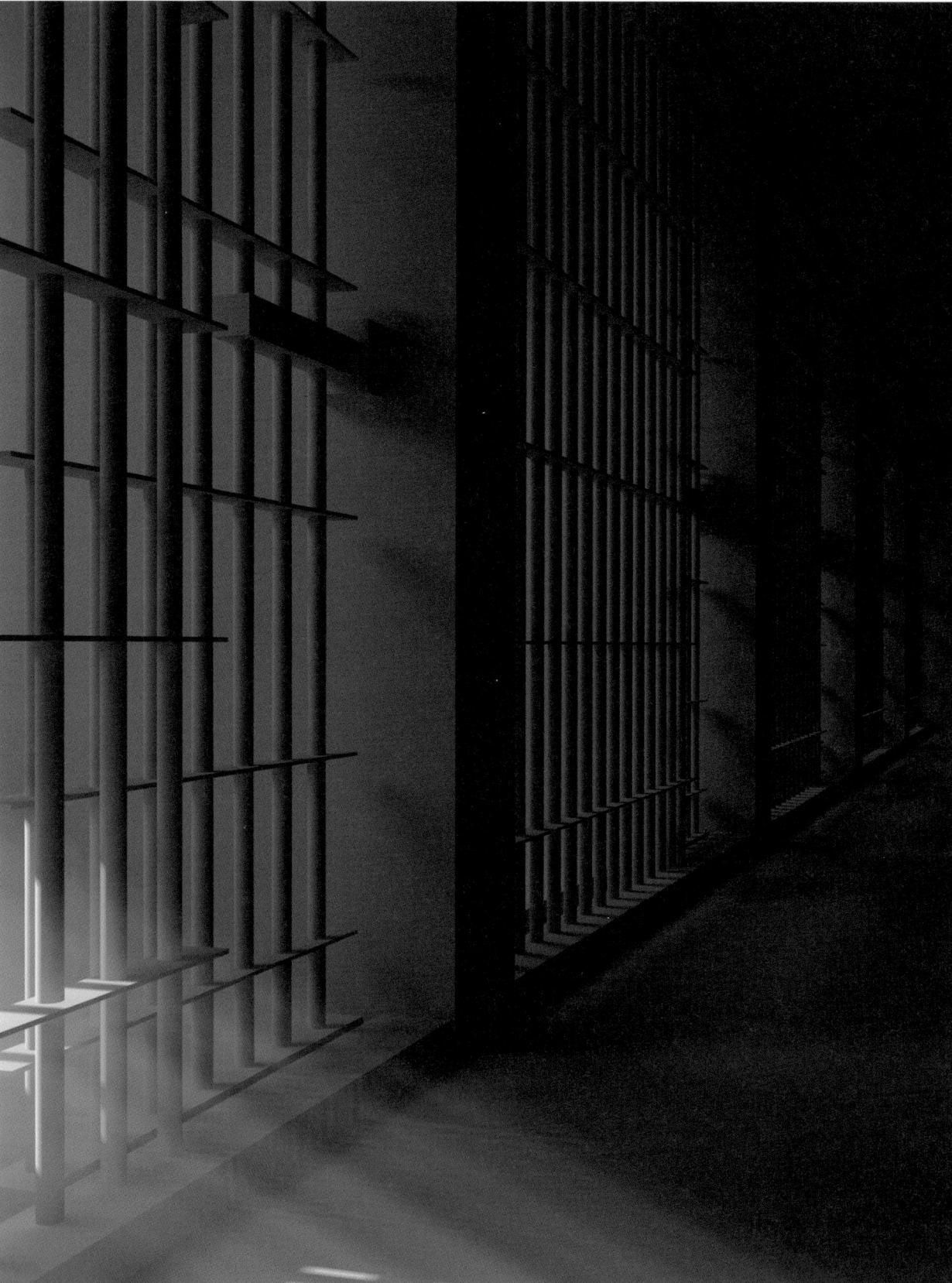

4 : Convict Conditioning
죄수 운동법

이 책의 활용법

이 책에 관한 아이디어를 처음 얻은 때는 앙골라 연방 교도소에 있었다. 8년 형기 가운데 6년째였고, 많은 재소자들이 최고의 몸 상태를 만들 수 있도록 훈련시키고 있었다. 낱장 메모나 노트 등에 생각날 때마다 적어둔 운동 프로그램이나 이런저런 아이디어가 상당히 많았다. 사실 책을 쓰는 것은 내 아이디어가 아니었다. 동료 재소자가 생각해낸 것도 아니다. 교도관 로니의 아이디어였다.

   로니 교도관은 체격이 건장한 흑인이었다. 트럭만큼 덩치가 크고 힘도 그만큼 센 덕분에 지역 파워리프트 대회에서 순위에 올라 재소자들로부터 엄청난 존경을 받았다. 말투는 부드러웠지만 헛소리하는 경우는 참지 않았다. 어느 누구도 로니 교도관의 신경을 거스르려고 하지 않았다. 그랬다가는 팔을 잡혀 어떻게 될지 모를 일이었다. 하지만 나는 로니 교도관과 늘 잘 지냈다. 힘에 대한 공동의 관심사도 한몫을 했다. 때로 저녁 순찰 때 내 감방에 들르면 이런저런 운동 이야기를 함께 하거나 내가 철인 경기의 역사를 설명해주기도 했다. 어느 날 내가 핸드스탠드 운동의 장점을 말하고 있을 때 로니 교도관이 불쑥 이렇게 말했다. "지금 말한 내용을 책으로 써봐요. 교도소 밖에는 더 이상 그런 운동법을 아는 사람이 없으니까요. 완전히 다 사라져버렸거든요." 여러 교도소 도서관과 외부에서 오랫동안 운동 관련 잡지와 책을 읽었던 탓에 그 말에 동의할 수밖에 없었다.

이후 몇 년에 걸쳐 내 운동 기술과 방법을 서서히 책의 형태로 바꿔갔다. 이미 체계를 갖춘 상태였기 때문에 그렇게 어렵지 않았다. 수년째 재소자들에게 가르치고 있던 방법이기도 했다. 하지만 모든 내용을 간추리고 다듬어서 매뉴얼 크기의 책으로 만드는 데는 많은 노력이 필요했다. 글쓰기는 처음이었지만, 서서히 내 방식대로 나아갔다.

이 책 〈죄수 운동법〉은 그런 모든 노력의 결과물이다. 내 운동 방식을 이해하기 쉽도록 이 책의 구성에 관한 개요를 소개하면 독자들이 운동 효과와 활용법을 파악하는 데 도움이 될 거라고 생각한다. 이를 위해 '죄수 운동법'의 핵심 개념 가운데 특히 기본 운동 '빅 6'와 10단계 과정도 대략적으로 설명하려고 한다. 이 책의 구성은 다음과 같다.

Part 1 : 준비 단계

'준비 단계'에서는 '죄수 운동법' 체계에 관해 자세히 설명한다. 서론, 올드 스쿨 방식의 캘리스데닉스, 현대식 운동법과 비교했을 때 맨몸 트레이닝의 장점, 책 구성 소개 등 네 개의 장으로 구성된다. 이론적 체계, 특징, 효과, 이점 등 '죄수 운동법'에 대해 알고 싶은 모든 것을 확인할 수 있다. 또한 교도소 트레이닝의 오랜 전통, '죄수 운동법'의 유래와 역사에 대해서도 알 수 있다. 정확하지 않은 출처를 통해 접한 교도소 트레이닝이나 캘리스데닉스에 관련된 오해를 명확히 밝히고 '죄수 운동법'을 배울 때 참고할 수 있는 유용한 내용을 다룬다.

Part 2 : 죄수 운동법 '빅 6'

'죄수 운동법 빅 6'는 '죄수 운동법'의 핵심적인 내용을 담고 있다. 제목에서 알 수 있듯이 '죄수 운동법'은 여섯 가지 운동 동작으로 구성되어 있다.

유능한 웨이트 트레이닝 코치라면 근육을 키울 수 있는 운동법은 수천 가지가 있다고 말할 것이다. 하지만 사실 정말로 유용한 프로그램은 몇 가지 기본 운동만으로도 충분하다. 인간의 몸에는 500개가 훨씬 넘는 근육이 있지만, 이 근육들은 다른 근육이나 몸 전체와 조화를 이루며 제 역할을 하도록 진화되었기 때문이다. 근육을 각각 따로 쓰려는 시도는 그런 사실을 부인하는 것이며, 균형 잡힌 하나의 완성체로 움직이려는 신체의 타고난 본능을 거스르는 일이다. 따라서 근육을 올바로 사용하기 위한 가장 좋은 방법은 몸 전체를 완벽하게 사용하는 최소한의 운동을 선별해서 그런 핵심적인 운동을 통해 계속 힘을 키우는 것이다.

맨몸 기본 운동 '빅 6'

'죄수 운동법'에는 머리부터 발끝까지 몸 전체를 움직이기 위한 기본 운동 '빅 6'가 있다. 해부학과 운동 생리학의 기본 지식뿐 아니라 수백 년 이어진 전통을 참고하고 시행착오를 거쳐 선별한 동작들이다. 다음 표에는 기본 운동 종류와 운동별로 사용되는 주요 근육이 정리되어 있다. 표를 얼핏 봐도 여섯 가지 기본 운동이 모든 주요 근육을 이용한다는 사실을 확인할 수 있다. 모든 근육을 완벽하게 자극하는 동작들이다. 브리지 동작은 신체 뒤쪽을 거의 전부 자극하는 반면 레그 레이즈는 신체 앞쪽을 자극한다. 푸시업은 상체의 미는 근육을 사용하고, 풀업은 당기는 근육을 사용한다. 여섯 가지 운동 모두 각각 완벽한 역할을 한다. 하지만 동작들 간에 일부 겹치는 부분도 있다. 가령 표에 언급한 주요 근육을 자극하는 것 외에도 푸시업은 복부도 자극하고, 브리지 동작은 삼두근도 자극한다. 표는 각 동작에서 중점적으로 자극되는 근육을 정리한 것뿐이다. 간략하게 정리한 표를 통해 여섯 가지 운동 모두 몸 전체를 자극한다는 점을 알

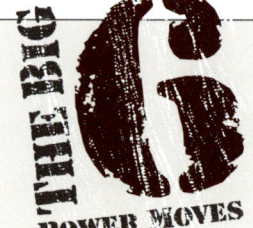

맨몸 기본 운동 '빅 6'

동작 유형	사용하는 주요 근육군
1 푸시업	대흉근, 소흉근, 전면 삼각근, 삼두근
2 스쿼트	대퇴사두근, 둔근, 햄스트링, 내전근, 엉덩이, 종아리, 다리
3 풀업	광배근, 대원근, 소원근, 능형근, 승모근, 이두박근, 상완, 손
4 레그 레이즈	복직근, 복사근, 전거근, 늑간근, 횡경막 복횡근, 그립 근육, 대퇴직근, 봉공근, 전면 둔부 복합체
5 브리지	척추 근육, 등 하부, 둔부 아래, 대퇴이두근
6 핸드스탠드 푸시업	삼두근, 견갑대, 승모근, 손, 손가락, 상완

수 있을 것이다. 여섯 가지 운동 외에 더 추가하면 과잉이 될 것이고, 반대로 줄이면 운동 능력에 틈이 생길 것이다.

10단계 시리즈

운동 반복횟수를 늘리는 법을 배우는 것은 좋다. 하지만 앞에서 설명한 것처럼 푸시업이나 풀업의 반복횟수를 올리면 체력은 좋아지지만 힘과 근육을 키우는 데는 거의 도움이 되지 않는다. 대부분의 교도소 트레이닝 프로그램에서 힘과 근육을 키우는 것은 핵심 영역이며, 이 원칙은 '죄수 운동법' 체계의 근간이다. 이런 이유로 여섯 가지 기본 운동마다 10가지 동작으로 세분되어 있다.

이 10가지 동작을 '10단계'라고 한다. 왕초보부터 숙련자까지 수준에 따라 동작의 난이도를 점차 올리는 방식이다. 각기 다른 동작을 통해 서서히 실력이 향상되는 모습을 기대해도 좋다.

10단계 동작은 '빅 6'의 동작을 응용한 것이다. 푸시업, 풀업, 스쿼트, 레그 레이즈, 브리지, 핸드스탠드 푸시업 등 여섯 가지 기본 운동마다 각각 10단계 난이도로 구분되는 동작이 있다. 2파트에서는 여섯 가지 동작을 장별로 나눠서 살펴본다. 여기에는 10단계 동작에 대한 자세한 설명도 포함된다. 가령 6장에서 스쿼트 운동을 살펴볼 때 10가지 다른 스쿼트 동작들도 설명한다. 모두 스쿼트 변형 동작이고, 가장 쉬운 1단계부터 가장 어려운 10단계까지 난이도에 따라 등급이 정해진다.

1단계 숄더스탠드 스쿼트는 가장 쉬운 변형 동작이고, 10단계 한발 풀 스쿼트는 가장 어려운 변형 동작이다. 아무리 허약하거나 쇠약하다고 해도 거의 누구나 숄더스탠드 스쿼트는 바로 할 수 있는 수준이다. 하지만 아무리 건강하거나 힘이 세다고 해도 처음부터 한발 스쿼트를 할 수 있는 사람은 거의 없다. 이런 단계로 구성한 목적은 스스로 코치 역할을 하면서 특별한 기구 없이 혼자 운동하는 일반인이 서서히 단계를 올려서 한발 스쿼트를 20회에서 50회까지 반복할 수 있게 하려는 데 있다.

180kg 중량을 들고 스쿼트를 하는 과도한 근육질의 헬스클럽 마니아보다 10단계 스쿼트를 마스터한 사람의 다리가 훨씬 튼튼하고 힘도 세고, 제 기능을 잘 할 것이다. 놀라운 운동 효과다. 하지만 이렇게 효과가 탁월한 올드 스쿨 방식의 캘리스데닉스를 알고 있는 사람이 지금까지 거의 없었다. 대부분 자세를 조정해서 한발 스쿼트를 일단 시도해보지만, 한 번 시도하는 것조차 불가능해 보인다. 하지만 10단계까지 차례대로 실시하는 방법을 알았다면 훨씬 빨리 마스터할 뿐 아니라 상당한 운동 효과와 심리적 만족감을 얻었을 것이다. 힘들게 얻은 이 오래된 운동 지식은 스테로이드를 함께 복용하지 않으면 아무런 쓸모도 없는 그럴듯한 기계, 장비, 새로운 운동 시스템에 밀려 헬스클럽에서 사라졌거나 고사 직전의 처지에 있다.

'죄수 운동법'에서 가장 중요하고 획기적인 특징은 10단계 동작일 것이다. 10단계 동작에 관한 지식을 적절히 응용하면 단기간에 힘을 대폭 키울 수 있다. 교도소 안에서 이 운동 방식을 터득한 재소자들이 외부에 빼앗기지 않으려고 경계했던 이유다. 아는 것이 힘이다. 이 운동 방식에 관한 지식은 이제 겨우 교도소 벽을 넘어섰을 뿐이고, 이전에는 어떤 내용도 공개된 적이 없었다. 지금 이 책 속에 소개된 10단계 동작에 관한 자세한 내용은 일반 대중이 사용할 수 있도록 처음 공개되는 것이다.

한 가지는 확실하다. 교도소 안에 있는 수많은 남자들은 이 운동 방식이 전부 다 일반 대중들에게 소개되는 것을 두고 분명 나에게 상당히 짜증을 낼 거라는 점이다.

스쿼트 10단계

1단계 :   숄더스탠드 스쿼트

2단계 :   잭나이프 스쿼트

3단계 :   도움 스쿼트

4단계 :   하프 스쿼트

5단계 :   풀 스쿼트

6단계 :   클로즈 스쿼트

7단계 :   비대칭 스쿼트

8단계 :   한발 하프 스쿼트

9단계 :   한발 도움 스쿼트

10단계 : 한발 스쿼트

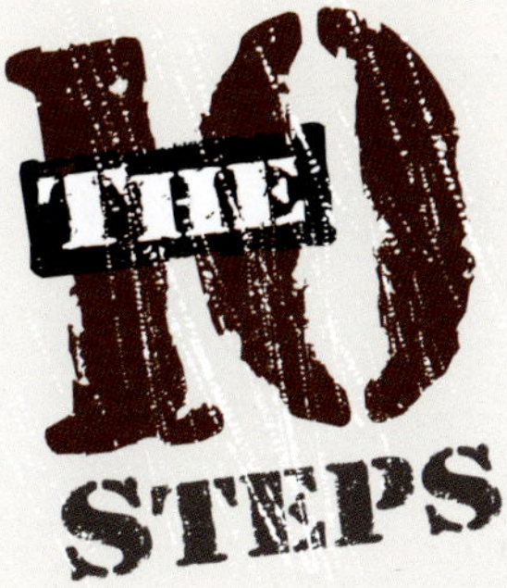

마스터 단계

여러 다른 동작을 통해 단계적으로 실시하는 목적은 각 동작에서 최고 난이도인 10단계를 실시하는 수준까지 도달하려는 데 있다. 여섯 가지 기본 운동에서 10단계 동작은 최고 난이도를 나타내기 때문에 '마스터 단계'라고도 한다. 여섯 가지 기본 운동 동작마다 10단계 동작이 한 가지씩 있기 때문에 시간을 두고 완벽하게 정복해야 하는 마스터 단계도 여섯 가지가 된다. 마스터 단계의 여섯 가지 맨몸 트레이닝 동작은 아래와 같다.

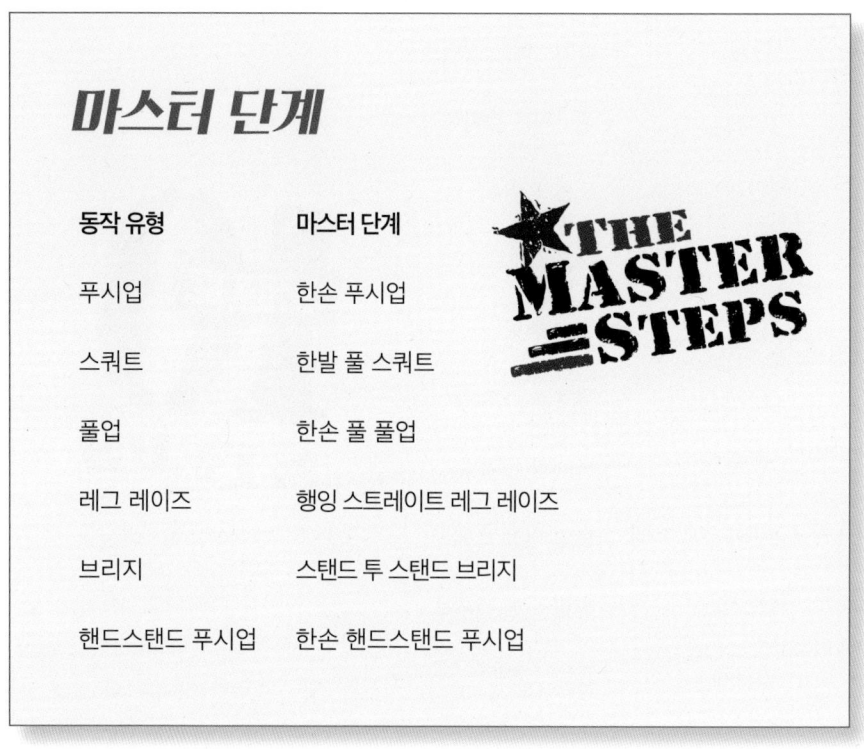

마스터 단계

동작 유형	마스터 단계
푸시업	한손 푸시업
스쿼트	한발 풀 스쿼트
풀업	한손 풀 풀업
레그 레이즈	행잉 스트레이트 레그 레이즈
브리지	스탠드 투 스탠드 브리지
핸드스탠드 푸시업	한손 핸드스탠드 푸시업

여섯 가지 마스터 단계 동작 모두를 완벽한 자세로 여러 차례 반복해서 실시할 수 있는 사람은 극히 드물다. 한두 가지 마스터 단계 동작 정도 할 수 있는 사람은 볼 수도 있겠지만. 많은 사람들이 한 가지 강점만 전문적으로 훈련하는 경향이 있기 때문이다. 몸 전체의 근육이 골고루 발달하고 힘을 내도록 훈련하는 사람은 거의 없다. 이것은 중대한 실수다. 한손 푸시업을 할 수 있는 사람을 몇 명 볼 수는 있겠지만, 가장 열악한 환경의 교도소나 엘리트 체조선수들의 훈련장을 제외하면 그 어디에서도 여섯 가지 마스터 단계 동작을 제대로 실시하

는 사람을 찾아볼 수 없다. 전 세계에서 오직 소수의 선수들만 여섯 가지 마스터 단계 동작을 정확한 자세로 할 수 있다. 그런 소수의 사람이 되려면 대단한 결심이 필요하다.

진행 단계 차트

각 장마다 10단계 동작을 설명한 부분이 끝나면 10단계 동작이 일목요연하게 정리된 '진행 단계 차트'가 있다. 총 6개의 진행 단계 차트에는 10단계 동작이 순서대로 정리되어 있고, 무엇보다 동작의 상급자 기준을 충족시켰는지 파악하는 정보가 나와 있다. 즉, 각 동작별 실시 기준을 보면서 다음 단계로 넘어갈 수 있을 정도로 동작을 마스터했는지 판단할 수 있다. 다음 단계로만 올라가려고 서두르다 보면 동작이 어설프거나 의욕이 떨어지거나 부상을 당하는 등 실패로 이어질 수 있기 때문에 실시 기준에 대한 조언을 따르는 것이 중요하다.

응용동작

기본 운동 '빅 6'의 각 장마다 '응용동작'이라는 마무리 코너가 있다. '빅 6' 동작마다 수많은 응용동작들이 있고, 10단계 안에 모든 응용동작이 포함되지는 않았다. 적합한 수준이 아닌 이유도 있었고, 하나의 운동 프로그램에 거의 모든 응용동작을 넣으면 지나치다는 이유도 있었다.

몇 가지 예를 들면, 딥스(평행봉을 이용한 팔굽혀펴기 동작—옮긴이)는 푸시업과 비슷한 근육을 사용하기 때문에 응용동작으로 볼 수 있다. 타이거 밴드(물구나무서기 자세에서 팔꿈치를 구부려 바닥에 댔다가 다시 펴는 동작—옮긴이)도 핸드스탠드 푸시업과 관련된 잘 알려진 응용동작이라고 볼 수 있다. 점핑 스쿼트와 박스 점프 역시 격렬한 방식의 스쿼트이므로 응용동작으로 간주할 수 있다.

10단계 동작 대신 이런 응용동작을 실시하는 것은 아니다. 그렇지만 부상에서 회복 중이거나 운동 프로그램에 몇몇 다른 동작을 추가하고 싶을 때 이런 응용동작들을 알고 있으면 활용하기 편하다.

Part 3 : 셀프 트레이닝

앞서 말했듯이 교도소에서 나는 스페인어로 코치를 뜻하는 '엔트레나도르'라고 알려졌다. 근력 트레이닝 방법과 기술을 가르치는 일을 마다하지 않았기 때문이다. 교도소 내에서는 아는 것이 힘이고, 온갖 유용한 소지품과 마찬가지로 이 운동 지식도 다들 빼앗기지 않으려고 경계를 했다. 하지만 나는 그렇게 하지 않았다. 교도소 밖에서는 어느 헬스클럽에서나 개인 트레이너를 선택할 수 있다. 과도한 비용을 받고 있으며, 대부분은 제대로 된 효과적인 트레이닝은 전혀 알지 못한다. 운이 좋아서 제대로 된 트레이너를 찾을 수도 있겠지만, 드문 일이다. 이 책의 마지막 두 장에서는 직접 코치가 되는 권한을 전해주고 싶다.

11장에서는 오랫동안 수집한 유용한 트레이닝 철학

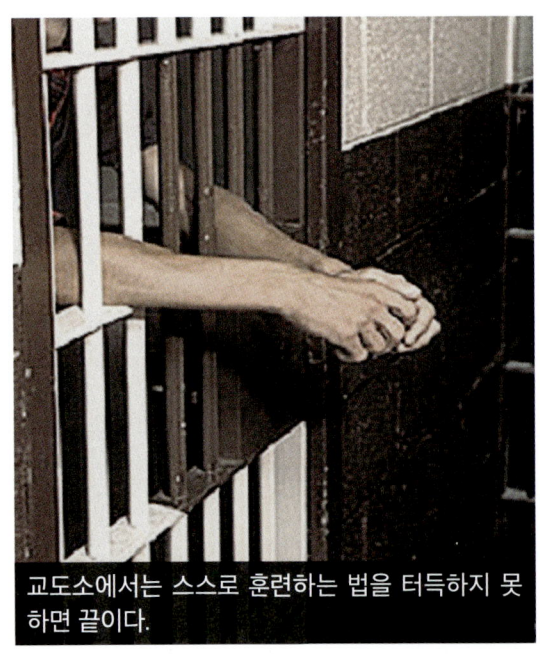

교도소에서는 스스로 훈련하는 법을 터득하지 못하면 끝이다.

의 일부를 전해주려고 한다. 약물에 의지하지 않고 힘을 키우기 위해 알맞은 워밍업 순서부터 실제로 계속 실력이 향상될 수 있는 최고의 방법까지 다양한 팁을 전달한다. 이 장에서 소개하는 방법과 전략은 헛된 노력으로 시간을 낭비하는 경우나 요요 현상을 막아줄 것이다.

12장에서는 앞 장에서 설명한 운동 정보를 모아서 자신만의 운동 프로그램을 만드는 방법을 소개한다.

불을 끄기 전에

이 책의 전체 내용에 대해 대략적으로나마 충분한 설명이 되었으면 하는 바람이다. 〈죄수 운동법〉은 수많은 운동 기법과 아이디어만 있는 단순한 운동 교재가 아니기 때문이다. 완벽한 시스템이자 철학이고 나 자신을 포함해서 여러 사람들이 수십 년 동안 살아온 생활 방식이다. 엇나가려는 재소자들을 막아주었고, 어떤 경우에는 삶과 죽음 사이의 실낱같은 희망이기도 했다.

이 책에는 나의 복역 기간에 얻은 트레이닝 지식이 요약되어 있다. 교도소에서 터득한 내용을 공유할 생각이니 어느 독자도 직접 교도소에 갈 필요는 없다. 이 책을 쓴 이유는 내용을 읽고 끝나는 것이 아니라 실제 운동할 때 이용할 수 있었으면 하는 바람 때문이다. 그러니 바로 시작해보자. 가장 좋은 방법은 먼저 3장에서 소개한 이 운동법의 이점을 이해하는 것이다. 이점을 이해했다면 5장에서 10장까지 꼼꼼히 읽는다. 그런 다음 올바른 운동 자세와 피해야 할 실수에 주의하면서 기본 운동 '빅 6'를 배워보도록 한다.

지금 시작하자. 특별한 기구도 필요 없다. 푸시업, 스쿼트, 풀업, 레그 레이즈의 10단계 동작 가운데 1단계부터 시작해보지. 어딘가 다쳤거나 장애가 있는 경우가 아니라면 쉽게 할 수 있는 수준이다. 진행 단계 차트를 파악하고 시간을 두고 책 전체 내용을 읽으면서 12장의 조언을 참고해서 자신만의 운동 프로그램도 만들어보자.

'죄수 운동법'을 시작하는 순간부터 최종 목표는 마스터 단계를 완벽하게 해내는 것이다. 그저 한두 가지 마스터 단계 동작이 아니라 여섯 가지 마스터 단계 동작 전부를 해내는 것이다. 중요한 점이니 다시 한번 강조하겠다.

최종 목표는 여섯 가지 마스터 단계 동작 전부 완벽하게 해내는 것이다.

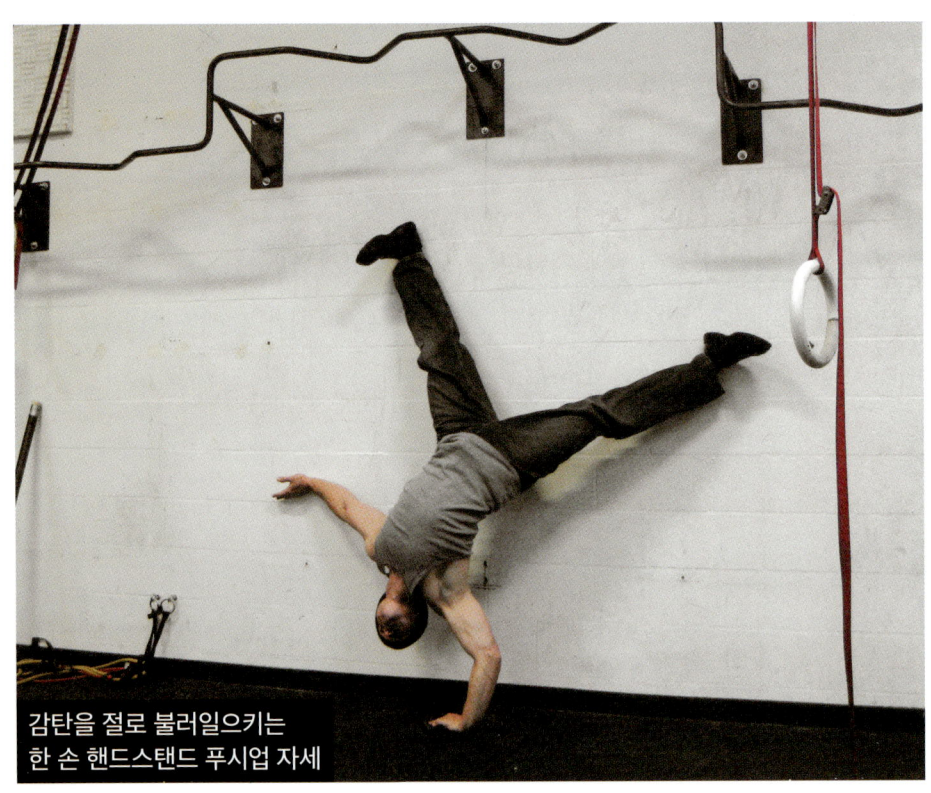

감탄을 절로 불러일으키는
한 손 핸드스탠드 푸시업 자세

체형이 어떻든지, 나이가 어떻든지, 어떤 어리석은 생각을 하든지 신경 쓰지 않는다. 빨리 힘을 키울 수도 있고 아니면 몇 년을 트레이닝에 전념해야 할 수도 있다. 중요한 점은 그게 아니다. 노력과 끈기를 제외하면 중요한 것은 없다. 우리에게는 성공할 수 있는 힘이 있다. 성공하는 데 필요한 모든 수단을 이 책에 담았다. 변명할 시간은 끝났다. 변명을 받아들이지도 않을 것이다. 교도소에서는 나약함을 인정하지 않는다. 교도소 밖 사람들이 자랑스럽게 여기는 감정적·육체적 나약함은 스스로를 공격과 모욕의 대상이라고 인정하는 셈이다. 내 운동 방식을 배운 재소자라면 용납할 수 없는 상황이다.

불이 꺼졌다. 감방에 혼자 있는 사람에게 유일한 동반자는 자신의 몸과 마음뿐이다.

훈련을 시작할 시간이다.

*여섯 가지 마스터 단계 동작은 70쪽에 정리되어 있다.

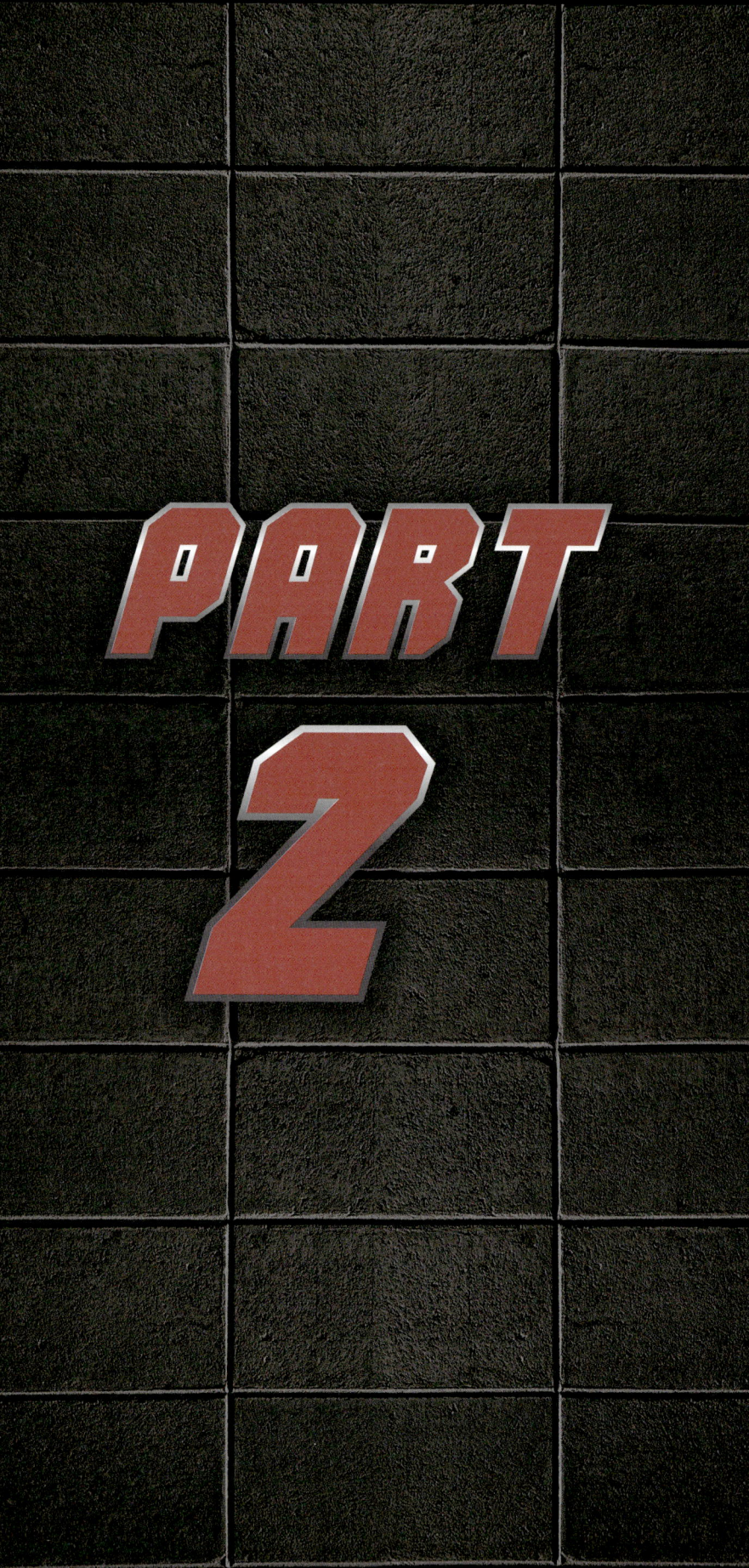

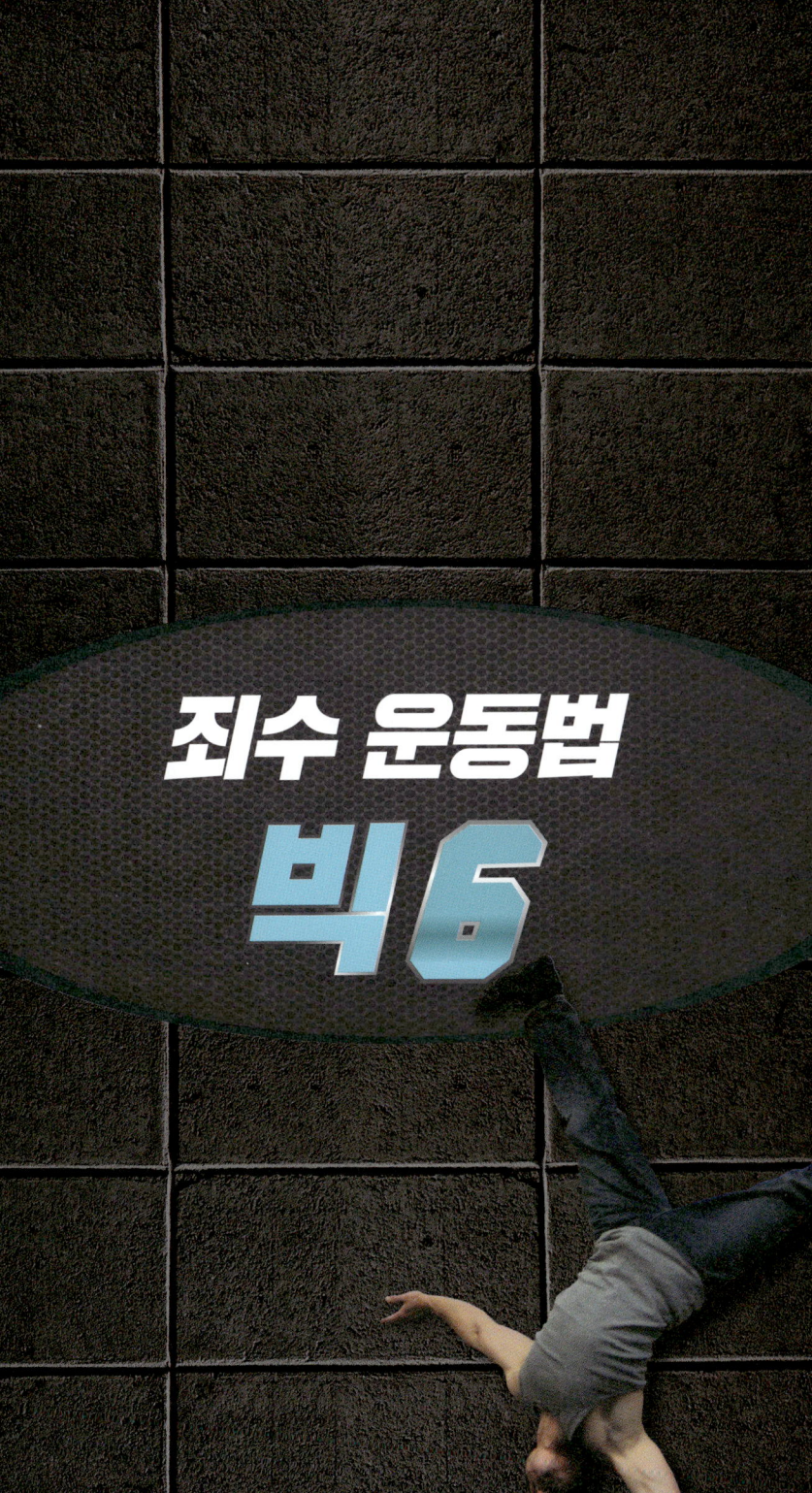

2파트에서는 '죄수 운동법'의 '빅 6' 동작을 자세히 살펴본다. 다음과 같이 각 동작에 대해 알아야 하는 모든 것을 배울 수 있다.

⊕ 각 운동의 원리와 효과
⊕ 단계별 10가지 운동 동작
⊕ 동작에 관한 기술적인 설명
⊕ 동작에 관한 팁과 포인트
⊕ 바람직한 세트 횟수와 반복 범위
⊕ 각 운동을 아우르는 응용동작

2파트의 내용을 충분히 이해하고 나면 일반 개인 트레이너에 비해 맨몸 트레이닝에 대해 10배 이상 잘 알게 될 것이다. 맨몸 트레이닝의 모든 것이 여기에 있다.

5 : The Pushup

푸시업

장갑판처럼 탄탄한 가슴과 강철처럼 단단한 팔뚝

푸시업은 최고의 상체 운동이다. 힘을 기르고 근육을 키우고 힘줄을 단련시키고 상체 근육이 몸의 중심부 및 하체와 균형을 이뤄 움직이도록 훈련시킨다. 세상에 이 모든 효과를 얻을 수 있는 운동은 없다. 흔히 벤치 프레스를 뛰어난 상체 운동으로 추천하지만, 이는 잘못된 생각이다. 벤치 프레스는 인위적인 방식으로 상체를 고립시킬뿐더러 아무리 짧은 기간에 걸쳐 실시한다고 해도 팔꿈치와 손목 관절에 염증을 일으키는 동시에 회전근개를 손상시킨다. 하지만 푸시업 동작은 관절을 보호하고 기능적 힘을 키운다. 헬스클럽에서 사용할 수 있는 종류의 힘이 아니라 실용적인 힘을 키운다. 전 세계 군사 훈련소와 사관학교에서도 근육을 키우는 최고의 운동으로 푸시업을 실시한다. 최초의 전사들이 힘을 기우기 위해 푸시업으로 훈련한 이래로 항상 그랬다.

벤치 프레스가 인기 있는 운동법이 되면서 안타깝게도 푸시업은 반복을 많이 하는 일종의 지구력 운동으로 밀려나 버렸다. 하지만 여러 푸시업 동작을 단계적으로 마스터하는 법을 알면 보디빌더나 파워리프트선수에 버금가는 혹은 능가하는 수준의 상체 근육을 키울 수 있다. 그렇게 되면 어깨도 좋아질 것이다. 이 장에서는 최고의 푸시업 마스터가 되기 위해 알아야 하는 모든 내용을 살펴본다.

푸시업의 효과

단계별 푸시업 동작은 여러 각도로 근육을 자극하며, 모든 푸시업 응용동작은 힘과 근육을 키우는 데 큰 효과가 있다. 모든 단계의 푸시업 동작을 거치면 몸통 주변의 근육 조직이 충분히 발달하고 대흉근, 소흉근, 전면 삼각근이 강하게 자극된다. 또한 중요한 상박 근육인 삼두근이 골고루 발달한다.

푸시업은 관절에 무리가 가지 않는 알맞은 관절가동범위 내에서 이런 중요한 근육을 단련시키며, 정확한 자세로 푸시업을 하면 광배근, 가슴과 흉곽의 심부 근육, 척추 근육, 복부와 허리, 둔부 근육, 대퇴사두근, 정강이 근육까지 등척성 운동을 하게 된다. 등척성 운동은 몸을 고정시킨 상태에서 체중이나 외부 무게를 버텨내며 근육을 발달시키는 방식이다.

또한 관절과 힘줄을 강화해서 전반적인 힘과 건강이 좋아지는 효과도 있다. 손가락, 팔목, 팔뚝, 팔꿈치를 지탱하는 조직과 작지만 중요한 심부근육이 점점 강해지면서 손목터널증후군, 테니스 엘보, 골프 엘보, 원인을 명확하게 알 수 없는 통증이 발생할 가능성도 줄인다. 비대칭 푸시업(98~99쪽 참고) 같은 몇 가지 변형 푸시업 동작은 평평하지 않는 바닥을 활용해서 실시하며, 다치기 쉬운 어깨의 회전근개를 효과적으로 보호한다. 회전근개는 힘을 쓰는 운동을 하는 사람들의 고질적인 부상 원인이 되는 근육이다. 푸시업으로 인해 혈액순환이 빨라지면 관절에 쌓인 노폐물이 없어지고 근육 유착 물질이 제거되어 오래된 상처 조직이 진정된다. 운동 프로그램에 단계적 푸시업 동작을 포함시킨 웨이트 트레이너들은 프리 웨이트 운동만 하는 사람들에 비해 주요 관절 부위의 부상이 훨씬 덜하다.

완벽한 동작 = 완벽한 효과

복역하는 동안 나는 무술 관련 책부터 오래된 군사 훈련 매뉴얼까지 올바른 푸시업 방식에 관한 자료를 수백 페이지는 읽었을 것이다. 대개 내용이 서로 엇갈린다. 실제로 사람마다 완벽한 푸시업 자세가 조금씩 다를 것이다. 사람의 체형이 제각각이기 때문이다. 팔다리 길이, 상대적인 근력, 체지방률, 부상 전력에 따라 미묘하게 차이가 난다. 때문에 완벽한 푸시업 동작의 철칙보다는 몇 가지 일반적인 원칙과 아이디어를 아래에 정리하였다.

- ⊕ 몸의 각도와 손의 위치에 신경 쓴다. 자신에게 편안한 운동 리듬을 찾는다.
- ⊕ 푸시업을 하는 동안 엉덩이만 공중에 띄운 잘못된 자세가 되는 이유는 허리가 너무 약해서 몸을 단단히 고정시킬 수 없기 때문이다. 몸통·엉덩이·다리가 일직선이 되도록 유지한다.
- ⊕ 두 다리는 계속 모아서 붙인다. 다리를 벌리면 푸시업하는 동안 상체를 고정시킬 필요가 없어져서 동작이 쉬워진다.
- ⊕ 시작 자세에서 두 팔은 곧게 펴야 하지만, 팔꿈치는 과도하게 펴지 않는다. 관절에 무리가 가지 않도록 팔꿈치는 살짝 굽힌 자세를 유지한다.
- ⊕ 호흡은 원활해야 한다. 경험상 위로 올라갈 때 숨을 내쉬고 아래로 내려갈 때 숨을 들이마신다. 숨쉬기가 점점 어려워지고 이 호흡 방식을 따르기가 어려울 경우 추가 호흡을 한다.

실시 속도

많은 사람들이 빠른 푸시업을 권한다. 푸시업을 빠르게 할 수 있는 것은 분명 나름의 효과가 있다. 빠른 푸시업 동작은 '신전반사(근육이 한계치 이상 늘어나거나 움직이려고 할 때 근육의 손상을 막기 위해 일어나는 근육과 힘줄의 반사 활동—옮긴이)'에 의해 신경계를 자극하고 단련시킨다. 초급자 수준을 넘어서고 관절과 근육 훈련이 되어 있다면 가끔은 더 빠른 속도로 푸시업을 하는 것도 좋다. 하지만 상급자라고 해도 몸이 적응할 수 있도록 어느 정도 기간을 거쳐 점차 스피드를 올리도록 한다. 그러나 대부분의 푸시업은 비교적 천천히 해야 한다. 준비 자세에서 바로 내려가지 말고 2초를 세며 천천히 내려가서 1초 정도 멈췄다가 다시 2초를 세며 올라온다.

부드러운 방식의 푸시업은 순수한 힘을 키우는 데 효과적이다. 급하게 움직이면 어느 부분에서는 어쩔 수 없이 반동에 의존하게 된다. 반동으로 동작을 실시한다는 것은 근육이 자극받지 않는다는 의미다. 또한 동작을 빠르게 하면 속임수를 쓰는 것이 훨씬 쉽다. 운동할 때 내려간 자세에서 공이 튀기듯이 올라오는 사람을 본 적이 있을 것이다. 몸을 위로 밀어내는 순수한 힘이 부족한 탓이다.

또한 인간의 관절은 격렬한 동작보다는 규칙적인 동작에 훨씬 잘 적응한다. 만성 부상이나 급성 부상의 위험성이 적어진다. 때로 빠른 동작을 하는 것이 상당히 안전한 경우도 있지만, 관절이 규칙적이고 부드러운 속도의 방식에 적응했을 때만 그렇다. 경우에 따라 격렬한 동작이 효과적인 보조 훈련이 될 수는 있어도 핵심 훈련이 되는 일은 없어야 한다. 빠른 속도로 격렬하게 훈련하는 사람들은 결국에는 통증을 얻고 일찌감치 관절이 삐걱거린다.

농구공과 야구공 그리고 '아기한테 뽀뽀하듯이'

나중에 설명할 몇 가지 푸시업 동작은 운동 효과를 높이기 위해 물건을 이용한다. 특히나 혼자서 훈련을 할 때는 아주 유용하다. 농구공과 야구공만 있으면 충분하다. 농구공이나 야구공을 이용하고 싶지 않다면 비슷한 크기의 다른 물건으로 대체할 수 있다. 어떤 물건을 이용하든지 깨지거나 다칠 염려가 없는 안전한 종류를 고른다. 부서지기 쉽거나 끝이 뾰족한 물건은 당연히 사용할 수 없다.

팔을 굽혀 내려가는 정도를 정하기 위해 물건을 이용할 때는 물건에 부딪히지 않는 것이 중요하다. 물건과 아주 살짝 닿을 때까지 조심스럽게 내려간다. 물건에 닿을 때 어느 정도 세기로 해야 하는지를 두고 흔히 하는 말이 있다. '아기한테 뽀뽀하듯이'. 가령 밑으로 내려간 자세에서 가슴 윗부분이 야구공에 닿는다면 아기 이마에 뽀뽀하는 세기로 닿아야 한다. 그 이상도 그 이하도 아니다.

푸시업 마지막 자세에서 잠시 멈추는 동작은 반동을 없애고 탁월한 근력과 신체 조절 능력을 키워준다. 모든 푸시업 동작에서 상체가 밑에 내려갔을 때 1초 정도 멈춰야 한다.

손바닥, 주먹, 손목 혹은 손가락?

푸시업을 할 때는 손바닥을 이용하거나 손바닥을 바닥에 붙인 채 해야 한다. 하지만 많은 사람들이 특이한 자세로 푸시업을 하려고 애쓴다. 주먹이나 손가락, 엄지손가락만 이용하거나 심지어 손등을 대고 한다. 대다수 사람들이 느끼는 가장 편안한 푸시업 자세는 손바닥을 바닥에 붙인 채 하는 고전적인 방식이다. 다만 손목 부상이 있는 사람들의 경우 드물게 예외적인 자세를 취할 수 있다. 그들은 손목을 고정시킨 채 주먹을 쥐고 하는 자세가 가장 편할 것이다.

손가락 끝으로 실시하는 핑거팁 푸시업은 손과 팔뚝의 힘을 키우고, 특히 악력을 키우고 싶은 이들이 프로그램에 추가하기에 유용한 동작이다. 1단계 '월 푸시업(86~87쪽 참고)'부터 시작해서 손가락이 적응하면 점차 단계를 높여서 '풀 핑거팁 푸시업'까지 천천히 준비한다. 매주 혹은 격주로 양쪽 손가락을 모두 벌린 상태에서 고전적인 방식의 핑거팁 푸시업을 두 세트만 해도 보통 사람보다 훨씬 강하고 건강한 손을 유지할 수 있을 것이다. 이 정도면 충분하다.

하지만 그보다 더 많은 것을 기대하는 사람들도 있을 것이다. 그런 경우 손가락 개수를 줄여서 푸시업을 하고 싶은 생각에 흔들리는 것보다는 열 손가락을 모두 이용해서 10단계 푸시업을 모두 실시한 다음 마지막에는 손가락 끝으로 한손 푸시업을 시도하는 편이 훨씬 안전하다. 물론 한손 푸시업처럼 최상급 단계까지 오르는 사람은 아주 드물다. 하지만 장담컨대 손가락 끝으로 한손 푸시업을 할 수 있을 때면 손가락은 철근처럼 강해질 것이다.

손등이나 손목을 대고 푸시업을 하면 몹시 고통스럽고 근육 발달에도 방해가 된다. 근육이 발달하기 전에 손목에 탈이 날 것이다. 고전 가라테 전문가도 아니고 타격을 위해 손등이나 손목을 강화할 생각이 아니라면 나는 시도조차 하지 않을 것이다.

푸시업 시리즈

대부분의 푸시업 프로그램에는 응용동작이 거의 없다. 보통 횟수를 늘리거나 푸시업 동작이 점점 쉬워지면 두발을 어디에 올려놓으라는 정도의 조언뿐이다. 이런 방식은 지구력이 증가하는 게 전부다. 모든 근력 운동에서 가장 중요한 점은 '진전'이다. 근육의 무게와 힘을 기준으로 보면 아무리 횟수를 늘려도 항상 해오던 것을 하면 이제껏 매번 얻었던 만큼만 얻게 된다.

'죄수 운동법'에는 각기 다른 10단계 푸시업 동작이 있다. 각 단계별 동작은 이전 단계 동작에 비해 조금씩 더 어려워진다. 기본 운동 '빅 6'에서 처음 세 단계는 대부분의 사람들에게 비교적 쉬울 것이고, 부상에서 복귀하는 운동선수들에게 유용한 재활치료 과정으로 생각할 수 있다. 완전 초보자나 과체중인 사람이 서서히 동작에 적응하는 데도 도움이 될 것이다. 이후 단계는 차츰 어려워지면서 가장 어려운 마지막 응용동작인 10단계 '마스터 단계'에 이른다. 설명을 참고해서 초급자, 중급자, 상급자 기준별 횟수에 따라 단계별로 실시한다.

　각 동작은 미묘한 차이를 두거나 요령을 써서 시간을 두고 서서히 다듬을 수 있으며, 이에 관한 설명은 Tip 부분에서 확인할 수 있다. 소소하게 동작을 변형하면 각 단계는 실제 여러 가지 동작이 되고, 결과적으로 푸시업 시리즈에는 10가지가 아니라 조금씩 다른 수백 가지 유형의 푸시업 동작이 포함된다. 푸시업 시리즈의 10단계 동작에 대한 자세한 설명은 참고하기 쉽게 요약한 2쪽 분량의 '진행 단계 차트'로 마무리된다. 여전히 더 많은 것을 알고 싶다면 응용동작(110~111쪽 참고) 부분을 참고한다. 12가지가 넘는 다른 푸시업 동작이나 푸시업 대체 동작에 대한 설명이 나와 있다. 이제부터 10단계 푸시업 동작에 관한 자세한 설명을 확인해보자.

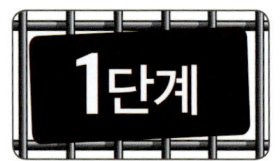

월 푸시업
Wall Pushup

⊕ 초보자 기준: 10회 1세트
⊕ 중급자 기준: 25회씩 2세트
⊕ 상급자 기준: 50회씩 3세트

월 푸시업은 푸시업 계열의 동작을 완벽하게 마스터하기 위해 필요한 10단계 푸시업 시리즈 가운데 1단계이다. 1단계인 만큼 가장 쉬운 방식의 푸시업이며 신체 건강한 사람이라면 아무런 문제없이 이 정도 푸시업은 할 수 있어야 한다. 월 푸시업은 또한 재활치료 목적의 푸시업 동작들 가운데 하나다. 부상에서 회복 중이거나 수술 후 치료 과정을 돕고 서서히 힘을 키우려는 경우에 특히 효과적이다. 팔꿈치, 팔목, 어깨는 특히나 부상을 당하기 쉽다. 월 푸시업은 이런 신체 부위의 운동량을 서서히 늘리고, 자극하고, 혈액순환을 촉진시킨다. 캘리스데닉스를 처음 접한 초보자들은 운동 능력을 키우기 위해 어떤 운동 프로그램이든 아주 서서히 시작해야 한다. 그런 의미에서 월 푸시업은 시작 운동으로 제격이다.

Point

1 : 벽을 마주 보고 선다. 두 발은 나란히 모으고 양 손바닥은 벽에 붙인다. 이것이 시작 자세다. 양팔은 곧게 편 채 어깨너비 간격으로 벌리고, 양손의 위치는 가슴 높이 정도를 유지한다.

2 : 이마가 벽에 살짝 닿을 때까지 양쪽 어깨와 팔꿈치를 구부린다. 이것이 마무리 자세다. 손으로 벽을 누르면서 양팔을 펴고 시작 자세로 돌아간 뒤 동작을 반복한다.

Tip

신체장애가 있거나, 심하게 다치거나 아픈 게 아니라면 이 책을 읽는 사람은 모두 월 푸시업을 할 수 있어야 한다. 부상이나 수술에서 회복 중이라면 재활하는 동안 몸에서 약한 부분을 찾아볼 수 있는 좋은 테스트인 셈이다.

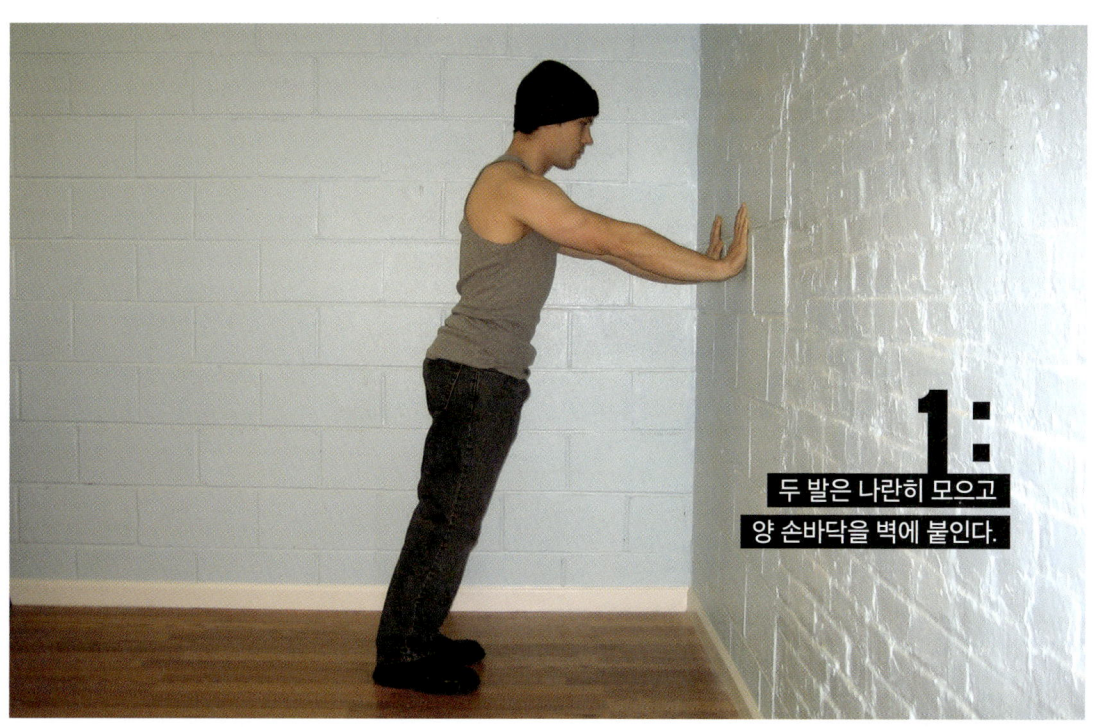

1: 두 발은 나란히 모으고 양 손바닥을 벽에 붙인다.

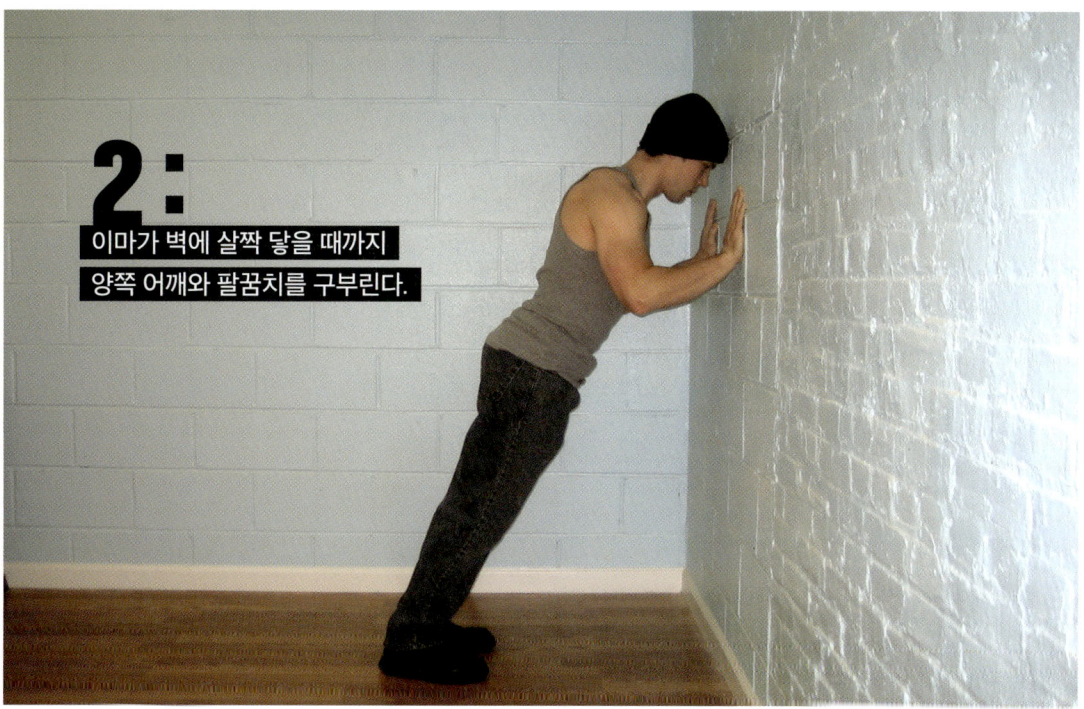

2: 이마가 벽에 살짝 닿을 때까지 양쪽 어깨와 팔꿈치를 구부린다.

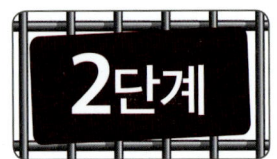

인클라인 푸시업
Incline Pushup

⊕ 초보자 기준: 10회 1세트
⊕ 중급자 기준: 20회씩 2세트
⊕ 상급자 기준: 40회씩 3세트

인클라인 푸시업은 1단계 월 푸시업의 마무리 자세에서 시작한다. 누르는 각도가 낮아진다는 것은 몸무게가 상체 근육에 더 많이 실린다는 의미다. 인클라인 푸시업은 일반적인 풀 푸시업(5단계)에 비해 훨씬 쉽다. 대부분의 운동선수들에게 인클라인 푸시업은 근육에 별다른 부담을 주지 않지만, 재활운동을 하거나 초보자가 서서히 운동을 시작할 때 효과적이다.

Point

1 : 우선 골반 높이 정도 오는 튼튼한 물건이나 가구를 찾는다. 책상이나 키가 큰 의자, 작업대, 주방 조리대, 낮은 벽, 단단한 펜스 정도면 충분하다. 두 발은 나란히 모으고 몸은 정렬한 자세에서 두 팔을 곧게 펴고 어깨너비 간격으로 벌린 다음 몸을 앞으로 기울여서 양손으로 책상을 잡는다. 이것이 시작 자세다. 물건의 높이가 자신의 몸 중간쯤 왔다면 바닥과 몸이 이루는 각도는 약 45도가 되어야 한다.

2 : 양쪽 팔꿈치와 어깨를 구부려 상체가 물건 윗부분에 닿을 때까지 몸을 낮춘다. 잠시 멈췄다가 다시 밀듯이 양팔을 펴서 시작 자세로 돌아온 뒤 동작을 반복한다.

Tip

인클라인 푸시업은 몸과 바닥의 각도가 45도가 되어야 한다. 45도 각도를 유지한 채 초급 수준의 횟수를 실시할 수 없다면 몸을 더 세워서 각도를 높인다. 간단히 신체의 중간 지점 높이보다 키가 큰 물체에 양손을 놓는다. 그 자세에서 푸시업 동작이 능숙해지면 45도 각도의 인클라인 푸시업이 쉬워질 때까지 점차 각도를 낮춘다. 계단 앞에서 적당한 높이의 계단을 짚고 푸시업 자세를 취한 다음 한 계단씩 내려오면서 점점 더 어려운 각도로 시도해볼 수도 있다.

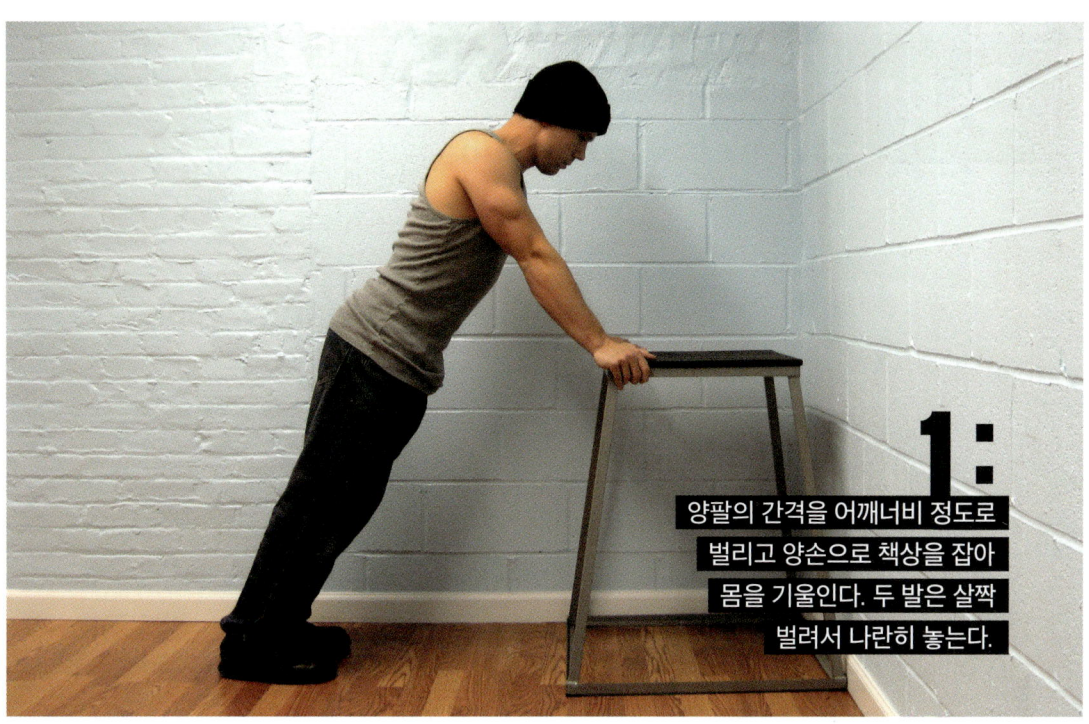

1: 양팔의 간격을 어깨너비 정도로 벌리고 양손으로 책상을 잡아 몸을 기울인다. 두 발은 살짝 벌려서 나란히 놓는다.

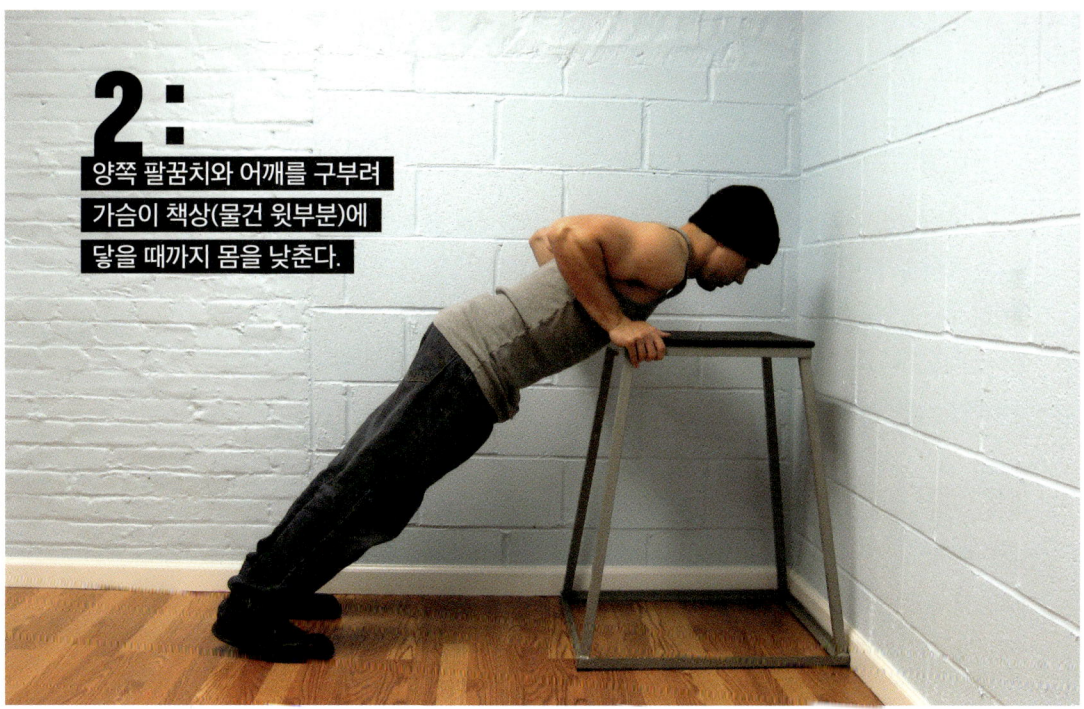

2: 양쪽 팔꿈치와 어깨를 구부려 가슴이 책상(물건 윗부분)에 닿을 때까지 몸을 낮춘다.

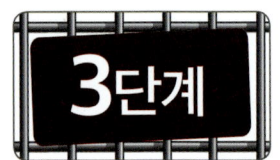

닐링 푸시업
Kneeling Pushup

⊕ 초보자 기준: 10회 1세트
⊕ 중급자 기준: 15회씩 2세트
⊕ 상급자 기준: 30회씩 3세트

푸시업 시리즈의 3단계, 닐링 푸시업은 초보자가 마스터해야 하는 중요한 동작이다. 바닥에서 실시할 수 있는 가장 쉬운 유형의 푸시업이기 때문이다. 앞서 살펴본 서서 하는 두 가지 푸시업 동작과 뒤에서 소개하는 더 어려운 유형의 푸시업 동작을 연결해주는 중요한 연결고리이다. 풀 푸시업을 하기에는 상대적으로 상체의 힘이 부족한 탓에 닐링 푸시업은 여성들이 하는 경우가 많지만, 남성들도 큰 효과를 얻을 수 있다. 과체중이거나 몸 상태가 좋지 못한 사람이 시작하기에 좋다. 무릎을 꿇은 자세에서는 비교적 쉽게 상체를 들어 올릴 수 있기 때문에 더 어려운 푸시업 동작을 시도하기 전에 할 수 있는 훌륭한 준비운동인 셈이다.

Point
1 : 두 발은 나란히 모은 채 바닥에 무릎을 꿇고 양 손바닥을 앞쪽 바닥에 내려놓는다. 양팔은 곧게 펴고 어깨너비 정도의 간격을 유지하면서 가슴과 일직선상에 오게 한다. 양쪽 발목은 서로 교차시키고, 엉덩이·몸통·머리가 일직선이 되도록 만든다. 이것이 시작 자세다.
2 : 무릎을 중심축으로 해서 가슴이 손등에 닿을 정도로 양쪽 어깨와 팔꿈치를 구부린다. 잠시 멈췄다가 바닥을 누르듯 몸을 일으켜 시작 자세로 돌아간 뒤 동작을 반복한다.

Tip
닐링 푸시업을 하기 어려운 경우에는 관절가동범위를 줄인다. 손등 높이까지 내려가지 말고 편안하게 할 수 있는 관절가동범위 내에서 동작의 횟수를 20회 정도까지 늘리는 방법을 선택한다. 손등 높이까지 내려갈 수 있을 때까지 횟수는 그대로 유지한 채 내려가는 정도를 조절한다.

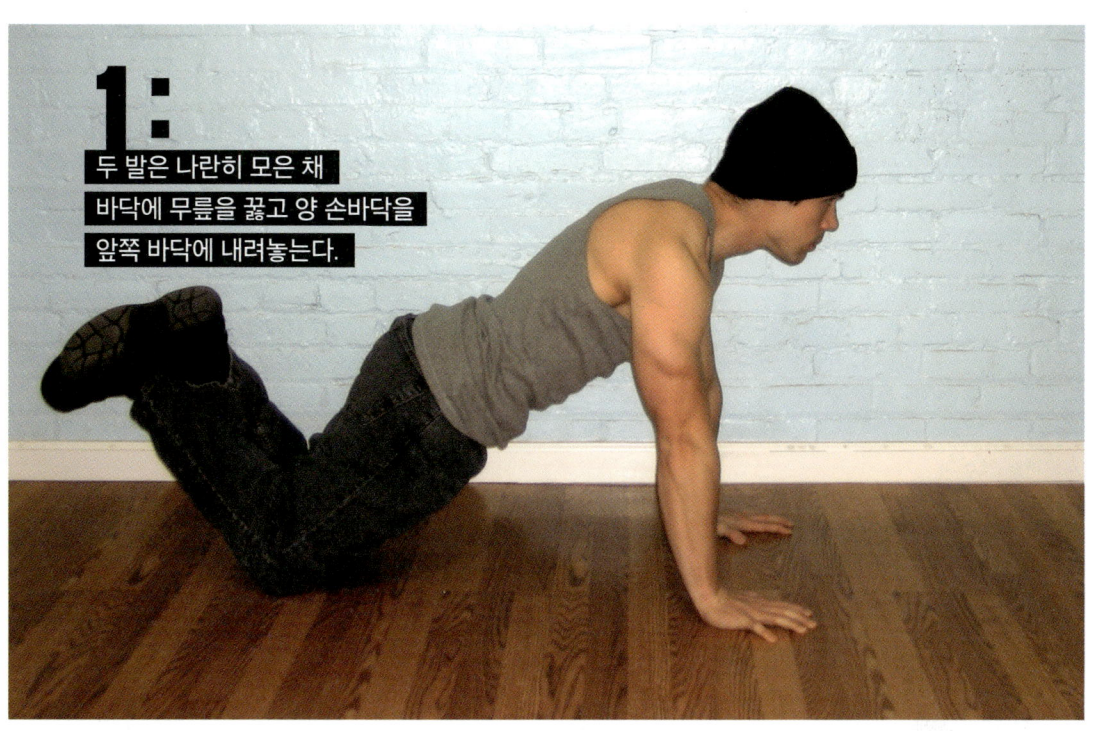

1: 두 발은 나란히 모은 채 바닥에 무릎을 꿇고 양 손바닥을 앞쪽 바닥에 내려놓는다.

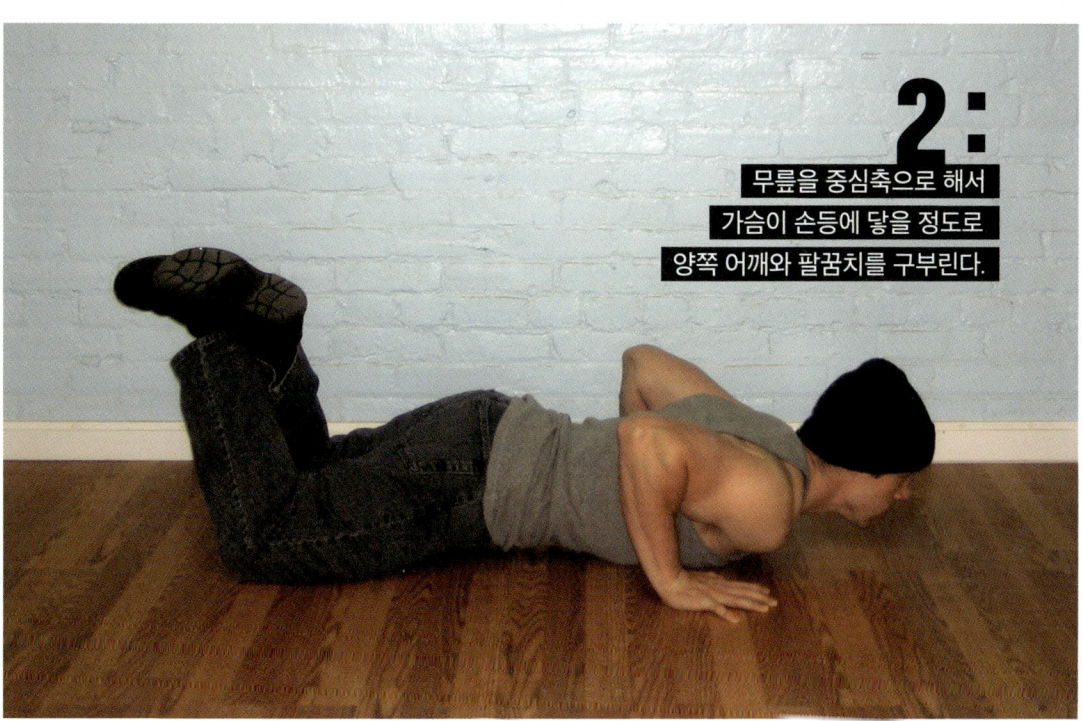

2: 무릎을 중심축으로 해서 가슴이 손등에 닿을 정도로 양쪽 어깨와 팔꿈치를 구부린다.

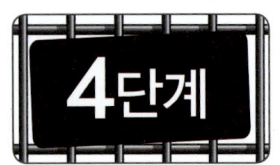

하프 푸시업
Half Pushup

⊕ 초보자 기준: 8회 1세트
⊕ 중급자 기준: 12회씩 2세트
⊕ 상급자 기준: 25회씩 2세트

하프 푸시업은 올바른 자세를 마스터하는 것이 중요하다. 아래로 내려갈 때 엉덩이를 위로 올리는 잘못된 자세로 푸시업을 하는 경우가 많은 이유는 허리와 척추 근육이 약하기 때문이다. 하프 푸시업은 허리와 척추를 단련시켜 골반이 흔들리지 않도록 고정시킨다.

Point

1 : 양손은 가슴 윗부분 바로 아래에 놓고 두 발과 다리는 나란히 모은 상태로 엎드린다. 몸을 지탱하는 근육을 단단히 조여서 등과 엉덩이, 다리의 위치를 고정시킨다. 양팔을 곧게 편 자세에서 팔꿈치가 적당한 각도가 되거나 곧게 편 팔의 절반 높이에 올 때까지 몸을 낮춘다. 어느 정도까지 내려갈 것인지 정하기 위해 일반 농구공이나 축구공을 사용하는 방법이 있다. 공이 골반 바로 아래에 오도록 해서 푸시업 자세를 취한다. 이것이 시작 자세다.

2 : 골반이 공에 살짝 닿을 때까지 양쪽 어깨와 팔꿈치를 구부린다. 대부분의 사람들에게 낮은 자세가 올바른지 확인할 수 있는 객관적인 기준이 된다. 잠시 멈췄다가 시작 자세로 되돌아간다.

Tip

하프 푸시업을 할 수 없다면 올바른 자세로 할 수 있을 때까지 내려가는 각도를 조절한다. 이때는 농구공을 골반이 아닌 무릎 아래로 옮겨서 동작을 실시하면 된다. 무릎이 공에 닿을 때까지 양팔을 구부려 몸을 낮추면 하프 푸시업보다 쉬운 쿼터 푸시업과 비슷한 동작이 된다. 쿼터 푸시업을 10회 이상 할 수 있게 된 다음에는 공을 골반 쪽으로 매번 조금씩 옮겨가며 푸시업 단계를 올린다.

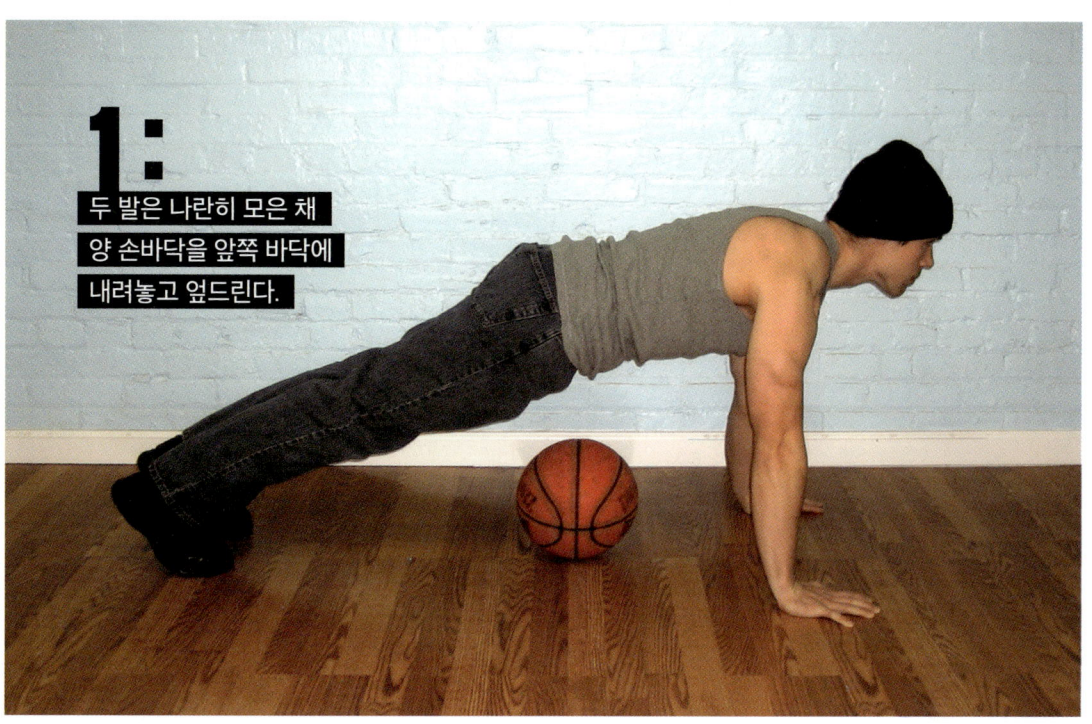

1: 두 발은 나란히 모은 채 양 손바닥을 앞쪽 바닥에 내려놓고 엎드린다.

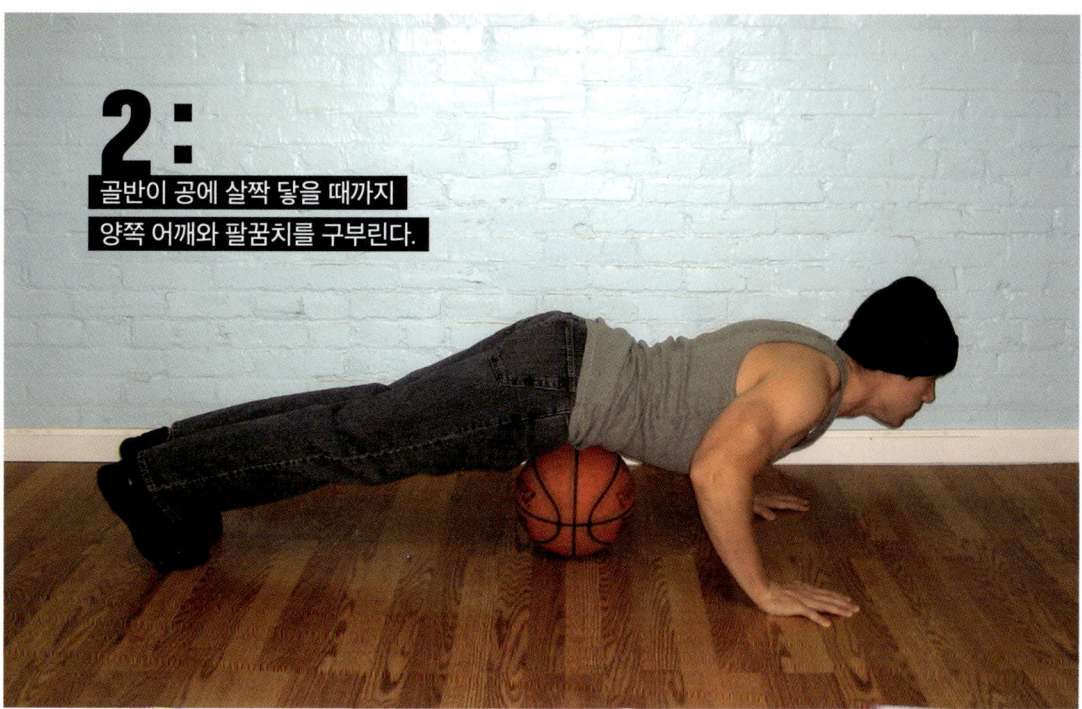

2: 골반이 공에 살짝 닿을 때까지 양쪽 어깨와 팔꿈치를 구부린다.

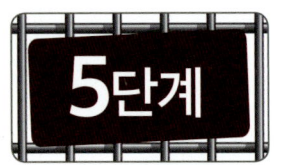

풀 푸시업
Full Pushup

⊕ 초보자 기준: 5회 1세트
⊕ 중급자 기준: 10회씩 2세트
⊕ 상급자 기준: 20회씩 2세트

헬스클럽 GX 수업 시간을 통해 대부분이 기억하고 있는 '고전적인' 푸시업 동작이다. 대부분 '푸시업'이라고 하면 자연스럽게 '풀 푸시업'을 떠올린다. 풀 푸시업은 팔, 가슴, 견갑대를 효과적으로 자극하는 탁월한 상체 운동이다. 하지만 결코 가장 어려운 푸시업 동작은 아니다. 난이도 면에서는 10단계 중 5단계에 불과하다.

Point

1 : 양손을 어깨너비 간격으로 벌려 가슴 윗부분 아래에 오도록 하고 양팔은 곧게 편다. 두 발과 다리는 나란히 모은 상태로 엎드린다. 이때 엉덩이와 척추가 일직선이 되게 한다. 이것이 시작 자세다.

2 : 흉골이 바닥에 댄 주먹 높이 정도로 내려올 때까지 양쪽 어깨와 팔꿈치를 구부린다. 혼자서 훈련을 하는 경우, 몸이 항상 알맞은 높이까지 내려가도록 하려면 가슴 바로 아래 야구공이나 테니스공을 놓는다. 가슴이 공에 닿으면 멈추고 다시 몸을 밀어 올린다.

Tip

의외로 많은 사람들이 풀 푸시업을 제대로 못하는 것에 놀라게 된다. 크고 힘이 센 사람들조차도 그렇다. 이런 부류에 속한다면 농구공을 이용한 하프 푸시업 단계로 되돌아간다. 4단계 하프 푸시업을 마쳤다면 골반 아래 농구공을 놓고 25회 반복할 수 있을 것이다. 횟수는 그대로 유지한 채 하프 푸시업을 할 때마다 농구공을 조금씩 몸 위쪽으로 옮긴다. 양팔을 곧게 편 자세에서 턱이 농구공에 닿을 정도로 팔꿈치를 굽혀 몸을 낮출 수 있다면 풀 푸시업을 다시 시도해본다.

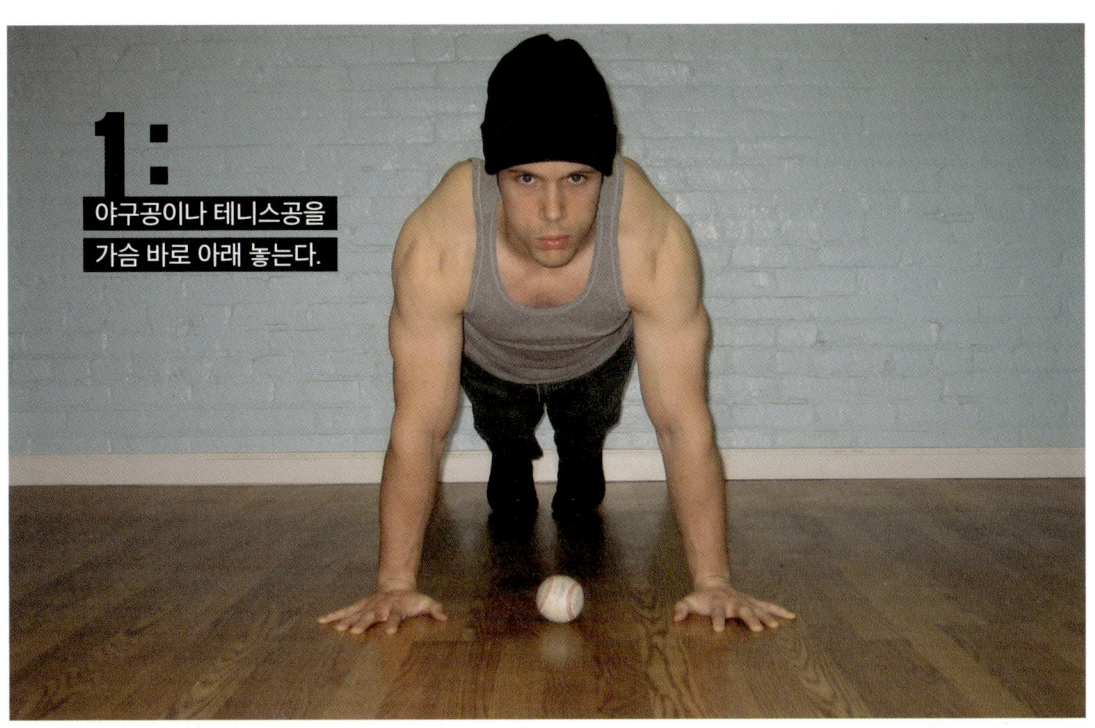

1: 야구공이나 테니스공을 가슴 바로 아래 놓는다.

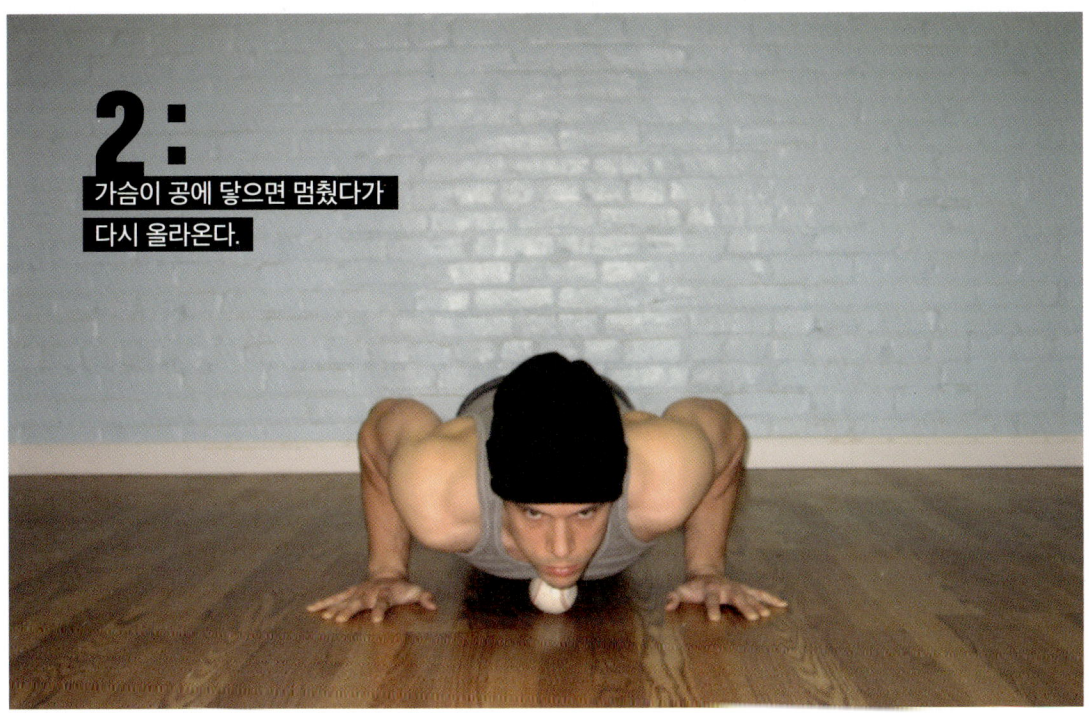

2: 가슴이 공에 닿으면 멈췄다가 다시 올라온다.

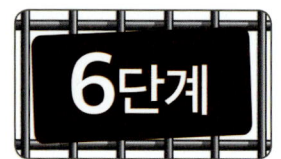

클로즈 푸시업
Close Pushup

⊕ 초보자 기준: 5회 1세트
⊕ 중급자 기준: 10회씩 2세트
⊕ 상급자 기준: 20회씩 2세트

클로즈 푸시업은 푸시업 시리즈에서 아주 중요한 동작이지만, 디클라인 푸시업 같은 더 화려한 동작에 밀리는 일이 흔하다. 안타까운 상황이다. 클로즈 푸시업은 한손 푸시업을 마스터할 때 도움이 되는 필수 동작이다. 대부분의 사람들은 팔꿈치를 완전히 구부린 낮은 자세에서 힘을 주며 몸을 다시 올리는 동작이 어려워서 한손 푸시업을 버거워한다. 적당한 각도 이상으로 팔을 구부리기에는 팔꿈치가 약하기 때문이다. 클로즈 푸시업은 양손의 위치 때문에 풀 푸시업을 할 때보다 몸을 내리는 동작에서 자연스럽게 팔꿈치를 훨씬 더 구부려야 한다. 팔꿈치를 많이 구부리면 삼두근이 단련되고 손목 힘줄과 팔꿈치 힘줄이 튼튼해진다. 클로즈 푸시업이 익숙해지면 나중에 한손 푸시업이 훨씬 할 만하다고 느껴질 것이다.

Point

1 : 5단계 풀 푸시업의 시작 자세를 취하면서 양손이 서로 맞닿게 한다. 양손을 서로 겹치거나 엄지와 검지로 다이아몬드 모양을 만들 필요는 없다. 양손의 검지 끝이 맞닿을 정도면 충분하다.

2 : 양팔을 곧게 편 자세에서 가슴이 손등에 살짝 닿을 때까지 몸을 내린다. 잠시 멈췄다가 다시 바닥을 밀면서 시작 자세로 돌아온다.

Tip

앞서 설명한 것처럼 양손이 서로 닿은 채 클로즈 푸시업을 할 수 없다면 바로 풀 푸시업 단계로 되돌아가 반복횟수를 늘린 채 양손의 위치를 서서히 가까이 옮기면서 연습한다.

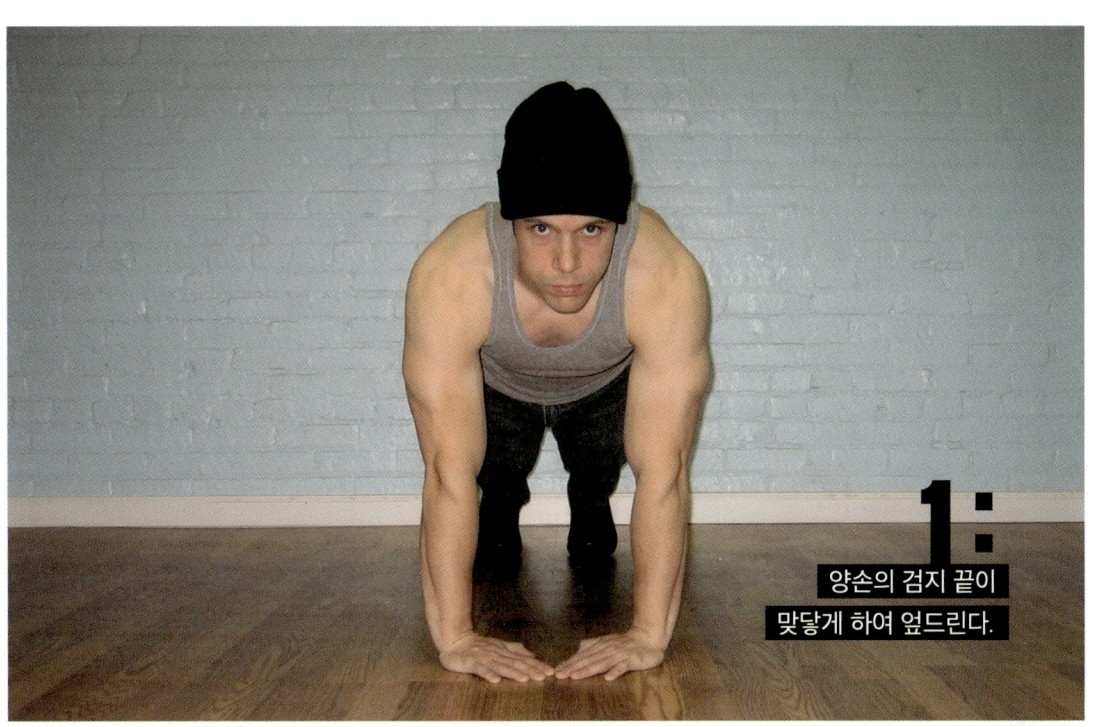

1: 양손의 검지 끝이 맞닿게 하여 엎드린다.

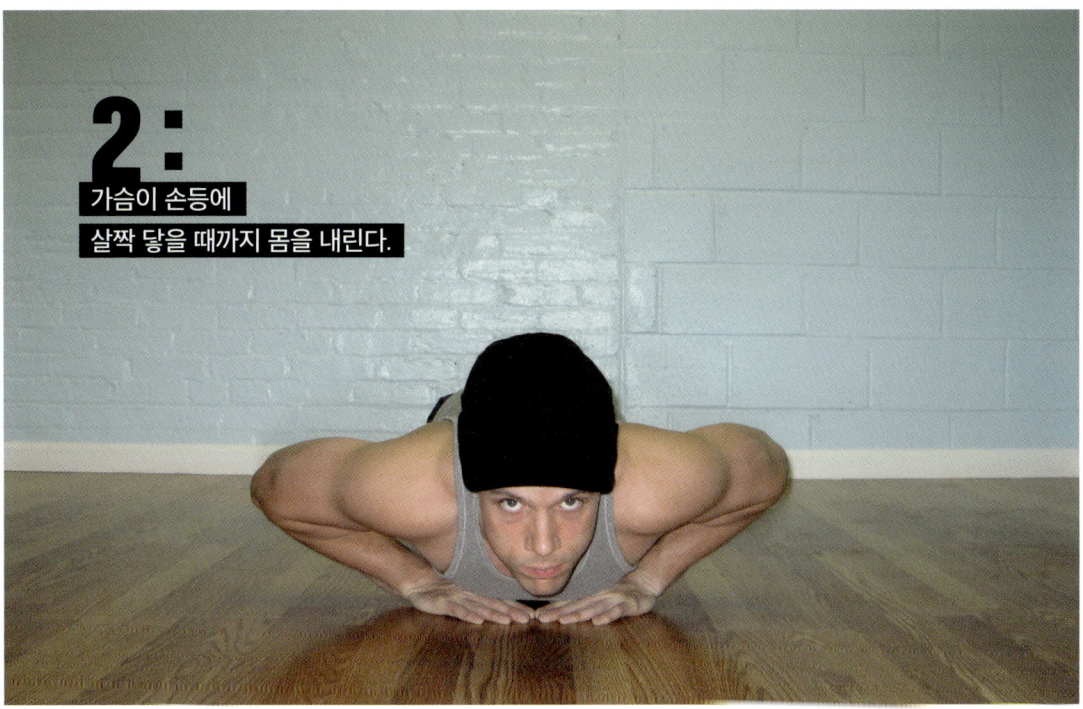

2: 가슴이 손등에 살짝 닿을 때까지 몸을 내린다.

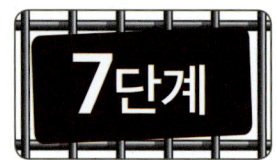

비대칭 푸시업
Uneven Pushup

⊕ 초보자 기준: 5회 1세트(한쪽 팔 기준)
⊕ 중급자 기준: 10회씩 2세트(한쪽 팔 기준)
⊕ 상급자 기준: 20회씩 2세트(한쪽 팔 기준)

양손 푸시업에서 한손 푸시업으로 넘어가기 위한 상급 푸시업 시리즈 가운데 첫 번째 동작이다. 농구공 대신 벽돌이나 콘크리트 블록처럼 안정감이 있는 물건을 이용할 수 있지만, 농구공의 효과가 가장 좋다. 공이 움직이지 않게 하려고 평상시 거의 사용하지 않는 회전근개를 자극하며, 더 강도가 높은 동작을 감안해서 회전근개를 단련시킨다. 농구공 대신 단단한 축구공을 이용할 수 있지만, 농구공 표면의 밀착력이 좋아 손바닥으로 공을 잡기가 더 쉽다.

Point

1 : 일반적인 푸시업 자세를 취한다. 양발은 모으고, 등·엉덩이·다리는 일직선이 되도록 맞추고, 양팔은 곧게 편 채 양 손바닥은 가슴 윗부분 아래 바닥에 놓는다. 한쪽 팔로 단단히 몸을 지탱한 채 반대편 팔의 손은 농구공 위에 올려놓는다. 안정적인 자세를 위해 양손은 양쪽 어깨 바로 아래에 있어야 한다. 이것이 시작 자세다. 몸의 균형을 잡으면 양손에 자신의 몸무게가 고르게 분산되도록 노력한다. 처음에는 이 자세가 쉽지 않겠지만, 끈기 있게 버틴다.

2 : 농구공에 올린 손에 가슴이 닿을 때까지 양쪽 팔꿈치와 어깨를 구부린다. 잠깐 멈췄다가 다시 밀면서 시작 자세로 돌아온다.

Tip

클로즈 푸시업을 제대로 할 수 있다면 비대칭 푸시업을 자신 있게 시도할 준비가 되어 있는 셈이다. 처음 시도할 때 어려움이 있다면 힘이 부족하기보다는 신체 조정 능력이 부족하기 때문일 것이다. 비대칭 푸시업이 버거울 경우 잘 움직이는 농구공보다는 안정감이 있는 물건을 이용한다.

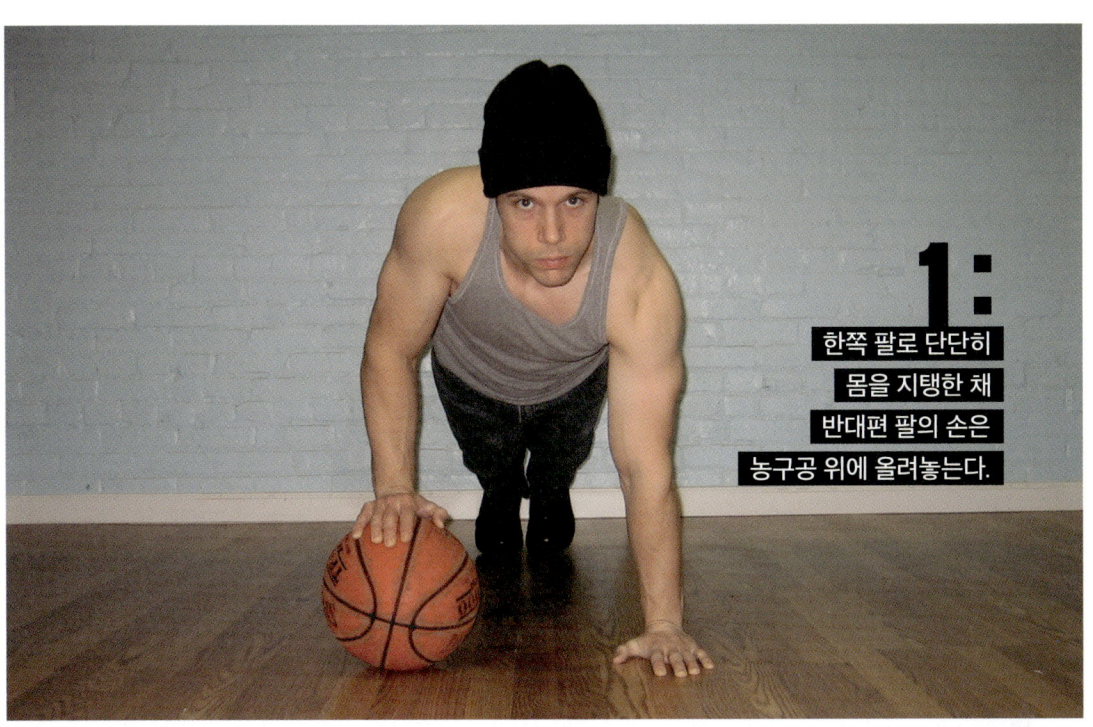

1: 한쪽 팔로 단단히 몸을 지탱한 채 반대편 팔의 손은 농구공 위에 올려놓는다.

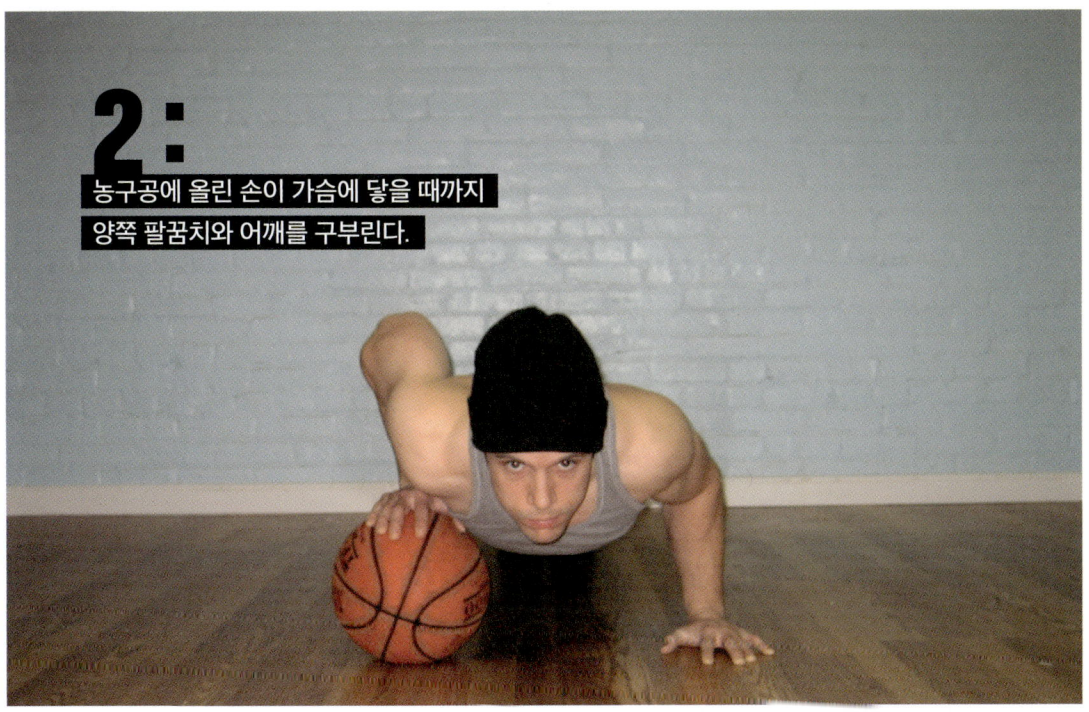

2: 농구공에 올린 손이 가슴에 닿을 때까지 양쪽 팔꿈치와 어깨를 구부린다.

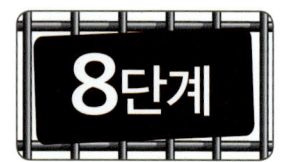

한손 하프 푸시업
1/2 One-Arm Pushup

⊕ 초보자 기준: 5회 1세트 (한쪽 팔 기준)
⊕ 중급자 기준: 10회 2세트 (한쪽 팔 기준)
⊕ 상급자 기준: 20회 2세트 (한쪽 팔 기준)

한손 하프 푸시업은 양측 운동에서 편측 운동으로 넘어가는 단계로 한손 풀 푸시업을 마스터하는 데 필요한 균형감각과 자세 잡는 법을 배우는 중요한 동작이다. 한쪽 팔다리로만 움직이는 힘을 전달하기 때문에 다음 단계 동작에 대비해서 손·손목·어깨 관절을 단련시키는 데도 도움이 된다. 한손 하프 푸시업은 푸시업 시리즈에서 꼭 필요한 동작이기 때문에 반드시 마스터해야 한다.

Point

1 : 4단계에서 설명한 것처럼 골반 아래에 농구공이 오도록 해서 하프 푸시업 시작 자세를 취한다. 한쪽 팔은 곧게 편 상태에서 손을 흉골 아래 바닥에 놓고, 나머지 팔은 등허리에 놓는다. 이것이 시작 자세다.

2 : 골반이 농구공 위쪽에 닿을 때까지 어깨와 팔꿈치를 구부린다. 이것이 마무리 자세다. 잠시 멈췄다가 다시 바닥을 밀듯이 시작 자세로 돌아온다. 삼두근이 약하면 몸이 움직일 때 몸통을 비트는 현상이 나타난다. 절대 몸통을 비틀지 말고 전신을 곧게 뻗은 상태로 유지한다. 모든 푸시업 동작에 해당되는 사항이다.

Tip

한손 하프 푸시업을 할 수 없다면 무릎 아래에 공을 놓은 채 한손 쿼터 푸시업부터 시작한다. 4단계 하프 푸시업을 참고해서 시간을 두고 공을 몸 위쪽으로 옮기면서 관절가동범위를 점차 늘려간다.

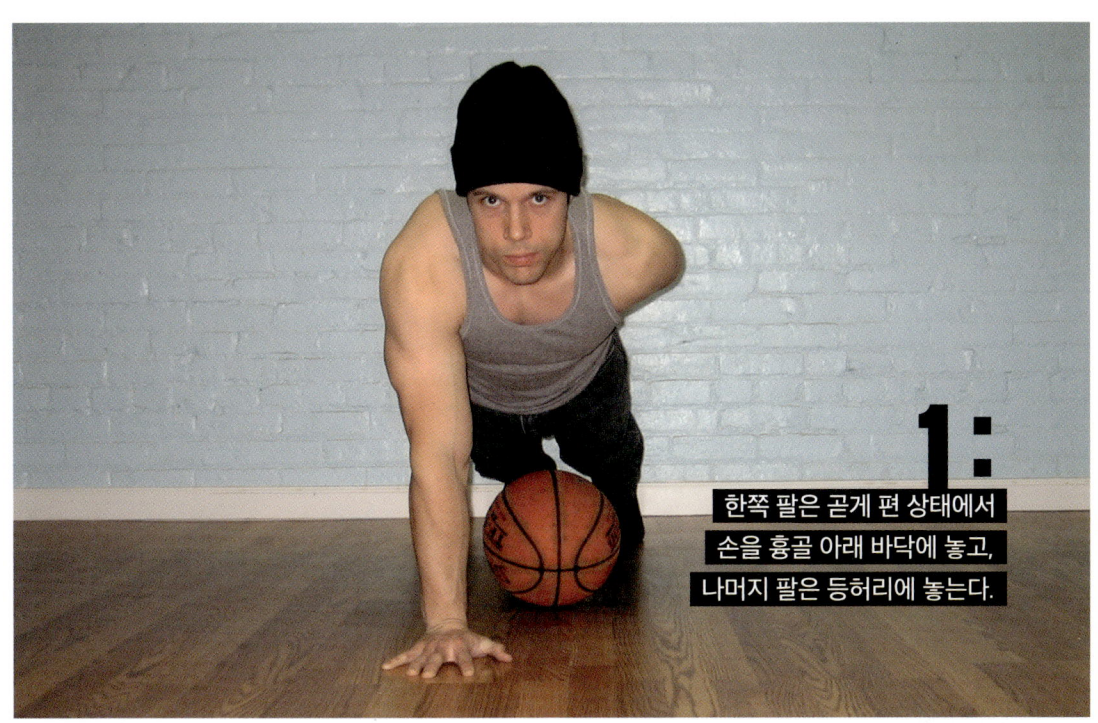

1: 한쪽 팔은 곧게 편 상태에서 손을 흉골 아래 바닥에 놓고, 나머지 팔은 등허리에 놓는다.

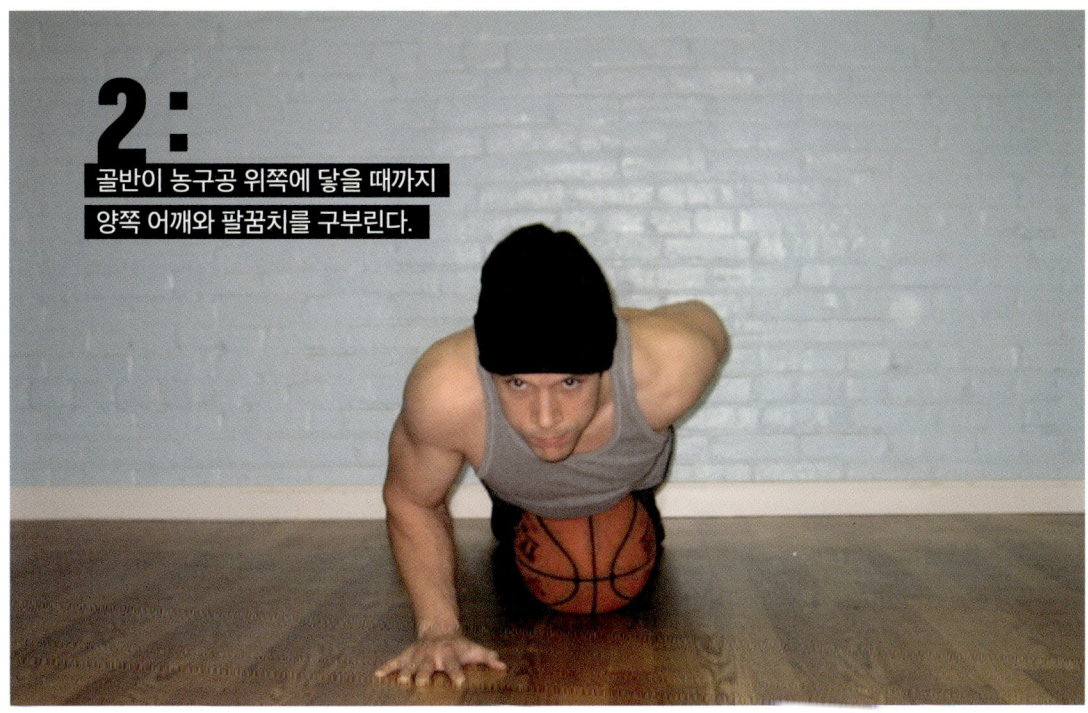

2: 골반이 농구공 위쪽에 닿을 때까지 양쪽 어깨와 팔꿈치를 구부린다.

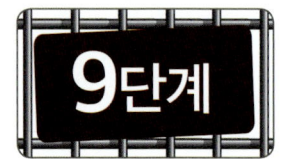

레버 푸시업
Lever Pushup

⊕ 초보자 기준: 5회 1세트 (한쪽 팔 기준)
⊕ 중급자 기준: 10회 2세트 (한쪽 팔 기준)
⊕ 상급자 기준: 20회 2세트 (한쪽 팔 기준)

레버 푸시업은 올바른 자세로 했을 때 한손 푸시업에 버금갈 정도로 어렵다. 푸시업 시리즈에서 두 번째로 난이도가 높은 단계다. 안정적인 자세로 농구공을 멀리 보내야 하기 때문에 농구공 위에 놓은 팔은 거의 힘을 쓰지 못한다. 그 때문에 바닥을 짚은 팔에 어쩔 수 없이 힘이 많이 간다. 한손 푸시업을 할 때 몸이 밑으로 내려갔다가 다시 올라올 힘이 없다면 다시 레버 푸시업을 실시해보는 것도 방법이다.

Point

1 : 푸시업 시작 자세를 취한다. 몸을 일직선으로 만들고 양발로 몸을 지탱한 채 흉골 바로 아래 바닥에 한 손을 놓는다. 나머지 한 손은 몸 옆에 있는 농구공 위에 놓는다. 농구공 위에 손바닥을 놓은 채로 팔을 가능한 한 멀리 뻗는다. 이때 양팔은 모두 곧게 펴야 한다. 이것이 시작 자세다.

2 : 몸을 긴장한 채로 가슴이 바닥을 짚고 있는 손등 높이에 올 때까지 서서히 내려간다. 혼자서 운동한다면 풀 푸시업의 경우처럼 야구공이나 테니스공을 이용해서 내려가는 정도를 확인한다. 몸을 낮추면 농구공이 몸 옆으로 더 멀어지게 된다. 내려가서 잠깐 멈춘 다음 온몸을 밀듯이 들어 올린다.

Tip

무게 중심 때문에 팔을 곧게 밖으로 편 상태로 힘을 세게 주는 것은 어렵다. 레버 푸시업 동작을 쉽게 하려면 농구공 위에 올린 팔의 팔꿈치를 구부려서 농구공을 몸에 가깝게 붙인다. 그렇다고 지나치게 몸쪽으로 가깝게 붙여서 몸 아래로 끌고 오면 7단계의 비대칭 푸시업 동작으로 바뀌게 된다. 농구공 위에 놓인 팔을 곧게 편 상태로 할 수 있을 때까지 서서히 공을 몸에서 멀리 보낸다.

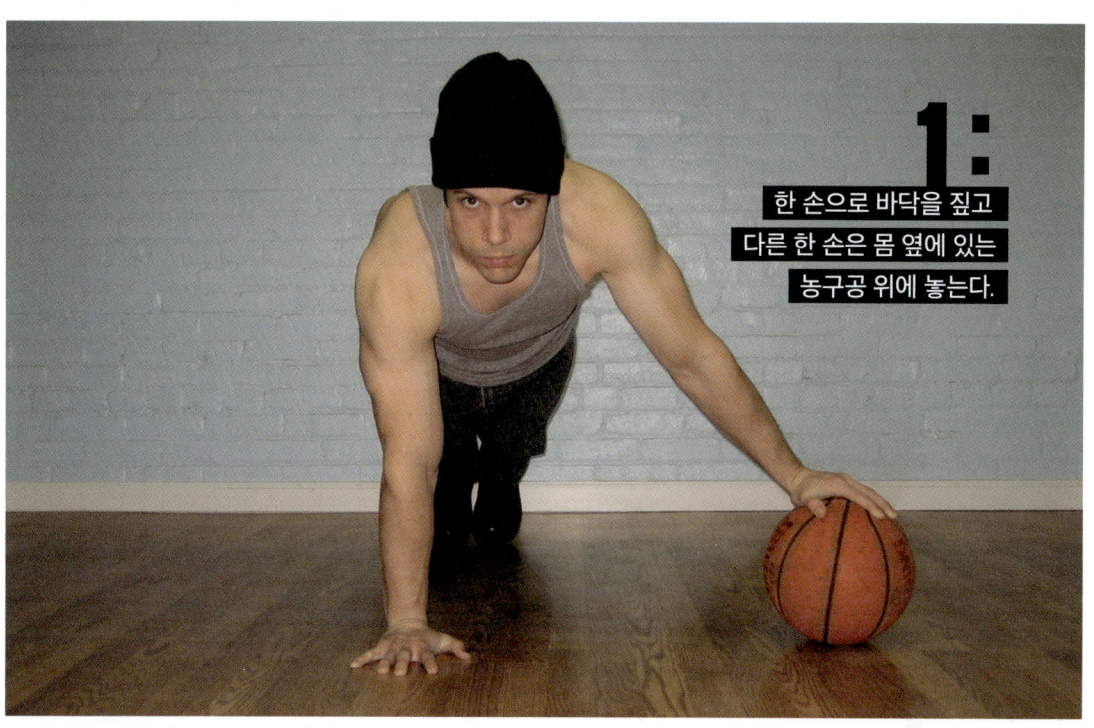

1: 한 손으로 바닥을 짚고 다른 한 손은 몸 옆에 있는 농구공 위에 놓는다.

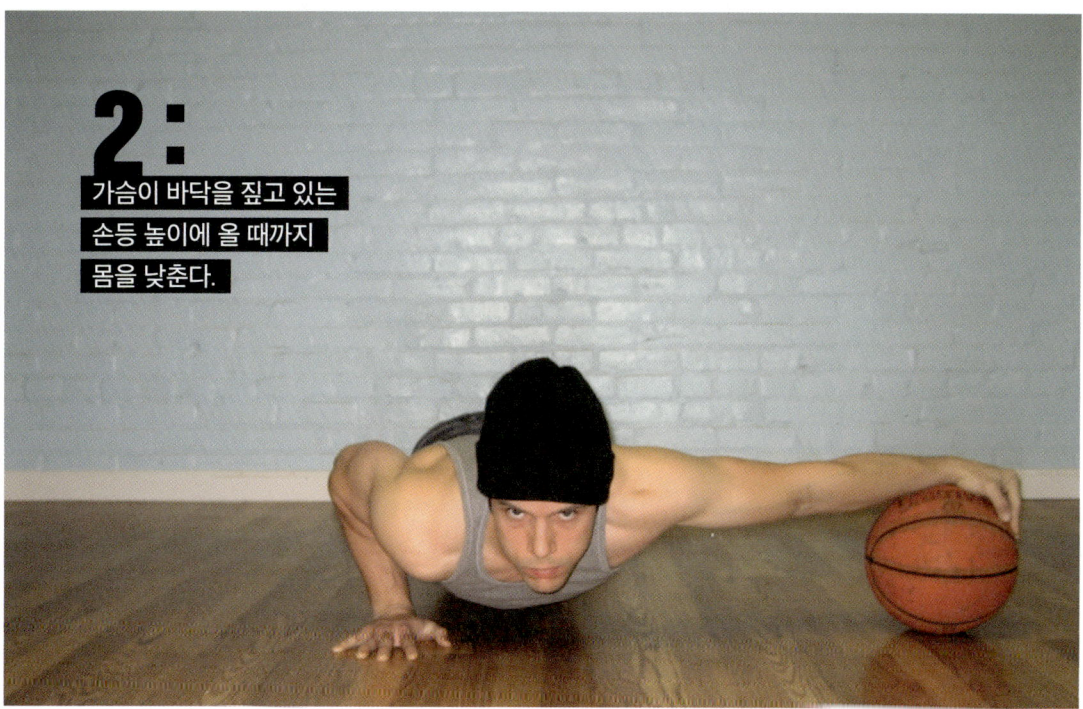

2: 가슴이 바닥을 짚고 있는 손등 높이에 올 때까지 몸을 낮춘다.

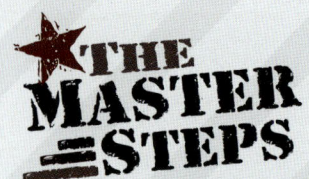

한손 푸시업
One-Arm Pushup

⊕ 초보자 기준: 5회 1세트 (한쪽 팔 기준)
⊕ 중급자 기준: 10회 2세트 (한쪽 팔 기준)
⊕ 최상급자 기준: 100회 1세트 (한쪽 팔 기준)

나무랄 데 없는 자세로 실시하는 한손 푸시업은 가슴과 팔꿈치의 힘을 판단하는 척도이며, 인상적인 볼거리를 제공하는 동작이다. 많은 운동선수들이 아무런 문제없이 한손 푸시업을 할 수 있다고 주장하지만, 그런 말에 속지 말자. 직접 시범을 보여달라고 했을 때 눈앞에서 펼쳐지는 푸시업 동작은 우스꽝스럽기 그지없다. 의심할 바 없이 한손 푸시업의 진정한 마스터는 희귀종인 셈이다. 직접 이 희귀종이 되어보는 건 어떨까.

Point

1 : 바닥에 무릎을 꿇은 채 몸 바로 앞쪽으로 한 손을 뻗어 손바닥으로 바닥을 짚는다. 두 다리는 발가락으로 지탱하면서 곧게 펴질 때까지 뒤로 쭉 뻗는다. 척추와 골반이 틀어지지 않도록 유지하면서 몸무게가 몸 옆이나 몸 앞쪽에 실리지 않고 가슴 아래 몸을 지탱하고 있는 팔에 온전히 실리게 한다. 자세가 안정되면 지탱하지 않는 팔을 등허리에 붙인다. 이것이 시작 자세다.

2 : 몸의 긴장을 유지한 채 턱이 바닥에서 주먹 하나 정도 높이에 올 때까지 어깨와 팔꿈치를 구부리며 자세를 낮춘다. 잠깐 멈춘 다음 바닥을 다시 밀면서 시작 자세로 돌아간다.

Tip

레버 푸시업을 마스터했다면 한손 푸시업이 결코 겁먹을 동작은 아니다. 하지만 올바른 자세로 한손 푸시업을 5회 실시하는 것이 버겁다면 9단계로 돌아가서 완벽한 자세로 레버 푸시업을 20회 실시할 수 있도록 연습한다. 레버 푸시업 20회는 할 수 있지만 여전히 한손 푸시업을 하는 것이 어려울 경우 레버 푸시업을 30회 실시할 수 있을 때까지 연습한 뒤 다시 한손 푸시업에 도전해본다.

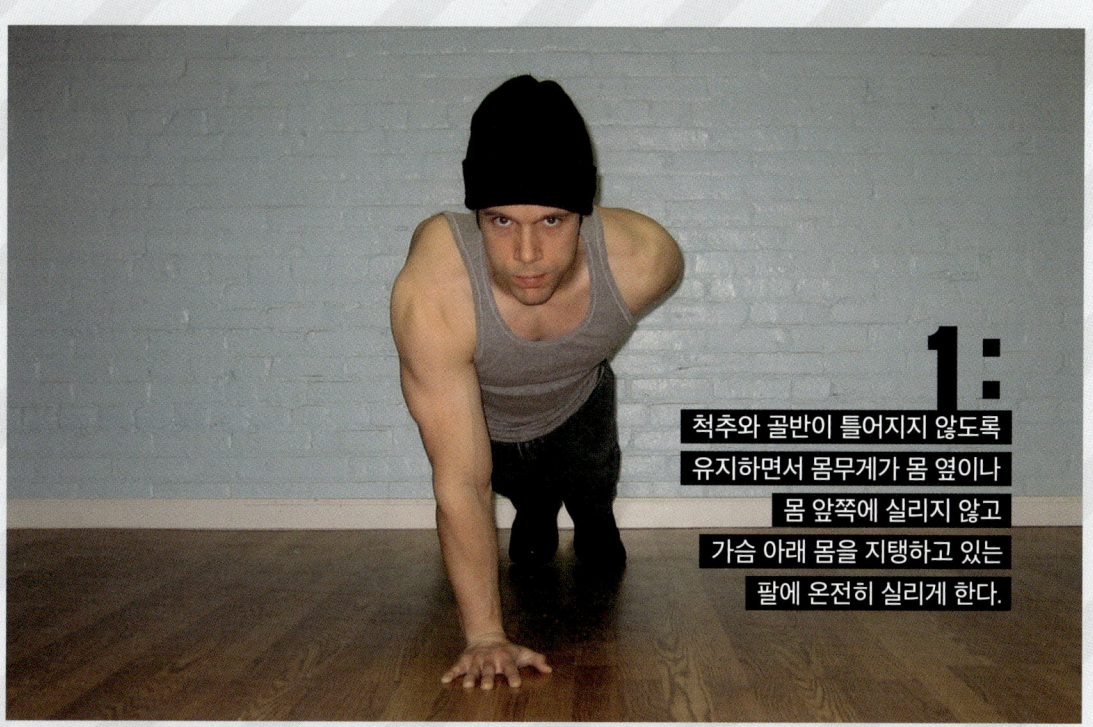

1: 척추와 골반이 틀어지지 않도록 유지하면서 몸무게가 몸 옆이나 몸 앞쪽에 실리지 않고 가슴 아래 몸을 지탱하고 있는 팔에 온전히 실리게 한다.

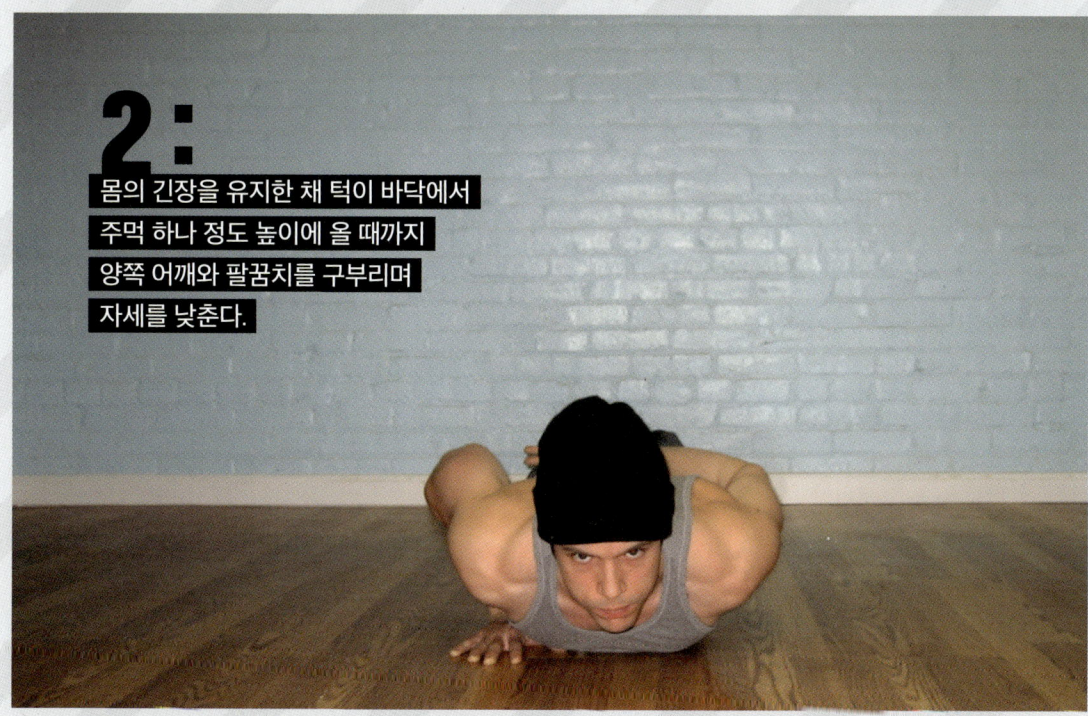

2: 몸의 긴장을 유지한 채 턱이 바닥에서 주먹 하나 정도 높이에 올 때까지 양쪽 어깨와 팔꿈치를 구부리며 자세를 낮춘다.

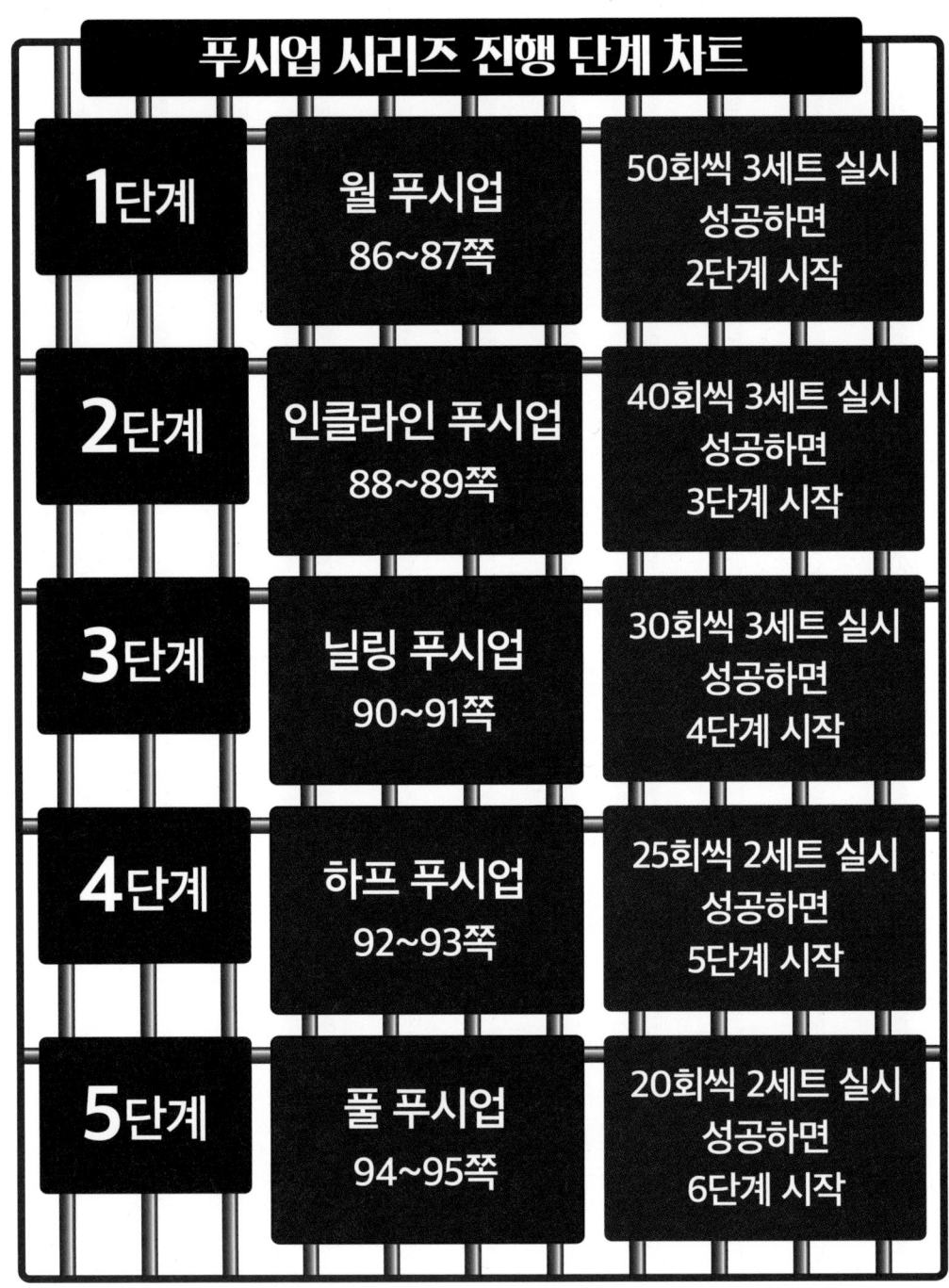

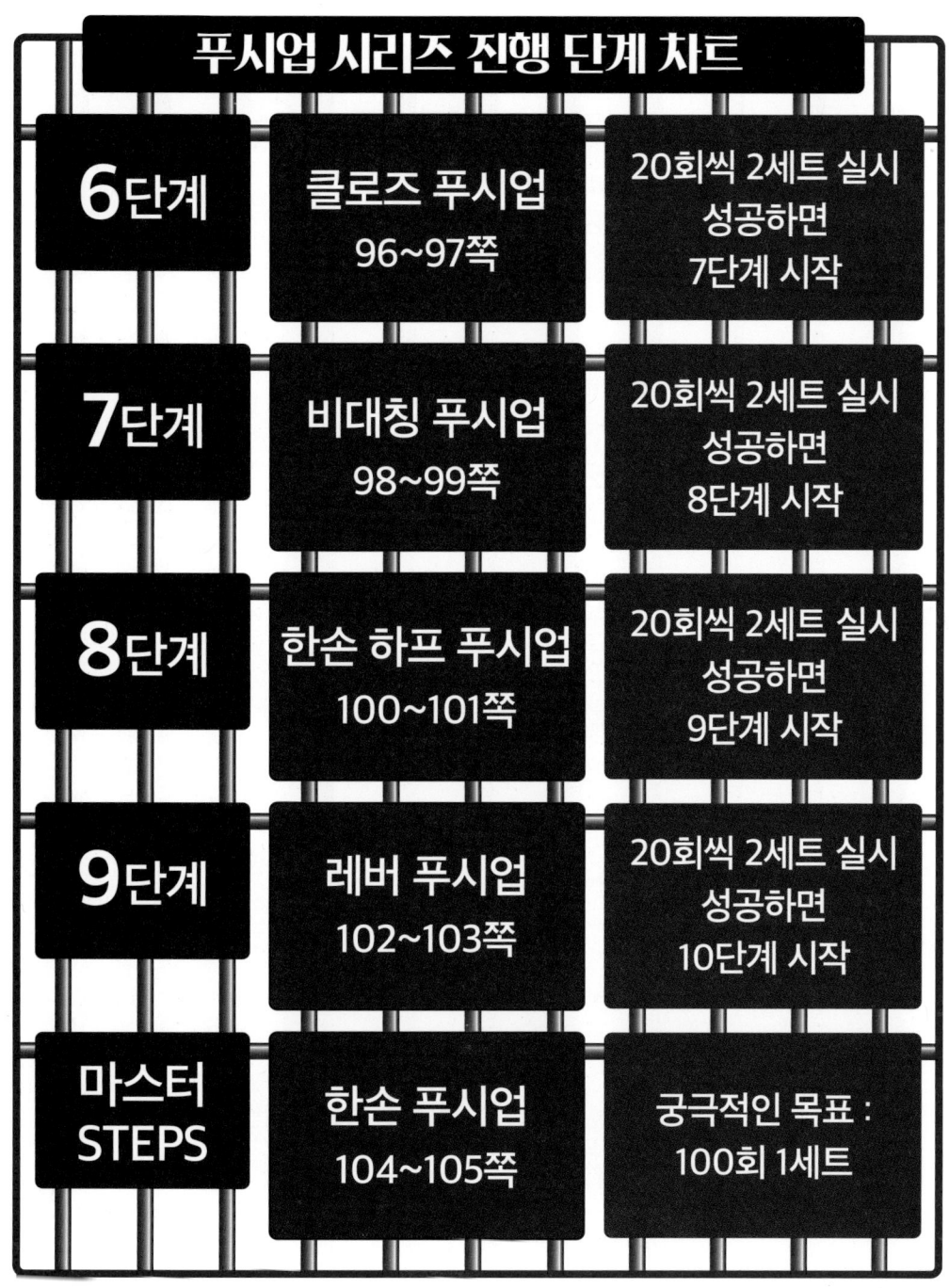

그 밖의 푸시업 동작

한손 풀 푸시업을 흠잡을 데 없이 완벽한 자세로 천천히 깊게 내려가고, 여러 차례 반복 실시할 수 있다면 엄청난 성과를 거둔 것이다. 나이가 일흔 살이 넘었거나 영구적인 장애가 있는 경우가 아니면 앞에 요약해놓은 푸시업 10단계 시리즈를 꾸준히 연습해서 목표를 달성할 수 있다.

이 목표를 얼마나 빨리 달성할 수 있을지는 또 다른 문제다. 여러 요인이 있겠지만, 체지방률, 팔 길이, 타고난 힘, 열심히 하겠다는 마음가짐에 좌우된다. 한 가지 확실한 것은 이를 악물고 견디면서 끝까지 버티면 다른 사람들은 실패한 지점을 넘어설 거라는 점이다. 하지만 마스터 단계는 도착지가 아니라 또 다른 여정의 시작일 뿐이다. 한손 푸시업을 마스터하게 되었을 때 어느 쪽으로 갈 것인지는 자신의 목표에 따라 결정된다.

반복횟수를 늘리는 것도 한 가지 가능한 방법이다. 맨몸 트레이닝 동작을 마스터했을 때 반복횟수를 늘리는 일이 얼마나 쉬운지 놀랄 것이다. 운동할 때마다 혹은 두 번에 한 번 정도 1회만 더 실시해도 머지않아 체력이 엄청나게 좋아질 것이다. 단단히 마음먹은 사람에게 50회씩 2세트를 반복하는 것은 인상적이지만 당연히 달성할 수 있는 중간 목표일 뿐이다.

물론 50회씩 2세트를 실시하는 것은 놀라운 성과다. '최상급 마스터 수준'으로 간주해야 한다. 그 정도 수준에 도달하면 전 세계 헬스클럽 회원 누구에게나 도전장을 내밀 수 있고 겨룰 만한 상대가 없을 것이다. 하지만 잠재력이 충분하고 운동에 전념한 사람이라면 궁극적인 목표가 100회 반복 정도는 되어야 한다. 농담이 아니다. '100회 1세트'. 오직 한쪽 팔로만 자신의 몸무게 거의 대부분을 100번 들어 올리는 것은 슈퍼히어로나 할 수 있는 것처럼 들리겠지만 훈련을 통해 달성할 수 있다. 이 책을 쓸 당시 30분 이상 한손 푸시업을 가장 많이 해서 기네스북에 오른 사람은 캐나다의 더그 프루던이었다. 30분 동안 무려 1,382번의 푸시업을 눈 깜짝할 사이에 해냈다.

맨몸 트레이닝으로 지구력이 좋아지는 만족스럽고 흥미로운 효과를 부수적으로 얻을 수 있지만, 본연의 목적인 힘을 키우는 훈련이 되어야 한다고 생각한다. 반복횟수를 늘리면 지구력이 향상되겠지만, 두 자릿수를 넘기고 나면 힘을 키우는 데는 크게 도움이 되지 않는다. 힘과 근육을 키우고 싶다면 한손 푸시업을 더 힘들게 하는 방법을 찾아야 한다. 처음에는 동작을 최대한 엄격한 방식으로 실시해야 한다. 근육의 긴장이 풀리지 않게 반동 없이 동작의 속도를 늦춘다. 최면에 걸린 듯이 천천히 부드럽게 실시하면 길항근(반대되는 동작을 하는 근육-옮긴이)에서 일어나는 등척성 장력(근육의 길이는 변하지 않으면서 일어나는 근육의 수축력-옮긴이)이 늘어난다. 몸을 움직일 때마다 매번 관절가동범위를 늘리기 위해서 팔과 어깨, 등을 가능한 한 많이 긴장시킨다는 의미다. 이런 훈련은 매우 어려우며 운동 강도를 한 단계 높여준다.

한손 푸시업이 전혀 문제되지 않으면 한손 핸드스탠드 푸시업(326~327쪽 참고)을 하는 것에 초점을 맞춘다. 한손 푸시업과 비슷한 방식으로 상체 근육을 자극시키는 동작이지만, 자신의 몸무게 전부를 들어야 한다는 점과 몸의 각도 때문에 훨씬 더 어렵다.

이런 방법들은 유전적 한계에 도달하기 전까지 오랫동안 맨몸 트레이닝으로 계속 힘을 얻는 데 도움이 된다. 완벽하게 체력을 키우기 위해 반드시 웨이트 트레이닝이 필요한 것은 아니다. 하지만 웨이트 트레이닝을 해야 한다면 하이브리드 방식은 어떨까? 한손 푸시업이 실제로 쉬워진다면 다른 한 손에 덤벨을 들고 시도하는 방법노 있다.

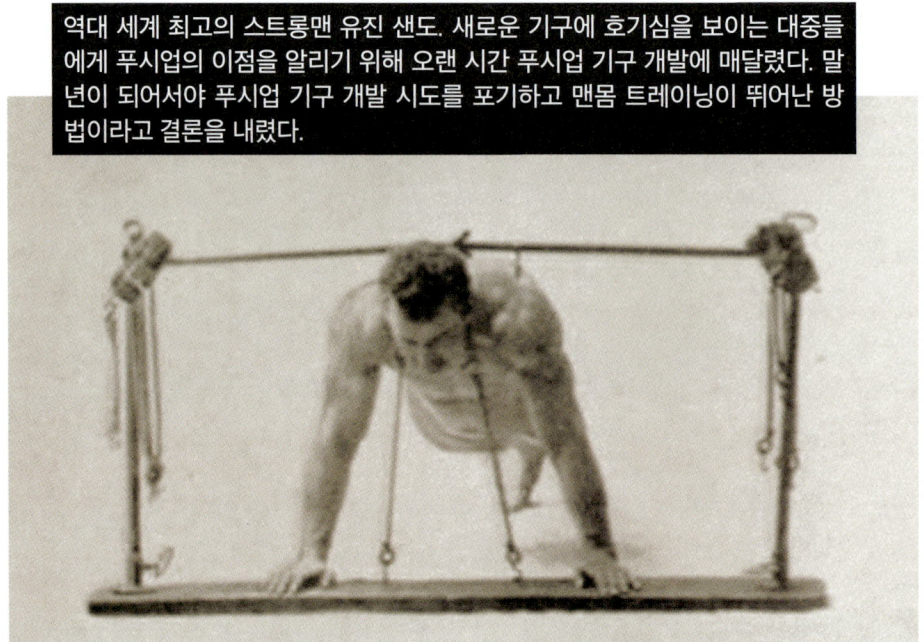

역대 세계 최고의 스트롱맨 유진 샌도. 새로운 기구에 호기심을 보이는 대중들에게 푸시업의 이점을 알리기 위해 오랜 시간 푸시업 기구 개발에 매달렸다. 말년이 되어서야 푸시업 기구 개발 시도를 포기하고 맨몸 트레이닝이 뛰어난 방법이라고 결론을 내렸다.

응용동작

기본 푸시업 동작을 응용한 유형이 많이 있다. 앞서 설명했던 푸시업 시리즈 10 단계를 처음부터 끝까지 실시하는 데 우선순위를 둬야 하지만, 간혹 마무리 운동이나 가벼운 부상을 입었거나 변화를 주기 위해서 대체 동작을 시험해보고 싶을 것이다. 여기서는 가장 유용한 푸시업 응용동작 가운데 몇 가지를 알려주고자 한다.

딥스 Dips

전형적인 학교 체육수업 운동이다. 양손으로 평행봉을 잡고 바닥에서 두 발을 뗀 다음 양쪽 팔꿈치와 어깨를 구부려 몸을 아래로 내린다. 양쪽 상박이 지면과 평행이 될 때까지 팔꿈치를 계속 구부렸다가 다시 밀면서 올라온다. 동작을 실시하는 동안 몸통은 꼿꼿이 세우도록 한다. 두 발을 골반 높이 정도의 지면에 올려놓고 하면 더 쉬워진다. 두 발을 바닥에 놓고 하는 경우 양손은 몸 뒤쪽 침대나 테이블, 벤치 등을 잡을 수도 있다. 딥스는 진정한 의미에서 푸시업 동작은 아니지만, 강하게 자극되는 누르는 근육 부위는 같다. 또한 등 위쪽의 커다란 근육인 광배근을 제대로 자극한다.

디클라인 푸시업 Decline Pushup

디클라인 푸시업은 종종 '인클라인 푸시업'이라고 잘못 불리면서 혼란을 준다. 간단히 말해 양손보다 높은 곳에 두 발을 올려놓고 하는 푸시업을 말한다. 교도소에서는 대부분이 감방 침대를 이용하지만, 책상이나 세면대 등 더 높은 곳에 발을 올려놓을 수도 있다. 두 발을 벽 위쪽 틈에 밀어 넣는 사람들도 있지만, 이 자세를 유지하려면 몸 전체를 긴장시켜야 한다. 두 발의 위치를 높이 올릴수록 더 많은 몸무게가 양손에 전달되기 때문에 푸시업을 하기가 더 어려워진다. 몸과 지면이 이루는 각도가 커지기 때문에 어깨와 가슴 윗부분이 더 집중적으로 자극된다. 디클라인 푸시업에 시간을 투자하라고 조언하지 않는다. 다만 핸드스탠드 푸시업을 한다면 디클라인 푸시업의 효과도 동시에 얻는 셈이니 10장을 참고하자.

와이드 푸시업 Wide Pushup

클로즈 푸시업의 반대이다. 두 손을 함께 모으는 대신 어깨너비의 최대 두 배 정도까지 보통 푸시업 자세보다 훨씬 넓게 벌린다. 와이드 푸시업은 삼두근과 팔꿈치 관절이 받는 부담을 많이 줄이고 가슴 근육이 어깨 앞부분과 만나는 지점에 더 많은 자극을 준다. 쉬운 말로 하면 삼두근보다 가슴을 더 자극한다. 와이드 푸시업을 한다고 힘이 훨씬 더 세지는 것은 아니다. 보통 가슴과 견갑대는 이미 팔꿈치 관절보다 유난히 강하기 때문이다. 와이드 푸시업을 꾸준히 하면 그 격차만 더 커질 뿐이다. 다시 말해 가슴 근육을 특별히 신경 쓴다면 유용한 동작이다.

슈퍼맨 푸시업 Superman Pushup

풀 푸시업은 대개 양손을 어깨나 가슴과 일직선상에 놓고 실시한다. 슈퍼맨 푸시업은 거의 팔 길이 정도 앞쪽 바닥에 양손을 붙이고 한다. 이 자세가 날아가는 모습과 비슷하다고 해서 슈퍼맨 푸시업이라는 이름이 붙었다. 무게 중심이 몸에서 멀어지면서 겨드랑이 주변의 광배근과 힘줄뿐 아니라 위쪽 가슴 근육과 소흉근을 강하게 자극한다. 반대로 팔의 위치 때문에 관절가동범위가 줄어들고 중요한 어깨와 삼두근은 일반 풀 푸시업보다 훨씬 자극을 덜 받는다. 이런 이유로 와이드 푸시업과 마찬가지로 슈퍼맨 푸시업을 한다고 힘이 더 세지는 것은 아니며, 가슴 부위의 상대적인 약점을 보완하려는 경우가 아니라면 피하는 자세다.

도마뱀 푸시업 Gecko Pushup

도마뱀 푸시업은 4가지 난이도의 동작이 있다. 가장 쉬운 1단계는 발목끼리 교차해서 한쪽 발만 바닥에 대고 풀 푸시업을 하는 자세다. 2단계는 한쪽 다리를 들어 바닥에서 떼고는 몸 뒤로 곧게 뻗어 고정한 채 풀 푸시업을 하는 자세다. 푸시업을 하는 동안 몸의 균형을 잡는 다리, 엉덩이, 허리, 척추 근육의 등척성 운동 효과가 두 배로 커진다. 또한 일반 푸시업 자세보다 더 많은 집중력과 균형감각이 필요하다. 3단계는 두 다리는 바닥에 고정한 채 한 팔을 머리와 같은 높이로 앞으로 곧게 펴고 푸시업하는 자세다. 기본적으로 한손 푸시업과 비슷하지만, 한 팔을 등허리에 붙이는 대신 앞으로 쭉 뻗는다. 가장 어려운 4단계는 2단계와 3단계 자세를 혼합한 것이다. 대각선 방향에 있는 팔과 다리를 들어서 앞뒤로 곧게 뻗고 푸시업하는 자세다. 안정적인 자세를 유지하기 위해 상당한 상체 힘과 강철 같은 등허리의 힘이 필요하다. 네 다리를 번갈아 움직이면서 뜨거운 사막을 지나는 도마뱀의 모습과 비슷하다고 해서 도마뱀 푸시업이라는 이름이 붙었다. 근력이 있는 상태에서 프로그램에 포함시키면 재미있는 마무리 운동이 된다. 좌우 고르게 힘을 키우기 위해 반드시 양쪽 모두 같은 반복횟수로 실시한다.

플라이오메트릭 푸시업 Plyometric Pushup

'클래핑 푸시업'이라고도 알려져 있다. 일반적인 푸시업에 격렬한 동작을 더한 방식이다. 몸을 단단히 고정시킨 채 푸시업 자세로 빨리 내려갔다가 두 손이 바닥에서 잠시 떨어질 수 있도록 바닥을 세게 민다. 상체가 공중에 떠 있는 찰나의 순간 손뼉을 친 다음 다시 손바닥을 바닥에 붙였다가 동작을 반복한다. 바닥을 세게 밀수록 바닥에서 상체를 높이 들 수 있고 손뼉을 더 많이 치고 내려올 수 있다. 대부분의 남성은 세 번 혹은 네 번까지 손뼉을 칠 수 있다. 이보다 훨씬 더 어려운 방법은 한손 클래핑 푸시업이다. 한손 푸시업 자세로 내려갔다가 바닥을 밀어 올린 다음 양손으로 손뼉을 치고 다시 한손 푸시업 자세로 돌아가는 것이다. 클래핑 푸시업은 순발력을 키울 수 있기 때문에 가끔 프로그램에 넣으면 아주 좋다. 하지만 부상을 입을 수 있으므로 천천히 실시하고 적어도 비대칭 푸시업을 마스터하기 전까지는 시도조차 하지 않는 편이 좋다.

잭나이프 푸시업 *Jackknife Pushup*

바닥에 발가락을 단단히 붙인 채 양 손바닥으로 몸 앞쪽 적당한 곳을 짚어서 상하체가 대략 직각을 이루도록 몸을 구부린다. 몸이 접이식 주머니칼의 칼날을 열어놓은 모양과 비슷하다고 해서 잭나이프 자세라고 부른다. 양손은 어깨너비 간격으로 벌리고, 등은 곧게 편 상태를 유지한다. 다리는 무릎을 살짝 구부린 자세를 취한다. 팔을 굽혀서 턱이 양손 사이 바닥에 닿을 때까지 상체를 낮춘다. 몸으로 바닥을 쓸듯이 엉덩이를 떨어뜨리면서 턱은 반원을 그리듯이 위쪽으로 올린다. 어깨는 위로 올리고 엉덩이는 아래로 내린 채 팔다리를 곧게 편 상태에서 동작이 마무리된다. 양팔은 계속 곧게 편 상태를 유지하면서 엉덩이를 위쪽으로 밀어 다시 시작 자세로 돌아간 다음 같은 동작을 반복한다. 일반 푸시업에 비해 상체 근육을 더 많이 쓰지만, 잭나이프처럼 몸을 구부렸다가 펴는 동작을 통해 튼튼하고 유연한 둔부 근육을 만들 수 있다. 이런 이유로 격투기선수들과 레슬링선수들에게 인기가 있다. '고양이 푸시업' 또는 인도식 명칭에 따라 '단드'라고도 한다.

다이브바머 푸시업 *Divebomber Pushup*

1970년대 해병대에서 인기가 있던 푸시업 동작이다. 시작 자세로 돌아갈 때 양팔을 구부린다는 점만 제외하면 잭나이프 푸시업과 비슷하다. 잭나이프 푸시업은 엉덩이를 아래로 내릴 때 양팔을 구부리고, 엉덩이를 다시 위로 올릴 때는 양팔을 곧게 편 상태를 유지한다. 팔을 다시 한번 구부리면 상박근을 더 많이 사용하게 되는 반면 유연성 운동 효과는 줄어든다.

플랭크 *Plank*

사실 플랭크는 푸시업이 아니다. 두 번째 황금기를 맞이한 스트롱맨들 사이에서 정적인 자세로 엄청난 힘을 과시하기 위해 가장 선호했던 동작이기는 하지만, 플랭크의 기원은 그보다 훨씬 더 거슬러 올라간다. 예전 운동선수들이 플랭크를 좋아한 이유는 균형감각과 신체 조정 능력이 필요할 뿐 아니라 몸의 거의 모든 근육에 힘이 있어야 하기 때문이다. 게다가 특기로 보여주기에 멋진 동작이다. 양 손바닥을 어깨너비로 바닥에 놓고 팔을 구부린 뒤 팔꿈치는 몸통 옆에 붙이고 두 다리는 단단히 붙인 채 두 발이 지면에서 떨어질 때까지 몸을 앞으로 기댄다. 이 자세를 유지하려면 등과 다리가 보드처럼 딱딱해야 하기 때문에 플랭크라는 이름이 붙었다. 그림이나 사진이 없이 머릿속으로만 자세를 상상하는 일이 아주 어렵기 때문에 아래 사진을 참고용으로 넣었다. 해내는 게

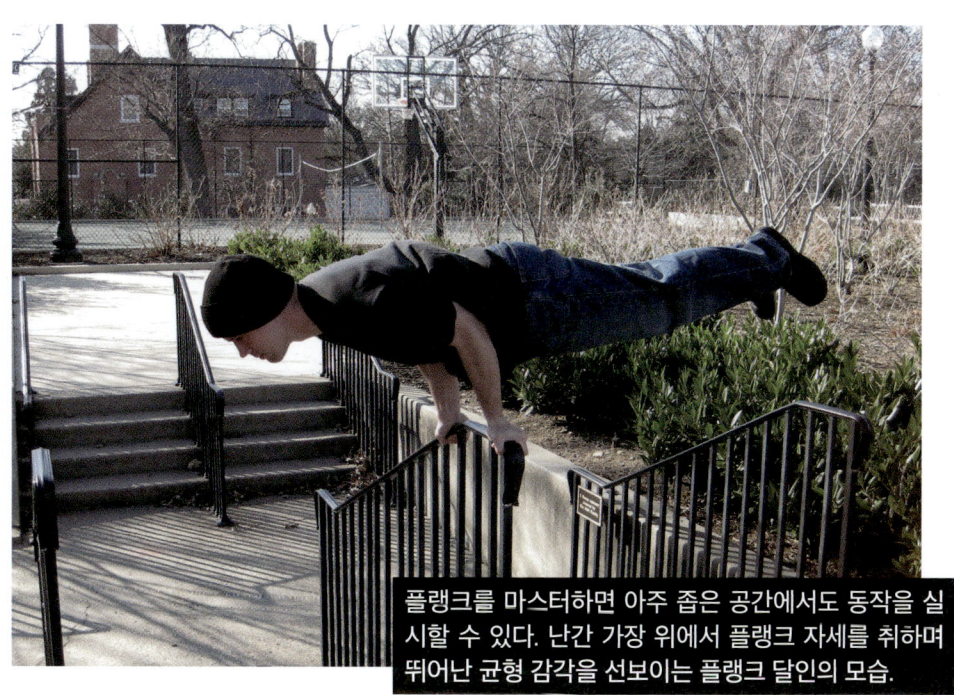

플랭크를 마스터하면 아주 좁은 공간에서도 동작을 실시할 수 있다. 난간 가장 위에서 플랭크 자세를 취하며 뛰어난 균형 감각을 선보이는 플랭크 달인의 모습.

만만치 않은 동작이다. 성공 비결은 10단계 푸시업 시리즈 훈련을 통해 기본적인 힘과 더불어 인내력을 키우는 것이다. 계속 연습하면 분명 할 수 있을 거라고 장담한다.

인클라인 타이거 벤드 Incline Tiger Bends

교도소 안에 있으면서도 팔뚝 크기는 유지하고 싶은 많은 보디빌더들이 하는 동작이다. 맨몸 트레이닝 방식이기는 하지만, 순수한 푸시업이라기보다는 바벨 트라이셉스 익스텐션(바벨을 이용한 삼두근 운동—옮긴이)과 더 유사하다. 앞에 있는 단단한 물체를 잡고 바닥과 몸의 각도가 45도가 되도록 몸을 앞쪽으로 기댄다. 교도소에서는 주로 세면대가 제격이지만, 집에서 운동한다면 주방 조리대나 작업대를 이용할 수도 있다. 벽을 마주하고 서서 가슴 높이쯤 되는 곳에 손바닥을 붙이고 할 수도 있다. 팔꿈치는 아래쪽을 향하게 유지하고 어깨가 아닌 팔꿈치를 구부린다. 할 수 있는 만큼 혹은 상완이 몸통에 닿을 때까지 벽을 밀듯이 계속 몸을 앞쪽으로 움직였다가 다시 벽을 누르면서 몸을 세운다. 정확한 자세로 수십 차례 반복하면 삼두근이 살려달라고 애원하는 소리가 들릴 것이다.

몰타식 푸시업 Maltese Pushup

주로 체조선수들이 하는 푸시업을 아주 살짝 변형한 동작이다. 체조선수들의 링 훈련을 일부 모방했다. 풀 푸시업 자세와 약간 비슷해 보이지만, 양손은 골반과 일직선상이 되면서 가능한 한 멀리 몸에서 떨어뜨려 놓는다. 몸통과 양손의 위치를 선으로 이으면 몰타 십자가 모양과 비슷하다고 해서 붙여진 이름이다. 실제 전문가의 자세와 동작을 보지 않고서는 이해하기 어려운 푸시업 동작이다. 삼두근뿐 아니라 이두박근을 자극하지만, 팔꿈치 안쪽에는 무리가 갈 수 있다. 체조선수가 아니라면 무시해도 괜찮을 푸시업이다.

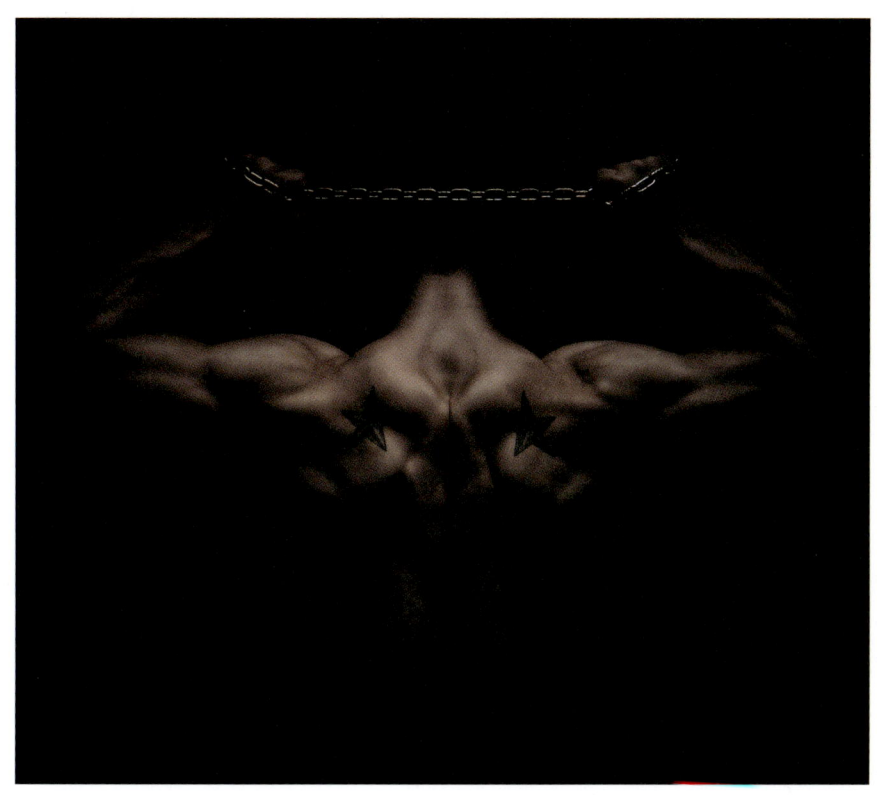

6 : The Squat

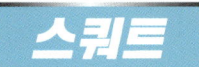

탄탄한 넓적다리

보통 사람들은 힘이라는 말에 상체를 연상한다. 넓은 어깨, 두꺼운 가슴, 굵은 팔 이런 것들을 힘센 남자의 주요 특징으로 여긴다. 하지만 다리에 대해 진지하게 생각하는 사람은 별로 없다. 어린아이한테도 근육을 보여달라고 하면 소매를 걷어 올리고 이두박근에 불끈 힘을 줄 것이다. 바지를 걷어 올려 넓적다리 근육에 힘을 주는 사람은 없다.

이런 사고방식은 헬스클럽을 찾는 사람들의 운동 방식에 영향을 미친다. 전 세계 어느 헬스클럽이나 웨이트 트레이닝 코너의 상황이 모두 비슷하다. 어깨와 몸통, 팔 운동을 하는 남자들이 보인다. 10대 청소년들이 벤치 프레스 기구를 이용하려고 줄을 서 있거나 삼두근 단련 운동 기구인 프리처 컬이나 케이블 푸시다운을 차지하기 위해 몸싸움하는 모습이 보인다. 전 세계 헬스클럽에서 하는 근력 운동의 90%는 상체 근육 강화 운동일 것이며, 그 가운데 약 50%는 팔 운동일 것으로 추측한다. 일반 헬스클럽에서 하체 운동을 열심히 하는 사람들은 손꼽을 정도밖에 보이지 않는다.

샌퀜틴 주립 교도소에서 만난 동료 재소자 한 명은 세계에서 가장 많은 회원들로 붐비는 헬스클럽 가운데 한 곳의 일반회원이었다. 근육질의 젊은이들이 모여 몸매를 자랑한다고 해서 '머슬 비치'라는 별칭이 붙은 캘리포니아 베니스비치 소재 헬스클럽 골드짐이었다. 골드짐에서는 아마도 보디빌더들과 힘을 쓰는 종목의 운동선수들이 최고의 회원으로 대접받았을 것이다. 스쿼트 랙(스쿼트를 안전하게 할 수 있도록 도와주는 장치—옮긴이)이 헬스클럽 뒤쪽 공간에 있었지만, 골드짐에서 운동하는 동안 사람들이 스쿼트 랙을 이용하려고 줄 서 있는 모습은 단 한 번도 본 적이 없다고 했다. 사실 하루 중 대부분은 비어 있는 채로 있었다고 한다. 세계적으로 유명한 골드짐의 상황이 이렇다면 미국 전역의 소규모 헬스클럽의 상황은 과연 어떨까?

힘의 원천

이런 사고방식은 사실과 완전히 배치된다. 운동선수의 진짜 힘은 상체와 팔이 아닌 엉덩이와 다리에 있다. 몸이 공중에 떠 있거나 두 다리를 바닥에서 떼고 앉아 있는 것이 아니라면 모든 팔의 움직임은 하체를 통해 전달되는 힘에 좌우된다. 많은 운동 동작에서 상체의 힘도 중요하지만, 탄탄한 하체가 받쳐주지 않는 상체의 힘은 전혀 쓸모가 없다.

주말에 운동을 몰아서 하는 열혈 회원들이나 '비치 보이' 유형의 회원들이 아닌 힘을 쓰는 종목의 운동선수들은 이 사실을 더 잘 이해한다. 거대한 이두박근과 정맥이 불거진 가슴 근육이 좋아 보일 수 있겠지만, 힘을 내는 데는 거의 도움이 되지 않는다. 올림픽 역도 경기 중 용상 종목은 전신의 힘을 쓰는 가장 좋은 사례다. 역도선수가 바벨을 자신의 머리 위로 들어 올린 채 버티고 있다고 해도 바벨을 들어 올리는 힘의 상당 부분은 '넓적다리'에서 나온다. 바벨 무게를 두 팔의 힘으로만 버티고 있는 것이 결코 아니다. 두 팔로만 버티기에는 너무나 무거울 따름이다. TV에서 역도 경기를 중계하면 자세히 살펴보자. 역도선수는 힘으로 바벨을 들어 어깨까지 올린 다음 몸을 살짝 낮췄다가 다리의 힘을 이용해서 바벨을 조금 더 띄운다. 그런 다음 양팔은 고정한 채 다리를 구부려 풀 스쿼트 자세로 바벨 아래에 몸을 밀어 넣는다. 그 자세에서 두 다리의 힘을 이용해서 일어나 역기를 머리 위로 들어 올린다. 용상 동작에서 실제 상체와 양팔의 중요성은 부차적일 뿐이다. 올림픽에 출전한 역도 선수들의 넓적다리는 엄청나다. 다른 운동보다 스쿼트에 많은 시간을 할애한다. 다리 힘의 중요성을 이해하고 있기 때문이다.

가장 무거운 중량을 드는 운동은 바벨을 바닥에서 골반 높이까지 들어 올리는 데드 리프트일 것이다. 현재 데드 리프트 세계기록을 가진 파워리프트선수 앤디 볼튼은 공인 조건에서 약 455kg을 들었다. 0.5톤에 가까운 무게다. 데드 리프트 동작은 전신 대부분의 근육을 사용하지만, 가장 큰 역할을 하는 것은 엉덩이와 넓적다리다. 특히 둔근(엉덩이를 가로지르는 근육), 햄스트링(둔부와 무릎 뒤쪽을 가로지르는 근육), 대퇴근(둔부와 무릎 앞쪽을 가로지르는 근육)을 사용한다. 벤치 프레스처럼 직접적인 상체 운동을 할 때 역시 다리가 중요한 역할을 한다. 휠체어를 타는 장애를 가진 파워리프트선수들의 상체가 거대할지 모르지만, 벤치 프레스 무게 기록은 올림픽에 출전한 선수들에 비해 한참 못 미친다. 다리를 통해 움직이는 힘을 전달할 수 없기 때문이다. 이런 사례들을 감안했을 때 진정한 힘은 상체가 아니라 하체에서 온다고 이해하는 것이 맞다.

앞선 설명은 힘을 쓰는 스포츠 종목과 관련된 것이지만, 상체 힘을 지나치게 강조하는 현상은 다른 대부분의 스포츠 종목에도 적용되는 듯하다. 안타깝게도 많은 운동선수에게 하체의 안정감과 하체 힘의 중요성은 다리 부상을 입었을 때만 또렷하게 다가온다. 무릎 손상이나 햄스트링 파열을 겪고 나면 하체가 정말 중요하다는 것을 분명하게 이해한다. 다리를 다쳤을 때 팔씨름, 주먹으로 치기, 밀기, 당기기 등 '상체' 동작을 시도해보면 거의 불가능하다는 점을 알게 된다. 달리기, 한 발 점프하기, 두 발로 점프하기, 발차기 등 하체 동작은 말할 것도 없다. 대부분의 운동 동작은 하체에 기반을 두고 있으며, 주로 다리 힘에 의존한다는 것은 말할 필요도 없다. 상체 힘은 상대적으로 적게 들어간다.

필드 스포츠에는 오래된 격언이 있다. '선수의 나이는 다리만 보면 알 수 있다.' 예전부터 운동선수가 나이가 들기 시작하면 가장 먼저 눈여겨보는 것이 다리 근력이었다. 하체 근력의 저하는 늦출 수 있고 확실히 되돌릴 수도 있지만, 상체 근육 훈련만으로는 성공할 수 없는 일이다. 다리 훈련을 하는 방법을 배워야 한다. 6장에서는 하체 훈련과 관련된 우리가 알아야 하는 모든 것을 살펴보고자 한다.

다리 훈련을 방해하는 현대식 운동법

현대식 운동법의 다리 훈련 방식은 수없이 많지만 대부분 넓적다리의 개별 근육을 고립시키는 운동이다. 레그 익스텐션과 시시 스쿼트는 대퇴사두근을 고립시키고, 레그 컬은 대퇴이두근을 고립시키고, 하이퍼 익스텐션은 둔근을 집중적으로 자극한다. 이외에도 특정 다리 근육이나 다리 근육군을 자극하는 운동기구와 케이블을 이용한 운동 종류가 수십 가지가 된다. 하지만 이런 운동들은 현대인들에게 보너스가 되기는커녕 대부분의 경우 부정적인 영향을 미친다. 새로운 방식의 다리 운동 중 상당수가 다른 다리 근육을 고립시키도록 만들어졌기 때문이다.

이런 방식은 하체에서 어느 특정 부위만 집중적으로 훈련하고 싶은 일류 보디빌더에게는 유용할 수 있지만, 전체 근육량과 기능적 힘을 키우는 데는 거의 도움이 되지 않는다. 다리 근육은 별개가 아닌 하나의 통합 체계로 움직이도록 진화했기 때문이다. 다양한 고립 방식으로 다리를 운동하는 지금의 운동법은 오히려 기능적 힘과 하체의 운동 능력을 감소시킬 수도 있다. 다리 근육의 자연스러운 반사 작용이 시너지 효과를 내지 못하게 만들기 때문이다.

다리의 힘과 운동 능력을 키우는 가장 좋은 방법은 가능한 많은 다리 근육을 자극하는 몇 가지 방법만 이용하는 것이다. 이상적인 방식은 단 한 가지 운동법만 실시하는 것이다. 하체의 모든 근육을 자극하는 운동법을 찾을 수 있다면 말이다.

실제 그런 운동법이 존재하며, 고대 이후 운동선수들에게 잘 알려져 있기도 하다. 전 세계인의 신체 단련 역사에서 상당히 중요한 영역을 차지하기 때문에 다양한 이름으로 알려져 있다. 영어권 국가에서는 '스쿼트' 혹은 '딥 니 벤드'라고 한다. 신체 단련이 맨몸 스쿼트를 기반으로 구성된 인도에서는 '바이탁'이라고 부른다.

스쿼트로 자극받는 근육

한 가지 운동이 하체 전부를 자극할 수 있다는 생각에 주저하는 사람이 있겠지만, 스쿼트의 경우 높은 평가를 받을만한 가치가 있다.

정확히 어떤 동작을 스쿼트라고 하는 걸까? 기본적으로 하체에서 중요한 관절 세 부분, 즉 골반, 무릎, 발목을 구부려서 상체를 낮추는 동작을 말한다. 스쿼트를 설명할 때 대개는 무릎을 구부리는 동작에 초점을 맞춘다. 실제 스쿼트를 '니 벤드' 혹은 '딥 니 벤드'라고 부르기도 한다. 하지만 어디에도 기대지 않고 스쿼트 자세를 취하려면 골반, 무릎, 발목 이 세 부위의 관절을 모두 구부려야 한다. 발목과 골반은 구부리지도 않고 무릎만 구부리려고 하면 몸이 뒤로 넘어진다. 축이 되는 세 부위 모두 움직이지 않고 스쿼트를 하기란 불가능하다. 하체의 이 세 가지 주요 관절은 서로 조화를 이뤄 움직이도록 진화했다.

골반을 구부리는 데는 엉덩이 위쪽의 소둔근과 그 주변의 중둔근뿐만 아니라 대둔근이 중요한 역할을 한다. 대퇴근막장근(골반 주변에 붙어 있는 근육-옮긴이), 이상근(엉덩이의 평평한 근육-옮긴이)처럼 크기는 더 작은 십여 가지 근육도 한몫을 한다. '쇠사슬의 강도는 가장 약한 고리에 달려 있다'는 말이 있다. 분명 골반대에도 해당되는 말이다. 골반 주변의 다른 여러 근육이 비교적 크기가 작다고는 해도 골반이 튼튼하고 건강하려면 이런 작은 근육의 힘이 중요한 역할을 한다. 몸을 앞으로 움직이는 동작 때문에 척추와 허리 주변의 근육 역시 스쿼트 자세에서 제 몫의 자극을 받는다. 특히 중요한 허리 근육들이 자극을 받는다. 딥 스쿼트 자세는 내장 기관을 자극해 내장 기관을 보호하는 복근과 복횡근 또한 강해진다.

무릎을 구부리는 동작은 넓적다리 앞쪽의 대퇴사두근을 강하게 자극한다. 근육 이름이 암시하는 것처럼 대퇴사두근은 네 가지 면으로 구성되어 있다. 넓적다리의 바깥쪽의 넓은 근육인 외측광근, 넓적다리 가운데의 심부근육인 중간광근, 넓적다리 앞쪽의 '세밀한' 근육 대퇴직근, 무릎 위쪽 '눈물방울' 모양의 근육인 내측광근이다. 무릎을 펼 때 이 네 근육은 모두 조금씩 다른 역할을 한다. 어떤 근육이 가장 많은 자극을 받는지는 동작의 강도에 달려있다. 강도가 높으면 대개 내측광근을 자극하고, 강도가 낮으면 외측광근을 자극한다. 하지만 스쿼트 동작은 이 네 근육을 모두 강하게 자극한다. 스쿼트가 기구 없이 대퇴사두근을 키우는 데 가장 좋은 동작이라는 사실은 전문가들에게 이미 충분히 알려져 있다.

　스쿼트는 또한 흔히 '햄스트링'이라고 알려진 넓적다리 뒤쪽의 근육군인 반건양근, 반막양근, 대퇴이두근도 자극한다. 하지만 요즘 헬스클럽에서 운동하는 사람들 대부분은 특수 제작된 레그 컬 기구를 이용해서 햄스트링을 단련한다. 애석한 일이다. 레그 컬은 햄스트링의 힘을 키우기에 생체 의학적으로 가장 좋지 않은 자세를 취하며, 결과적으로 근육이나 힘을 키우는 데 크게 도움이 되지 않기 때문이다. 예전 스트롱맨들과 보디빌더들은 스쿼트가 대퇴사두근뿐 아니라 햄스트링까지 넓적다리 전체를 자극한다는 점을 이해하고 있었고, 대부분은 다리 운동으로 스쿼트 동작만 집중적으로 실시했다. 덕분에 몸 전체의 힘이 좋아졌다. 스쿼트가 햄스트링을 단련시킨다는 사실을 믿을 수 없다면 직접 시험해보자. 넓적다리 뒤쪽을 움켜잡고 스쿼트를 해보면 넓적다리 뒤쪽 근육 전체가 단단하게 수축하는 것을 느낄 것이다. 이론적으로 대퇴사두근과 햄스트링은 몸을 움직일 때 동시에 수축하지 않아야 한다. 다리의 앞과 뒤, 즉 서로 반대쪽에 위치하기 때문이다. 하지만 스쿼트를 하면 대퇴사두근과 햄스트링이 동시에 강하게 수축된다. 운동 생리학자들은 이 현상을 '롬바르드의 역설'이라고 부른다.

　대퇴골은 사람의 몸에서 가장 길고 단단한 뼈다. 쪼그려 앉아 스쿼트 자세를 취하면 대퇴골 하부가 앞으로 움직인다. 경골(정강이뼈)과 비골(종아리뼈)도 그에 맞춰 앞으로 움직이게 된다. 무릎 관절에서 대퇴골에 연결된 부위가 움직이는 것이다. 이어 발목이 자동적으로 구부러지면서 종아리 근육과 아킬레스건은 늘어나고 정강이 근육인 전경골근도 수축하면서 단단해진다. 다시 힘을 줘서 일어서려면 발목은 원위치로 돌아가야 한다. 이 과정에서 납작한 비장근, 다이아몬드 모양의 비복근 같은 종아리 근육뿐 아니라 발목의 힘줄이나 작은 근육에도 강한 자극이 간다. 몸의 균형을 잡고 안정적인 자세를 유지하기 위해 발의 근육 또한 강하게 단련된다. 많은 보디빌더들이 종아리 훈련을 직접적으로 하지 않는다. 스쿼트 동작은 종아리 근육을 두껍고 단단하게 한다.

이 모든 근육들이 스쿼트 동작을 통해 충분히 제대로 자극된다.

바벨 내려놓기

앞서 살펴본 내용이 조금은 해부학 수업 같았던 점에 대해서는 사과한다. 하지만 내 목적은 스쿼트가 정말 최고의 하체 운동이고 실제로 모든 하체 근육을 자극한다는 점을 증명하기 위해 가능한 많은 증거를 제시하는 데 있었다. 내가 말한 내용에 동의하든 그렇지 않든 적어도 스쿼트가 대단히 효과적인 운동이라는 사실을 입증하는 데 도움이 되었으면 한다.

내가 아직까지 전혀 입증하지 않은 것은 바벨을 들고 하는 스쿼트보다 자신의 몸무게를 이용한 맨몸 스쿼트가 뛰어난 이유다. 결국에는 같은 동작이라는 주장이 있다. 사실 겉으로 보기에 바벨 스쿼트가 더 높은 단계의 운동처럼 보이기도 한다. 힘이 좋아지면 바벨 무게를 단계적으로 늘릴 수 있기 때문이다.

그렇지만 이 정도까지 읽었다면 이 문제에 관해 내 견해가 어떨지 충분히 예상될 것이다. 바벨 스쿼트는 맨몸 스쿼트의 적수가 되지 못한다.

바벨 스쿼트에는 몇 가지 문제가 있다. 바벨 스쿼트 동작을 모방하도록 고안된 운동 기계를 이용한 운동도 마찬가지다. 가장 중요한 문제는 다리에는 사람의 몸에서 가장 크고 힘센 근육이 있다는 점이다. 다리 근육을 자극하기 위해서는 무거운 중량이 필요하다는 의미다. 하체 근육은 하루 종일 온몸을 지탱할 수 있게 길들여졌기 때문에 하체 훈련에 빠르게 적응한다. 그 결과 시간이 가면서 점점 더 무거운 중량을 사용해야 한다. 결국 오랜 시간 바벨 스쿼트 방식이나 비슷한 기계로 운동한 사람은 단지 근육을 계속 단련시키기 위해 어마어마한 중량을 이용해야 한다. 스쿼트 도사들 사이에서 230kg이 넘는 바벨을 이용하는 것은 흔한 일이고, 약물에 의존하지 않고 근육을 키운 경우가 그 정도다. 웨이트 기구를 이용해서 스쿼트를 할 때는 크고 무거운 바를 등 위쪽에 놓아야 한다.(가슴 위쪽에 바를 놓고 스쿼트를 하는 사람들도 있지만, 자세가 자연스럽지 않고 상체 부상을 유발할 수 있으므로 프리 웨이트 기구의 무게를 낮춰야 한다.) 무거운 중량을 등 위쪽에 놓으면 척추에 수직으로 엄청난 하중이 실린다. 이렇게 되면 척추 디스크가 압박을 받아서 요통이나 근육 좌상부터 좌골 신경통, 디스크 돌출까지 다양한 질환이 생길 수 있다. 또한 스쿼트를 하는 동안 몸이 과도하게 앞으로 쏠릴 수 있어서 아래쪽 등 근육이 접질릴 수 있고, 무릎이 안쪽으로 향하게 되면 무릎 관절에 가해지는 압력이 커진다. 키가 큰 사람들에게는 이 모든 문제가 복합적으로 나타난다. 긴 다리 뼈 때문에 생체 의학적으로 자세가 상당히 불안하기 때문이다. 키가 클수록 언급한 문제에 해당될 가능성도 높아진다. 어마어마한 무게의 바벨을 들고 스쿼트를 하는 사람들이 키가 작다는 점은 결코 우연이 아니다.

　맨몸 스쿼트는 외부 하중의 영향을 받지 않는다. 무거운 하중이 허리나 어깨에 실리지 않고, 척추나 관절에 무리를 주는 부자연스러운 자세를 억지로 취하지 않는다. '죄수 운동법'에서는 단계적으로 난이도가 올라가는 맨몸 트레이닝 동작 시리즈를 차례로 거쳐 최고의 다리 운동인 한발 풀 스쿼트 단계에 도달한다.

　한발 스쿼트 동작의 효과는 굉장하다. 첫 번째 확실한 효과는 힘이다. 몸무게가 90kg 정도인 사람이 한발 스쿼트를 터득하면 기본적으로 등에 90kg을 들고 두 발로 스쿼트를 하는 것과 비슷하다. 바벨 스쿼트는 골반 뒤쪽 근육만 발달시키지만, 한발 스쿼트는 한쪽 다리를 들고 있는 자세 때문에 골반 앞쪽과 옆쪽의 근육도 동시에 자극된다. 또한 바벨 스쿼트를 하는 사람들을 괴롭히는 재발성 골반 증상을 방지하고, 근육을 균형 있게 발달시킬 수 있다. 두 번째 중요한 효과는 균형감각이다. 하루 일과 중 한발로 서 있어야 하는 사람이 거의 없기 때문에 한발로 서려면 균형감각이 얼마나 중요한지 아는 사람도 극히 드물다. 몸을 위아래로 움직이면서 근육을 단련하는 것은 아주 강도 높은 신체 조정 능력 운동이다. 또한 한발 스쿼트는 바벨 스쿼트에 비해 훨씬 더 '기능적'이다. 본래 대부분의 동작이 한 번에 한 쪽 팔다리를 움직이기 때문이다. 발차기, 뛰어오르기, 기어오르기 같은 동작을 생각해봐도 알 수 있다. 외부 하중을 이용한 스쿼트보다 맨몸 스쿼트가 훨씬 자연스러운 방식이라는 사실은 세트 사이에 몸이 더 빨리 회복된다는 의미이기도 하다. 놀랍지만 사실이다. 한발 스쿼트는 집중력도 향상시킨다. 동작을 실시하는 내내 두 다리는 완전히 다른 종류의 움직임을 실시하기 때문이다. 한발 스쿼트가 바벨 스쿼트보다 훨씬 뛰어나다는 점은 의심할 여지가 없다.

스쿼트에 대한 견해

처음부터 끝까지 스쿼트 방법만 다룬 책들도 많다. 나 역시 운동을 하는 동안 스쿼트는 반드시 해야 한다는 생각이다. 스쿼트는 매우 유용한 운동 중 하나다. 그렇기 때문에 오랜 기간을 두고 자신의 스쿼트 능력과 자세를 파악할 필요가 있다. 누구나 평생 건강을 유지하고 싶을 테니까 말이다. 그렇게 되면 개인적인 운동 방식이 자연스럽게 만들어질 것이다. 운동 동작 부분에서 자세와 관련된 몇 가지 주의 사항을 설명하겠지만, 사소한 점을 일률적으로 나열하는 대신 시도해볼 만하고 도움이 될 몇 가지 아이디어를 설명하고자 한다. 어떤 경우에는 방향을 지시받는 것보다 나침반을 가지고 있는 편이 낫다. 스쿼트가 그런 경우다. 읽고 시험하고 다듬고 연습해보자. 내가 제시한 아이디어에 동의하는지 그렇지 않은지는 중요하지 않다. 출발점으로 사용하면 그뿐이다. 그리고 스쿼트를 시작하자.

- ⊕ 스쿼트 동작에서 내려가는 정도를 달리하면 발달되는 근육도 다르다. 완전한 관절가동범위를 사용할 때 모든 근육이 고르게 발달한다. 풀 스쿼트 동작을 마스터 하는 것으로 목표를 정해야 하는 이유다. 몇몇 단계는 하프 스쿼트 동작이지만, 풀 스쿼트 단계로 가기 위한 도움 과정일 뿐이다. 하프 스쿼트 동작은 반드시 풀 스쿼트 동작으로 나아가야 한다.
- ⊕ 스쿼트의 완전한 관절가동범위는 어떻게 될까? 햄스트링이 종아리를 누르고 더 이상 내려갈 수 없을 때까지 앉았다가 넓적다리와 무릎의 힘으로 누르면서 두 다리가 완전히 펴질 때까지 일어서는 것이다. 이렇게 하는 동작이 풀 스쿼트다.
- ⊕ 끝까지 내려앉는 것이 무릎에 좋지 않다고 생각하는 사람들도 있다. 이것은 사실이 아니다. 기존에 무릎 질환이 있을 경우에만 무릎에 무리가 될 뿐이고, 그런 경우라고 해도 무릎 질환을 완화하는 데 도움이 될 수 있다. 무릎 힘줄은 낮은 자세를 취할 준비가 되지 않으면 접질릴 수 있지만, 단계별 동작을 차근차근 실시하면 풀 스쿼트를 수월하게 할 정도로 무릎이 강해질 것이다.
- ⊕ 마찬가지로 수많은 보디빌더들은 앉았다가 일어섰을 때 두 다리를 완전히 곧게 펴는 방식을 좋아하지 않는다. 넓적다리 근육이 쉴 수 있게 되어 긴장이 사라진다고 생각한다. 다리를 완전히 곧게 펴면 근육이 받는 자극이 잠깐 사라지는 것은 사실이지만, 잠깐 취한 휴식으로 동작을 다시 실시할 때 더 큰 힘을 낼 수 있다면 오히려 좋을 수 있다. 스쿼트할 때 두 다리를 완전히 펴도록 한다.

⊕ 올라가는 동작만큼 내려가는 동작에서도 긴장을 늦추지 않는다. 그냥 몸을 낮추는 것이 아니라 근육을 긴장한 채 자세를 낮춘다.

⊕ 내려갈 때 몸이 앞으로 구부러지겠지만, 지나치게 앞으로 숙이지 않도록 한다. 그렇게 되면 골반에 무리가 가면서 넓적다리는 자극이 덜 된다. 앞으로 숙이는 자세는 필요하지만, 허리를 앞으로 구부리는 습관은 들이지 않는다.

⊕ 스쿼트 동작의 낮은 자세는 앉는 것과 다름없다. 스쿼트를 한다고 생각하는 대신 그냥 앉는다고 생각하면 몸을 좀 더 자연스럽게 낮추는 데 도움이 될 수 있다. 올바른 골반 자세를 유도하기 때문이다. 엉덩이를 뒤로 빼라는 말을 고상한 방식으로 표현한 셈이다.

⊕ 스쿼트 동작에서 가장 컨트롤하기 어려운 부분은 밑에 내려갔을 때다. 거의 모든 운동에서 그렇겠지만, 스쿼트는 유독 그렇다. 특히 한발 스쿼트처럼 난이도가 높은 동작이라고 해도 재빨리 내려갔다가 곧장 바로 튀어 오르는 식으로 반동하는 일은 삼가야 한다. 무릎 연골 조직에 영구적으로 심각한 손상을 줄 수 있다. 대신 초급 단계의 스쿼트 동작들을 차근차근 마스터해서 힘줄의 힘을 서서히 키우도록 한다.

⊕ 기본 운동 '빅 6'에 속하는 모든 동작의 경우, 낮은 자세에서 1초 정도 멈출 것을 권한다. 위험한 반동 동작을 막을 수 있는 탁월한 방법이다.

⊕ 낮은 자세에서 잠시 멈추는 것은 좋은 습관이지만, 모든 문제의 해결책은 아니다. 잠시 멈추더라도 여전히 속임수를 쓸 수 있다. 앉은 자세에서 다시 일어설 때 몸을 앞으로 흔드는 사람들도 있다. 이렇게 하면 반동으로 처음 몇 센티미터는 올라가는 게 더 쉬워지겠지만, 무릎에 부담을 준다. 앉은 자세를 유지하다가 다리의 힘만 이용해서 몸을 위로 밀어 올린다. 이 동작을 할 수 없다면 스쿼트 운동을 하기에 너무 허약한 셈이다. 더 쉬운 단계로 돌아가서 연습한다.

⊕ 스쿼트를 할 때 뒤꿈치를 바닥에서 올려야 하기 때문에 뒤꿈치 아래에 널빤지나 벽돌을 놓는 사람들이 있다. 이것은 좋지 못한 습관이다. 뒤꿈치를 올

려야 하는 것은 균형감각이나 신체 구조와 아무런 연관이 없고, 발목 가동성과 아킬레스건의 유연성 부족과 깊은 관련이 있다. 인대와 힘줄이 뻣뻣하면 스쿼트 동작을 할 때 발목이 충분히 구부려지지 않고 뒤꿈치는 올라가게 된다. 널빤지는 사용하지 않는다. 도움 없이 쪼그려 앉을 수 있을 때까지 종아리를 스트레칭 한다.

⊕ 앞서 언급했듯이, 스쿼트 동작은 몸의 가장 큰 근육들을 포함해서 여러 근육을 자극한다. 장점이 아주 크지만, 동시에 많은 노력이 필요한 운동이라는 단점도 있다. 스쿼트의 인기가 점차 줄어들고 수많은 대체 운동이 개발된 이유 중 하나이다. 이를 악물고 견뎌보자. 몇 개월 지나면 몸과 마음이 고통에 익숙해지고, 스쿼트 자세도 웬만큼 괜찮다는 생각이 들 것이다.

⊕ 나는 스쿼트를 할 때 양손을 앞으로 나란히 편 자세를 유지한다. 낮은 자세에서 균형을 유지하는 데 도움이 된다. 무게 중심의 일부를 앞으로 보내기 때문에 특히나 키가 큰 경우 뒤로 넘어지는 가능성을 차단할 수도 있다. 맨몸 스쿼트를 하는 사람들 중에는 양손을 골반이나 어깨에 놓거나 양팔을 가슴 앞에서 교차하는 방식을 선호하는 경우도 있다. 손의 위치는 동작에 따라 자신에게 가장 편안한 자세를 찾는다.

⊕ 많은 사람들이 스쿼트를 꺼린다. 오래된 무릎 부상이 더 나빠질 거라는 생각 때문이다. 사실은 대체로 그 반대다. 풀 스쿼트를 하면 혈액순환이 개선되고 관절가동범위가 늘어나면서 몸속 노폐물이 제거되고 오래된 반흔조직(상처가 나서 죽은 세포와 그 주변의 비삼투성 보호물질로 형성된 세포들로 이루어진 섬유성 조직-옮긴이)을 늘여서 통증을 줄인다. 무릎 및 그 주변 근육과 힘줄은 힘과 유연성이 좋아지고, 향후 부상 가능성은 줄어든다.

⊕ 가장 흔한 무릎 부상은 전방십자인대(ACL) 파열이다. ACL은 무릎을 지탱하는 인대이며, 바닥에 발을 디디면서 무릎이 억지로 뒤틀렸을 때 완전히 혹은 부분적으로 파열되는 경우가 많다. ACL 부상은 풋볼, 축구, 레슬링, 격투기 등 상대와 몸을 직접 부딪치며 하는 스포츠에서 흔하다. 무릎 구조는 복

잡해서 ACL이 파열되는 동시에 반월상연골판이라고 하는 연골 조직이 찢어지기도 한다. 이때 수술로 ACL을 재건할 수 없다면 무릎 관절이 굉장히 불안정할 수 있고, 경우에 따라서는 갑자기 탈골될 수도 있다. 하지만 스쿼트 동작은 결코 ACL 부상을 악화시키지 않으며 오히려 도움이 된다. 발의 위치가 올바르면 탈골될 일도 거의 없다. 스쿼트는 대퇴사두근을 강화한다. 대퇴사두근은 ACL의 대리 역할을 하며 몸이 움직이는 동안 무릎을 단단히 고정시킨다. 부상 이후 스쿼트를 했을 때 통증이 나타나거나 무릎이 조이는 느낌이 들면 대개는 파열된 연골 조직 때문이다. 이 경우는 운동은 도움이 되지 않고, 수술로 찢어진 연골 조직을 제거해야 한다. 대부분 키홀 수술(수술 부위를 아주 조금만 절개한 뒤 레이저 광선을 이용해서 하는 수술-옮긴이) 방식이기 때문에 수술 당일 퇴원할 수 있다. 이 경우에 해당된다면 그만 고민하고 수술 받기를 권한다.

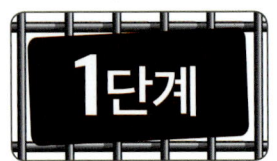

숄더스탠드 스쿼트
Shoulderstand Squat

⊕ 초급자 기준: 10회 1세트
⊕ 중급자 기준: 25회씩 2세트
⊕ 상급자 기준: 50회씩 3세트

스쿼트 운동을 시작하고 싶은 사람을 위한 완벽한 준비운동이다. 몸을 거꾸로 세운 자세이기 때문에 무릎이나 등허리를 통해 전달되는 하중은 사실상 없다. 등이나 무릎 부상이 있다거나 수술 이후 다시 다리 움직임이 중요한 스포츠를 하려는 경우에 안성맞춤인 재활운동이다. 사실 하체보다 상체에 더 힘이 가는 동작이다. 하지만 뻑뻑한 관절을 풀어주어 관절가동범위를 늘리고 초보자가 완벽한 자세를 갖추는 데 도움이 된다.

Point

1 : 바닥에 등을 대고 누운 다음 무릎을 충분히 구부린다. 양손은 바닥을 밀고 두 다리는 바닥을 차듯이 공중으로 들어 올린다. 이 자세에서 양손은 바닥에서 떼서 등허리를 받치고 상완은 바닥에 단단히 고정시킨다. 어깨와 등 위쪽, 상완 뒷부분으로 지탱하는 물구나무서기 자세가 된다. 이 세 부분으로 몸무게를 계속 지탱해서 목에 가는 부담을 줄이도록 한다. 골반 부분이 구부러지지 않고 온몸을 곧게 펴서 고정시킨다. 이것이 시작 자세다.

2 : 되도록 몸통을 곧게 편 자세를 유지한 채 무릎이 이마에 닿을 때까지 골반과 무릎을 구부린다. 이것이 마무리 자세다. 두 다리를 다시 일직선으로 뻗어서 시작 자세로 되돌아간 다음 동작을 반복한다.

Tip

첫 번째 시도에서 모든 사람이 무릎을 이마에 닿게 할 수는 없다. 매번 실시할 때마다 무릎의 높이를 낮추면 곧 관절이 풀어진다. 복부가 아주 많이 나온 경우에는 뱃살이 방해되기 때문에 사실상 불가능한 동작이다. 과도한 뱃살이 줄어들 때까지 빈속으로 연습한다.

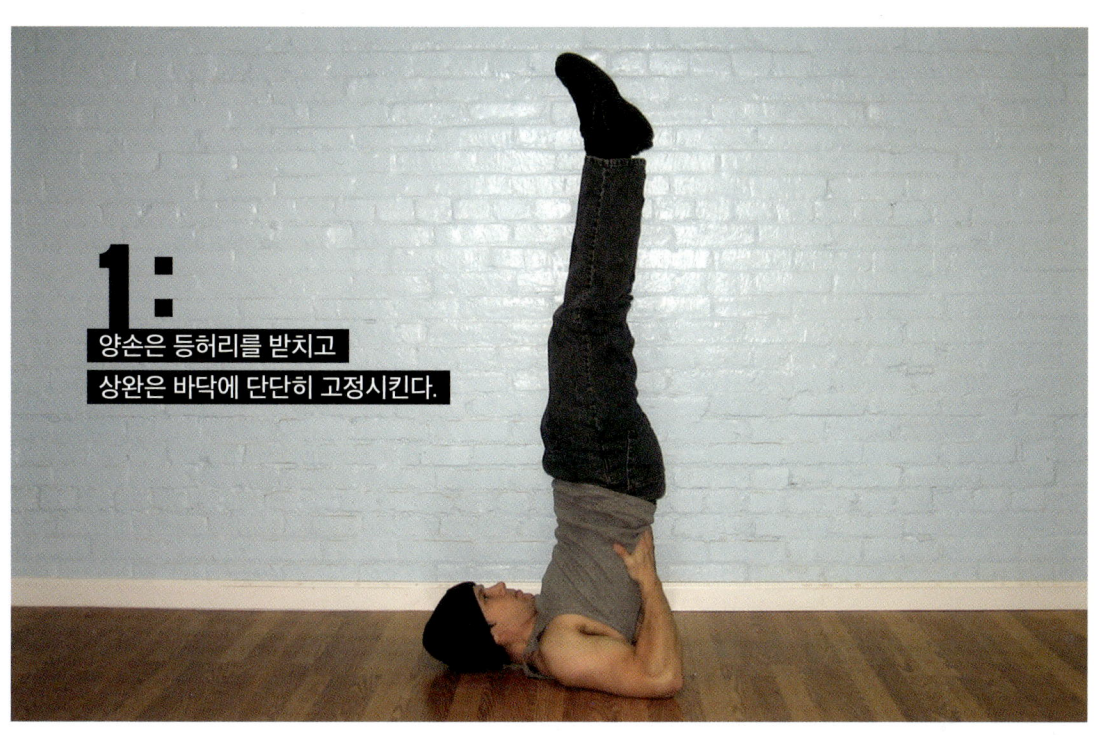

1: 양손은 등허리를 받치고 상완은 바닥에 단단히 고정시킨다.

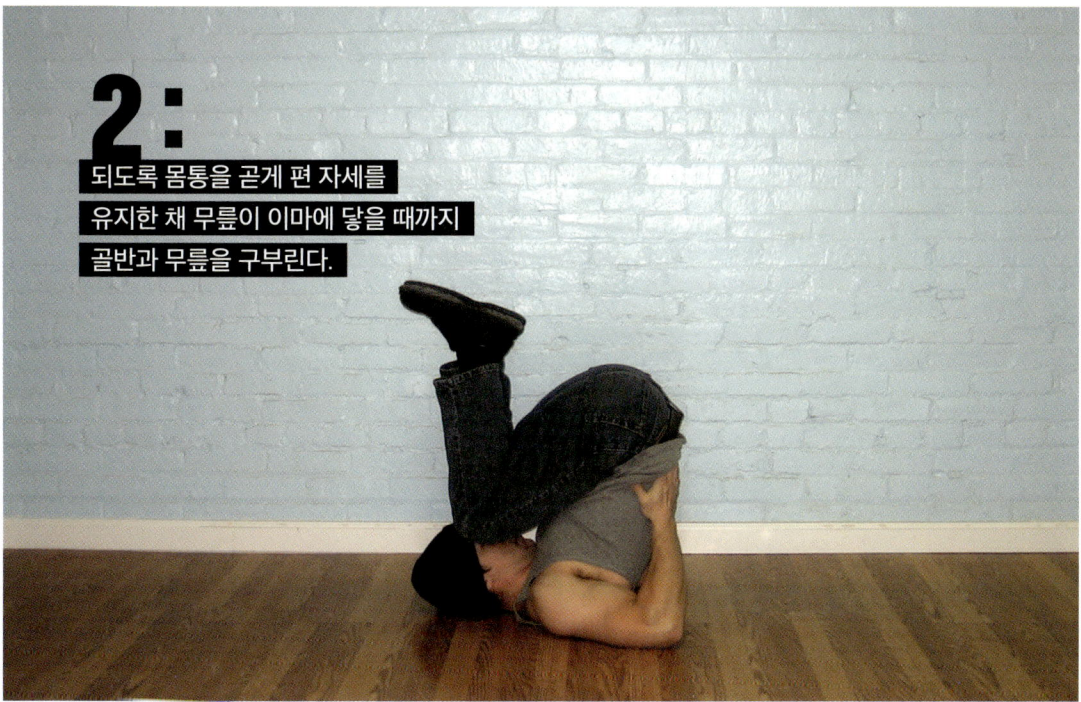

2: 되도록 몸통을 곧게 편 자세를 유지한 채 무릎이 이마에 닿을 때까지 골반과 무릎을 구부린다.

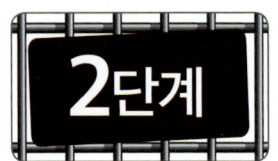

잭나이프 스쿼트
Jackknife Squat

⊕ 초보자 기준: 10회 1세트
⊕ 중급자 수준: 20회씩 2세트
⊕ 상급자 수준: 40회씩 3세트

몸통을 앞으로 비스듬히 기울여서 상체가 다리 바로 위에 있지 않도록 한다. 그렇게 하면 몸무게 일부가 양팔에 전달된다. 동작의 난이도는 일반 풀 스쿼트(5단계)의 절반 수준에 불과하지만, 더 어려운 단계의 동작을 실시할 수 있도록 하체 근육과 힘줄을 단련하기에 좋은 방법이다. 올바른 자세로 실시하면 초보자들이 풀 스쿼트의 낮은 자세를 마스터하는 데 필요한 아킬레스건의 유연성과 균형감각을 기를 수도 있다.

Point

1 : 무릎 높이나 종아리 위쪽 정도 오는 높이의 단단한 기구 앞에 선다. 작은 커피 테이블이나 의자, 침대도 좋다. 두 발은 어깨너비나 그보다 조금 더 벌린다. 다리는 완전히 곧게 편 상태를 유지한 채 양 손바닥이 기구에 닿을 때까지 골반을 구부린다. 몸을 앞으로 조금 숙여서 몸무게 일부가 양손에 전달되도록 한다. 이것이 시작 자세다.

2 : 가능한 몸통은 바닥과 나란한 상태를 유지하면서 햄스트링이 종아리에 닿고 더 이상 내려갈 수 없을 때까지 무릎과 골반을 구부린다. 이것이 마무리 자세다. 팔다리 양쪽에 힘을 주면서 몸을 밀어 올려 시작 자세로 돌아간다. 동작을 실시하는 동안 뒤꿈치는 항상 바닥에 붙인다.

Tip

이 동작에서 가장 어려운 부분은 바로 앉은 자세를 취할 때다. 자신의 몸무게 대부분이 두 다리에 실리기 때문이다. 이 점이 어렵다면 동작을 실시할 때마다 쪼그려 앉는 높이를 조금씩 낮춰본다. 다리에 쏠리는 부담을 덜기 위해 팔에 힘을 더 주고 일어서는 것도 방법이다. 다리 힘이 좋아지면 팔 힘을 줄이고 다리 힘에 의지해서 일어선다.

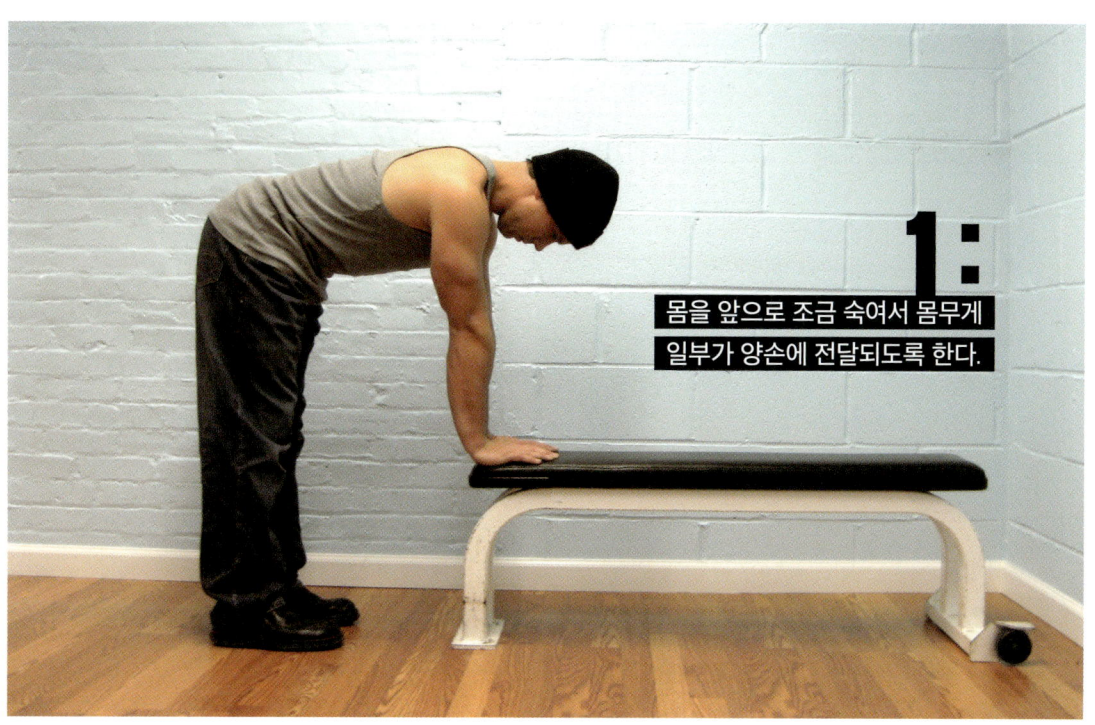

1: 몸을 앞으로 조금 숙여서 몸무게 일부가 양손에 전달되도록 한다.

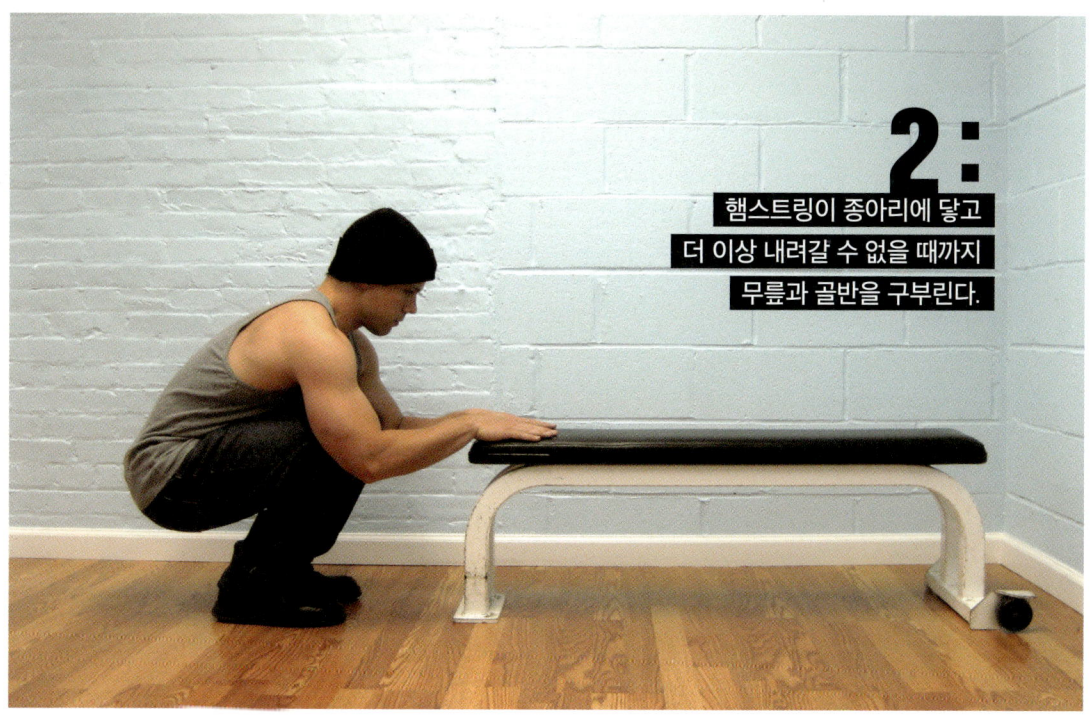

2: 햄스트링이 종아리에 닿고 더 이상 내려갈 수 없을 때까지 무릎과 골반을 구부린다.

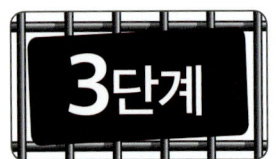

도움 스쿼트
Supported Squat

⊕ 초보자 기준: 10회 1세트
⊕ 중급자 기준: 15회씩 2세트
⊕ 상급자 기준: 30회씩 3세트

하프 스쿼트로 넘어가기 전 마지막 단계의 스쿼트 동작이다. 몸무게 대부분이 다리에 실리는 잭나이프 스쿼트에서 사실상 몸무게 전체가 다리에 실리는 하프 스쿼트로 넘어가기 전 이상적인 연결 동작이다. 하체 유연성과 힘을 꾸준히 키우는 데 도움이 된다. 무릎의 힘줄과 인대, 부드러운 조직을 단련시킨다. 완벽한 자세를 유지하고, 무엇보다 반동이 아닌 힘만 이용해서 앉은 자세에서 일어서는 능력을 키우는 데 좋은 방법이다.

Point

1 : 두 발을 어깨너비나 그보다 조금 더 벌리고 똑바로 선다. 양팔은 곧게 앞으로 뻗어 팔꿈치를 살짝 구부린 다음 넓적다리보다 높은 단단한 기구 위에 양손을 올린다. 책상이나 튼튼한 세면대, 의자 정도면 충분하다. 이것이 시작 자세다.

2 : 가능한 등을 곧게 편 채 햄스트링이 종아리에 닿아 더 이상 내려갈 수 없을 때까지 골반과 무릎을 구부려 몸을 낮춘다. 이것이 마무리 자세다. 잠시 멈췄다가 다리 힘을 이용해서 몸을 밀어 올린다. 특히 앉은 자세에서 다리에 전해지는 부담을 조금이라도 줄이려면 손을 대고 있는 기구를 누르는 방식으로 팔 힘을 조금 써서 일어선다. 양팔은 완전히 곧게 편 상태를 유지한다. 동작 처음부터 끝까지 뒤꿈치는 계속 바닥에 붙인다.

Tip

도움 스쿼트를 할 때 어느 정도의 다리 힘이 필요한지 조절하는 방법은 간단하다. 하체의 부담을 줄이려면 상체의 힘을 더 사용하면 그만이다. 그렇게 해서 앉은 자세가 점점 편해지면 일어설 때 양팔의 힘을 덜 쓰도록 한다.

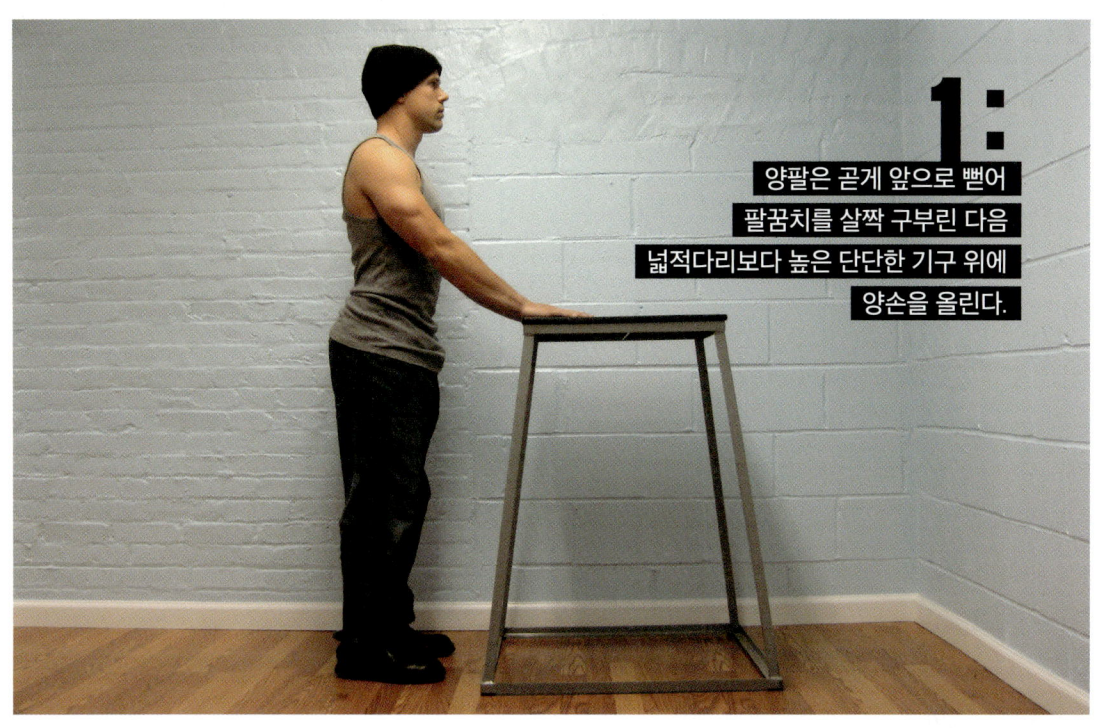

1: 양팔은 곧게 앞으로 뻗어 팔꿈치를 살짝 구부린 다음 넓적다리보다 높은 단단한 기구 위에 양손을 올린다.

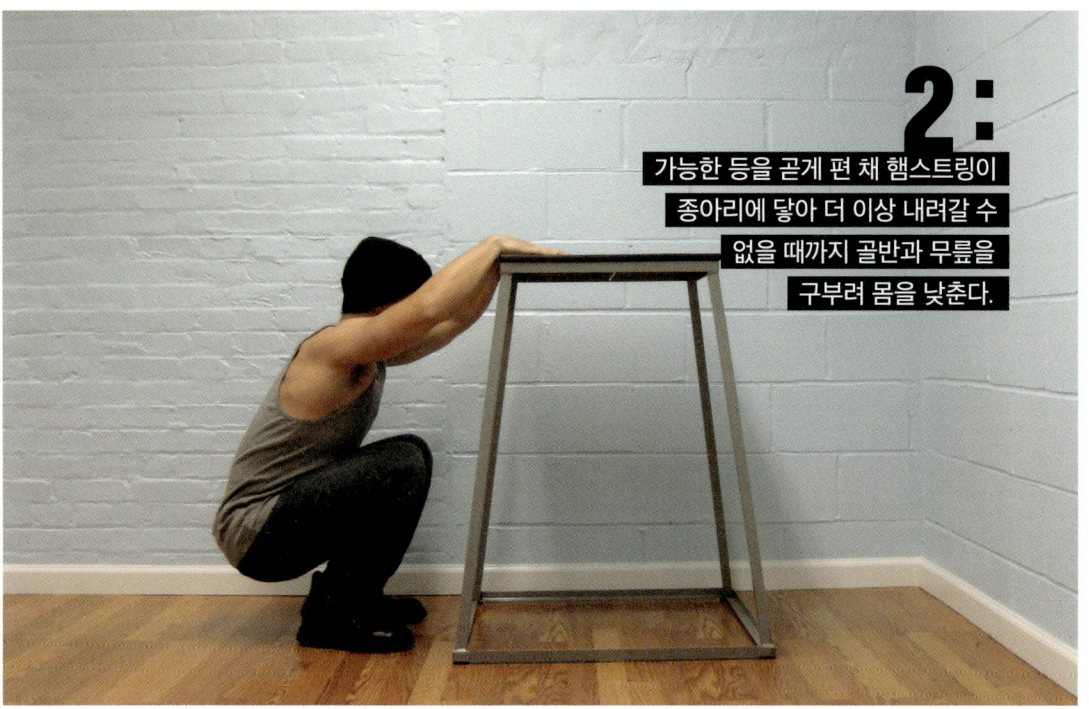

2: 가능한 등을 곧게 편 채 햄스트링이 종아리에 닿아 더 이상 내려갈 수 없을 때까지 골반과 무릎을 구부려 몸을 낮춘다.

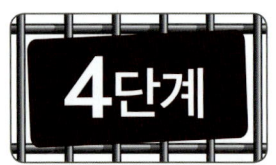
하프 스쿼트
Half Squat

⊕ 초보자 기준: 8회 1세트
⊕ 중급자 기준: 35회씩 2세트
⊕ 상급자 기준: 50회씩 2세트

아무런 도움도 받지 않고 몸무게 전체를 하체로 지탱하는 스쿼트 시리즈의 첫 번째 단계이다. 그만큼 신경을 써야 하는 동작이다. 더 어려운 스쿼트 동작을 잘 해내기 위해 필요한 균형감각과 기본자세를 터득할 수 있다. 자신의 체형에 가장 잘 맞는 무릎과 발의 위치를 배울 수도 있다. 일어선 자세에서 넓적다리에 힘이 아주 많이 가고, 이런 이유로 세트 반복횟수가 다른 동작에 비해 많다. 골반과 넓적다리 안쪽 근육이 특히 강해진다.

Point

1: 두 발을 어깨너비나 그보다 조금 더 벌리고 선다. 양발은 서로 평행이 되지 않도록 양쪽 발끝을 살짝 밖으로 향하게 한다. 양손은 편안한 곳에 놓는다. 골반이나 가슴 또는 어깨 어디에 놓아도 괜찮다. 이것이 시작 자세다.

2: 무릎의 각도가 직각이 되거나 넓적다리가 바닥과 평행이 될 때까지 골반과 무릎을 구부린다. 이것이 마무리 자세다. 몸이 내려가는 적당한 정도를 터득할 때까지 처음 몇 차례는 거울을 이용하거나 주변 사람에게 물어본다. 내려간 자세에서 한 카운트 정도 멈췄다가 근육의 긴장을 그대로 유지한 채 시작 자세로 돌아온다. 동작을 실시하는 동안 등은 펴고 뒤꿈치는 바닥에 붙인다. 무릎은 항상 발과 같은 방향을 가리키도록 한다. 무릎을 구부려 내려갈 때 절대 무릎이 안쪽으로 모이지 않게 한다. 양쪽 발끝을 밖으로 향하게 하면 도움이 된다.

Tip

설명한 것과 같은 방식으로 동작을 실시할 수 없다면 대신 쿼터 스쿼트 동작부터 시작하고 점차 내려가는 정도를 낮춘다.

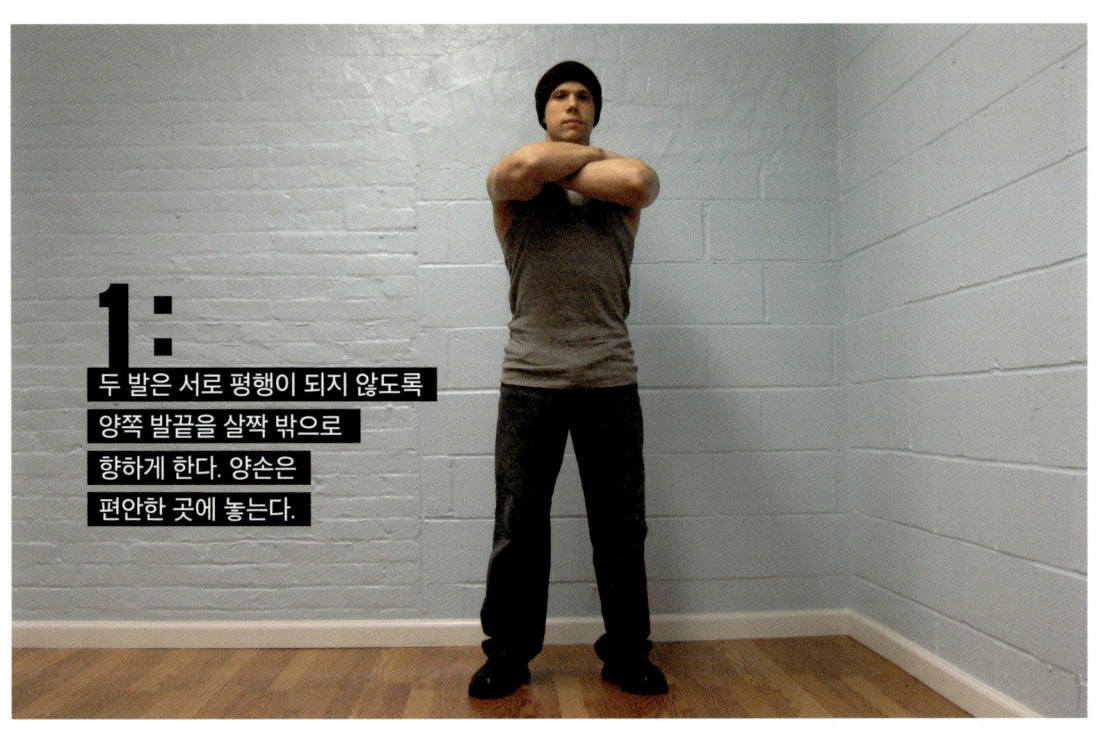

1:
두 발은 서로 평행이 되지 않도록 양쪽 발끝을 살짝 밖으로 향하게 한다. 양손은 편안한 곳에 놓는다.

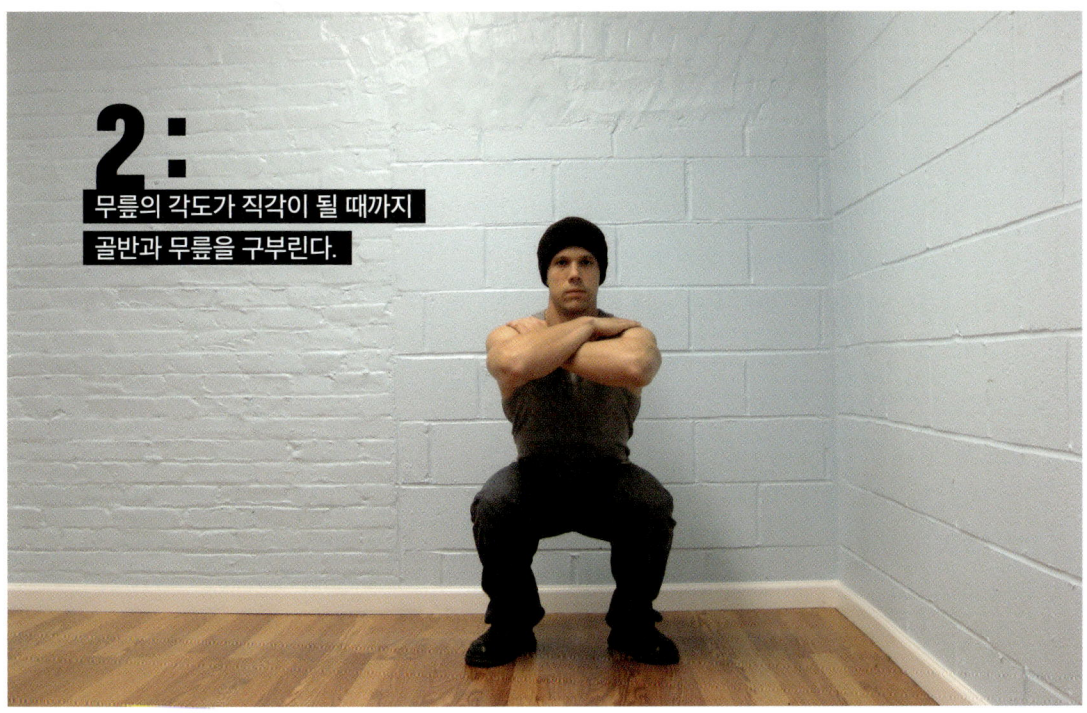

2:
무릎의 각도가 직각이 될 때까지 골반과 무릎을 구부린다.

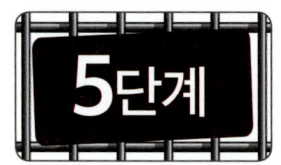

풀 스쿼트
Full Squat

⊕ 초보자 기준: 5회 1세트
⊕ 중급자 기준: 10회씩 2세트
⊕ 상급자 기준: 30회씩 2세트

풀 스쿼트는 수천 년 동안 전 세계에서 효과적으로 이용해온 대표적인 맨몸 트레이닝 운동법이다. 여기에는 당연히 이유가 있다. 무릎을 강화하고, 둔근과 척추 근육, 골반뿐 아니라 넓적다리 모든 근육의 힘과 운동 능력을 키운다. 또한 종아리, 전경골근, 발목, 발바닥 등 하체 전체를 단련시킨다. 다리의 활력을 유지하는 데도 도움이 된다.

Point

1 : 두 발을 어깨너비 혹은 그보다 조금 더 벌리고 똑바로 선다. 발끝을 살짝 밖으로 향하게 돌리고, 양팔은 편한 곳에 놓는다. 이것이 시작 자세다.

2 : 등은 곧게 편 채로 골반과 무릎을 구부린다. 넓적다리가 바닥과 거의 평행이 되었을 때 마치 앉는 것처럼 몸무게를 뒤쪽으로 옮긴다. 넓적다리 뒤쪽이 종아리에 닿을 때까지 일정한 속도로 계속 내려간다. 이것이 마무리 자세다. 잠깐 멈췄다가 온전히 다리의 힘으로 몸을 일으켜 세운다. 올라오는 동작은 내려가는 동작과 반대가 되어야 한다. 뒤꿈치를 올리거나 무릎이 안으로 모이지 않도록 한다.

Tip

상급자 기준의 하프 스쿼트를 할 수 있다면 풀 스쿼트는 큰 문제가 되지 않을 것이다. 무게 중심 때문에 앉은 자세가 가장 어려울 수 있다. 특히나 대퇴골이 긴 키가 큰 사람이 그럴 것이다. 초보자 기준의 반복횟수를 채우지 못한다면 하프 스쿼트 단계로 되돌아가 힘을 키우면서 앉는 높이를 천천히 낮춘다. 서두르지 말고 발끝 쪽으로 몸을 흔들거나 반동을 이용하고 싶은 생각을 꾹 참는다. 온전히 근력을 이용하는 데만 집중한다.

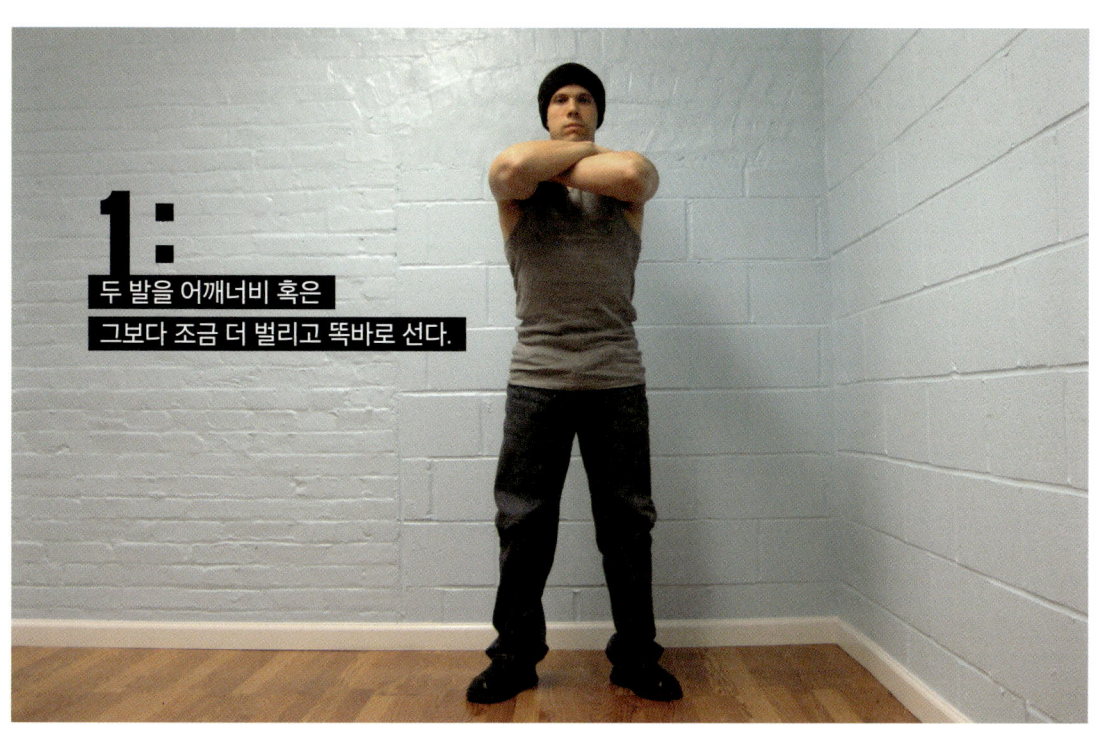

1:
두 발을 어깨너비 혹은
그보다 조금 더 벌리고 똑바로 선다.

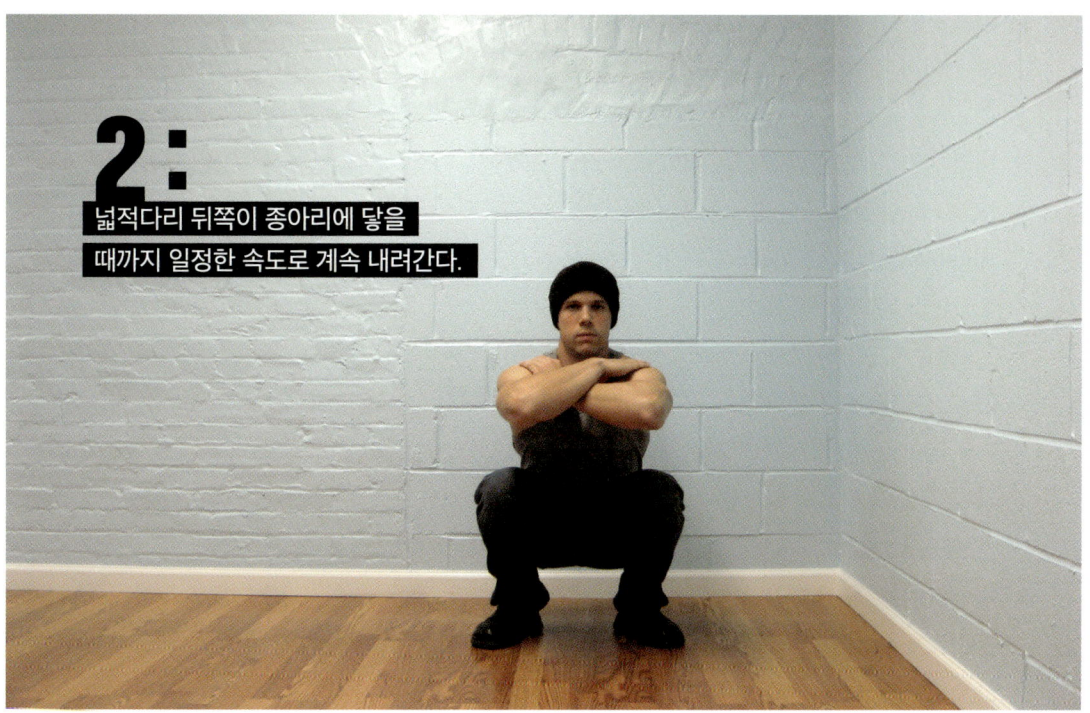

2:
넓적다리 뒤쪽이 종아리에 닿을
때까지 일정한 속도로 계속 내려간다.

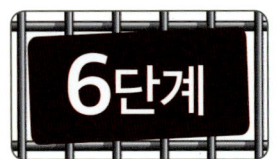

클로즈 스쿼트
Close Pushup

⊕ 초보자 기준: 5회 1세트
⊕ 중급자 기준: 10회씩 2세트
⊕ 상급자 기준: 20회씩 2세트

클로즈 스쿼트는 풀 스쿼트의 모든 장점을 가지고 있으면서 대퇴사두근도 더 많이 자극한다. 오랜 기간 실시하면 무릎과 종아리, 둔근을 강화하며, 어느 운동 기구보다도 엉덩이를 단단히 조이는 효과가 뛰어나다.

Point

1: 양쪽 뒤꿈치는 붙이고 발가락은 살짝 밖으로 향하게 돌린 채 똑바로 선다. 양팔은 가슴 앞으로 쭉 편다. 이것이 시작 자세다.

2: 햄스트링이 종아리에 닿아서 더 이상 내려갈 수 없을 때까지 무릎과 골반을 구부린다. 가슴이 눌려서 넓적다리 앞쪽에 닿게 된다. 뒤꿈치는 들지 않는다. 몸이 뒤로 넘어가는 것을 막으려면 발가락을 위로 들어 몸의 무게 중심이 앞으로 이동할 수 있도록 정강이 부위에 힘을 준다. 다리 힘만 사용해서 시작 자세로 돌아간다.

Tip

이전 스쿼트 단계를 서둘러 끝낸 경우 클로즈 스쿼트를 실시하는 데 어려움을 겪는 일이 흔하다. 가장 큰 문제는 거의 다 내려가 앉은 자세에서 균형을 잃고 뒤로 넘어지는 현상이다. 균형 감각이 떨어지고 정강이 근육의 힘이 부족한 것이 원인이다. 이제까지 스쿼트 시리즈를 서둘러 통과했다면 3단계로 되돌아가서 올바른 자세로 동작을 따라 한다. 그래도 어려움이 있을 경우 풀 스쿼트 단계로 돌아가서 양발의 간격을 조금씩 좁히는 연습을 한다. 두 팔을 몸 앞으로 뻗으면 무게 중심을 앞으로 옮기는 데 도움이 된다. 쭉 뻗은 양손에 가벼운 덤벨이나, 책, 물병 등을 잡는 것도 도움이 될 수 있지만, 되도록 이 방법은 피한다. 정말로 신체 구조 때문에 클로즈 스쿼트를 버거워하는 사람들도 있다. 만약 그런 경우라면 뒤꿈치 사이를 한 뼘 정도 벌리고 실시하는 것은 괜찮다.

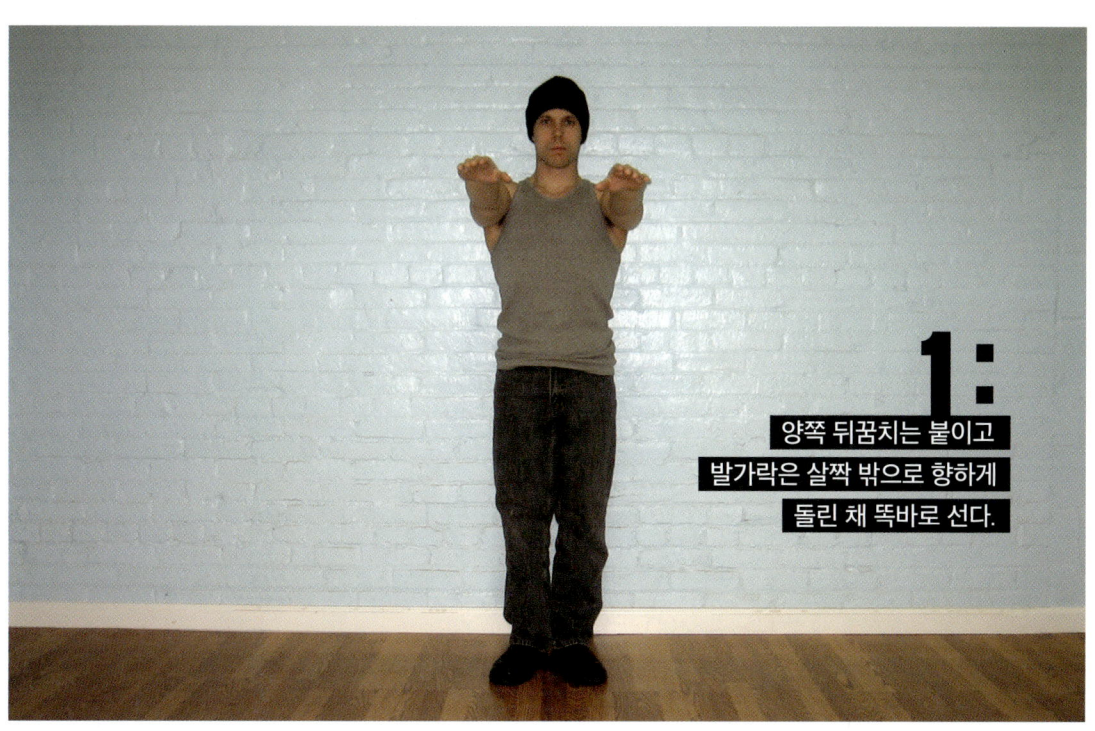

1:
양쪽 뒤꿈치는 붙이고 발가락은 살짝 밖으로 향하게 돌린 채 똑바로 선다.

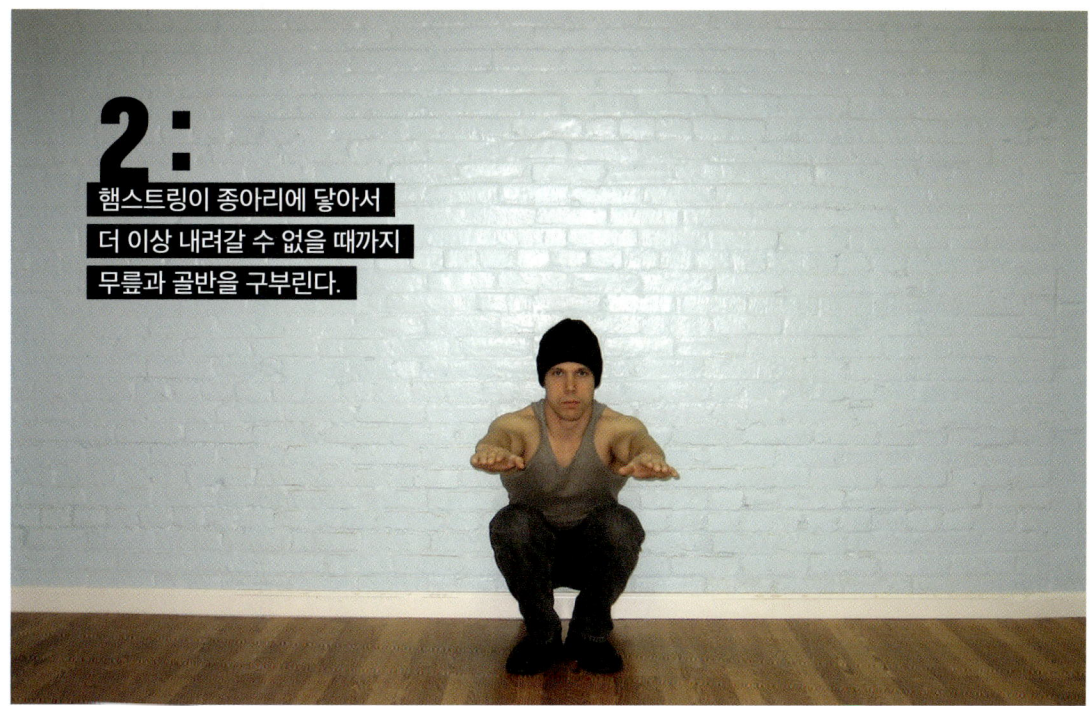

2:
햄스트링이 종아리에 닿아서 더 이상 내려갈 수 없을 때까지 무릎과 골반을 구부린다.

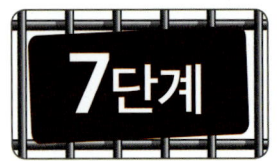

비대칭 스쿼트
Uneven Squat

⊕ 초보자 기준: 5회 1세트 (한쪽 다리 기준)
⊕ 중급자 기준: 10회씩 2세트 (한쪽 다리 기준)
⊕ 상급자 기준: 20회씩 2세트 (한쪽 다리 기준)

비대칭 스쿼트는 한발 스쿼트를 마스터하기 위해 중요한 첫 단계이다. 비대칭 스쿼트의 경우, 앉은 자세에서 몸을 일으켜 세우는 과정에서 큰 역할을 하면서 동시에 엄청난 힘을 키운다. 균형감각과 신체 조정 능력도 상당히 좋아진다.

Point

1: 한쪽 발은 바닥에 붙이고 다른 한쪽 발은 한 발 정도 앞에 놓인 농구공 위에 올린 채 똑바로 선다. 두 발은 어깨너비 혹은 그보다 조금 더 넓은 간격을 유지한다. 양팔은 가슴 바로 앞쪽을 향해 쭉 뻗는다. 이것이 시작 자세다.

2: 바닥을 딛고 있는 다리의 넓적다리 뒤쪽이 종아리에 닿을 때까지 무릎과 골반을 구부린다. 농구공 위에 놓인 다리가 그렇게 눌리는 것 같지 않아도 더 이상 내려가지 못하게 된다. 이것이 마무리 자세다. 마무리 자세를 취할 때 뒤로 넘어질 수 있으니 만일의 경우를 대비해서 몸 뒤에 빈 공간을 충분히 확보한다. 잠깐 멈췄다가 양쪽 다리에 힘을 주며 일어서서 시작 자세로 돌아온다.

Tip

비대칭 스쿼트는 앞선 단계의 스쿼트 동작에 비해 더 많은 힘과 기술이 필요하다. 농구공 위에 다리를 올린 채 균형을 잡기가 어렵다면 납작한 벽돌 3장을 쌓아 올려 이용하는 등 안정감 있는 대체물을 이용한다. 그래도 문제가 여전하면 벽돌 1장처럼 농구공보다 높이가 낮은 대체물을 이용하고, 자신감이 생기고 균형감각이 좋아지면 대체물의 높이를 올린다.

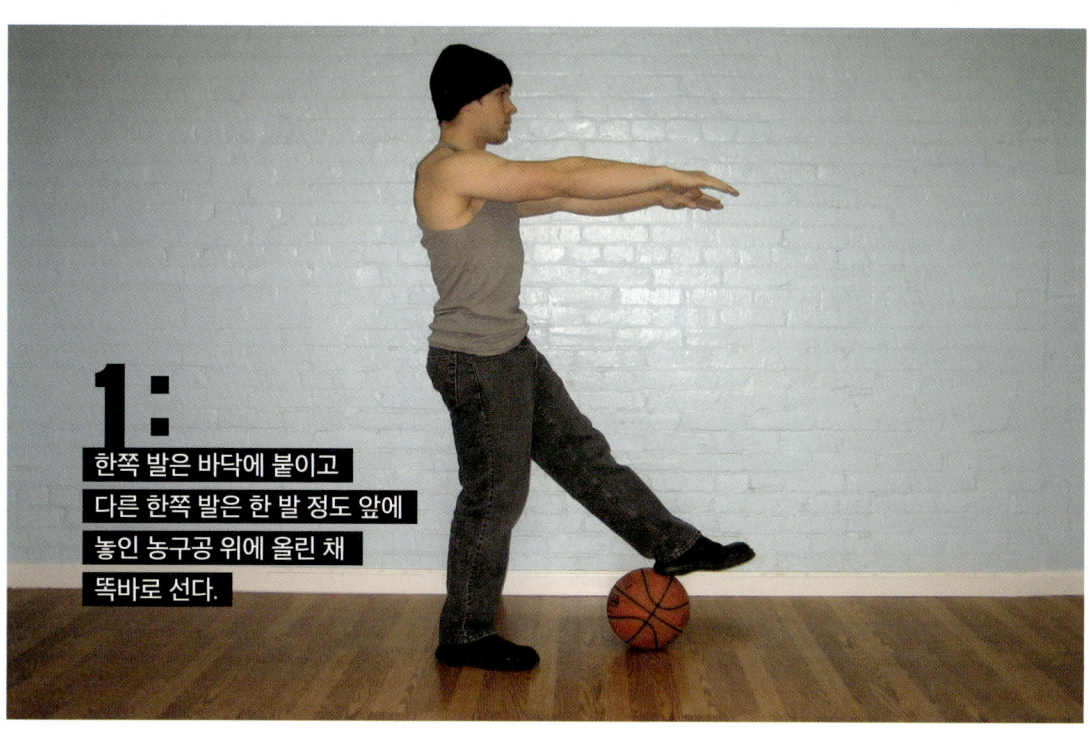

1:
한쪽 발은 바닥에 붙이고 다른 한쪽 발은 한 발 정도 앞에 놓인 농구공 위에 올린 채 똑바로 선다.

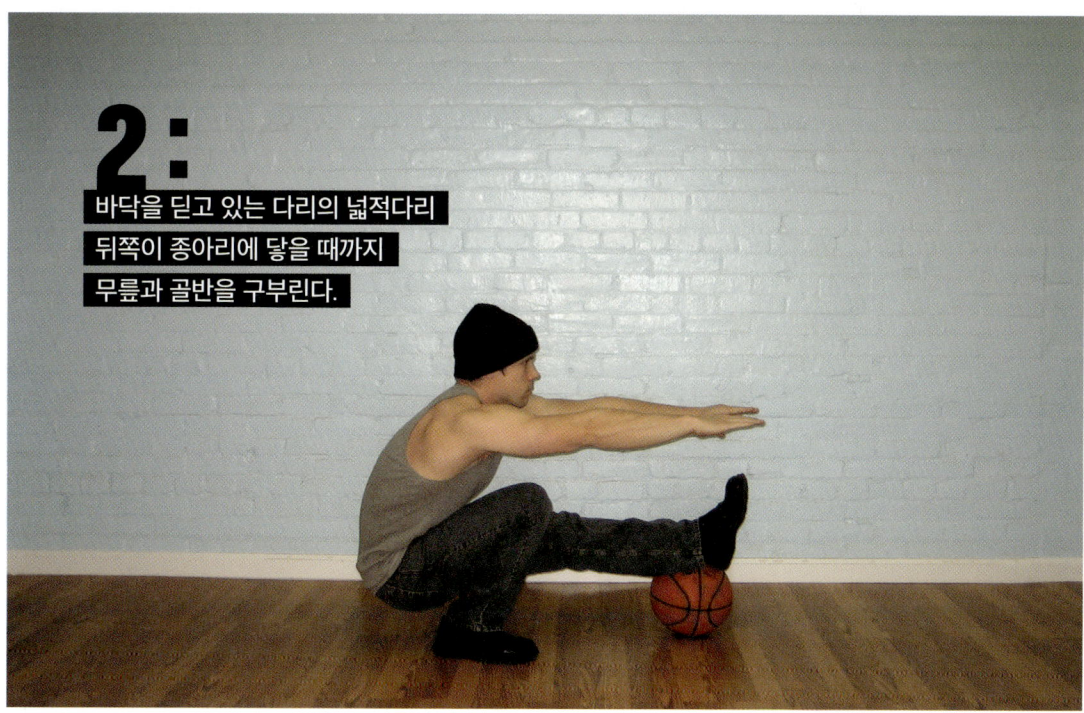

2:
바닥을 딛고 있는 다리의 넓적다리 뒤쪽이 종아리에 닿을 때까지 무릎과 골반을 구부린다.

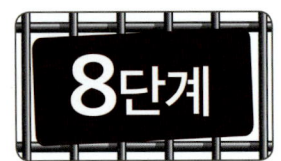

한발 하프 스쿼트
1/2 One-Leg Squat

⊕ 초보자 기준: 5회 1세트 (한쪽 다리 기준)
⊕ 중급자 기준: 10회씩 2세트 (한쪽 다리 기준)
⊕ 상급자 기준: 20회씩 2세트 (한쪽 다리 기준)

온전히 한쪽 다리의 힘만 이용하는 첫 번째 스쿼트 동작이다. 한쪽 다리로 하는 풀 스쿼트를 실시할 때 필요한 균형감각을 얻을 수 있기 때문에 반드시 마스터해야 하는 중요한 동작이다. 움직이지 않는 다리를 공중에 들고 오랫동안 버티는 기술도 터득할 수 있다. 대부분의 남자들이 약한 고관절 굴곡근이 상당히 강해야 할 수 있는 쉽지 않은 동작이다. 몸무게가 한쪽 다리에만 실리기 때문에 다리 힘은 좋아지지만, 관절가동범위가 제한적이다. 그렇기 때문에 한발 하프 스쿼트를 할 때는 언제나 이어서 완전한 관절가동범위 동작을 실시해야 한다. 클로즈 스쿼트나 비대칭 스쿼트를 이어서 하는 편이 좋다.

Point

1: 똑바로 서서 한쪽 발은 바닥을 붙이고 다른 쪽 발은 앞으로 쭉 뻗는다. 앞으로 뻗은 다리는 반대쪽 다리의 넓적다리 높이 정도로 올리고, 무릎은 구부리지 않고 곧게 펴거나 거의 편 상태를 유지한다. 양손은 가슴 앞으로 뻗는다. 이것이 시작 자세다.

2: 몸무게를 지탱하는 다리의 각도가 직각 정도가 될 때까지 골반과 무릎을 구부린다. 이때 앞으로 뻗은 다리는 계속 공중에 뜬 상태를 유지한다. 이것이 마지막 자세다. 긴장을 풀지 말고 잠시 멈췄다가 한쪽 다리의 힘으로만 몸을 일으켜 세운다. 등은 곧게 편 자세를 유지하고 몸무게를 지탱하는 다리의 뒤꿈치는 계속 바닥에 붙인다.

Tip

비대칭 스쿼트를 할 수 있는 상급자 기준에서는 쉽게 해야 하는 동작이다. 이 동작이 계속 어렵게 느껴진다면 운동범위를 좁혔다가 지속적으로 차츰 늘리는 방법이 있다.

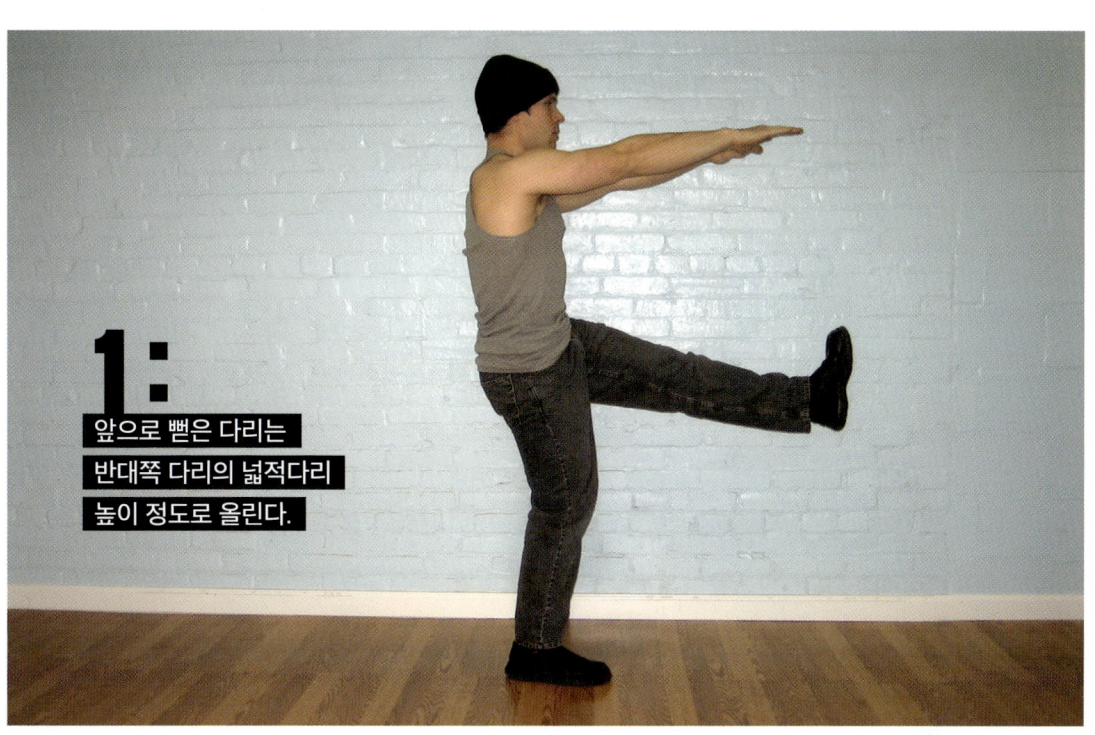

1: 앞으로 뻗은 다리는 반대쪽 다리의 넓적다리 높이 정도로 올린다.

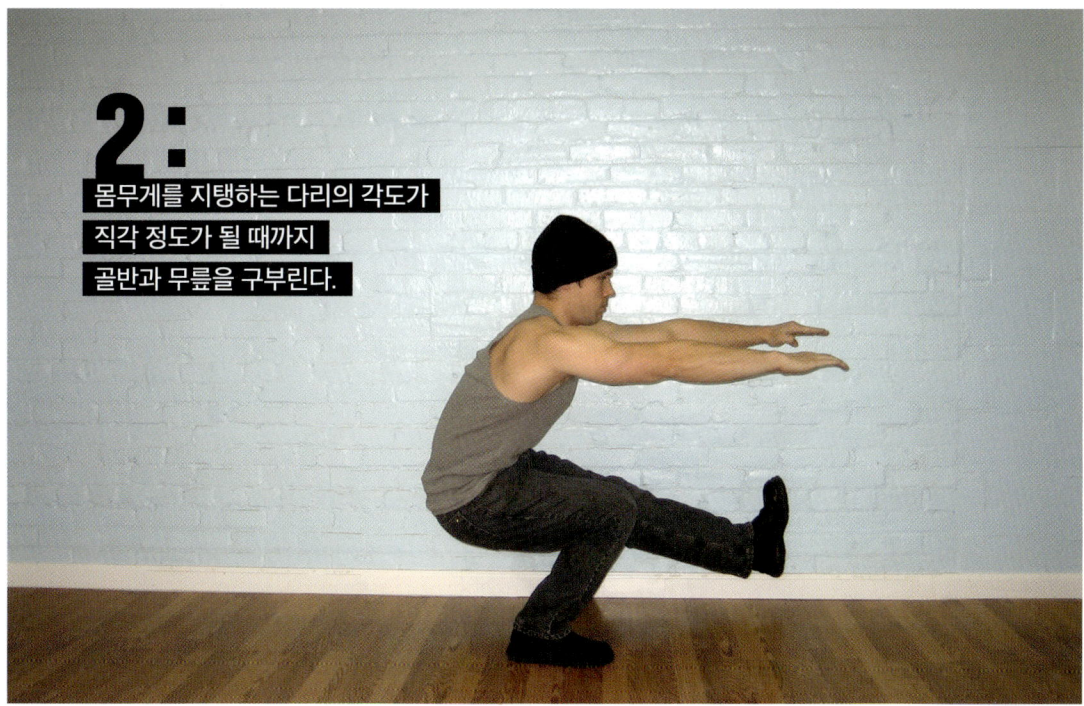

2: 몸무게를 지탱하는 다리의 각도가 직각 정도가 될 때까지 골반과 무릎을 구부린다.

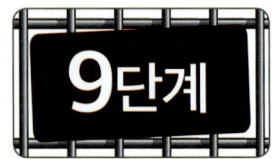

한발 도움 스쿼트
Assisted One-Leg Squat

⊕ 초보자 기준: 5회 1세트(한쪽 다리 기준)
⊕ 중급자 기준: 10회씩 2세트(한쪽 다리 기준)
⊕ 상급자 기준: 20회씩 2세트(한쪽 다리 기준)

어떤 스쿼트 동작이든 앉은 자세가 가장 어려운 부분이지만, 한발 스쿼트 동작에서는 특히나 그렇다. 한발 도움 스쿼트는 몸을 일으켜 세우는 단계에서 팔의 힘을 쓰면서 안전하게 일어설 수 있다. 무릎 인대와 힘줄을 강화하고, 마스터 단계인 한발 스쿼트를 자신 있게 시도하는 데 도움이 된다. 한발 스쿼트를 할 때보다 한쪽 다리를 더 높이 들어 올리려면 어쩔 수 없이 고관절 굴곡근이 더 자극되기도 하지만, 이 부분은 곧 익숙해질 것이다.

Point

1 : 양쪽 다리 가운데 먼저 동작을 실시하려는 다리의 발 옆에 농구공을 놓는다. 그 다리는 그대로 바닥을 딛고 반대편 다리는 한발 하프 스쿼트(8단계)를 할 때처럼 앞으로 뻗어 공중에 든다. 다리를 들어 올린 쪽의 팔은 앞으로 뻗고 반대편 팔은 몸 옆에 붙인다.

2 : 몸을 지탱하고 있는 다리의 햄스트링이 종아리와 맞닿아 더 이상 내려갈 수 없을 때까지 골반과 무릎을 구부린다. 이것이 마무리 자세다. 주로 다리의 힘만 이용해서 시작 자세로 돌아간다. 일어설 때 농구공을 손으로 누르면 도움이 된다. 뒤꿈치는 바닥에 계속 붙인다.

Tip

초보자 기준의 반복횟수를 실시할 수 없다면 한쪽 다리로 훈련을 계속하되 농구공보다 높은 물건을 누르며 일어서는 연습을 한다. 의자 좌석이나 낮은 커피 테이블을 이용해도 좋다. 이렇게 하면 농구공을 이용할 때보다 더 높은 지점부터 손을 활용해서 몸의 균형을 유지할 수 있다. 이런 식으로 연습해서 동작을 마스터하면 다시 농구공으로 시도할 수 있을 때까지 차차 물건의 높이를 줄여 나가며 훈련한다.

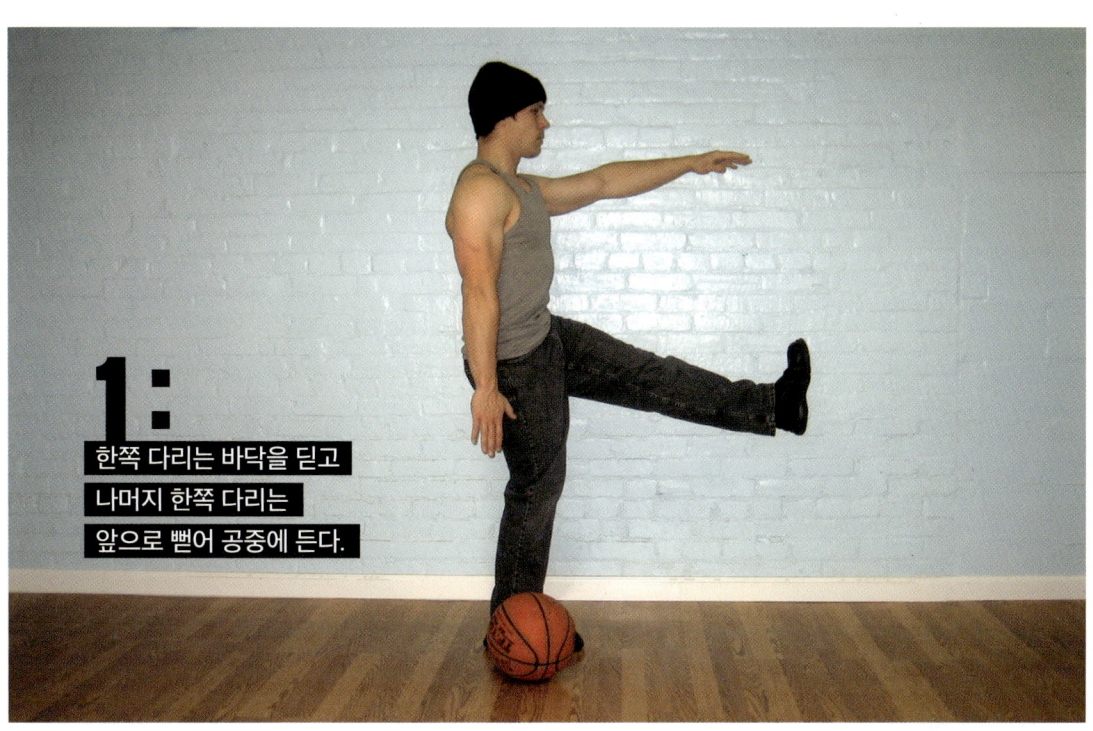

1:
한쪽 다리는 바닥을 딛고 나머지 한쪽 다리는 앞으로 뻗어 공중에 든다.

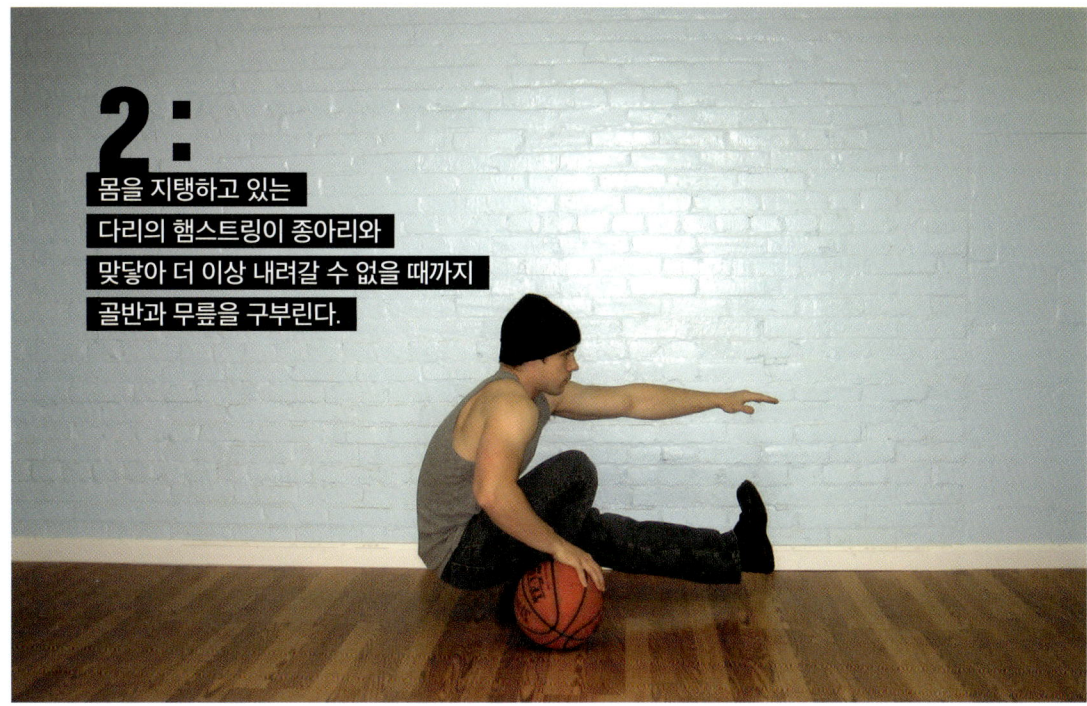

2:
몸을 지탱하고 있는 다리의 햄스트링이 종아리와 맞닿아 더 이상 내려갈 수 없을 때까지 골반과 무릎을 구부린다.

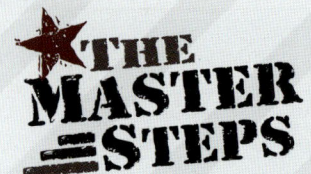 # 한발 스쿼트
One-Leg Squat

⊕ 초보자 기준: 5회 1세트(한쪽 다리 기준)
⊕ 중급자 기준: 10회씩 2세트(한쪽 다리 기준)
⊕ 최상급자 기준: 50회씩 2세트(한쪽 다리 기준)

한발 스쿼트는 모든 스쿼트 동작의 왕이다. 사실 최고의 하체 운동이다. 척추, 골반, 넓적다리, 종아리, 발의 힘을 키우고, 체력을 제대로 단련시키고, 운동 능력을 월등히 높인다. 시간을 두고 실시하면 앙상한 다리가 강철 같은 대퇴근과 바위처럼 단단한 둔근, 두껍고 균형 잡힌 종아리를 완벽하게 갖춘 힘의 기둥으로 탈바꿈할 것이다. 다리의 탄력 또한 사라지지 않을 것이며, 모든 관절 질환과 무릎 부상에서 벗어날 것이다.

▬ Point

1 : 똑바로 선다. 한쪽 다리를 골반 높이 정도로 공중에 든다. 들어 올린 다리는 가능한 한 곧게 편 상태를 유지한다. 양팔은 가슴 바로 앞으로 쭉 뻗는다. 이것이 시작 자세다.

2 : 몸을 지탱하는 다리의 골반과 무릎을 구부린다. 그냥 떨어지듯이 내려가는 것이 아니라 근육의 긴장을 풀지 않고 집중한다. 몸을 지탱하고 있는 다리의 넓적다리 뒤쪽이 종아리에 닿아 더 이상 내려갈 수 없을 때까지 천천히 내려간다. 넓적다리에 자극이 가는 동안 몸통 또한 힘을 풀지 않는다. 이것이 마무리 자세다. 긴장한 채로 한 카운트 동안 멈춘다. 온전히 다리 힘만 이용해서 몸을 밀어 올려 시작 자세로 돌아온다. 반동은 전혀 이용하지 않는다. 등은 곧게 편 상태를 유지하고, 앞으로 뻗은 발은 계속 바닥에서 들고 있고, 뒤꿈치는 단단히 붙인다. 위에서 잠깐 멈췄다가 동작을 반복한다.

▬ Tip

초보자 기준의 반복횟수를 실시할 수 없다면 9단계 한발 도움 스쿼트 동작으로 되돌아가서 농구공보다 조금 작은 물건을 이용해서 동작을 연습한다. 도움이 필요하지 않을 때까지 단계적으로 물건의 크기를 줄이며 훈련한다.

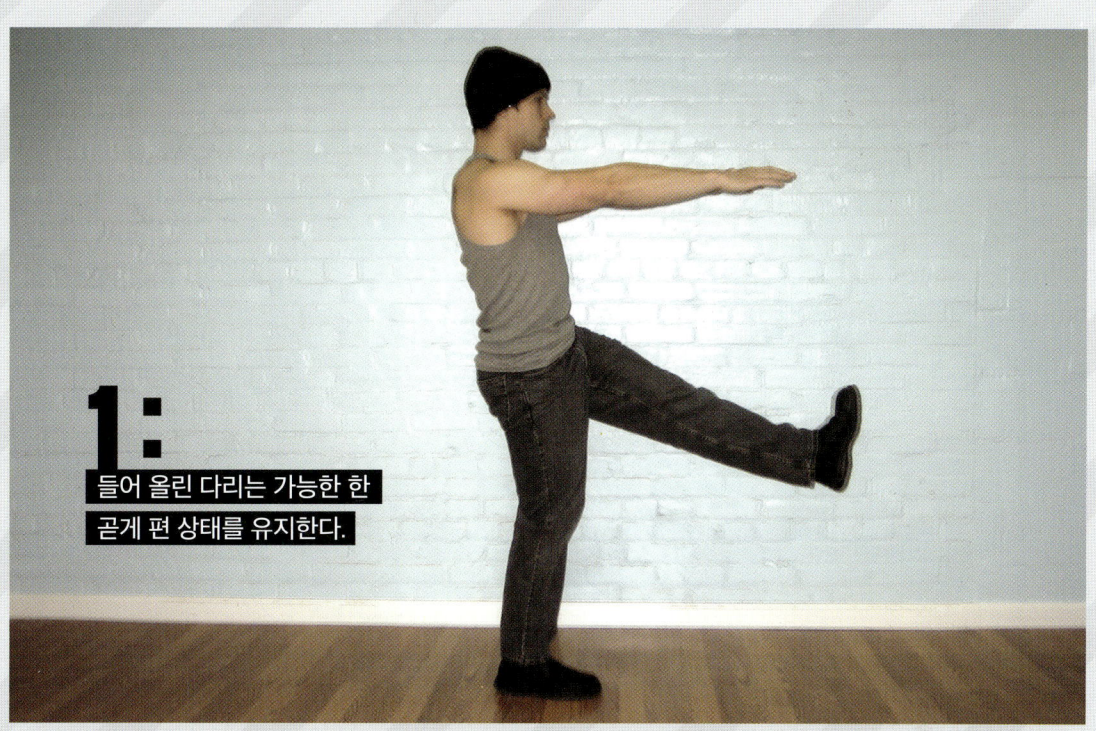

1:
들어 올린 다리는 가능한 한 곧게 편 상태를 유지한다.

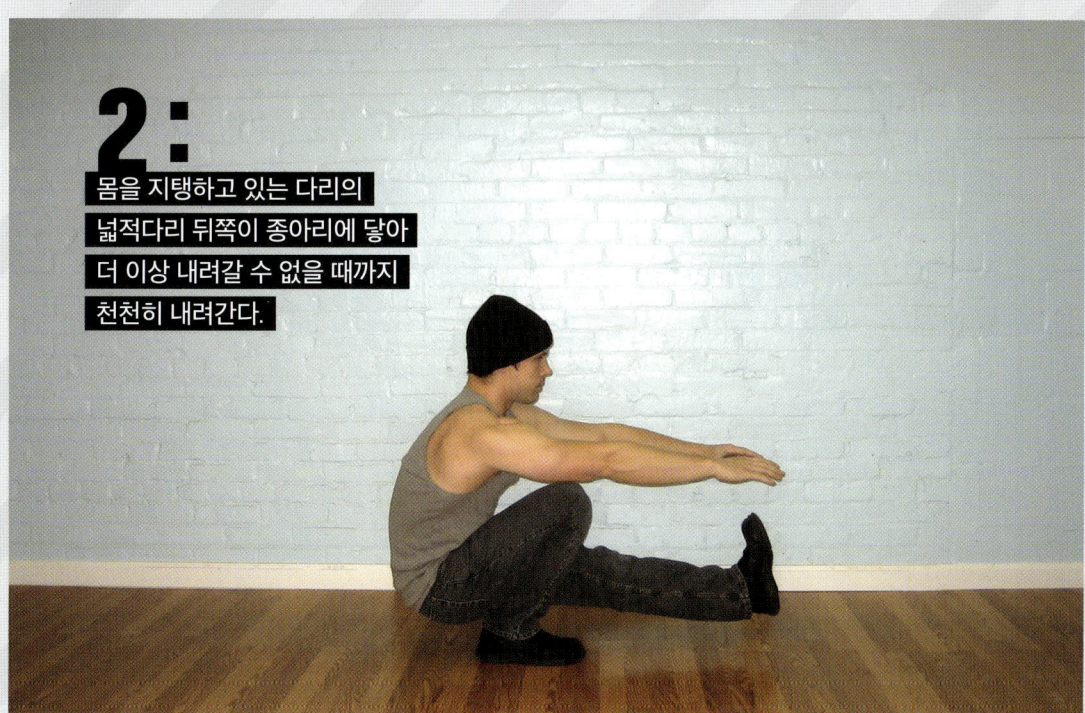

2:
몸을 지탱하고 있는 다리의 넓적다리 뒤쪽이 종아리에 닿아 더 이상 내려갈 수 없을 때까지 천천히 내려간다.

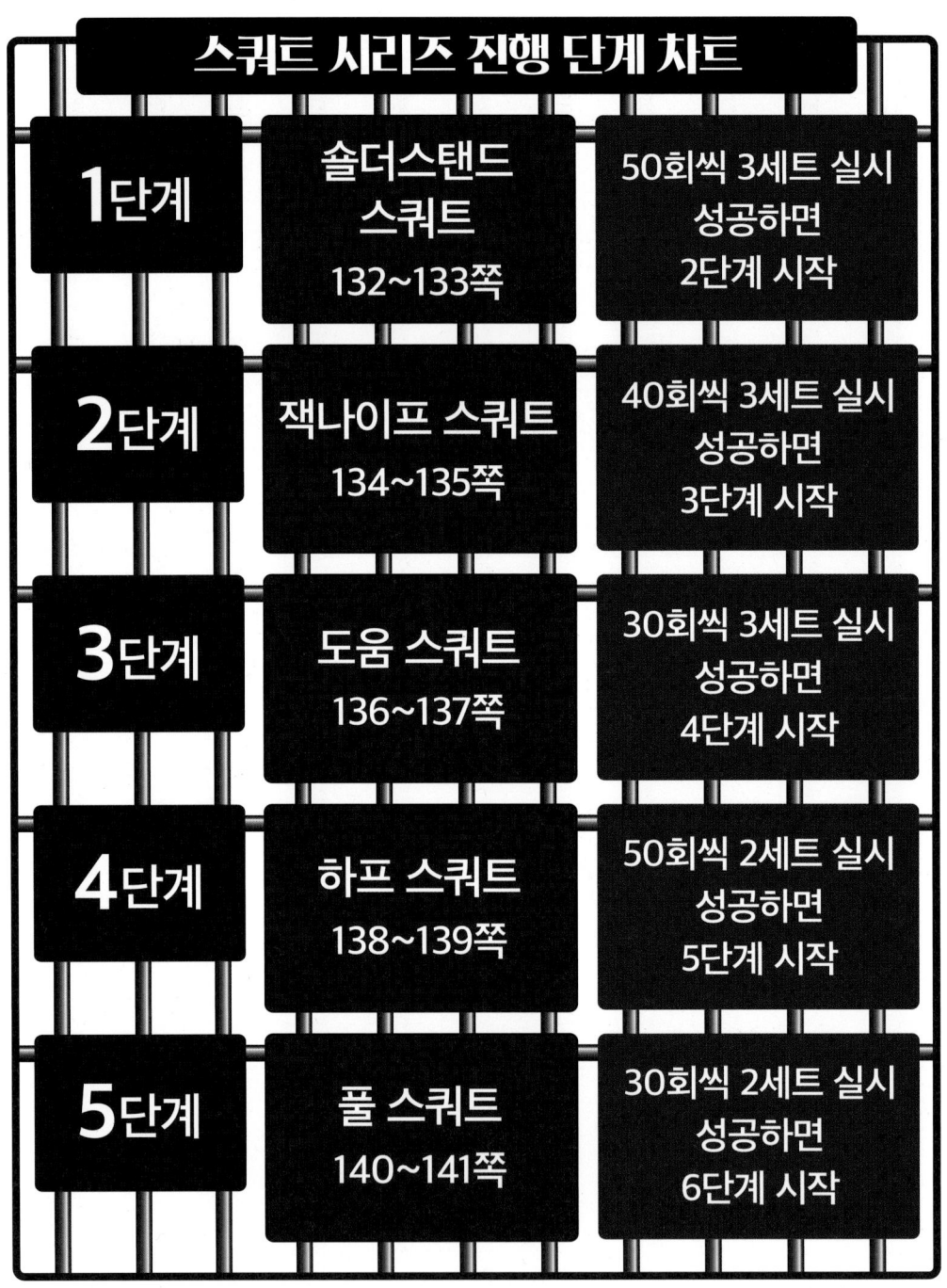

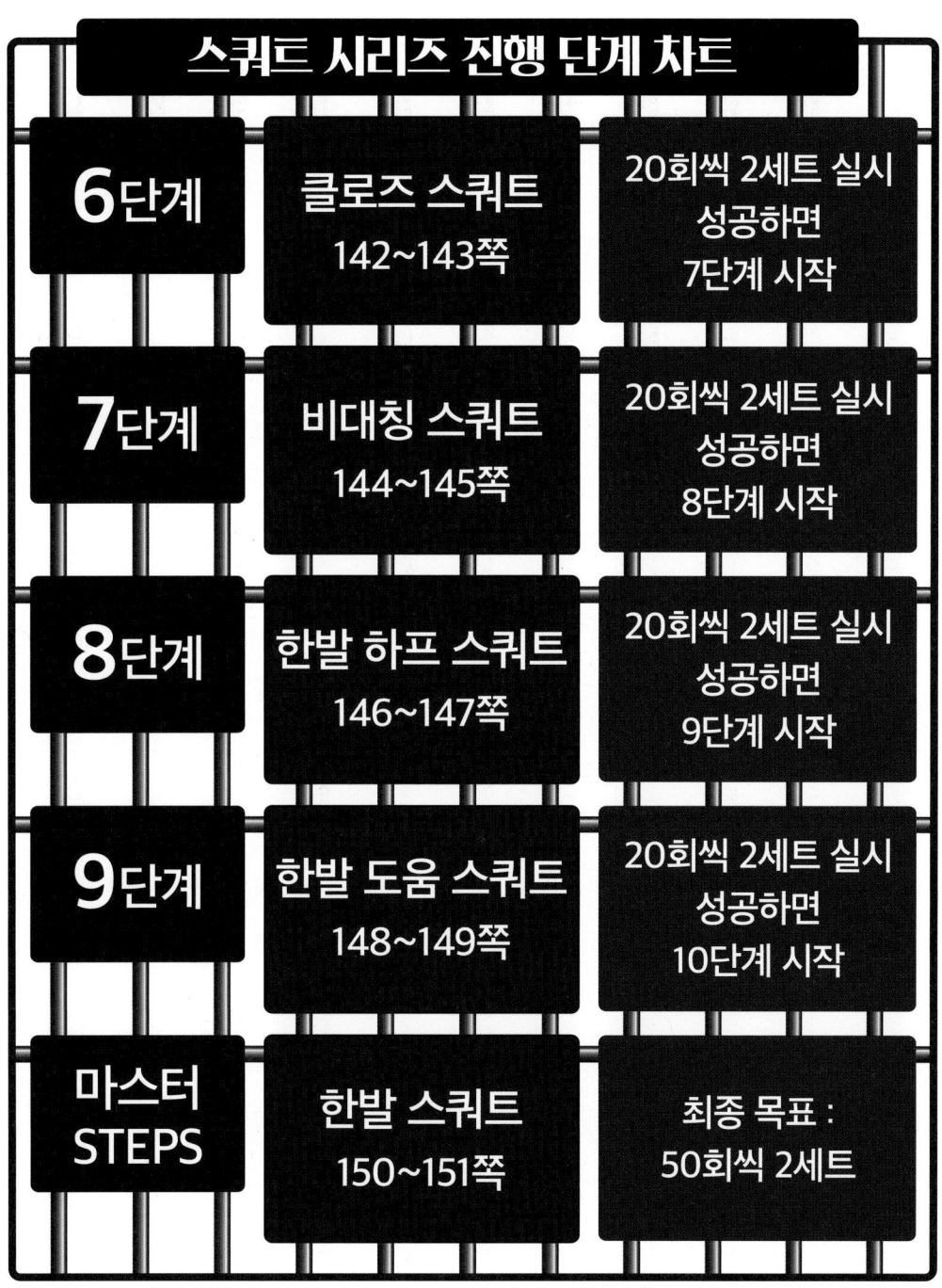

그 밖의 스쿼트 동작

한발 스쿼트를 마스터하면 반복횟수를 늘리는 데 시간을 투자한다. 모든 동작의 마스터 단계에 해당되는 조언이다. 정확한 자세로 여러 번 반복할 수 있으면 근육이 단련되고 신체 조절 능력도 확실히 좋아진다. 얼마나 많이 반복할 것인지는 각자의 선택이다. 교도소 재소자들 가운데 한발 스쿼트를 한 번에 100회 이상씩, 하루 종일 여러 차례 하는 경우도 봤다. 나 역시도 복역 중에 세 자리 개수를 실시하는 시도에서 성공한 적이 있으며, 계속할 수도 있었지만 스쿼트를 아주 많이 반복하는 일은 지루했다. 열의가 넘치고, 비교적 나이가 적고(60세 이하), 비만이 아니라면 반복횟수 50회는 인상적이면서 달성 가능한 장기 목표이다. 과도한 근육질의 보디빌더들이 할 수 있는 것보다 분명 50회는 더하게 되는 셈이다.

그렇다면 이제 완벽한 자세로 한발 스쿼트를 50회 할 수 있는 수준에 도달했다고 가정해보자. 분명 대단한 성과이다. 그렇다면 이제 다음 단계로 무엇을 할 것인가?

다리 운동이니 '무릎 반사적' 반응, 즉 거의 자동적으로 나오는 반응은 힘이 더 강해지는 방법을 찾는 것이다. 바로 보디빌더들과 파워리프트선수들이 생각하는 방식이다. 바벨 양쪽에 플레이트를 추가하거나 핵 스쿼트, 레그 프레스 같은 스쿼트 전용 운동 기구의 무게를 늘리는 방법을 꾸준히 시도한다. 이런 탐색 과정이 아주 오래 지속되는 경우도 있다. 사람의 다리에는 본래 아주 강해질 수 있는 능력이 있기 때문이다. 다리의 힘줄은 선천적으로 강하고, 넓적다리와 골반에는 근육 세포가 아주 풍부하다. 힘을 더 키울 수 있는 원동력으로 쉽게 활용할 수 있는 요인들이다. 당당한 체격을 자랑하며 역도선수에서 레슬링선수로 변신한 마크 헨리는 어떠한 도움 장비도 없이 거의 450kg 정도의 무게를 들고 스쿼트를 한다. 여성들도 그에 못지않게 다리의 힘을 아주 강하게 키울 수 있는 능력이 있다. 상체 힘에서는 여성이 남성한테 좀처럼 상대가 되지 않지만, 다리 힘은 상당히 키울 수 있다. 여성의 넓적다리와 골반은 출산을 위해 선천적으로 잘 발달되어 있기 때문이다. 세계에서 가장 힘이 센 여성인 미국의 베카 스완슨은 마크 헨리에 비해 몸무게가 65kg 정도 덜 나가는데도 약 360kg이 훌쩍 넘는 무게를 들고 스쿼트를 했다. 여성에게 강한 다리는 새로운 것이 아니다. 중세 이전 소가 귀했을 때 밭을 갈기 위해 농부는 자신의 강인한 상체와 팔로 쟁기를 밀며 조정했고 농부의 아내는 튼튼한 다리와 엉덩이를 이용해서 쟁기를 끌었다.

이제는 한발 스쿼트가 전문가 수준에 도달했다고 가정하고 다리의 힘을 더 키우는 방법을 살펴보려고 한다. 교도소에서 지켜오던 수많은 팁과 비법을 폭로할 거라고 생각하면 그건 오산이다. 나는 힘이 중요하다고 생각하지만, 하체의 경우 끊임없이 저항을 늘리려는 본능이 있다는 것은 착각이라고 생각한다. 물론 자신이 원하면 한발 스쿼트 동작에 중량을 추가하는 것은 쉽다. 예전 스트롱맨들은 항상 그렇게 했다. 덤벨을 잡은 뒤 가슴까지 올리거나 등 위에 바벨을 올려놓고 스쿼트를 했다.

체격이 우람한 사람들은 인상적으로 보이지만, 실제는 부상과 관련이 되는 경우가 많다. 모든 파워리프트선수들은 끊임없이 무릎과 등 질환으로 고생한다. 대부분은 일찌감치 수술을 받아야 하는 처지가 되고, 제대로 들기도 어려운 정도의 무게만 들고 계속 연습하다 보니 무릎 관절과 척추가 마모되는 바람에 노년에 이르러서는 걸음을 절뚝거리게 된다.

힘이 전부라는 생각에 현혹되지 말자. 교도소에서 운동하는 재소자들에게는

'기능'이 전부이다. 다리와 관련해서는 힘보다 '가동성'이 중요하다. 한발 스쿼트를 할 수 있는 힘을 키웠다면 다리와 관절이 모두 아주 강해졌을 것이다. 저항을 더 늘린다면 넓적다리가 더 두터워지겠지만, 반드시 운동 능력이 향상되는 것은 아니다. 다음 단계는 하체 힘을 사용하는 법을 터득하는 것이다. 아래 응용동작을 참고하여 계단 질주, 점프, 자동차 밀기 등을 시도해보자. 이미 상당히 단련된 다리에 조건 반사 능력, 스피드, 민첩성, 지구력이 좋아질 것이다. 다리 훈련 과정에서는 눈에 보이는 큰 숫자에 현혹되지 말자.

응용동작

보디빌딩에서는 스쿼트나 레그 프레스 동작을 할 때 발과 다리의 다양한 위치에 중점을 둔다. 발과 다리의 위치에 따라 대퇴부에서 발달하는 부분도 달라진다고 생각하기 때문이다. 양발 사이의 간격을 넓게 하면 대퇴부 안쪽이 자극받고, 간격을 좁게 하면 대퇴부 바깥쪽이 자극받는다고 생각한다. 발끝을 바깥으로 향하게 하면 무릎 위 내측광근이, 뒤꿈치를 들면 대퇴직근이 자극을 받는다는 식이다. 하지만 대퇴사두근을 구성하는 네 부분의 근육은 하나로 무리지어 움직인다. 독특한 자세나 발의 위치로 생기는 차이점은 상대적으로 적다. 기이한 발의 위치나 각도로 인해 무릎과 골반이 자연스럽지 못한 자세를 취하게 되고 일찌감치 몸이 상하게 된다. 스쿼트를 할 때는 자신에게 편안한 자세를 찾아서 그대로 유지한다. 다양한 동작을 시도한다고 해도 자신의 스쿼트 방식은 손대지 않는다. 이 점을 염두에 두고 독특한 스쿼트 동작을 시도해보자.

런지 Lunge

런지는 고전적인 스쿼트 대체 동작이다. 양발을 함께 모으고 선 뒤 앞으로 멀리 한 발 내디딘다. 척추는 곧게 편 상태를 유지하면서 앞쪽 무릎이 알맞은 각도를 이루고 뒤쪽 무릎이 거의 바닥에 닿을 때까지 양쪽 무릎을 구부린다. 양쪽 무릎이 펴질 때까지 양발로 바닥을 밀면서 다시 일어난다. 여기서 앞으로 내디딘 발을 뒤로 당겨 시작 자세로 돌아간 뒤 다시 같은 다리를 앞으로 내디디며 같은 동작을 반복하거나 아니면 뒤에 있던 반대쪽 다리를 앞으로 내디디는 식으로 교대로 런지 동작을 하면 앞으로 나가는 방법도 있다. 감방에 갇혀 있는 재소자들의 경우 공간에 제약이 있어서 앞으로 내디딘 발을 뒤로 당겨 시작 자세로 돌아간 다음 반대편 다리를 앞으로 내디디는 식으로 한쪽 다리씩 교차해서 런지를 실시했다. 하지만 앞쪽으로 충분한 공간이 있는 경우 시작 자세로 돌아가기 위해 앞으로 내디딘 다리를 다시 뒤로 당길 필요는 없다. 다리를 교차하며 앞으로 계속 내디디는 것이다. 다리 근육이 충분하다면 이렇게 해서 긴 거리를 갈 수 있다. 이 방식을 대단히 신뢰하는 킥복싱선수를 본 적도 있다. 반복횟수조차 세지 않고 동네 축구 경기장 길이로 자신의 운동량을 판단했다.

레그 프레스 런지 Leg Press Lunge

한 번에 한쪽 다리에 집중하는 런지 응용동작이다. 한쪽 다리를 무릎 높이쯤 오는 물건이나 기구 위에 올린다. 침대 높이가 적당하다고 생각하지만, 계단을 이용하면 자신에게 가장 잘 맞는 높이를 찾는 데 도움이 된다. 위에 올린 다리는 무릎을 살짝 구부린다. 등은 똑바로 편 상태를 유지하면서 위에 올린 다리의 햄스트링이 종아리에 닿을 때까지 몸을 앞으로 밀듯이 무릎과 골반을 구부린다. 이때 가슴은 넓적다리 가까이 가게 된다. 넘어지지 않도록 뒤쪽 다리의 무릎을 살짝 구부릴 수 있지만, 주요 운동 부위는 앞쪽 다리다. 잠깐 멈췄다가 앞쪽 다리에 힘을 주면서 밀듯이 시작 자세로 돌아온다. 발차기 동작처럼 보일 수 있지만, 훨씬 더 천천히 부드럽게 실시하는 동작이다. 목표로 한 반복횟수를 채우면 다리를 바꾼다. 수백 번 반복하면 다음 날 아침 대퇴부가 기분 좋은 통증으로 후끈거릴 것이다.

시시 스쿼트 *Sissy Squat*

몸을 지탱할 수 있도록 한 손으로 단단한 것을 잡는다. 두 발을 하나로 모으거나 거의 모은 채 똑바로 선 뒤 골반은 수평이 되게 고정하여 무릎을 구부린다. 뒤꿈치를 들어 발가락 끝으로 서서 몸통을 뒤로 살짝 기대는 자세가 된다. 허리를 앞으로 구부리고 싶기 때문에 처음에는 어렵겠지만, 결국 요령을 터득하게 될 것이다. 힘의 대부분이 무릎에 전달되기 때문에 무릎은 절대로 90도 이상 구부리지 않는다. 처음에는 이 정도 내려가는 것도 불가능해 보이지만, 꾸준히 연습한다. 잠깐 멈췄다가 바닥을 밀면서 시작 자세로 돌아와서 동작을 반복한다. 단순히 반복횟수를 더하는 것 외에 단계적으로 실시하기는 어려운 동작이다. 하지만 트레이닝 방법으로 알아두면 유용하고, 골반을 거의 구부리지 않기 때문에 등허리 부상에서 회복하는 동안 대퇴사두근을 단련시킬 수 있는 좋은 방법이다. 이 동작의 명칭을 두고 약간의 논쟁이 있는 듯하다. 몸을 지탱하기 위해 단단한 물체를 잡는다고 해서 힘이 센 남성조차 '소녀 감성'을 느끼게 해서 시시 스쿼트라는 이름이 붙었다는 자료가 많다. 하지만 내 멘토인 조 하팅겐은 그리스 신화 속 코린트의 왕 시시포스 이름에서 따왔다고 장담했다. 신화에 따르면 시시포스는 매일 언덕 위로 커다란 바위를 굴려서 올리지만 땅거미가 내리면 바위가 다시 굴러 내려오는 것을 평생 지켜봐야 하는 벌을 받았다. 불행한 운명이었지만, 분명 넓적다리는 엄청났을 것이다.

힌두식 스쿼트 Hindu Squat

인도 레슬링선수들이 수백 년 동안 사용한 방식이다. 두 발을 어깨너비 혹은 그보다 조금 넓게 벌린 채 엉덩이를 내리면서 뒤꿈치를 올린다. 멈추지 않고 바로 다리의 힘을 이용해서 일어서면서 뒤꿈치는 다시 내린다. 무게 중심이 앞뒤, 위아래로 움직이는 동안 뒤꿈치를 중심으로 몸이 앞뒤로 흔들리면서 일종의 시소 같은 리듬을 만들어낸다. 이 리듬 때문에 보통 스쿼트에 비해 동작이 빠르고 격렬해진다. 일반 스쿼트와는 달리 미사일이 발사되는 것 같은 몸의 자세가 힌두식 스쿼트의 핵심 요소이다. 동작에 맞춰 양팔을 부드럽게 흔드는 방법을 알게 되면 리듬을 만들고 유지하는 데 도움이 될 것이다. 바른 동작을 위해서는 아래로 내려갔을 때나 위로 올라왔을 때 멈추지 않는다. 일정한 움직임이 필요하다. 힌두식 스쿼트에는 장단점이 있다. 우선 단점은 일반 스쿼트 시리즈 동작을 대체할 수 없다는 것이다. 반복횟수를 늘리는 것 외에 단계를 높일 방법이 없기 때문이다. 이렇게 하면 힘이 아니라 체력을 키우게 된다. 게다가 자연스러운 리듬을 만들어내는 동안 생기는 반동이 경우에 따라 무릎에 부담이 될 수 있다. 반면 장점은 좁은 공간에서 하체 지구력을 키우고 싶을 때 힌두식 스쿼트를 많이 반복하면 달리기를 대신할 수 있는 탁월한 대체 운동이 된다는 것이다. 심폐 강화 효과도 아주 뛰어나다. 힌두식 스쿼트를 하기로 결정했다면 무릎 힘줄이 동작에 익숙해질 수 있도록 서서히 시도한다.

플라이오메트릭 점프 Plyometric Jump

스쿼트는 근육의 크기와 힘을 키운다. 하지만 힘을 신속하게 내기 위해 간혹 플라이오메트릭 운동을 다리 운동에 결합하면 도움이 된다. 다행히도 격렬한 다리 운동은 쉽다. 다리는 전력 질주나 제자리 뛰기, 발차기 등을 하는 동안 본능적으로 격렬하게 움직이기 때문이다. 아마도 플라이오메트릭 운동을 가장 집약한 형태는 점프일 것이다. 점프는 자연스럽고 안전하며 사실상 어느 곳에서든지 할 수 있다. 헬스클럽에서 실시하는 플라이오메트릭 운동 가운데 두 발로 동시에 껑충 뛰어올라 박스 위에 착지하는 '박스 점프'는 주로 단단한 단상을 이용한다. 하지만 플라이오메트릭 점프를 할 때는 어떤 기구도 필요하지 않다. 샌퀜틴 주립 교도소에서 나의 첫 번째 감방 동기는 군대에 있을 때 배운 '데드 리프'라는 동작을 가르쳐줬다. 두 발을 붙인 다음 재빨리 앉았다가 가능한 멀리 앞으로 점프한다. 착지할 때도 두 발을 모은 자세를 유지하며, 앞으로 쓰러지지 않도록 한다. 넘어지면 횟수에 포함시키지 않는다. 실제 보기보다 어려운 동작이다. 대개 사람들은 점프하기 전에 한두 발자국 이상 도움닫기를 하기 때문이다. 폭발하듯이 점프를 할 때는 많은 반복횟수보다는 힘에 초점을 맞춘다. 준비 동작 이후 4~6회씩 2~3세트 반복하면 끝이다. 실력이 늘어나면 자연스럽게 더 멀리 점프하게 된다. 교도소 감방 바닥에 분필로 점프한 거리를 표시해두고 매주 각자의 기록을 깨기 위해 노력했다. 장소가 좁으면 한발로만 시작한다. 한발로 서서 몸을 숙였다가 가능한 한 멀리 점프한다. 점프했던 발로 넘어지지 않고 착지해야 하며, 넘어지면 무효가 된다. 한발 운동을 좋아한다면 한발로 박스 점프를 시도할 수도 있다. 한발 스쿼트 자세에서 점프로 박스 위에 올라가는 상급 단계 동작이므로 무릎이 아주 건강하지 않다면 시도조차 하지 않는다(161쪽 사진 참고). 기존의 높이뛰기와 멀리뛰기도 괜찮은 훈련 방법이지만, 개인적으로는 데드 리프가 최고의 점프 훈련이라고 생각한다. 균형감각과 신체 조정 능력을 배울 수 있기 때문이기도 하고, 점프 훈련이 아니라면 폭발적인 힘을 쓸 만한 경우가 별로 없다.

계단과 언덕, 전력질주

교도소에서는 결코 할 수 없었던 운동이지만, 경사로 전력 질주의 효과를 믿는 사람들을 위해 몇 가지 조언을 하려고 한다. 층이 많은 계단을 찾는다. 단층 계단은 적합하지 않다. 고층 아파트 계단이나 스포츠 경기장 계단도 괜찮다. 위압감을 줄수록 더 좋다. 교외에 살고 있어서 고층 건물이나 경기장 계단을 찾을 수 없다면 가파른 언덕도 괜찮다. 밑에서 시작해서 그냥 경사로를 달려서 올라간다. 얼마나 쉬울까? 답은 '전혀 쉽지 않다'이다. 계단이든 언덕이든 자신의 몸

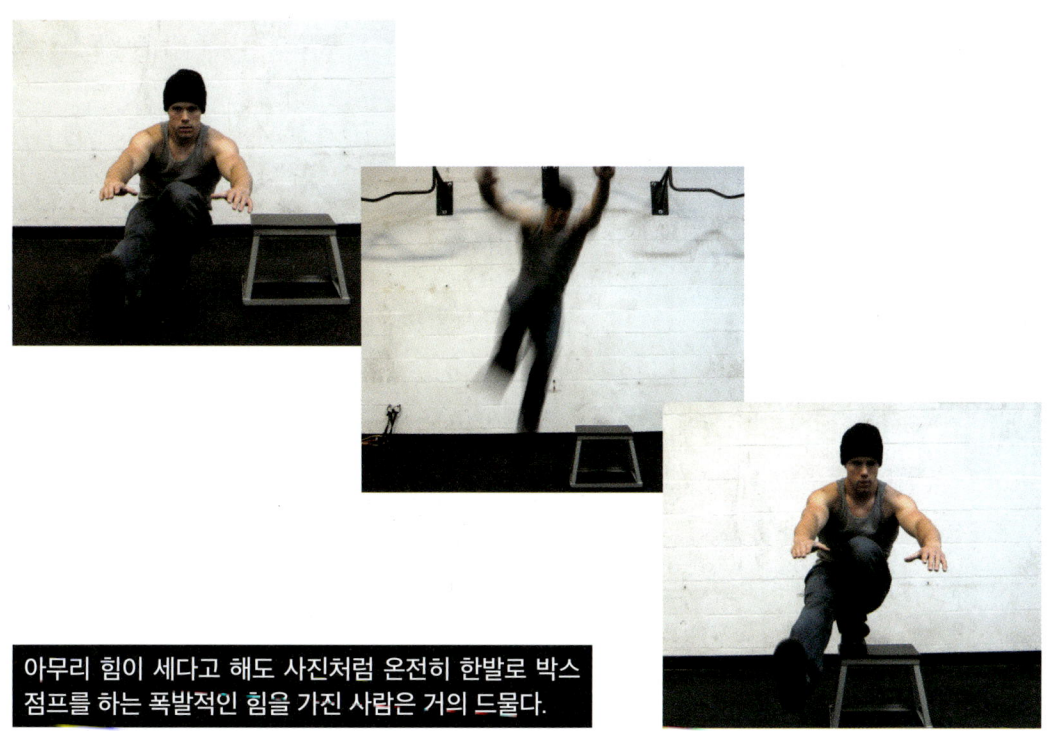

아무리 힘이 세다고 해도 사진처럼 온전히 한발로 박스 점프를 하는 폭발적인 힘을 가진 사람은 거의 드물다.

무게를 이끌고 재빨리 올라가는 일은 체력적으로 아주 힘든 일이다. 불과 몇 초만 지나도 숨을 헐떡거리고 순식간에 다리에는 젖산이 쌓일 것이다. 만약 성공해서 계단 맨 위에 도착했을 때 두 다리는 젤리처럼 후들거리고 살아있는 것만으로도 행운이라고 생각할 것이다. 무슨 일이 있어도 달려서 계단을 내려오지 않는다. 기진맥진한 탓에 신체 조정 능력과 균형감각이 떨어져서 제대로 넘어질 수 있기 때문이다. 대신에 걸어서 내려온다. 시간을 두고 연습하면 올라가는 속도가 빨라지거나 계단을 더 많이 왕복할 수 있는 식으로 실력이 점차 좋아질 것이다. 격투기선수들에게 인기 있는 운동법이다. 이 오래된 훈련 방식에 운동하는 사람들이 관심을 갖게 된 것은 이종격투기 챔피언 모리스 스미스 같은 이전 세대의 UFC 격투기선수들 때문이다. 많은 사람들이 바벨 스쿼트 대신 전력질주 운동을 하는 이유는 적당히 실시할 경우 관절에는 거의 무리를 주지 않으면서 하체 지구력을 최대한으로 끌어올리기 때문이다. 운동 효과가 아주 좋지만, 내 인생의 전성기에 긴 계단을 접할 수 없었던 점이 안타까울 뿐이다. 한번 시도해보자. 하지만 운동 강도가 아주 심하기 때문에 너무 열심히 오른다면 구토 증세가 나타날 수도 있다.

자동차 밀기 Car Pushing

어렸을 때 미국 프로미식축구팀 시카고 베어스 소속 딕 버커스의 인터뷰를 본 적이 있다. 딕 버커스는 고등학교 시절 2톤 무게의 자동차를 미는 방식으로 엄청난 힘을 키웠다고 했다. 곧바로 나는 자동차를 미는 생각에 사로잡혔다. 슈퍼맨만 할 수 있는 것처럼 보였다. 비록 거리는 짧았지만, 나는 기회가 있을 때마다 동네에서 엄마의 낡은 포드 매버릭을 밀었다. 어렸을 때 내 팔은 스파게티 면처럼 가늘어서 몇 미터를 미는데도 아주 오랜 시간이 걸렸지만, 만족감은 더

할 나위 없었다. 더 이상 시카고 베어스의 팬은 아니지만, 출소하자마자 자동차 밀기에 대한 애정을 되찾았다. 장애물이 없는 도로나 오솔길을 찾은 다음 자동차 엔진을 끄고 기어를 중립에 놓는다(기어를 중립에 놓지 않으면 약간의 골칫거리를 경험할 수 있다). 차 뒤쪽으로 가서 양 손바닥을 트렁크 위에 놓는다. 만일의 경우라도 뒤쪽 차창에 엄청난 힘을 가하고 싶은 생각은 없을 테니 말이다. 양팔은 거의 곧게 편 상태를 유지하면서 몸을 차에 기대듯이 민다. 두 다리로는 바닥을 밀어낸다. 자동차의 관성을 이겨내면 미는 일이 조금 쉬워진다. 그렇다고 많이 쉬운 것은 아니다. 차를 밀 때 발가락에도 힘을 주어야 한다. 종아리 스트레칭에는 최고다. 두 다리에 엄청난 운동이 된다. 등과 몸의 중심부, 가슴, 어깨, 팔도 마찬가지이다. 방해물이 없는 공간이 충분하다면 100m 정도 밀어본다. 그 정도 거리를 밀 수 있다면 시간을 잰다. 1~2주일에 2~3번 정도 실시하고 매번 기록 경신에 도전한다. 이렇게 하면 힘과 운동 능력을 위협적인 수준까지 키울 수 있다. 자동차 밀기는 아주 기능적인 다리 운동이다. 스쿼트를 통해 키운 모든 힘을 온몸으로 전달하는 방법을 배우기 때문이다. 한꺼번에 큰 힘을 내야 할 때 근육을 어떻게 움직여야 하는지 이해하는 데 도움이 되고, 레슬링, 격투기, 풋볼 등 제대로 힘을 쓰는 많은 운동 종목의 훈련에도 효과적이다. 운동장에 있다가 궁지에 몰렸을 때도 도움이 될 것이다.

소방관 전력질주 *Fireman Sprint*

훈련 파트너가 있어야 하는 강도 높은 전력질주 방법이다. 몸을 굽혀서 파트너의 허리에 자신의 어깨를 밀착시킨다. 파트너가 몸을 반으로 접으면 똑바로 일어서서 파트너의 몸이 지면에 닿지 않게 완전히 들어 올린다. 등에 파트너의 머리가 닿고, 넓적다리에 파트너의 발이 흔들리듯 닿는 게 느껴질 것이다. 파트너를 떨어뜨리는 일이 없도록 파트너의 다리에 자신의 팔을 고리처럼 낀다. 이 것이 전형적인 '소방관 리프트' 자세이다. 이 자세로 100m를 가능한 한 빨리 안전하게 달린다. 성공하면 파트너를 바닥에 내려주고 이번에는 자신이 파트너의 어깨에 업힌다. 견딜 수 있을 만큼 파트너와 교대하면서 고통스러운 달리기를 반복한다. 계단 전력질주와 자동차 밀기처럼 심폐 기능, 심혈관 기능, 다리 신진대사, 전신 체력 강화에 아주 좋은 운동이다. 재미있으면서 힘든 동작이지만, 외부 중량을 이용하는 다른 운동과 마찬가지로 잠재적인 위험 요소가 있다. 준비운동을 충분히 하고, 발목을 보호해주는 운동화를 신고, 동작을 실시하는 내내 정신 집중을 해야 한다. 소방관들에게 인기 있는 운동법일 뿐 아니라 의뢰인을 위험한 장소에서 재빨리 데리고 나와야 하는 경호원들 사이에서 폭넓게 이용되는 방법이다.

7 : The Pullup

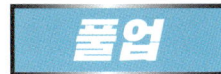

딱 벌어진 등과 우람한 팔뚝

맨몸 트레이닝에 대한 개인적인 견해와 관계없이 부인할 수 없는 점이 있다. 풀업, 즉 턱걸이 동작은 언제나 멋지다. 영화 '록키 2'에서 실베스터 스탤론이 이를 악문 채 한 손으로 풀업을 하는 모습을 보고 감동하지 않은 사람이 있었을까? 개인적으로 가장 좋아하는 영화 속 풀업 장면은 '터미네이터 2'에서 병원에 갇혀 지내던 린다 해밀턴이 거꾸로 세운 철제 침대의 다리를 잡고 쉴 새 없이 풀업을 하는 모습이다. 오래전 교도소에 처음 들어갔을 때 은발의 흑인 퇴역 군인 재소자가 감방문을 이용해서 한 손으로 풀업을 하면서 당시는 불가능해 보이는 그 동작을 언젠가 내가 배우게 될 거라고 단언했던 것을 지금도 생생하게 기억한다.

인간은 뛰어난 힘을 보여주는 수단으로 항상 풀업의 매력에 끌렸다. 풀업은 새로운 운동이 아니다. 현재 남아 있는 가장 오래된 근력 운동이다. 고대 역사에서 풀업의 증거를 쉽게 찾을 수 있다. 몇몇 고진 작가들은 풀업이 전사와 운동선수뿐 아니라 남보다 뛰어난 힘을 키우고 싶은 일반인들에게도 인기가 있었다고 설명했다. 그럼에도 불구하고 풀업의 기원을 추정하는 것은 불가능하다. 어떤 의미에서는 분명히 인류가 나타나기 이전으로 거슬러 올라가기 때문이다. 진화학자들은 인류가 호모 사피엔스로 진화하기 전 우리의 먼 조상들은 침팬지 등 다른 많은 유인원들과 마찬가지로 거의 틀림없이 나무에 거주했다고 주장한다. 인류의 선조들에게 나뭇가지에 매달려 몸을 끌어올리는 일은 오늘날 우리가 걸음을 내딛는 것처럼 자연스러운 일이었을 것이다.

해부학적 유산을 고려했을 때, 운동하는 사람들이 등 근육을 거의 생각하지 않는 것은 정말 놀라운 일이다. 세계 어느 헬스클럽을 들어가 봐도 현명한 판단을 해야 하는 중급 수준의 사람들조차 벤치 프레스나 다른 가슴 운동 기구로 몸통 운동만 내내 하다가 거의 나중에 생각났다는 듯이 등 운동 기구를 이용해서 그저 쉬운 동작을 몇 세트만 할 뿐이다. 등 근육을 거울로 보는 것이 어려운 점도 이유일 듯하다. 등 근육은 잊어버리는 경향이 있다. 하지만 여기에는 문화적인 요인도 있다고 생각한다. 남성은 어렸을 때부터 남자다운 것은 '미는 것'이라고 배운다. 상대에게 우월함을 보이기 위해 상대를 밀어붙인다. 전투를 하는 동안 스스로를 지키기 위해 상대를 밀고 주먹으로 친다. 어려운 시기에는 목표를 향해 밀고 나간다는 표현을 쓰고, 사적인 공간을 유지하려고 다른 사람들을 심리적으로 밀어버리기도 한다. 반면 여성은 아이나 친구, 주변 사람들을 자신을 향해 '끌어당기는 것'을 배운다. 남성들은 더 독립적이어야 했고, 그렇기 때문에 힘은 곧 무언가를 멀리 밀어버린다는 의미였다.

풀업의 효과

아마도 마지막 아이디어는 운동 방식에 대한 일종의 문화 인류학적 고찰이거나 그렇지 않으면 나 자신이 홀로 감방 안에서 푸시업과 풀업을 생각하며 너무 많은 시간을 보냈기 때문일 것이다. 어쩌면 두 가지 다 맞을지도 모른다. 아무도 모를 일이다. 하지만 내 견해에 동의하든 그렇지 않든 상체의 미는 근육이 대부분의 사람들에게 완전히 과소평가되었다는 점은 부인할 수 없다. 상체 근육을 생각할 때 우선 커다란 가슴이나 넓고 둥근 어깨를 생각하기 마련이다. 상체의 미는 근육은 정말 중요하지만, 상체 뒤쪽의 근육 조직에 비해 분명 보잘것없다. 당기는 근육 말이다. 사람의 몸통에서 가장 큰 근육은 광배근이다. 겨드랑이에서 갈비뼈 뒤쪽 아래까지 이어지며 등 아랫부분에 부채 형태로 뻗어있다. 견갑골 주변의 승모근, 후면 삼각근, 대원근, 능형근 같은 등근육 대부분이 풀업을 할 때 자극받지만, 가장 크게 자극받는 근육은 단연코 광배근이다. 광배근은 크기도 크면서 외부 자극에 대한 반응도 빠르다. 광배근의 근육 세포는 자극받았을 때 크고 강해지도록 유전적으로 미리 프로그램이 되어 있는 것 같다. 현대 보디빌더들의 포즈를 살펴보면 가장 인상적인 근육은 팔이나 다리 근육이 아니라 광배근이다. 많은 보디빌더들이 마치 날개처럼 보이는 광배근을 가지고 있다. 심지어 열심히 훈련하는 보디빌더들조차 가슴 근육을 키우는 게 정말 어렵다는 것을 알고 있지만, 광배근은 운동을 적절하게 시작하기만 해도 거의 하룻밤 사이에 효과가 있다는 것을 알아챈다. 우리 선조들이 중요한 도구로 사용했던 이런 근육들은 언젠가 자극을 받았을 때 폭발적으로 발달하기만을 참을성 있게 기다리고 있는 듯하다.

등 운동에 시간을 투자한다고 해도 운동법이 맞지 않는 경우가 많다. 대부분 바벨 로우나 덤벨 로우를 할 때 무거운 중량을 들고 실시한다. 이는 척추 아랫부분에 엄청난 부담이 가는 운동이다. 당연히 부상이나 근육 결림 증상이 나타난다. 최근 기계 운동이 최고의 등 운동법이 된 이유가 아마도 그 때문일 것이다. 케이블 로우나 풀 다운처럼 잘 알려진 기구뿐 아니라 복잡하기 이를 데 없는 여러 기구가 등장했다. 기구를 이용한 등 운동이 그렇게 인기를 끄는 이유는 무엇일까? 쉽기 때문이다. 가벼운 무게를 이용해서 비교적 편하게 등 근육을 키울 수 있다. 안타깝게도 기계 운동은 쉽기 때문에 이미 다량의 스테로이드를 복용한 보디빌더가 아니라면 좀처럼 만족스러운 결과를 내지 못한다. 이런 보디빌더들은 웨이트 트레이닝을 하지 않고도 여전히 어마어마한 근육질 몸매를 유지한다. 하지만 힘은 세지 않고 그저 근육만 과도하게 키웠을 뿐이다.

헬스클럽에서 다른 사람들이 하고 있는 모든 대체 운동은 잊어버리자. 꼭 필요한 운동이 아니다. 등 위쪽의 탄탄한 근육을 만드는 데 가장 안전하고 효과적인 운동은 단순한 풀업이다. 앞서 언급했던 이유들 때문에 풀업은 등 운동의 왕이다. 인간의 몸은 수직으로 자신의 몸무게를 올리기 위해 진화했다. 현대사회에서는 이런 동작을 할 일이 많지 않지만, 인간의 타고난 유전적 특징에는 남아 있다. 풀업을 마스터하면 광배근이 엄청나게 넓어진다. 견갑골 주변의 근육들은 똬리를 틀고 있는 뱀 모양이 되고, 승모근은 철제 빔보다 굵고 단단해질 것이다. 풀업을 하면 몸통의 모든 당기는 근육이 골고루 자극을 받아서 더 커지고 빠르게 강해질 것이다.

분명 풀업은 기존의 어떤 몸통 운동보다 빨리 근육을 크게 만든다. 하지만 이것은 풀업의 최대 장점인 기능적 힘의 향상으로 얻게 되는 부수 효과일 뿐이다. 친한 친구 중에 해병대 훈련 교관이 있었다. 한번은 나에게 말하기를 신입 훈련생 가운데 두세 명 이상은 스스로를 실제보다 강인하다고 생각하는 덩치 큰 보디빌더 유형이라고 했다. 신입 훈련생 대부분은 푸시업을 하루 종일 할 수 있을 정도지만, 유격 훈련 중 벽을 넘거나 줄을 타는 등 자신의 몸무게를 들어 올려야 할 때면 체격이 작은 훈련생들에 비해 보디빌더 유형들이 더 힘겨워하고 숨

차했다. 전적으로 요즘 보디빌더들이 등 근육을 키우기 위해 무게에만 의존하는 경향이 있기 때문이다. 맨몸 트레이닝은 등한시한 탓에 민첩성을 기르는 데 필요한 기능적 힘이 부족하다.

진정한 힘을 내는 데 필수 요소인 악력 또한 풀업으로 엄청나게 좋아진다. 악력 훈련을 별도로 하지 않아도 풀업 바를 잡은 채 자신의 몸무게를 위아래로 움직이는 동작만으로 손가락과 손바닥이 보통 남성에 비해 훨씬 강하고 단단해진다. 믿기 힘들겠지만 풀업은 일상생활 속에서 두 다리를 지면에서 떼는 동작이 익숙하지 않은 복부와 엉덩이 부위에도 상당한 등척성 운동이 된다. 풀업을 처음 해본 경우 다음 날 광배근보다 복부가 더 당기는 일이 흔하다.

커다란 이두박근

보디빌더들 역시 풀업이 등 근육 강화에 탁월한 효과가 있다는 점을 인정하지만, 또한 최고의 이두박근 운동이라는 것을 아는 사람은 거의 없다. 요즘 대부분의 남자들은 이두박근 운동을 위해 컬과 같은 운동 방식을 고수하지만, 실제로는 얼마나 무거운 무게를 사용하든지 간에 컬은 '고립 운동'일 뿐이다. 단 하나의 관절, 즉 팔꿈치 관절을 통해서만 근육을 자극하기 때문이다. 풀업은 '복합 운동'이다. 풀업은 팔꿈치 관절과 어깨 관절 양쪽을 통해 이두박근을 자극한다. 이두박근이 자연스럽게 발달해온 방식이기 때문에 이런 식으로 자극하면 크기가 작은 이두박근도 아주 강해진다. 몸무게가 90kg 정도인 남자가 풀업을 한다고 생각해보자. 남자의 이두박근은 완전한 관절가동범위 내에서 90kg 무게로 자극을 받는 셈이다. 90kg 바벨을 들고 정확한 자세로 컬을 할 수 있는 사람이 과연 얼마나 될까? 이 남자가 이어서 한팔 풀업을 마스터한다면 한쪽 이두박근으로 90kg 무게를 드는 것이다. 헬스클럽에서 90kg 덤벨로 컬을 하는 셈이다. 기계체조선수들의 이두박근이 멜론 크기만 하게 거대한 것은 당연하다. 힘과 크기 면에서 이두박근의 잠재력을 일깨우고 싶다면 컬 운동은 잊어버리자. 풀업을 시작하자.

가장 안전한 등 운동

인간의 신체가 선천적으로 풀업과 잘 맞는다는 사실은 기존 등 운동 가운데 풀업이 가장 안전한 방식이라는 뜻이기도 하다. 풀업은 생체 역학에 반하는 운동이 아니라 생체 역학에 따른 운동이기 때문이다. 등 운동은 헬스클럽 내 다른 운동에 비해 더 많은 부상을 유발한다. 대부분의 등 부상 부위는 등허리 쪽이지만, 풀업이 등허리 부상의 원인이 되었다는 말은 들어보지 못했다. 이유는 간단하다. 풀업을 하는 동안 두 다리가 공중에 떠 있기 때문에 척추에 가해지는 외부 압력이 없다. 등 위쪽과 아래쪽은 척추 양쪽을 감싸고 있는 척추기립근에 의해 단단히 고정된 채 자연스러운 곡선을 유지한다.

풀업은 올바른 자세로 꾸준히 실시했을 때 신체 부상을 막아준다. 역도선수 대부분은 루틴 과정에서 누르는 동작에 과도하게 집중하는 탓에 어깨 앞쪽의 전면삼각근이 부자연스럽게 강하다. 이로 인해 견갑대 내에 균형이 깨져서 부상으로 이어지고 보디빌더에게 아주 흔한 부자연스럽고 뻣뻣한 몸놀림이 역도선수에게도 나타난다. 풀업은 어깨 뒤쪽의 후면삼각근을 단련하는 데 가장 좋은 운동으로 알려졌다. 훈련 프로그램에 단계적인 풀업 동작을 추가하면 신체 불균형을 신속하게 없애고 어깨 기능이 다시 부드럽고 원활해져서 어깨 부상을 방지할 것이다. 풀업을 올바른 자세로 실시하면 관절이 강해지면서 어떤 부상도 거의 당하지 않을 것이다. 다른 등 운동에는 해당되지 않는 장점이다.

풀업 vs 친업

운동을 처음 시작한 많은 사람들이 혼동하는 것이 '친업chinup'과 '풀업pullup'의 차이점이다. 가령 코치들 중에는 가슴이 풀업 바까지 올라와야 풀업이고 턱이 풀업 바 위로만 올라가면 친업이라고 주장하는 경우도 있다. 유럽에서는 풀업 대신 친업이라는 용어를 사용하지만, 두 용어가 의미하는 동작은 정확히 똑같다. 미국 일부 지역에서는 두 용어를 서로 바꿔가며 사용한다. 내가 만났던 전직 미식축구선수는 풀업은 오버핸드 그립(손바닥이 바닥을 향하게 기구를 위에서 감싸듯이 잡아서 양손 엄지손가락이 서로 마주 보며 기구를 잡는 방법—옮긴이)으로, 친업은 언더핸드 그립(손바닥이 위를 향하게 기구를 아래에서 감싸듯이 잡아서 엄지손가락이 서로 반대 방향으로 향하게 기구를 잡는 방법—옮긴이)으로 하는 거라고 단호하게 말했다. 사람들 사이에 일반적으로 합의된 것은 없는 듯하다. 사람들이 혼동하는 것도 무리는 아니다.

이 책에서 풀업은 중력과는 반대로 몸통을 양손 쪽으로 끌어당기는 모든 운동을 말하기 때문에 풀업이라는 용어의 의미가 상당히 넓다. 용어에 너무 구애받지 말자. 사용하는 이름보다 동작을 정확하게 실시하는 것이 더 중요하다.

최적의 관절가동범위

풀업 동작에서 힘을 기를 수 있는 최적의 관절가동범위는 팔꿈치를 살짝 비튼 채 양팔을 거의 곧게 편 지점에서 턱이 풀업 바 위를 지나가는 지점까지다. 턱을 지나 가슴이나 흉골까지 풀업 바에 닿도록 몸을 위로 당기면 광배근은 움직이지 않고 견갑골 사이의 약한 근육에만 자극이 집중된다. 힘을 키울 수 있는 가능성이 제한되고 상체가 힘을 내기에도 여의치 않은 위치에 놓인다. 때문에 턱이 풀업 바를 지나는 정도까지만 몸을 위로 당기는 것이 가장 좋다.

시작 자세에서 팔꿈치를 살짝 비트는 동작은 두 가지 중요한 역할을 한다. 첫째, 팔꿈치에 전해지는 압박을 줄여서 팔꿈치가 정상적인 신전 범위를 넘어서는 것을 막는다. 둘째, 상체를 긴장시키는 데 도움이 된다. 일부 보디빌딩 전문가들의 조언은 다르지만, 풀업 시작 자세에서 결코 상체의 긴장을 풀고 팔을 완전히 펴지 말아야 한다. 그렇게 하면 근육에 전해지는 부담이 관절을 지탱하고 있는 인대에 오롯이 전해진다. 팔꿈치를 10도 정도 구부리고 있을 뿐 아니라 상체를 긴장시키려면 어깨를 단단히 조이고 있어야 한다.

어깨 단단히 조이기

모든 매달리기 운동에서 어깨를 다치지 않으려면 우선 어깨를 단단히 조이는 것이 중요하다는 점을 이해해야 한다.

어깨는 구상관절 구조다. 이런 관절 구조는 운동 면에서는 만능이지만, 여기에는 대가가 따른다. 바로 취약성 증가다. 풀업 바에 매달려 있는 동안 어깨의 힘을 빼면 관절 구조가 무리하게 늘어나고, 유연하지 못한 인대의 힘으로만 매달리게 된다. 엄청난 힘을 받았을 때 인대에 심각한 염증이 생길 뿐 아니라 경우에 따라서는 어깨의 부분 혹은 완전 탈구가 나타나기도 한다. 드문 일이기는 하지만, 특히나 기존에 부상이 있었던 경우라면 가능한 일이다. 어깨를 단단히 조이면 촘촘한 근육 구조 안에서 관절이 부드럽게 움직이면서 내측 인대를 보호하고 탈구 증상은 나타날 수 없다.

특히나 풀업과 레그 레이즈 같은 매달리기 유형의 운동은 평생을 해야 하는 아주 좋은 운동이므로 처음부터 올바른 자세로 연습을 시작한다. 어깨를 단단히 조이는 자세는 인상적인 움직임도 아니고, 겉으로 보면 거의 눈에 띄지도 않는다. 어깨 구상관절을 2.5~5cm 아래쪽으로 당기는 게 전부이다(그림 참고).

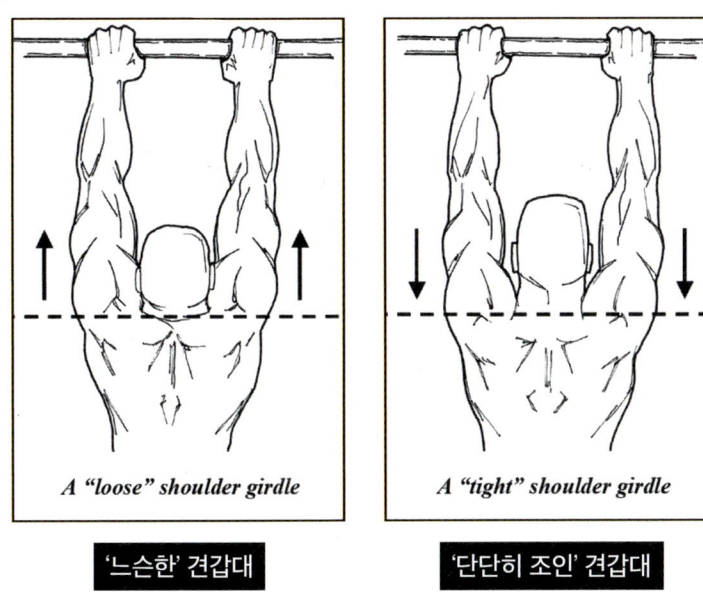

'느슨한' 견갑대   '단단히 조인' 견갑대

광배근을 단단히 수축시키면 쉽게 할 수 있는 자세다. 매달리기 자세에서 상체 전체를 계속 긴장하고 있으면 바로 요령을 터득할 수 있을 것이다.

그립 자세

풀업 자세와 관련해서 견해가 엇갈리는 또 다른 부분은 '그립' 자세다. 오버핸드 그립(주먹이 자신을 향하게 잡는 법), 언더핸드 그립(혹은 컬 그립), 해머 그립(양쪽 엄지손가락이 자신을 향하게 잡는 법)이 있다. 어떤 방법이 가장 좋을까?

경우에 따라 다르다. 가장 중요한 고려 요인은 운동 생리학자들이 '내전'이라고 부르는 것이다. 내전은 기본적으로 '되돌리다'라는 의미다. 풀업 동작에서 내전은 양손을 몸으로 더 가깝게 당길수록 양손이 자동적으로 안쪽으로(손바닥이 아래로) 향하는 현상을 말한다. 모든 사람이 가지고 있는 아주 사소한 자연스러운 움직임이다. 대수롭지 않은 문제처럼 보일 수 있고 스탠더드 풀업을 할 때 크게 방해가 되지 않지만, 풀업 시리즈에서 단계가 올라갈수록 중요한 요인이 된다.

여기서 핵심은 풀업 시리즈 초기 단계에서는 어떤 그립이든 자신에게 가장 편한 종류의 그립을 선택할 수 있다는 점이다. 풀업 동작을 설명할 때 거의 누구에게나 잘 맞는다는 이유로 주로 오버핸드 그립으로 예를 들지만, 언더핸드 그립이나 해머 그립을 택해도 무방하다. 하지만 '풀 풀업' 단계를 넘어서면 자연스러운 내전 현상으로 고정된 그립이 불편할 수도 있다. 그런 경우에는 다른 그립 자세를 시도해본다. 풀업 동작이 점점 어려워지면 해머 그립이 더 자연스럽고 손에 힘이 잘 들어간다고 생각하는 경우도 있다. 이두박근이 강해서 내전 현상을 크게 느끼지 못하는 사람은 언더핸드 그립을 선호한다. 운동하는 내내 오버핸드 그립이 더 편하고 아무런 문제도 느끼지 못하는 경우도 있다. 자신에게 도움이 되는 것 같은 그립을 사용한다.

상급 단계의 풀업 동작에 가장 적합한 그립은 기계체조선수들이 공중에 매달린 링을 잡는 방식을 참고할 수도 있다. 링이 연결된 로프는 마음대로 흔들리기 때문에 풀업을 실시하는 동안 양손의 내전 현상이 나타났다가 자연스럽게 사라진다. 단단한 풀업 바는 양손의 위치를 고정시키면서 손목의 움직임을 제한한다. 풀업 동작 중에 손목이나 팔꿈치, 어깨에 계속 불편함이 느껴질 경우, 매달린 링을 이용하는 법을 배우면 양팔이 자연스러운 리듬을 찾을 수 있어서 이런 불편함을 없앨 수 있다.

'키핑' 금지

풀업은 반동이 아닌 근력을 이용해서 실시해야 한다. 하지만 근력이 부족하면 실시 횟수를 채우려고 무릎을 위로 차면서 반동을 주려는 동작이 나타난다. 이런 식의 속임수 동작에 붙여진 이름이 있다. 바로 '키핑'이다.

키핑은 관절에 불필요한 부담을 주고, 힘에 대한 잘못된 인식을 갖게 하며 올바르지 못한 자세를 만든다. 그렇기 때문에 초보자들은 절대 해서는 안 되는 동작이다. 초보자들은 2초를 세며 올라갔다가 1초 멈추고 다시 2초를 세며 내려와서는 다시 1초를 멈추는 완벽한 자세를 지켜야 한다. 반동은 사용하지 말아야 한다. 동작을 반복하기 위해 반동이 필요하다면 속임수를 쓰지 않고 횟수를 채울 수 있는 더 쉬운 단계의 풀업 동작으로 되돌아간다.

다음 풀업 단계로 넘어갈 것인지를 판단할 때 키핑 동작은 사용하지 않고 올바른 자세로 실시한 풀업 횟수만 세야 한다는 점을 잊지 않는다.

속임수를 쓰지 않고 5단계 풀업을 할 수 있을 정도가 되면 운동할 때 키핑을 효과적으로 이용할 수 있다. 정확한 자세로 적어도 3~4회 이상 여러 번 반복하고 난 다음 키핑 동작을 통해 힘을 내서 1~2회 혹은 3회 정도 추가로 반복한다. 이렇게 하면 평상시 실시 횟수를 넘어설 수 있게 되고 근지구력을 더 키울 수도 있다. 다만 키핑 동작은 세트 마지막에서만 사용하고, 절대 시작부터 사용하지 않는다.

매달리기 좋은 곳

19세기 이전에는 수많은 교도소 감방이 기본적으로 철골 구조의 우리였다. 특히 주립 교도소가 그랬다. 결과적으로 감방 천장에도 창살이 있었다. 18세기 재소자들은 천장의 창살을 잡고 풀업을 하는 데 전혀 문제가 없었다. 자살 위험이 높아짐에 따라 천장의 창살은 서서히 사라졌고, 이제 재소자들은 어쩔 수 없이 주로 교도소 운동장에 설치된 철봉에서 풀업을 한다. 그렇다면 교도소 밖에서도 풀업을 할 수 있는 다른 곳을 찾아볼 필요가 있다. 사람의 몸은 놀라울 정도로 적응력이 뛰어나기 때문에 주변을 조금만 살펴보면 천장 대들보, 나뭇가지, 낡은 난방 파이프, 심지어 지붕 모서리나 발코니까지 거의 모든 곳에서 풀업을 할 수 있다는 것을 알게 된다(204쪽 참고). 집에서 운동하고 싶다면 문틀 사이에 설치할 수 있는 풀업 바를 구입하는 것도 생각해볼 수 있다. 가격도 저렴하고 여러 매장에서 볼 수 있다. 지붕에 연결된 파이프처럼 더 높은 지지대가 있다면 더욱 좋다. 다리를 위로 당기는 일을 신경 쓸 필요가 없기 때문이다. 천장 입구 위에 간단히 철제 바나 실린더를 올리는 방식으로 손수 풀업 공간을 만들 수 있다. 재미 삼아 레그 레이즈를 하기에도 잘 어울리는 공간이 된다.

최고의 풀업 기구는 앞서 언급했던 평행 링이다. 평행 링을 구입할 수 있지만, 자신의 손에 맞는 단단한 링을 찾을 수 없다면 직접 만들 수 있다. 링에 로프를 감은 다음 링을 매달 수 있는 튼튼한 곳을 찾는다.

몸무게와 풀업

여섯 가지 기본 운동 '빅 6'에 속한 대부분의 동작과는 달리 풀업 동작은 자신의 몸무게를 고스란히 움직여야 한다. 몸무게가 1kg이 더 나가더라도 동일한 동작으로 동일한 높이까지 자신의 몸을 들어 올려야 한다는 의미다. 실제로 몸무게가 더 많이 나갈수록 풀업을 단계적으로 실시하기가 더 어렵다. 순수한 근육 무게는 10단계 풀업 동작을 마스터하는 데 아무런 걸림돌이 되지 않지만, 쓸데없는 체지방 때문에 15kg 정도 더 나갈 경우 기이할 정도로 힘이 세거나 풀업을 할 때 속임수 동작을 쓰지 않는다면 5단계나 6단계를 넘어설 가능성이 아주 적다. 이런 경우에 해당하더라도 걱정하지 말자. 풀업 시리즈 가운데 할 수 있는 단계까지 따라서 실시하고, 자신이 도달한 단계의 동작을 꾸준히 연습한다. 가능하면 풀업 연습과 함께 '빅 6'의 다른 운동을 함께 실시하면 몸무게가 줄어들 것이다. 그러면 끝까지 해낼 수 있다.

시간 투자하기

기본 운동 '빅 6'에 속하는 다른 시리즈에 비해 풀업 시리즈는 훨씬 어렵다. 몸무게 전체를 상체로만 움직이기 때문이다. 결과적으로 푸시업 시리즈나 스쿼트 시리즈에 비해 단계를 넘어가는 데도 불가피하게 시간이 더 걸린다.

풀업 시리즈의 단계를 천천히 넘어가는 것은 정상이다. 정말 열심히 훈련해도 다음 단계로 넘어가는 데 몇 개월씩 걸리기도 한다. 이런 과정을 부정적으로 생각하지 않는다. 천천히 가는 것처럼 보이는 이유는 그만큼 아주 큰 힘이 필요하기 때문이다. 아주 작은 전진도 상당한 실력이 향상된 것으로 해석할 수 있다는 의미다. 시간의 경과보다는 실력 향상에 초점을 맞춘다.

'빅 6' 시리즈나 각 시리즈 단계를 서둘러 마치고 싶은 충동은 반드시 이겨내도록 한다. 모든 맨몸 트레이닝에 적용되는 조언이다. 맨몸 트레이닝에서 더 높은 단계로 올라가는 것은 단지 힘이 늘어났다는 점을 보여줄 뿐이다. 하지만 그렇게 힘이 늘어나는 것은 낮은 단계의 동작을 성실하게 반복했을 때만 가능하다. 서두른다고 해서 힘을 더 빨리 키우는 것은 아니다.

캘리스데닉스 운동법을 제대로 실시하고 있는 사람들은 이 사실을 잘 알고 있다. 스스로 준비가 되지 않았다면 서둘러 다른 운동으로 바꾸지 않는다. 서두르면 결국에는 실패하고 실망하게 된다. 대신 지금 하고 있는 운동을 좋아하는 법을 알게 된다. 열심히 연구하고, 훈련에 몰두하고, 사소한 부분까지 마스터한다. 마치 자신이 하게 될 마지막 운동인 것인 양 시간과 에너지를 쏟는다. 인내심을 가지고 몸이 진짜 힘을 기르는 데 필요한 시간을 투자한다. 때가 되면 분명히 더 어려운 단계로 넘어간다. 이런 사고방식을 갖출 수 있다면 결국에는 훨씬 더 빨리 그리고 더 멀리 도달할 것이다.

풀업 시리즈

많은 사람들, 특히나 과체중인 사람들은 풀업을 몹시 어려운 운동이라면서 두려운 마음을 갖고 시작한다. 이 부류에 속한다고 해도 걱정할 필요는 없다. 올바른 방식으로 훈련을 시작한다면 몸이 적응하고 시리즈 초반 동작들을 상당히 빠른 시간 내에 능숙하게 해낸다. 마치 근육이 해부학적 유산을 기억해내고 해야 할 일을 신속하게 파악하는 것과 같다.

요즘 사람들이 풀업에 대한 두려움을 갖게 된 부분적인 이유는 오해하거나 완전하게 이해하지 못했기 때문이다. 사람들이 풀업에 대해 말할 때는 대체로 '풀 풀업', 즉 양손으로 하는 완벽한 턱걸이 동작만 생각한다. 초보자가 풀 풀업을 시도한다면 불가능한 것처럼 보인다. 물론 비정상적으로 힘이 세거나 몹시 마르고 몸무게가 가벼운 경우라면 또 모를 일이다. 어쨌든 이런 초기 경험 때문에 많은 사람들이 등 운동을 할 때 민망함을 피하려고 풀업 운동은 외면한 채 프리 웨이트 운동에 매달린다. 이것은 큰 실수다. 실제 풀업은 모든 사람이 아는 단 한 가지 방식이 아니라 수많은 풀업 동작이 있다. 분명 일부 동작은 풀 풀업에 비해 더 어렵지만, 훨씬 쉬운 동작도 몇 가지 있다.

'죄수 운동법' 방식에는 10가지 유형의 풀업 동작이 있다. 풀업 시리즈 가운데 풀 풀업은 5단계이다. 풀 풀업 단계부터 갑자기 시작하지 않고, 그 앞에 있는 1~4단계 동작부터 천천히 시작한다. 각 단계를 통해 당기는 힘을 서서히 키우게 되고, 풀 풀업 단계를 실시할 준비가 되었을 때쯤이면 이전 단계를 차근차근 거쳤기 때문에 그렇게 부담스럽지는 않을 것이다. 오히려 많은 사람들이 쉽다고 생각할 것이다. 풀 풀업을 마스터했다고 끝나는 것이 아니다. 그 뒤로 5단계가 더 있고, 그 정점에는 역대 최고의 근력 운동 중 하나로 평가받는 동작이 있다. 바로 한손 풀업이다.

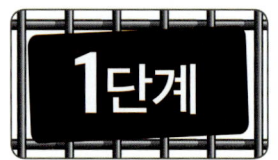

수직 풀업
Vertical Pullup

⊕ 초보자 기준: 10회 1세트
⊕ 중급자 기준: 20회 2세트
⊕ 상급자 기준: 40회 3세트

수직 풀업은 아주 가벼운 운동이다. 특히 어깨나 이두박근, 팔꿈치를 다친 이후 등과 팔의 힘을 다시 키우려는 사람들에게 가장 좋은 운동이다. 혈액순환을 개선하고 당기는 힘을 단련시킨다. 초보자들에게도 알맞은 운동이다. 당기는 운동이 처음인 사람들은 낮은 운동 강도 덕분에 큰 부담 없이 어깨와 등 위쪽 근육의 움직임을 충분히 느낄 수 있다.

Point

1 : 붙잡을 수 있는 수직 지지대를 찾는다. 튼튼해야 하고 손으로 단단히 잡을 수 있어야 한다. 문틀이나 높은 난간이 있다면 안성맞춤이다. 지지대에 가깝게 선다. 양발을 8~15cm 간격으로 벌리고 발끝을 밖으로 향하게 한다. 편안한 그립으로 지지대를 잡는다. 양손의 간격은 어깨너비 정도가 바람직하지만, 좌우대칭이 되는 위치라면 어떤 간격도 상관없다. 이것이 시작 자세다.

2 : 몸이 지지대에 가깝기 때문에 양팔은 충분히 구부러진다. 이제 몸을 뒤로 살짝 기대서 무게중심을 이동시킨다. 몸이 뒤로 비스듬한 사선을 이룰 때까지 양팔을 거의 곧게 편다. 이것이 마무리 자세다. 등 위쪽이 살짝 늘어나는 느낌이 들 것이고, 간혹 팔에도 그런 느낌이 들 수 있다. 그 자세로 잠깐 멈췄다가 견갑대를 수축시키고 동시에 양팔을 구부리면서 몸을 다시 당겨 시작 자세로 돌아간다. 잠깐 멈췄다가 동작을 반복한다.

Tip

거의 모든 사람이 할 수 있는 쉬운 운동이다. 부상 이후 재활 중이거나 수술을 한 경우 수술 부위에 무리가 간다고 생각되면 관절가동범위를 줄이고 어깨를 단단히 조이고 양팔을 쭉 뻗지 않는다.

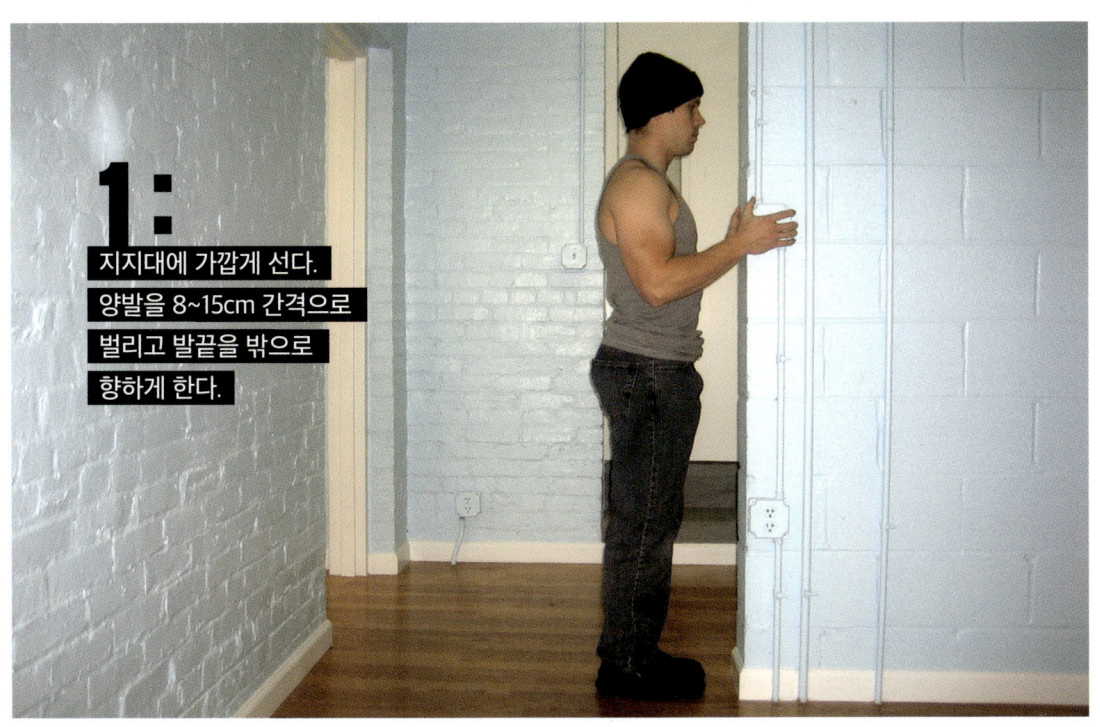

1:
지지대에 가깝게 선다. 양발을 8~15cm 간격으로 벌리고 발끝을 밖으로 향하게 한다.

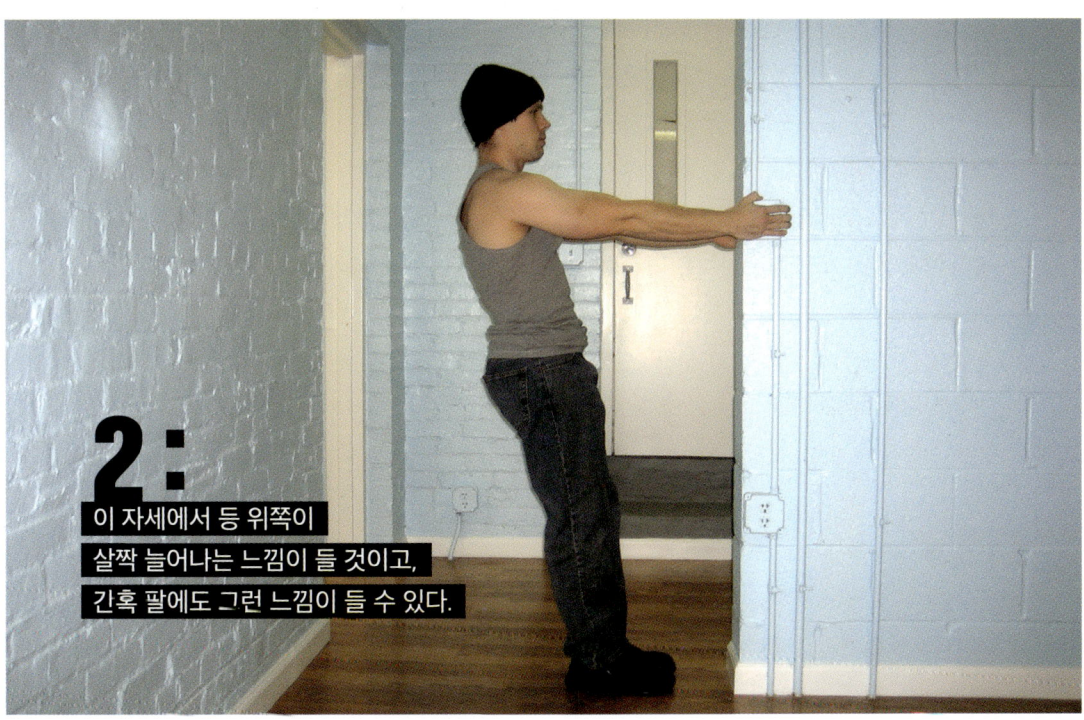

2:
이 자세에서 등 위쪽이 살짝 늘어나는 느낌이 들 것이고, 간혹 팔에도 그런 느낌이 들 수 있다.

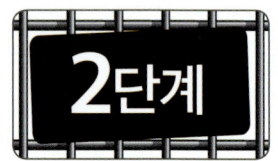

수평 풀업
Horizontal Pullup

⊕ 초보자 기준: 10회 1세트
⊕ 중급자 기준: 20회씩 2세트
⊕ 상급자 기준: 30회씩 3세트

수평 풀업은 수직 풀업과 근본 원리는 비슷하지만, 몸의 각도에서 큰 차이가 난다. 그 때문에 운동 강도는 훨씬 높다. 풀업 바를 이용한 매달리기 동작을 시작하기 전에 마스터해야 하는 중급 수준의 운동으로 제격이다. 팔꿈치와 어깨 강화에 탁월한 효과가 있다.

Point

1 : 붙잡을 수 있는 수평 지지대를 찾는다. 자신의 몸무게를 안전하게 지탱하면서 최소한 골반 높이 정도는 되어야 한다. 보통 크고 단단한 테이블이나 책상을 선택하면 가장 좋다. 가슴과 하체가 테이블 아래에 오도록 누운 다음 양손을 올려 오버핸드 그립으로 테이블 가장자리를 잡는다. 양손의 간격은 어깨너비 정도가 적당하지만, 잡고 있는 지지대의 종류에 따라 달라질 수 있다. 이제 몸을 위로 당겨서 등을 바닥에서 뗀다. 테이블 높이에 따라 양팔을 살짝 구부려야 하는 경우도 있다. 몸은 긴장시키고 곧게 편 상태로 고정해서 몸무게가 양손과 뒤꿈치에만 전해지도록 한다. 이것이 시작 자세다.

2 : 무릎이 구부러지지 않게 특히 신경 쓰면서 온몸이 일직선이 되도록 유지한 채 양손으로 잡고 있는 테이블 가장자리에 가슴이 닿을 때까지 천천히 몸을 위로 당긴다. 이것이 마무리 자세다. 그 자세에서 잠시 멈췄다가 몸을 낮추면서 시작 자세로 돌아온다. 동작을 반복한다.

Tip

붙잡고 있는 지지대가 높을수록 몸이 움직이는 각도가 줄어들고 동작이 쉬워진다. 처음에 수평으로 당기는 동작이 너무 어렵다면 골반보다 높은 지지대를 찾아서 몸을 당기는 연습을 해본다. 30회 정도 반복해서 할 수 있게 되면 다시 골반 높이 지지대에서 당기기를 시도해본다.

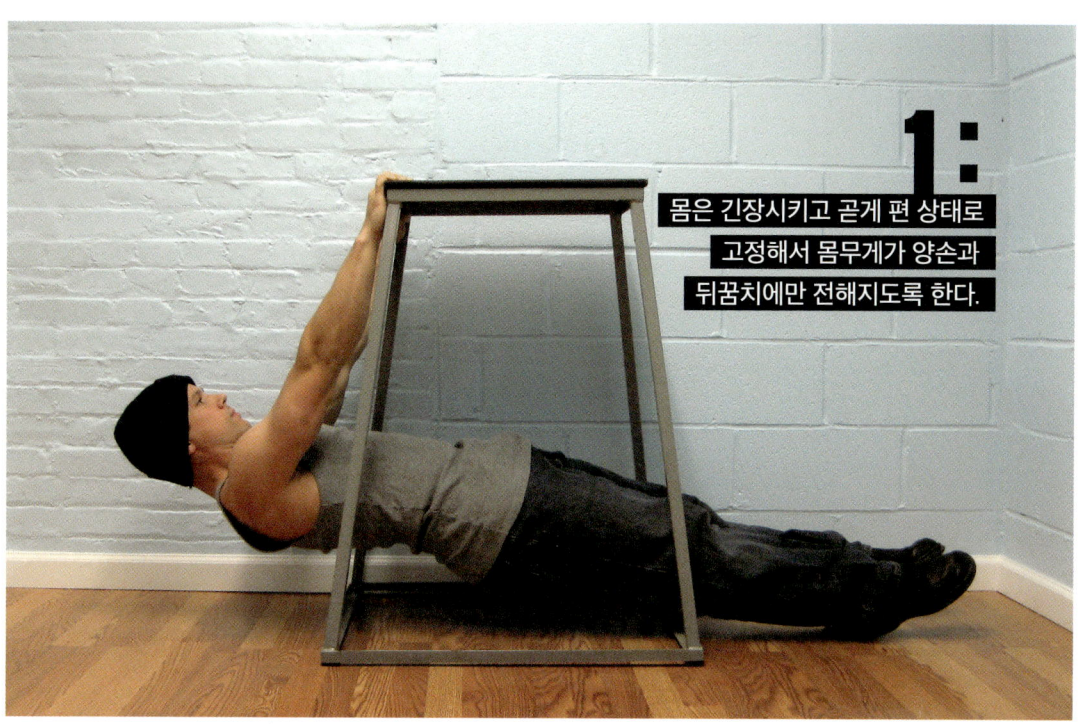

1: 몸은 긴장시키고 곧게 편 상태로 고정해서 몸무게가 양손과 뒤꿈치에만 전해지도록 한다.

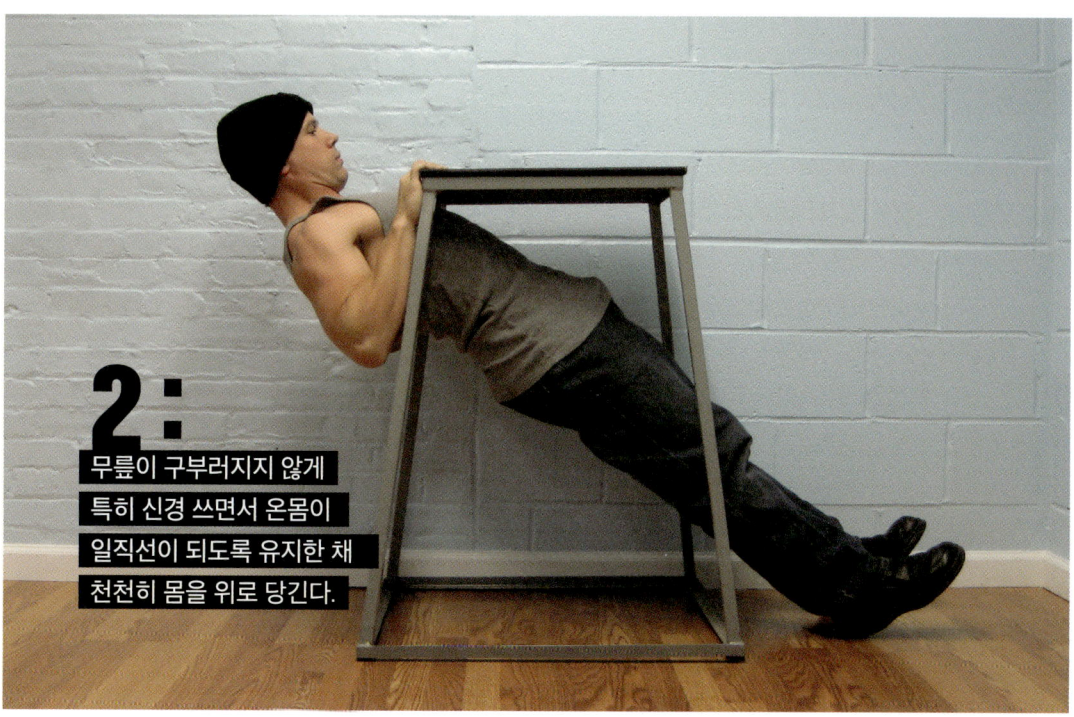

2: 무릎이 구부러지지 않게 특히 신경 쓰면서 온몸이 일직선이 되도록 유지한 채 천천히 몸을 위로 당긴다.

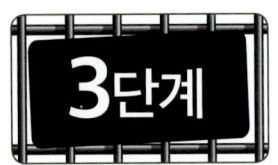

잭나이프 풀업
Jackknife Pullup

⊕ 초보자 기준: 10회 1세트
⊕ 중급자 기준: 15회씩 2세트
⊕ 상급자 기준: 20회씩 3세트

다양한 기본 풀업 동작을 연습할 수 있다. 몸무게 일부가 두 다리에 실리고 시작 자세에서 기구의 도움을 받을 수 있기 때문에 풀 풀업 동작에 비해 더 쉽다.

Point

1 : 잭나이프 풀업을 실시하려면 높은 곳에 설치된 풀업 바와 풀업 바 앞에 등받이가 높은 의자 혹은 그와 비슷한 기구가 있어야 한다. 점프해서 풀업 바를 잡는다. 양팔은 어깨너비 정도로 벌리고 오버핸드 그립으로 풀업 바를 잡는다. 풀업 바를 이용해서 운동할 때는 항상 어깨를 단단히 조여서 고정시킨다. 양팔도 완전히 긴장을 풀지 않도록 한다. 팔 근육은 수축시키고 팔꿈치는 살짝 비튼다. 풀업 바 앞에 있는 기구 위에 다리를 올린 다음 종아리 맨 아래쪽이 기구의 가장자리에 닿도록 자세를 조정한다. 풀업 바 앞에 놓는 기구는 자신의 두 발을 곧게 펼 수 있는 위치로 미리 조정한다. 곧게 편 두 다리의 발끝이 골반 높이에 오는 기구가 가장 좋다. 이렇게 하면 전형적인 잭나이프 각도가 된다. 이것이 시작 자세다.

2 : 곧게 뻗은 두 다리를 아래로 밀어 지탱하면서 턱이 풀업 바에 닿을 때까지 몸을 부드럽게 위로 당긴다. 이것이 마무리 자세다. 잠깐 멈췄다가 근육의 긴장을 그대로 유지하면서 몸을 낮춰 시작 자세로 돌아간다.

Tip

어떤 풀업 동작이든 가장 어려운 부분은 풀업 바 아래에 있을 때 자세다. 잭나이프 풀업을 처음부터 끝까지 할 수 없다면 양팔을 구부린 채 몸을 위로 당긴 자세에 초점을 맞춰 연습하고 힘이 좋아지면 서서히 몸을 낮춘다.

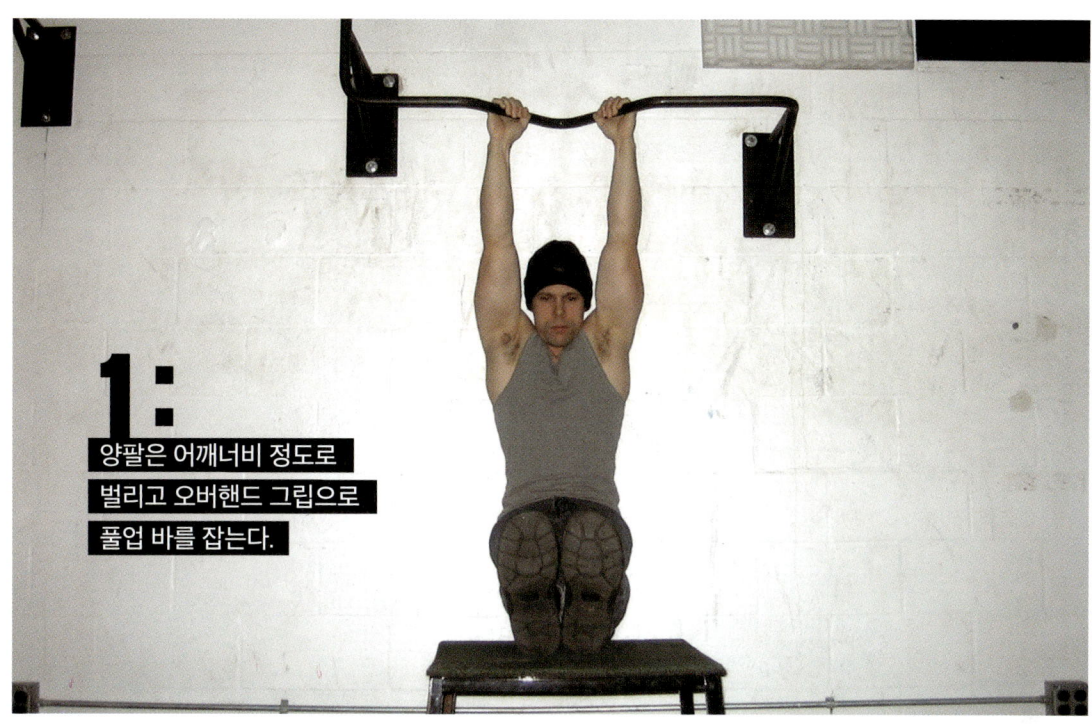

1:
양팔은 어깨너비 정도로 벌리고 오버핸드 그립으로 풀업 바를 잡는다.

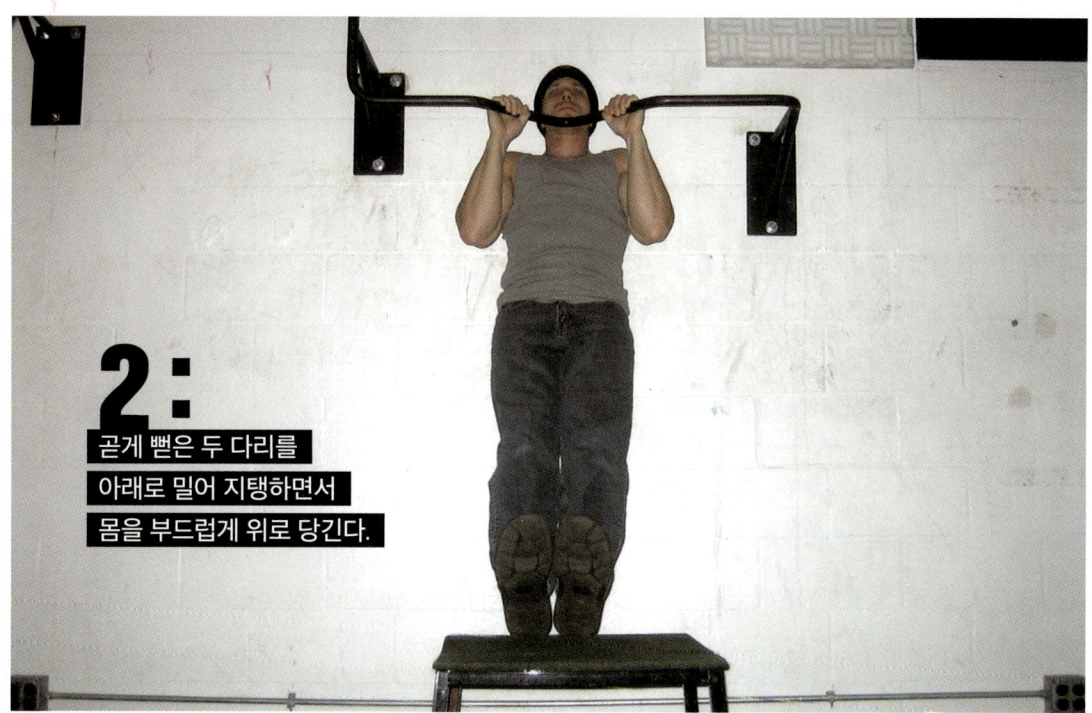

2:
곧게 뻗은 두 다리를 아래로 밀어 지탱하면서 몸을 부드럽게 위로 당긴다.

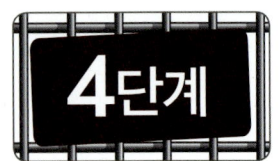

하프 풀업
Half Pullup

⊕ 초보자 기준: 8회 1세트
⊕ 중급자 기준: 11회씩 2세트
⊕ 상급자 기준: 15회씩 2세트

이제부터 동작의 난이도가 점점 높아진다. 하프 풀업을 할 때는 온전히 상체 근육만 이용해서 몸무게 전체를 움직인다. 로잉이나 풀다운 동작보다 훨씬 더 많은 상체 힘을 사용한다. 결과적으로 악력이 강해지고 등과 이두박근, 상완이 발달된다.

Point

1 : 풀업 바를 잡는다. 풀업 바의 높이는 몸을 곧게 편 상태에서 두 발이 바닥에 거의 닿지 않을 정도가 되어야 한다. 양손은 어깨너비나 그보다 조금 더 넓은 간격으로 오버핸드 그립을 취한다. 점프해서 풀업 바를 잡은 뒤 상완이 바닥과 평행이 되도록 양팔을 적당한 각도로 구부려서 몸무게를 지탱한다. 어깨는 단단히 조인다. 무릎은 구부리고 발목은 서로 교차해서 움직이지 않게 고정한다. 이것이 시작 자세다.

2 : 턱이 풀업 바 위로 올라갈 때까지 어깨와 팔꿈치를 구부리면서 몸을 부드럽게 위로 당긴다. 이것이 마무리 자세다. 자신에게 맞는다면 팔꿈치가 앞으로 나가도 그대로 둔다. 위에서 잠깐 멈췄다가 몸의 긴장을 유지하면서 시작 자세로 내려온다. 필요한 만큼 동작을 반복한다. 준비 자세를 갖춘 다음 동작을 실시하는 동안에는 두 다리를 움직이지 않는다.

Tip

아무런 도움도 받지 않고 자신의 몸무게 전부를 움직여야 하는 풀업 시리즈의 첫 번째 단계이다. 많은 사람들의 발목을 잡는 단계이다. 몸무게가 많이 나가거나 과체중인 사람들에게 특히 그렇다. 경우에 따라서는 과도한 체지방을 빼야 하는 단계이고, 대부분의 사람들이 체중 감량을 실시한다. 몸무게를 줄이면서도 하프 풀업 운동을 계속할 수 있다.

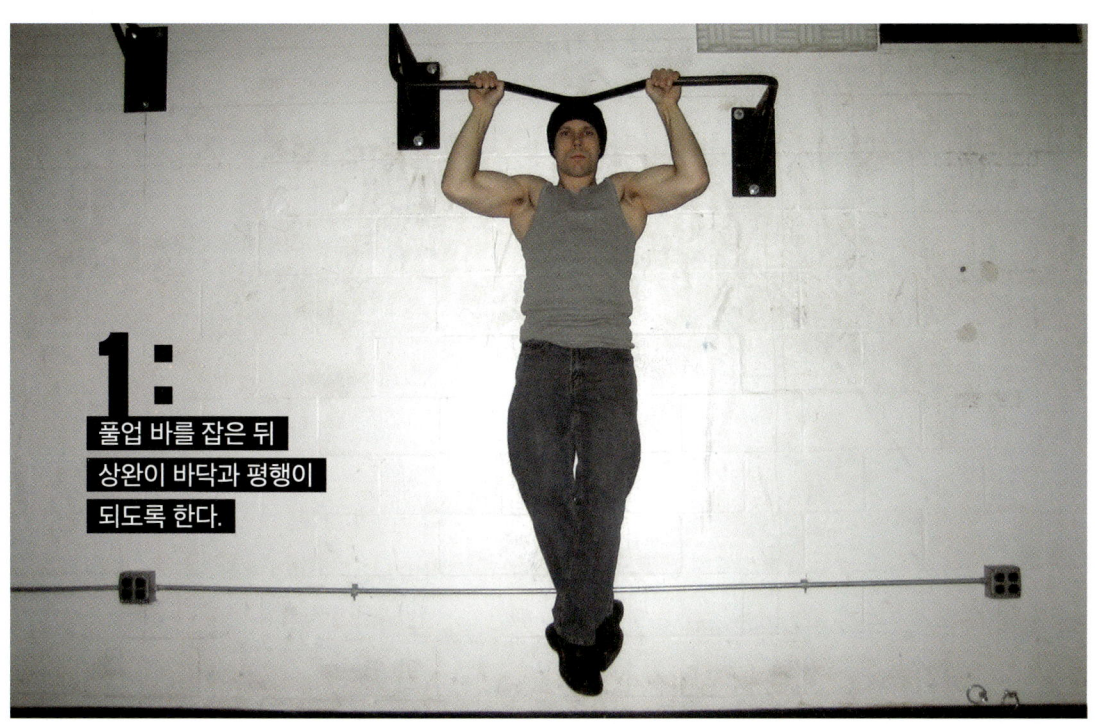

1:
풀업 바를 잡은 뒤 상완이 바닥과 평행이 되도록 한다.

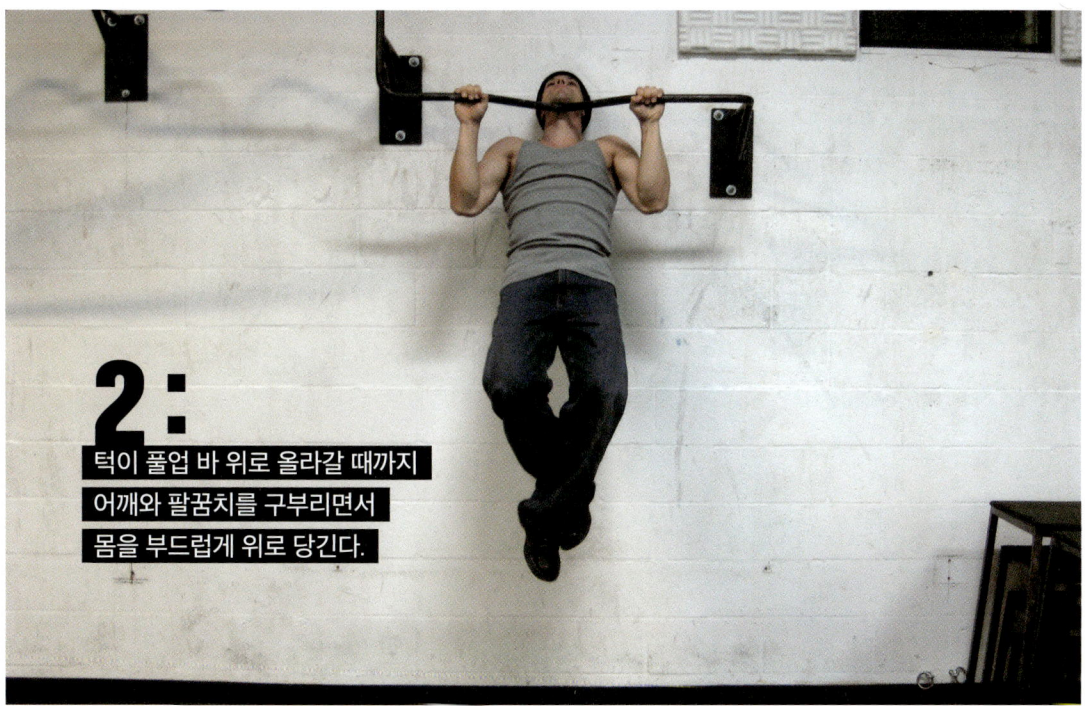

2:
턱이 풀업 바 위로 올라갈 때까지 어깨와 팔꿈치를 구부리면서 몸을 부드럽게 위로 당긴다.

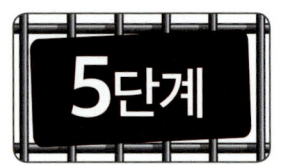 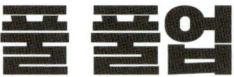

풀 풀업
Full Pullup

⊕ 초보자 기준: 5회 1세트
⊕ 중급자 기준: 8회씩 2세트
⊕ 상급자 기준: 10회씩 2세트

풀 풀업은 등 위쪽 근육과 이두박근을 키우는 고전적인 근력 운동이다. 풀 풀업을 마스터하면 기능적 이동성과 운동 체력이 탁월하게 개선될 것이다. 사람의 몸은 자신의 몸을 충분히 위로 끌어올릴 수 있도록 진화했다. 풀업을 할 수 없는 남자는 진정 힘이 세다고 생각할 수 없다.

Point

1 : 양손은 어깨너비로 벌리고 오버핸드 그립으로 풀업 바를 잡는다. 조금 더 넓은 간격으로 잡아도 무방하다. 여러 간격으로 시도해서 자신이 가장 힘을 낼 수 있는 간격을 찾아본다. 무릎을 구부리고 몸 뒤로 양쪽 발목을 교차한다. 양발은 바닥에서 떼야 한다. 몸을 긴장시키고, 어깨를 아래로 내려 단단히 조이고, 팔 관절에 부담이 가지 않고 근육이 자극되도록 거의 눈에 띄지 않을 정도로 팔꿈치를 아주 살짝 구부린다. 이것이 시작 자세다.

2 : 턱이 풀업 바 위로 올라갈 때까지 팔꿈치와 어깨를 구부린다. 이것이 마무리 자세다. 전망을 즐기며 잠시 멈췄다가 몸의 긴장을 풀지 않은 채 올라갈 때와는 반대 동작으로 내려온다. 풀업 동작을 할 때는 몸에 반동이 가지 않도록 격렬하게 움직이지 않는다. 근육을 제대로 키우려면 동작이 부드러워야 한다. 2초를 세며 올라갔다가 위에서 1초 멈춘 다음 다시 2초를 세며 내려와서 1초 멈추는 방법을 시도해본다.

Tip

풀 풀업은 힘든 운동이다. 자신만 어렵다고 생각하는 게 아니다. 핵심은 인내심이다. '키핑' 동작으로 몸을 끌어 올리고 싶은 충동을 참는다(174쪽 참고). 습관으로 굳어지게 될 뿐이다. 대신 시작 자세에서 한 발을 의자에 놓고 살짝 아래로 누르면서 몸을 위로 끌어올리는 방법을 시도해본다.

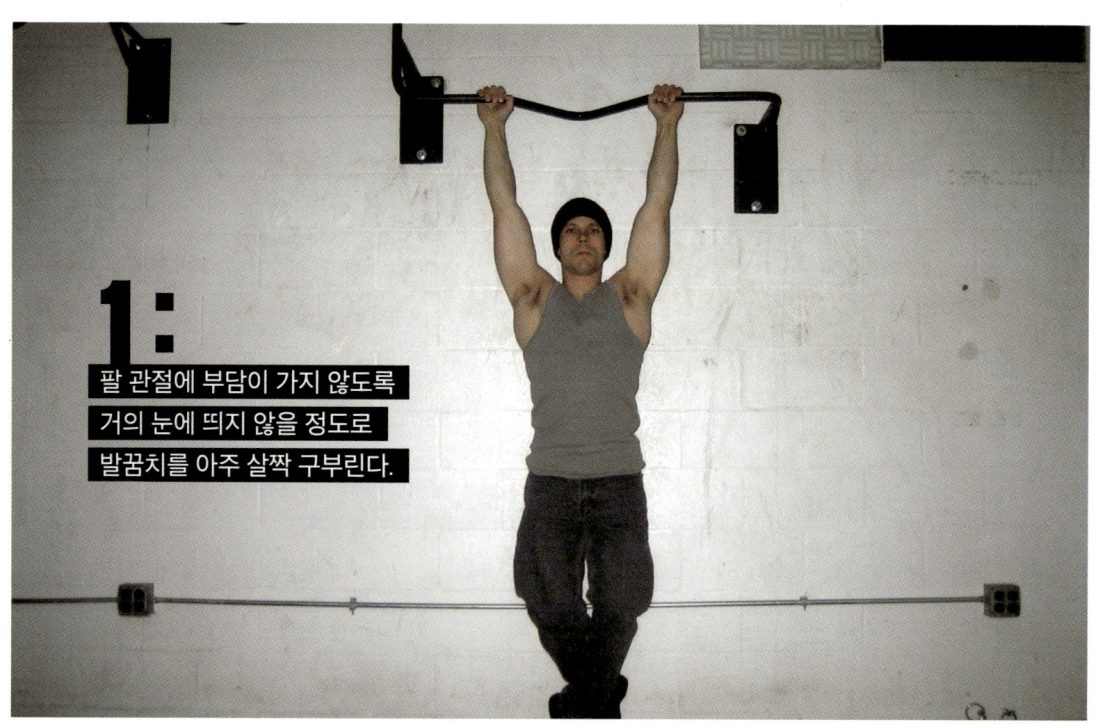

1: 팔 관절에 부담이 가지 않도록 거의 눈에 띄지 않을 정도로 발꿈치를 아주 살짝 구부린다.

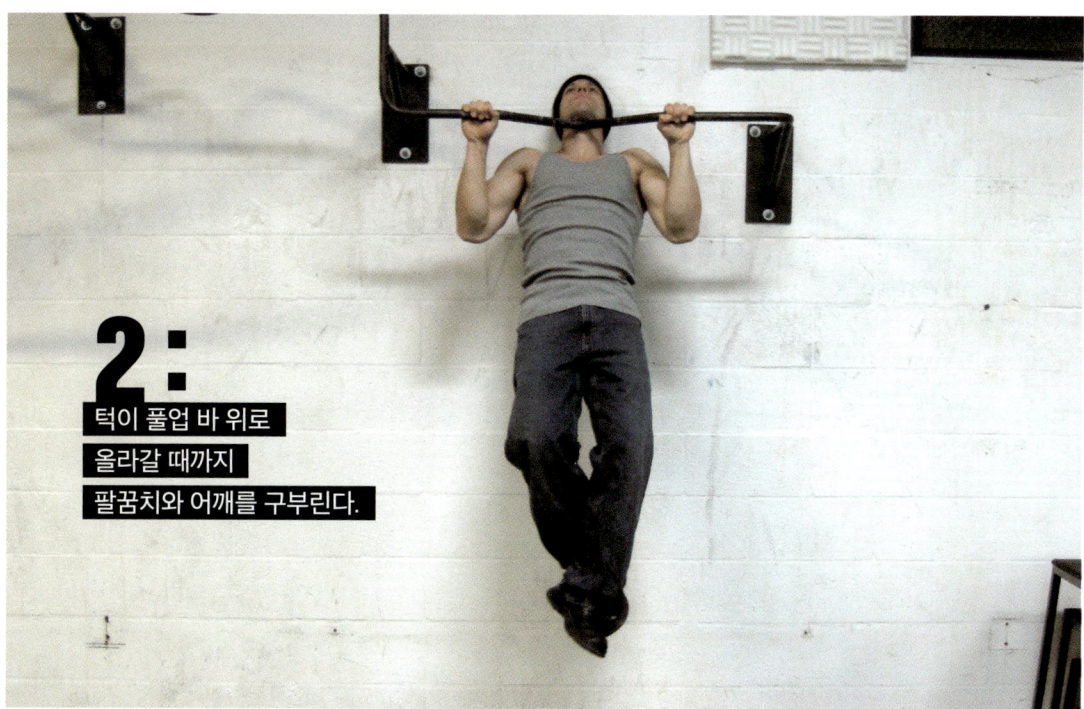

2: 턱이 풀업 바 위로 올라갈 때까지 팔꿈치와 어깨를 구부린다.

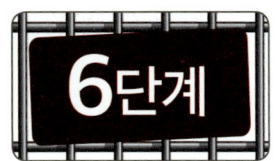

클로즈 풀업
Close Pullup

⊕ 초보자 기준: 5회 1세트
⊕ 중급자 기준: 8회씩 2세트
⊕ 상급자 기준: 10회씩 2세트

모든 풀업 동작을 할 때 가장 약점이 되는 신체 부위는 팔의 굴근, 바로 이두박근 및 상완근·전완근이다. 양손 풀업을 마스터했고 이제 한손 풀업 단계로 넘어가고 싶다면 이두박근을 제대로 단련시켜야 한다. 바로 클로즈 풀업의 역할이다. 양손을 더 가깝게 해서 풀업 바를 잡으면 팔 근육보다 크고 힘도 더 센 등 근육이 제대로 힘을 쓰기 어려워서 더 많은 하중이 팔의 굴근에 실리게 된다. 클로즈 풀업은 이두박근을 더 크고 강하게 만든다.

Point

1: 점프해서 오버핸드 그립으로 풀업 바를 잡는다. 풀업 바를 잡을 때 양손을 나란히 붙여야 하지만, 양손의 간격을 벌리지 않고 바짝 붙여 잡는 그립이 관절에 부담이 된다면 10cm 정도까지 간격을 두고 잡는다. 상체는 구부리지 않은 채 무릎은 굽히고 양쪽 발목은 움직이지 않도록 교차시킨다. 팔꿈치는 아주 살짝 비틀고 어깨는 단단히 조인다. 이것이 시작 자세다.

2: 팔꿈치와 어깨를 구부려서 턱이 풀업 바 위로 올라갈 때까지 천천히 몸을 위로 들어 올린다. 한 카운트를 세며 멈췄다가 다시 서서히 몸을 낮춰서 시작 자세로 돌아간다. 잠깐 멈췄다가 동작을 반복한다. 동작을 실시하는 동안 다리는 가능한 한 움직이지 않도록 한다.

Tip

풀 풀업 동작이 숙달된 사람들 가운데 클로즈 풀업을 어려워하는 경우가 있다. 끌어당기는 동작에서 내전 현상, 즉 팔이 안쪽으로 회전하려는 경향이 나타나기 때문이다. 오버핸드 그립이 이 자연스러운 내전 현상을 제한하기도 하지만, 언더핸드 그립 등 다른 그립을 시도해볼 수 있는 적기이다. 힘이 문제라면 풀 풀업 동작을 계속 연습하면서 양손의 간격을 조금씩 줄여나간다.

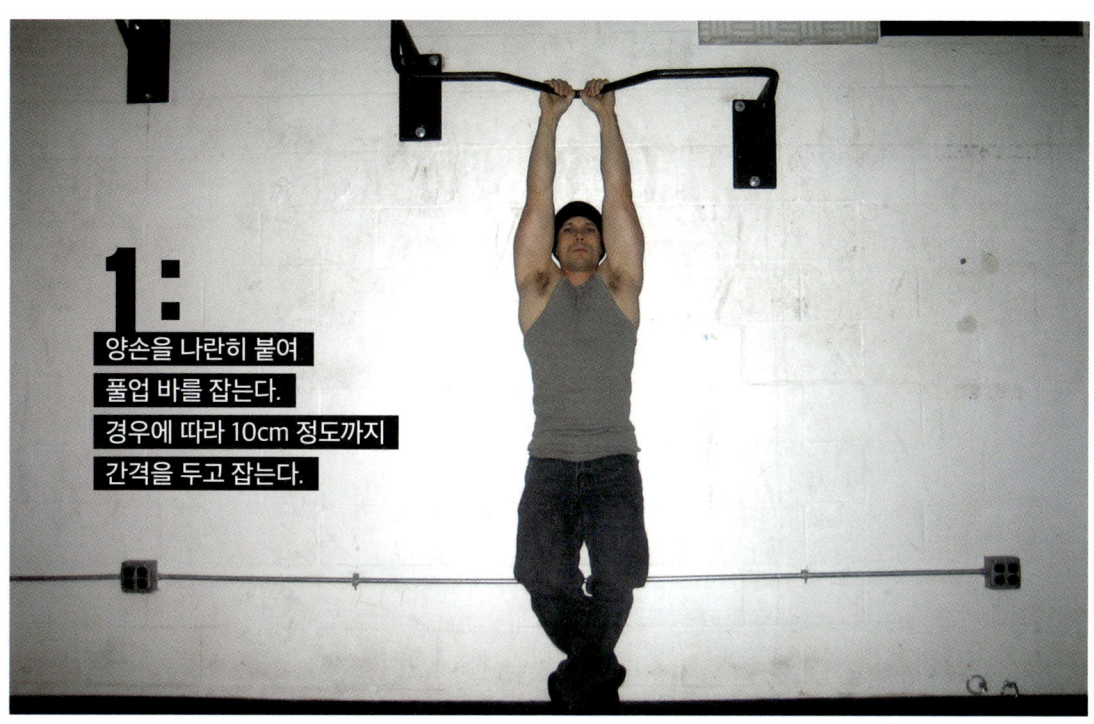

1:
양손을 나란히 붙여
풀업 바를 잡는다.
경우에 따라 10cm 정도까지
간격을 두고 잡는다.

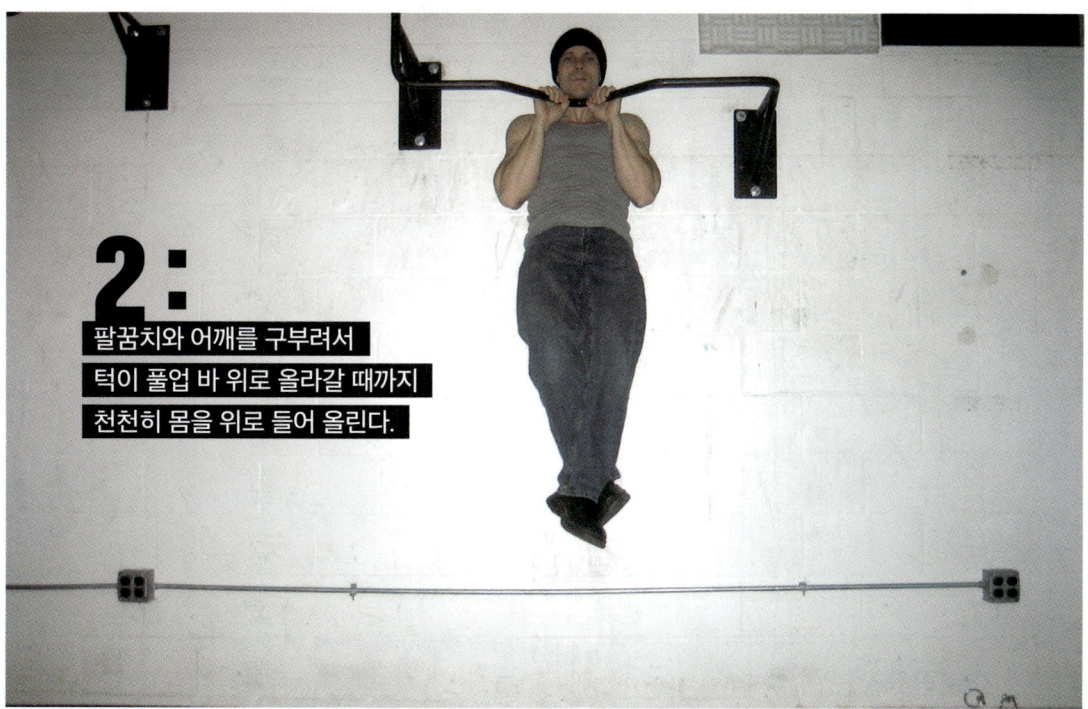

2:
팔꿈치와 어깨를 구부려서
턱이 풀업 바 위로 올라갈 때까지
천천히 몸을 위로 들어 올린다.

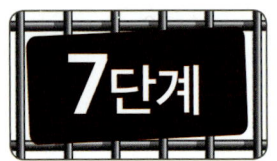

비대칭 풀업
Uneven Pullup

⊕ 초보자 기준: 5회 1세트(한쪽 팔 기준)
⊕ 중급자 기준: 7회씩 2세트 (한쪽 팔 기준)
⊕ 상급자 기준: 9회씩 2세트 (한쪽 팔 기준)

비대칭 풀업은 아주 오래전부터 있던 풀업 동작이지만, 다시 인기를 끌게 된 때는 영화 '록키 2'에서 주인공 실베스터 스탤론이 비대칭 풀업을 하는 유명한 훈련 장면이 공개된 뒤였다. 한쪽 팔씩 교대로 하기 때문에 풀업 바를 잡은 팔 대부분이 운동이 되고, 광배근과 이두박근, 등의 힘을 키운다. 특히 악력 운동으로 아주 좋다.

Point

1: 한 손으로 풀업 바를 단단히 쥔다. 전형적인 오버핸드 그립보다는 언더핸드 그립이 더 편할 것이다. 풀업 바를 잡고 있는 손의 손목을 다른 손으로 잡는다. 손바닥 바로 아래에 엄지손가락을 대고 나머지 손가락으로 손목 전체를 감싸듯이 쥔다. 두 다리는 바닥에서 떼고 무릎은 구부린 채 양쪽 발목은 교차시킨다. 양쪽 어깨는 계속 단단히 조인다. 풀업 바를 잡고 있는 팔은 팔꿈치를 살짝 비튼 채 곧게 편다. 그에 비해 다른 쪽 팔은 위치가 낮기 때문에 자연스럽게 더 구부린 모양새가 된다. 이것이 시작 자세다.

2: 팔꿈치와 어깨를 구부려서 턱이 풀업 바 위로 올라갈 때까지 천천히 몸을 위로 당긴다. 이것이 마무리 자세다. 위에서 잠깐 멈췄다가 천천히 몸을 내리면서 시작 자세로 돌아간다. 다시 잠깐 멈췄다가 동작을 반복한다.

Tip

클로즈 풀업을 할 만큼 힘이 세다면 비대칭 풀업을 할 수 있어야 한다. 가장 큰 차이점이라면 비대칭 풀업에서는 자신의 몸무게를 한 손으로 지탱해야 한다는 것이다. 만약 이 점이 어렵다고 생각되면 악력 향상을 위해 풀업 훈련을 한 뒤 한 손으로 매달리는 연습에 시간을 투자한다.

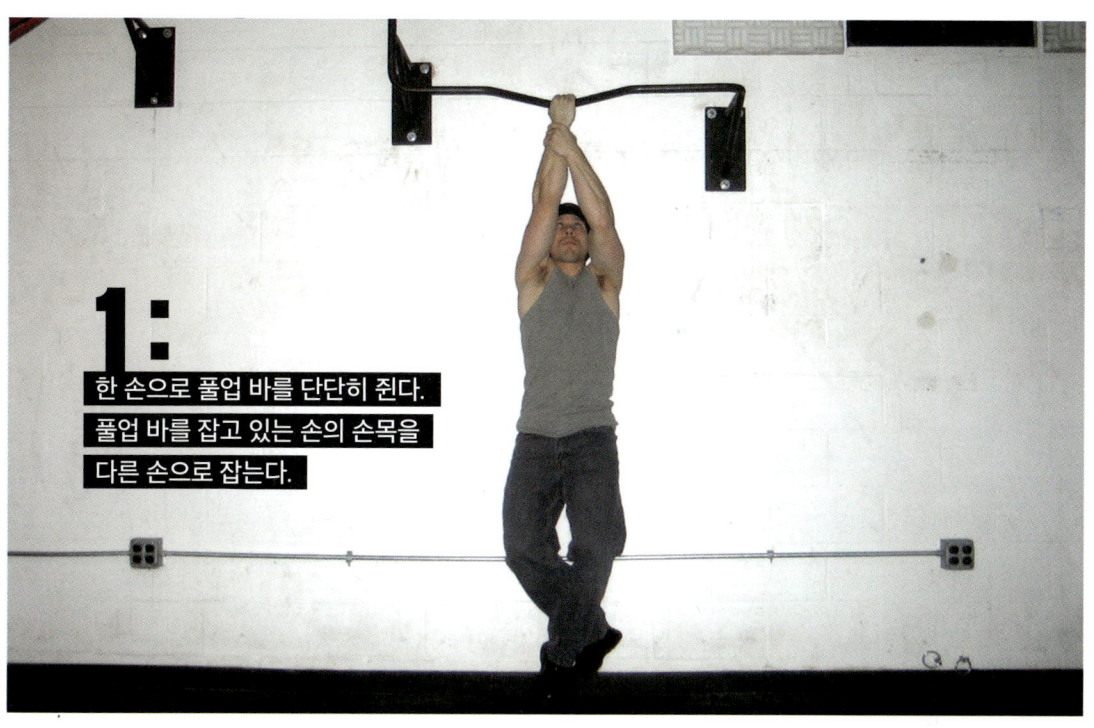

1:
한 손으로 풀업 바를 단단히 쥔다.
풀업 바를 잡고 있는 손의 손목을
다른 손으로 잡는다.

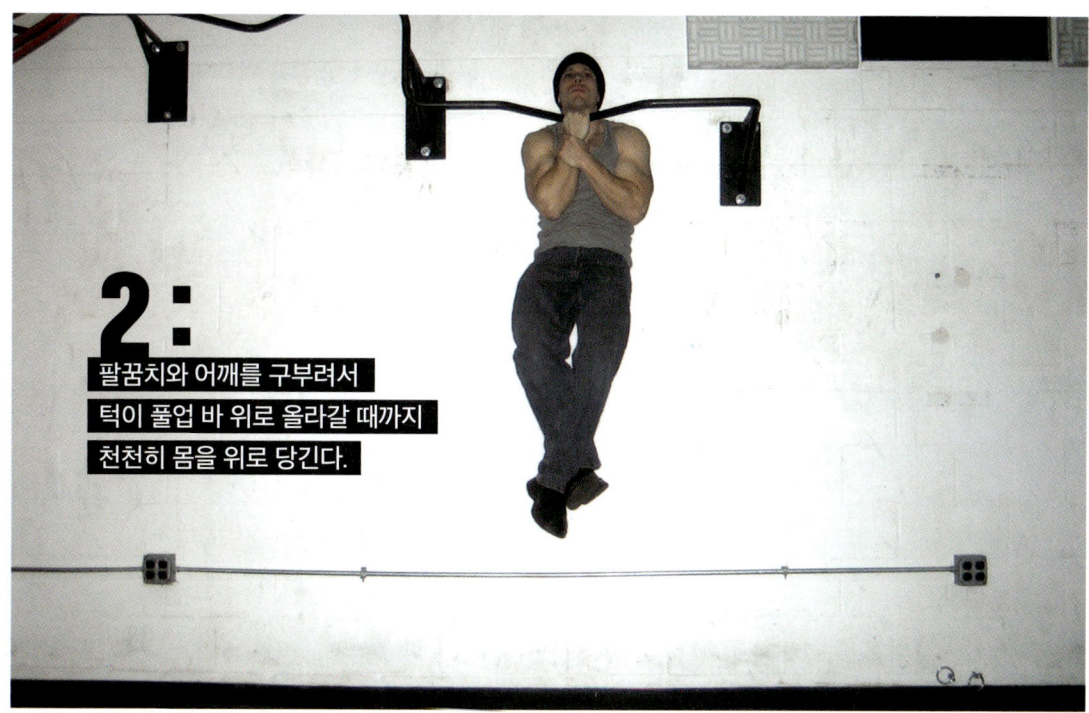

2:
팔꿈치와 어깨를 구부려서
턱이 풀업 바 위로 올라갈 때까지
천천히 몸을 위로 당긴다.

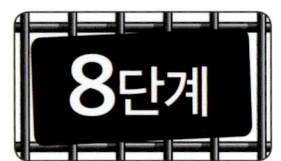

한손 하프 풀업
1/2 One-Arm Pullup

⊕ 초보자 기준: 4회 1세트(한쪽 팔 기준)
⊕ 중급자 기준: 6회씩 2세트 (한쪽 팔 기준)
⊕ 상급자 기준: 8회씩 2세트 (한쪽 팔 기준)

한 손으로 자신의 몸무게 전체를 당겨야 하는 풀업 시리즈의 첫 번째 단계다. 한손 풀업을 실시하는 데 필요한 균형 감각과 기술적인 요인을 배울 수 있을 뿐만 아니라 커다란 이두박근과 등의 힘을 키울 수 있다.

Point

1 : 자신이 가장 단단히 잡을 수 있는 그립을 택해서 한 손으로 풀업 바를 잡는다. 사람에 따라서 오버핸드 그립이 될 수도 있고 언더핸드 그립이 될 수도 있다. 다른 한 팔은 편한 곳에 놓는다. 대부분의 내 수강생들은 몸 옆에도 붙이지 않고 그냥 자유롭게 두는 편을 좋아하지만, 개인적으로는 한손 푸시업의 경우처럼 등허리 쪽에 놓은 편을 선호한다. 동작에 방해가 되지 않으면 어떤 위치든 관계없다. 풀업 바를 잡은 팔을 구부려서 자세를 잡는다. 상완이 바닥과 평행이 되도록 팔꿈치를 적당한 각도로 구부린다. 양발은 완전히 바닥에서 떨어져야 하고 비대칭 풀업의 경우처럼 발목은 교차시킨다. 풀업 바를 잡은 팔의 어깨는 단단히 조이고, 온몸의 긴장을 풀지 않는다. 이것이 시작 자세다.

2 : 팔꿈치와 어깨를 구부려서 턱이 풀업 바 위로 올라갈 때까지 서서히 몸을 위로 당긴다. 이것이 마무리 자세다. 위에서 잠깐 멈췄다가 천천히 몸을 내려 다시 시작 자세로 돌아온다. 밑에서 잠깐 멈춘 다음 동작을 반복한다.

Tip

풀업 동작을 할 때는 몸이 아래로 내려갈수록 더 힘들어진다. 하프 풀업 동작을 제대로 해낼 수 없다면 먼저 풀업 바 위에 턱을 올리고 버티는 자세를 집중 연습한다. 올바른 자세로 한손 하프 풀업을 할 때까지 시간을 두고 조금씩 몸을 풀업 바 아래로 내리는 훈련을 한다.

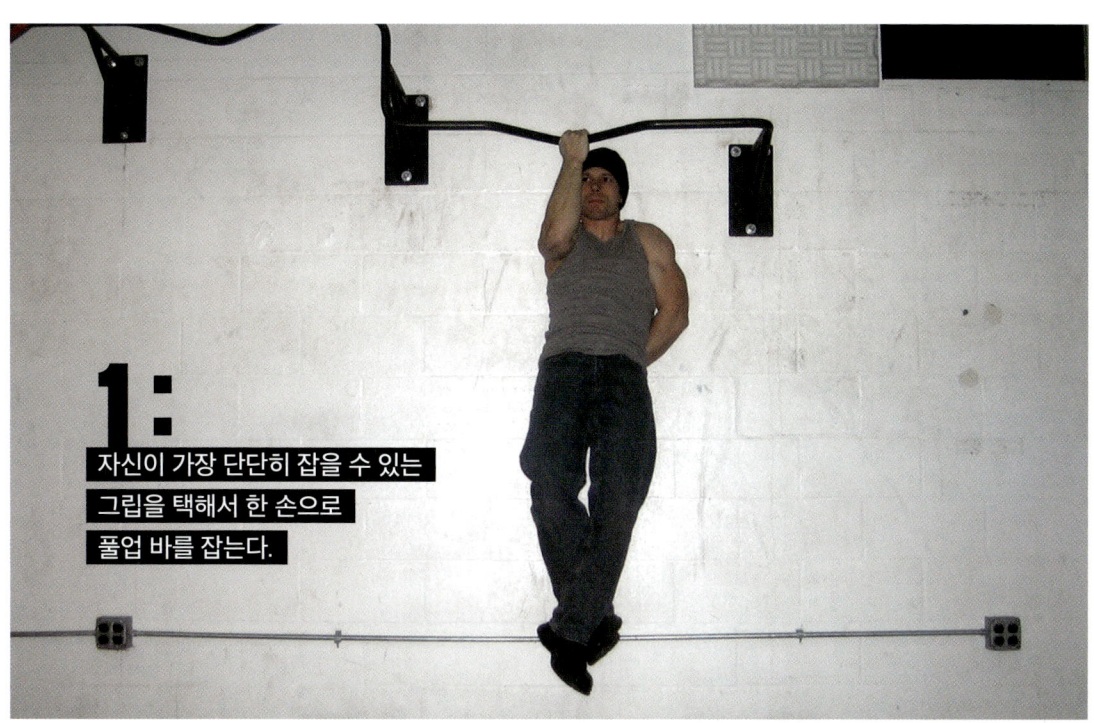

1: 자신이 가장 단단히 잡을 수 있는 그립을 택해서 한 손으로 풀업 바를 잡는다.

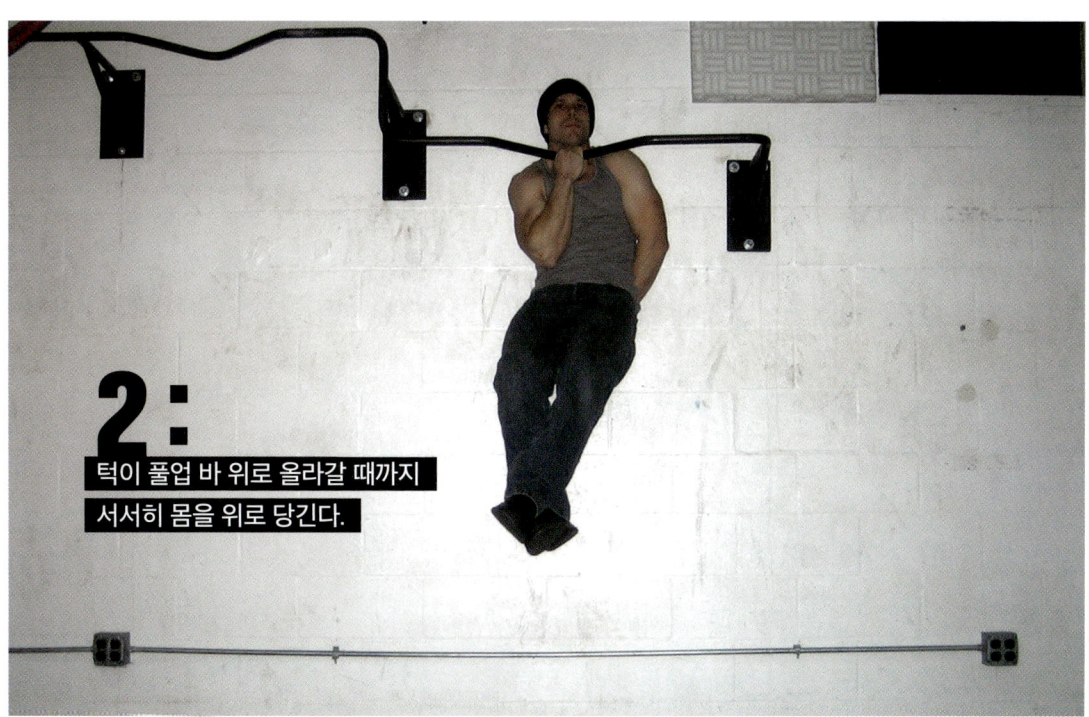

2: 턱이 풀업 바 위로 올라갈 때까지 서서히 몸을 위로 당긴다.

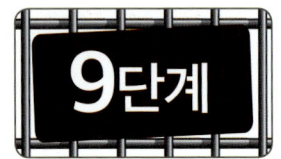

한손 도움 풀업
Assisted One-Arm Pullup

⊕ 초보자 기준: 3회 1세트 (한쪽 팔 기준)
⊕ 중급자 기준: 5회씩 2세트 (한쪽 팔 기준)
⊕ 상급자 기준: 7회씩 2세트 (한쪽 팔 기준)

한손 도움 풀업은 특별한 운동이다. 상급자들이 풀업 동작의 낮은 자세에 어려움을 느끼지 않고 한손 풀업을 시도할 수 있는지 타진해볼 수 있는 동작이다. 올바른 자세로 한손 풀업을 실시하는 데 필요한 엄청난 힘줄의 힘을 서서히 안전한 방식으로 키운다.

Point

1 : 풀업 바에 수건을 건다. 자신이 가장 단단히 잡을 수 있는 그립을 선택해서 수건과 멀지 않은 위치에서 풀업 바를 잡는다. 다른 한 손으로는 가능한 수건의 가장 낮은 쪽을 잡는다. 대략 눈높이 정도 부분을 잡는 게 적당하다. 무릎을 구부리고 발목은 교차시킨다. 어깨는 단단히 조이고, 풀업 바를 잡고 있는 팔은 살짝 구부린다. 이것이 시작 자세다.

2 : 이제 몸을 위로 당긴다. 풀업 바를 잡고 있는 팔의 팔꿈치가 적당한 각도로 구부러질 때까지 수건을 잡아당기면서 몸을 지탱한다. 거기서 다시 반쯤 더 올라갔을 때 수건을 놓고 턱이 풀업 바 위로 올라갈 때까지 한쪽 팔로 계속 몸을 위로 당긴다. 잠깐 멈췄다가 한쪽 팔의 힘을 이용해서 몸을 낮춘다. 팔이 쭉 펴지는 가장 낮은 자세가 되었을 때 다시 수건을 잡는다. 멈췄다가 동작을 반복한다.

Tip

손의 위치가 수건보다 더 아래에 있을수록 수건의 도움을 받기가 더 어렵다. 동작을 5회 반복해서 실시하는 것이 힘들다면 수건을 잡을 때 풀업 바와 더 가까운 쪽을 잡는다. 힘이 좋아질수록 차츰 수건의 아래쪽을 잡는다. 나중에는 수건에 매달린다는 느낌이 아니라 아래로 당긴다는 느낌이 들 것이다. 한손 도움 풀업 단계를 마치고 마침내 마스터 단계인 한손 풀업을 준비하는 데 아주 좋은 방식이다.

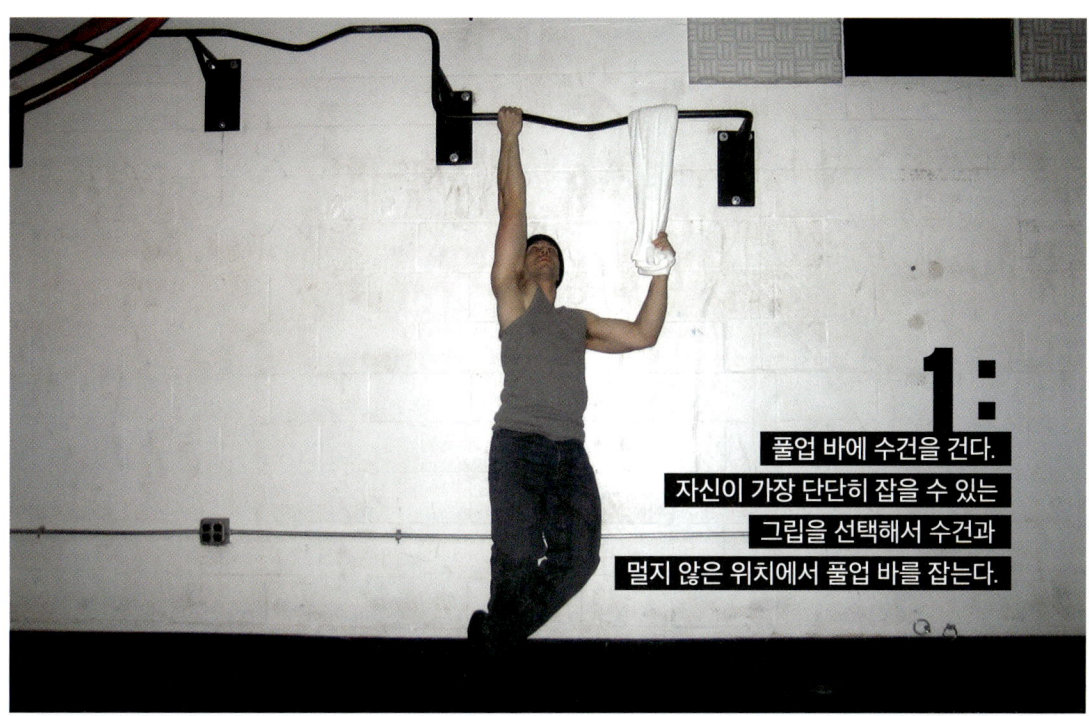

1:
풀업 바에 수건을 건다.
자신이 가장 단단히 잡을 수 있는
그립을 선택해서 수건과
멀지 않은 위치에서 풀업 바를 잡는다.

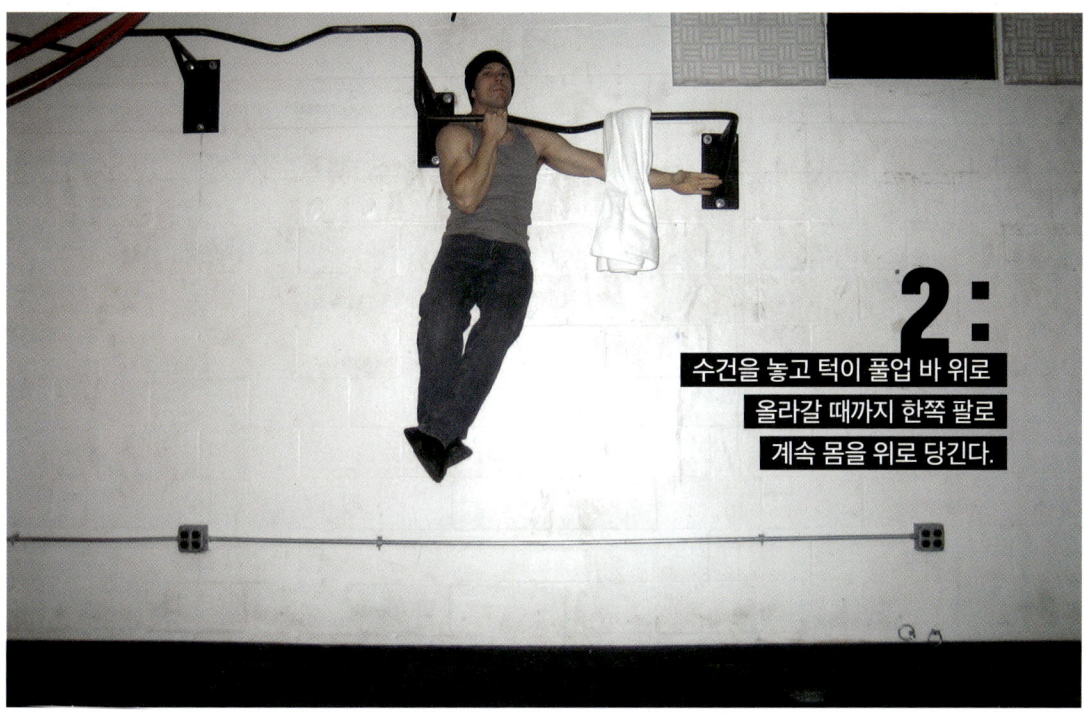

2:
수건을 놓고 턱이 풀업 바 위로
올라갈 때까지 한쪽 팔로
계속 몸을 위로 당긴다.

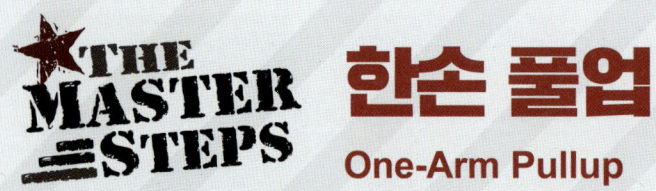

한손 풀업
One-Arm Pullup

- 초보자 기준: 1회 1세트 (한쪽 팔 기준)
- 중급자 기준: 3회씩 2세트 (한쪽 팔 기준)
- 최상급자 기준: 6회씩 2세트 (한쪽 팔 기준)

'키핑' 동작 없이 올바른 자세로 실시했을 때 한손 풀업은 최고의 팔과 등 운동이다. 근육의 힘과 크기를 동시에 키울 수 있다. 한손 풀업을 마스터하면 날개처럼 보이는 광배근과 비단뱀이 똬리를 틀고 있는 모습의 불룩 솟은 등 위쪽 근육을 얻게 될 것이다. 헬스클럽 마니아들보다 악력과 상박근도 훨씬 강해질 것이며 실제 보디빌더와 팔씨름을 하면 손쉽게 제압할 것이다.

Point
1 : 점프해서 자신이 가장 단단히 잡을 수 있는 그립으로 풀업 바를 잡는다. 두 발은 완전히 바닥에서 떨어져야 하고, 무릎은 구부리고 발목은 교차시켜서 다리가 움직이지 않도록 한다. 다른 한 손은 편안한 위치에 놓는다. 풀업 바를 잡은 팔의 어깨는 단단히 고정한 채 몸을 긴장시킨다. 풀업 바를 잡은 팔은 거의 곧게 펴고, 팔꿈치는 관절에 가는 부담을 줄이기 위해 살짝 비튼다. 이것이 시작 자세다.
2 : 팔꿈치와 어깨를 구부리고 턱이 풀업 바 위로 올라올 때까지 가능한 반동을 주지 않고 몸을 위로 당긴다. 이것이 마무리 자세다. 잠깐 멈췄다가 천천히 몸을 낮춰서 시작 자세로 돌아간다.

Tip
이루 말할 수 없이 어려운 동작이다. 성실하게 꾸준히 노력하면 마스터할 수 있겠지만, 하룻밤 사이에 할 수 있을 거라는 기대는 버린다. 우선 서두르지 말고 이전 1~9단계 동작을 제대로 실시하는 데 집중한다. 처음에는 올바른 자세로 단 한 번 실시하는 것을 목표로 세우고 제대로 해낼 수 있을 때 통합 트레이닝을 실시한다(354쪽 참고).

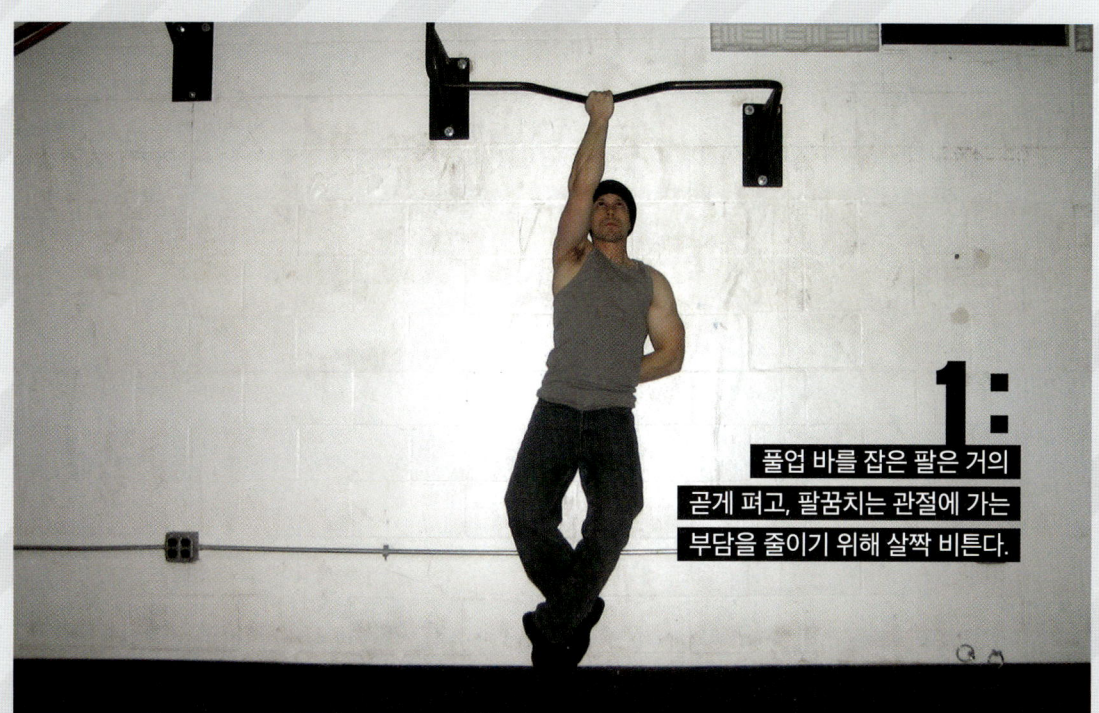

1:
풀업 바를 잡은 팔은 거의 곧게 펴고, 팔꿈치는 관절에 가는 부담을 줄이기 위해 살짝 비튼다.

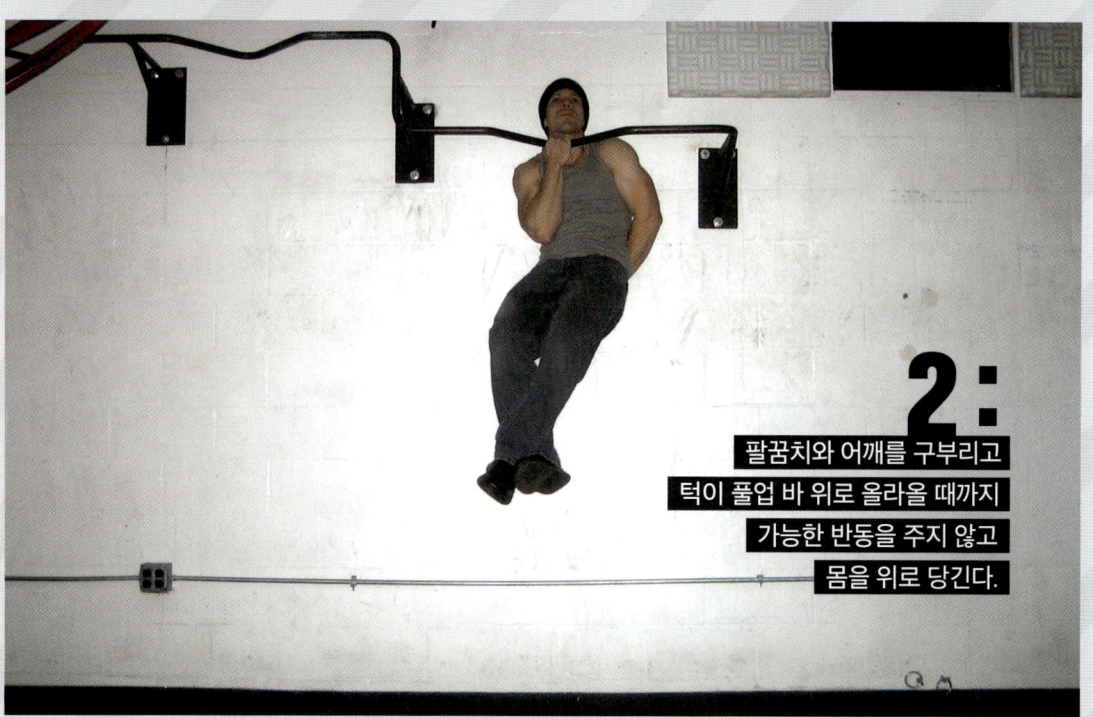

2:
팔꿈치와 어깨를 구부리고 턱이 풀업 바 위로 올라올 때까지 가능한 반동을 주지 않고 몸을 위로 당긴다.

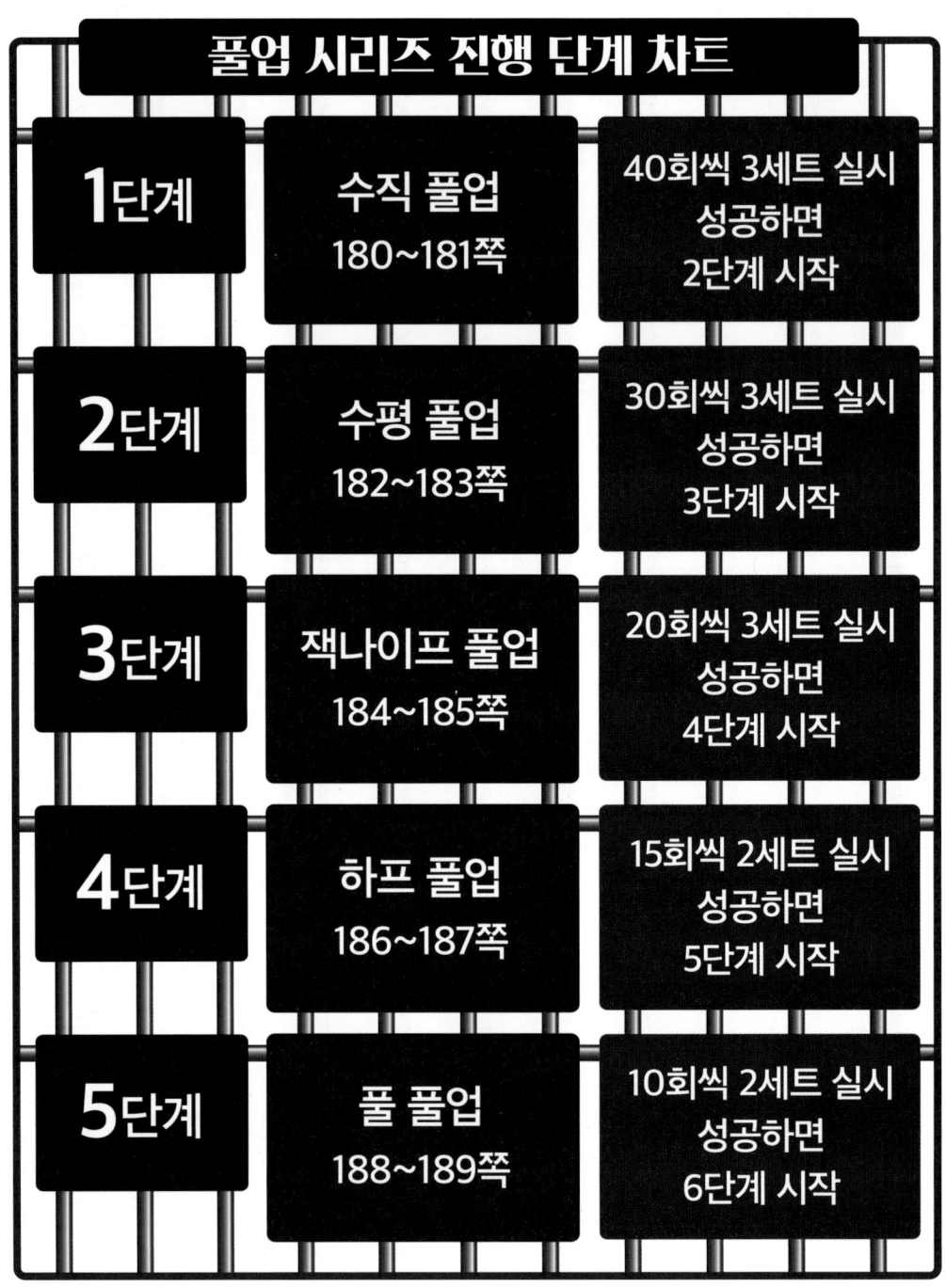

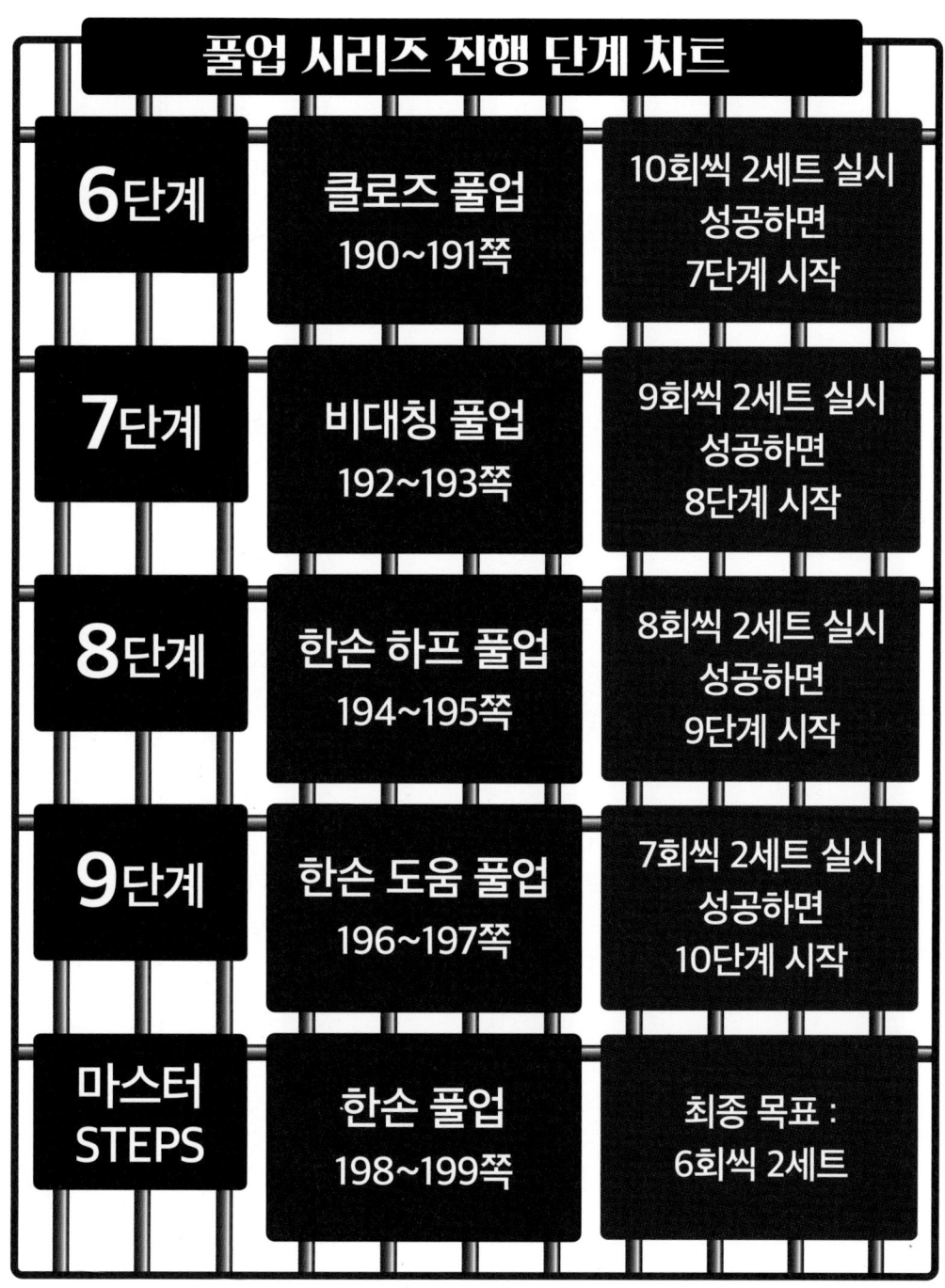

그 밖의 풀업 동작

요즘에는 거의 대부분 헬스클럽에서 운동하기 때문에 한손 풀업을 하는 모습은 보기 힘들다. 사실상 사라져 버렸다. 하지만 교도소 운동장을 한동안 어슬렁거린다면 간혹 한손 풀업을 하는 희귀한 생명체를 운 좋게 볼 수 있을지 모를 일이다. 느낌으로 알게 될 것이다. 먼저 일종의 침묵이 웨이트 트레이닝 공간에 퍼진다. 운동을 열심히 하는 사람이라면 맨몸 트레이닝 마스터의 얼굴을 알아볼 수 있을 테고, 마스터의 아우라가 느껴지는 사람이 풀업 바를 향해 걸어갈 때면 어김없이 하던 동작을 멈춘다. 웨이트 트레이닝을 하는 사람들 대부분은 놀라움과 질투를 담아 쳐다볼 뿐이다. 특히나 뚱뚱한 빈민지역 출신 보디빌더들이 그렇다. 어느 교도소 운동장에서든지 한손 풀업은 경이적인 힘의 상징으로 평가받는다.

실제로 한손 풀업은 교도소 가운데 유독 미국 서해안 쪽 시설에서 높은 평가를 받기 때문에 한손 풀업 이외의 풀업을 이야기하는 것이 마치 이단 행동을 하는 것 같다.

생애 첫 번째 한손 풀업을 완벽하게 해냈다면 어느 누구의 기준으로 봐도 놀라운 성과이므로 등과 이두박근을 훈련하는 새로운 방법을 찾아다니느라 에너지를 낭비하지 말자. 한손 풀업을 꾸준히 하면서 기존에 했던 횟수에서 몇 차례 더 하는 데 신경을 쓴다.

한손 풀업을 반복해서 실시할 수 있으려면 불필요한 체지방이 없는 상태는 말할 것도 없고 수년간의 노력과 타고난 재능, 균형 잡힌 힘이 필요하다. 하지만 할 수 있다. 반면 보디빌더들이 한손 풀업을 마스터하는 일은 드물다. 기능적 힘을 키우는 것과는 무관한 운동이나 체질량을 지나치게 강조한 탓에 풀업 시리즈의 중급 단계도 성공하지 못한다. 한손 풀업 최고의 마스터는 아마도 인도의 비부티 나야크일 것이다. 소위 힘을 쓰는 종목의 운동선수가 아니라 무술 마스터일 뿐이다. 허세라고는 전혀 느낄 수 없는 비부티 나야크는 최근에 1분도 채 되지 않는 시간에 한손 풀업을 27회 완벽하게 해내면서 전 세계를 놀라게 했다. 자신이 가지고 있던 기존 세계 기록을 무참히 깨뜨렸다. 자연의 순리에 따른 훈련 방식을 통해 기이할 정도의 엄청난 힘을 키웠다. 운동 기계나 덤벨을 이용하는 방법이 아닌 자신의 몸무게를 위로 당기는 방법이었다.

한손 풀업을 2~3회 이상 반복할 수 있고 대체 방식을 시도하는 데 관심이 있다면 기계체조선수들이 쓰는 링 세트를 구입해서 수준 높은 체조 기술에 도전해보는 것도 방법이다. 십자 버티기, 정면 수평 버티기, 일자 버티기 같은 링 동작이다. 한손 풀업을 능숙하게 실시한다고 해도 이런 동작들은 만만치 않을 것이다. 신체 조절 능력과 민첩성을 키울 수 있을 뿐 아니라 보기에도 아주 멋진 동작이다. 하지만 순수한 힘을 키우는데 관심이 있다면 한손 풀업 외에 다른 동작을 실시할 필요는 전혀 없다. 가장 중요한 것은 한손 풀업이다.

응용동작

풀업의 대체 운동을 찾아볼 때 프리 웨이트나 등 운동 기계 같은 외부 하중을 이용하는 방법에 현혹되지 않도록 한다. 외부 하중을 들고 움직이게 되면 당기는 근육의 경우는 특히나 더 다치기 쉽고 일상생활에서 잘 사용하지 않는 유형의 힘을 기르게 된다. 다리에 비해 전체적인 근육량은 적다고 해도 등은 가장 복잡한 신체 부위다. 일반적으로 등은 척추(척추 기립근, 허리 근육), 광배 부위(광

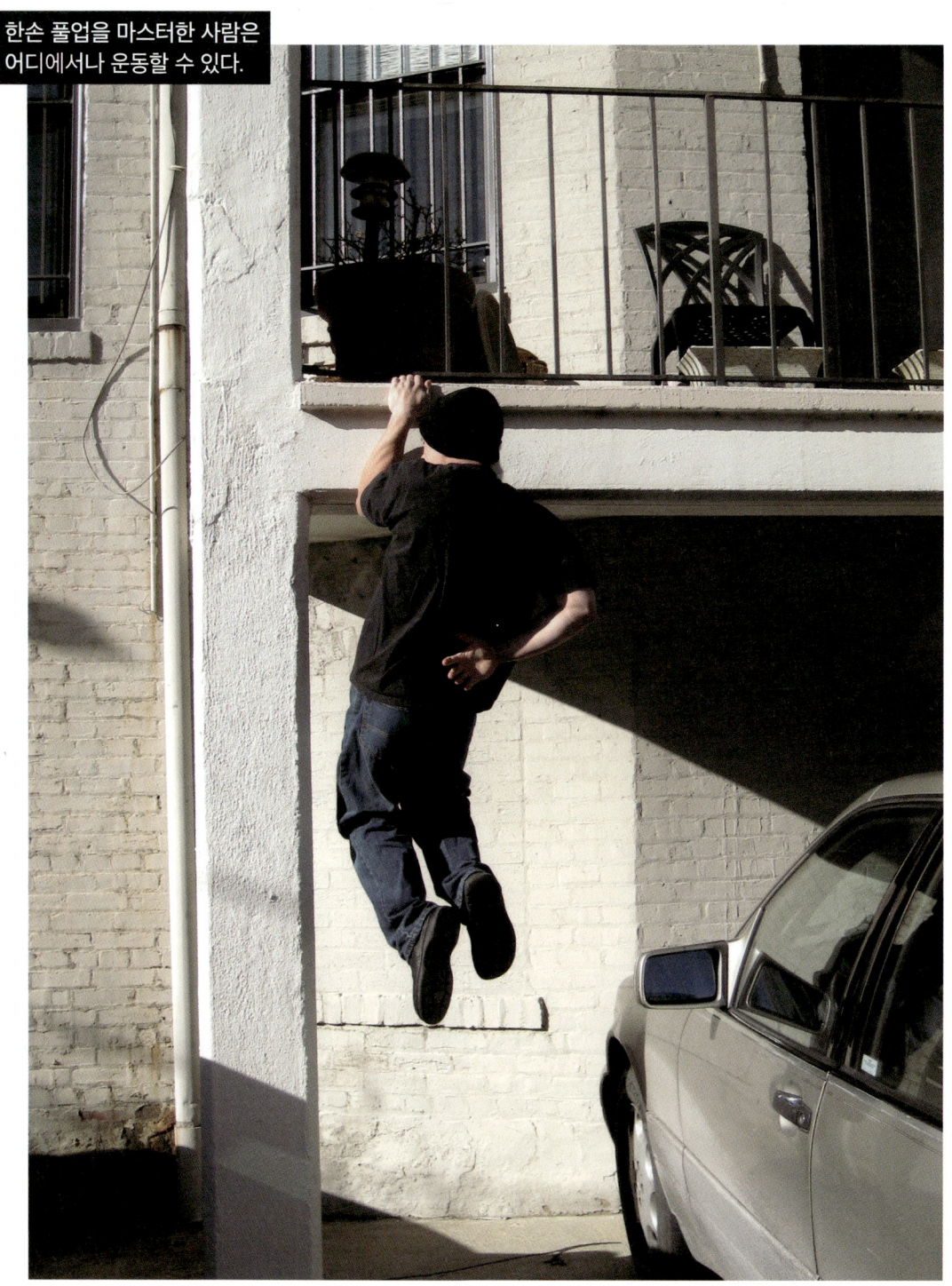

한손 풀업을 마스터한 사람은 어디에서나 운동할 수 있다.

배근), 등 위쪽(능형근, 대원근과 소원근, 후면 삼각근 등), 위쪽 승모근(목과 어깨 부위의 큰 근육) 이렇게 네 부분으로 나뉜다. 풀업과 브리지 운동 두 가지를 다 하게 되면 분명 이 모든 근육과 그 외의 근육까지도 최대한 자극이 된다. 별도의 운동은 필요 없다. 하지만 이따금 변화를 위해 새로운 등 운동을 추가하고 싶거나 부상 치료 중이라면 선택할 수 있는 몇 가지 좋은 운동이 있다.

딥스 Dips

딥스는 일반적으로 미는 근육을 위한 운동으로 간주되고, 흉근과 삼두근을 강하게 자극한다. 하지만 딥스 동작을 하는 동안 팔을 아래로 움직이며 큰 힘을 주기 때문에 광배근 또한 상당히 자극을 받는다. 실제로 풀업보다 딥스를 실시했을 때 등이 더 아프다는 사람들을 본 적이 있다. 평행봉을 잡거나 의자 두 개 사이에 자리를 잡은 다음 팔을 곧게 뻗어 몸무게를 지탱한다. 팔꿈치가 알맞은 각도가 될 때까지 어깨와 팔꿈치를 구부렸다가 잠깐 멈춘 다음 부드럽게 몸을 위로 밀어낸다. 벤치 딥스(두 발을 흔들리지 않는 기구 위에 올려놓고 하는 딥스 동작) 또한 광배근을 자극하지만, 전체 몸무게가 실리는 것이 아니기 때문에 강도는 다소 약하다.

감시병 풀업 Sentry Pullup

맨몸 트레이닝을 하는 사람은 모두 다 각 신체 부위에 맞는 격렬한 운동법은 적어도 하나 이상 준비해둬야 한다고 생각한다. 감시병 풀업도 좋은 대안이다. 점프해서 풀업 바를 잡고 풀 풀업을 한다. 하지만 위에서 멈추지 말고 몸통이 풀업 바 위로 올라갈 때까지 더 밀어 올린 다음 양팔에 힘을 주면서 몸을 완전히 펴서 풀업 바가 골반 근처에 오게 한다. 이 과정을 물 흐르듯 한 번에 이어서 해야 한다. 동작에 성공하려면 반동이 조금 필요할 것이다. 이런 격렬한 풀업 방식은 등과 이두박근을 자극하고, 당겼다가 다시 아래로 눌러주는 동작으로 변하는 과정에서 팔꿈치와 손목, 팔 위쪽도 충분히 단련된다. 마지막 동작인 아래로 눌러주는 자세는 딥스 동작과 같은 근육을 자극한다. 삼두근, 흉근, 광배근이 주로 자극된다. 풀업 바 아래로 내려와 양팔이 펴지면 다시 동작을 반복한다. 초반에는 몸의 위치를 바꾸기 위해 도약부터 힘을 주려고 애쓰지만, 힘이 더 좋아지면 그런 과정이 점차 줄어들 것이다. 이 동작을 '머슬업'이라고 부르는 사람들도 있다. 이 동작을 처음 배웠던 샌퀸틴 주립 교도소에서는 재소자들끼리 '감시병 풀업'이라고 불렀는데 다른 곳에서는 이렇게 부르는 걸 본 적이 없다. 확실한 이유는 모르지만, 나름 추측을 해본다면 멀리 떨어진 곳을 염탐하기 위해 어딘가로 몸을 끌어올리는 사람의 모습과 비슷해서 그렇게 부른 게 아닌가 생각한다. 내 생각이 틀렸고 누군가 '감시병 풀업'이라는 이름의 진짜 출처를 안다면 알려주길 바란다.

엘보 프레스 Elbow Press

재미있고 효과적이지만 거의 알려지지 않은 운동법이다. 바닥에 등을 대고 누운 다음 양쪽 팔꿈치를 몸통에서 몇 센티미터 떨어진 곳에 놓는다. 팔꿈치를 구부려서 팔이 지면과 수직이 되게 하고, 다리는 모으고 몸은 똑바로 고정시킨다. 이제 팔꿈치를 세게 누른다. 힘이 있다면 팔꿈치와 뒤꿈치로만 몸무게를 지탱한 채 몸을 바닥에서 뗄 수 있다. 처음에는 바닥에서 완전히 몸을 뗄 수 없겠지만, 시간이 가면 몸통을 바닥에서 15cm 정도까지 밀어 올릴 수 있게 된다. 몸은 단단히 조이고 있어야 하며, 몸을 세울 때 팔꿈치와 뒤꿈치만 바닥에 닿아야 한다. 무슨 이유에서인지 손은 주먹을 쥐는 편이 동작을 실시하는 데 도움이 된다. 몸을 천천히 내렸다가 동작을 반복한다. 팔꿈치 밑에 수건을 두면 훨씬 편하다. 광배근과 허리 중간에 아주 많은 자극이 가고, 척추는 등척성 운동을 하게 된다. 기본적으로 로잉 동작(상체를 앞으로 굽혀 바벨이나 덤벨을 가슴·복부까지 들어 올리는 동작—옮긴이)이지만, 도구 없이 실시하는 것이다. 양손에 아무 것도 들지 않고 거의 등 근육만 자극을 받는다. 이두박근과 상박근에도 무리가 가지 않는다. 팔을 다친 상황에서 등 근육을 계속 단련하는 데 활용하면 좋다.

철봉 운동 Bar Pull

교도소 수감자들이 힘을 기르기 위해 교도소 감방의 창살을 당기는 것은 수백 년도 더 된 일이다. 창의력을 발휘한다면 철봉을 이용해서 전신 등척성 운동을 할 수 있다. 철봉을 당기는 운동이 얼마나 다양하게 활용될 수 있는지 놀랄 것이다. 어딘가에 있는 오래된 노트에는 철봉을 당기는 운동 방법만 100여 가지 이상 적어 놓았다. 철봉 운동은 아주 훌륭한 등 운동법이기 때문에 여기서 몇 가지 소개하려고 한다.

헐크 풀 Hulk Pull

가슴 앞에 있는 두 개의 철봉을 잡는다. 팔뚝은 바닥과 거의 평행을 이뤄야 하고 주먹을 쥔 양손은 약 15cm 정도 간격이 되어야 한다. 양팔을 충분히 굽혀서 몸통이 바에서 몇 센티미터 정도만 떨어지게 한다. 가장 힘이 많이 드는 철봉 당기기 자세다. 마치 철봉을 양쪽으로 벌리려는 것처럼 힘껏 당긴다. 이 동작은 팔과 어깨를 자극하고, 특히나 견갑골 사이의 등 근육을 많이 자극한다. 자세가 익숙해지면 이렇게 당기는 과정에서 엄청난 힘을 낼 수 있다. 철봉이 조금 휘는 모양이 보이면 올바른 방향으로 가고 있다는 의미다. 평상시처럼 숨을 쉬면서 5초를 세면서 최대한 힘을 준다. 10초 쉬었다가 5회 더 반복한다.

보우 풀 Bow Pull

양손으로 수직 철봉을 단단히 쥔다. 한 손은 대략 얼굴 높이에, 다른 한 손은 가슴 높이에 둔다. 양팔을 거의 곧게 펴야 하지만 팔꿈치는 살짝 구부린다. 이제 위쪽에 있는 팔은 힘껏 밀고 동시에 아래쪽에 있는 팔은 힘껏 당긴다. 양궁에서 활시위를 당기는 자세와 비슷하다. 이렇게 동시에 밀고 당기는 동작을 5초 정도 한 다음 바로 양손의 동작을 정반대로 바꾼다. 위쪽 팔은 당기고 아래쪽 팔은 민다. 5초 더 버틴다. 10초 정도 쉬었다가 두 팔의 위치를 바꾼다. 아래쪽 팔은 위쪽에서, 위쪽 팔은 아래쪽 위치에서 철봉을 잡는다. 앞서 설명한 과정을 반복한다. 이렇게 하면 1세트가 된다. 이런 식으로 4세트를 더 실시한다. 동시에 당기고 미는 비틀기 동작으로 몸통 전체가 운동이 되고, 팔 위치를 바꾸는 자세를 통해 정확히 광배근이 자극된다.

십자가 풀 Crucifix Pull

기를 쓰고 열심히 운동했다면 지금쯤이면 등이 후끈거릴 것이다. 쿡쿡 쑤시는 등 근육을 마지막으로 한번 더 자극할 차례이다. 양팔을 벌려서 가장 편하게 잡을 수 있을 정도의 팔 너비로 철봉을 잡는다. 철봉을 향해 가슴을 민다. 이제 팔꿈치 쪽은 움직이지 않고 온 힘을 다해서 철봉을 곧장 뒤로 당긴다. 이 자세에서 몸은 큰 힘을 낼 수 없겠지만, 어쨌든 열심히 시도한다. 이 동작을 올바르게 하면 팔과 가장 가까운 등 쪽 작은 근육이 튀어나오고 타는 듯이 욱신거리는 느낌이 들 것이다. 이 근육이 후면삼각근이다. 후면삼각근은 어깨 전체의 안정을 위해 큰 역할을 할뿐더러 등 운동에서 힘을 키우는 데도 아주 중요하다. 있는 힘껏 등 근육을 조이면서 고통스러운 당기기 자세를 10초 동안 유지한다. 5초 동안 잠깐 멈췄다가 다시 반복한다. 이렇게 5회 실시한다. 십자가 풀은 마무리 운동으로 제격이다. 땀이 나고 근육 통증이 생기겠지만, 별다른 장비가 필요하지 않고 시간도 많이 걸리지 않는다.

철봉을 이용해서 등 위쪽 전체를 자극하는 간단한 등척성 운동의 예다. 등척성 운동으로 캘리스데닉스를 대체할 수 없지만, 등척성 운동법으로 가끔 재미있고 효과적인 변화를 줄 수 있다. 무더운 날 마시는 차가운 맥주 한 잔 같은 역할을 한다. 철봉 운동을 할 줄 알게 되면 근육을 자극하기 위해 그립 위치나 몸의 각도를 어떻게 바꿔야 하는지 이해하는 것이 쉬워진다. 마침내 개별 근육을 아주 정확하게 골라서 원하는 목표를 정해놓고 구체적인 훈련을 할 수 있을 것이다. 철창이 가로막고 있는 감방에 갇혀 있는 게 아니라면 철봉을 대신할 만한 것을 즉석에서 바로 찾아보자. 창문 빗장이나 침대 프레임, 온수 파이프(수건으로 감싸고 잡을 것), 심지어 문틀이나 경우에 따라 방 모퉁이를 이용할 수 있다. 감금 상태가 아니라면 펜스나 난간, 튼튼한 계단 기둥도 이용하기에 제격이다.

8 : The Leg Raise
레그 레이즈

지옥의 식스팩

최근 20년 사이 피트니스 업계에서 가장 큰 주목을 받은 근육은 흔히 '식스팩'이라고 부르는 복직근이다. 잡지 진열대의 피트니스 코너를 한번 살펴보자. 거의 모든 잡지 표지가 납작한 복근 만드는 법에 관한 기사를 적어도 하나 이상 싣고 있다. TV를 켜면 기상천외한 운동 기구로 가득한 긴 광고성 정보의 폭탄을 맞을 것이다. 모든 광고가 하루 단 4분만 투자하면 식스팩 혹은 무엇이든 가질 수 있다고 약속한다.

먼저 내 입장부터 밝히자면, 헛소리 같은 그런 말들을 들으면 넌더리가 날 뿐이다. 식스팩 만들기 열풍 때문에 운동 기구, 책, 잡지, 트레이닝 DVD 등 관련 시장이 어마어마한 규모가 되었다는 것은 잘 알고 있지만, 이런 현상을 경멸한다. 오늘날 보디 트레이닝 문화의 잘못된 점이 전부 다 담겨 있기 때문이다. 본질보다는 이미지를 우선하고, 남자의 몸은 근육질의 다부진 모습이 아닌 영양 부족의 10대처럼 마르고 여윈 모습이어야 한다는 일부 미디어의 음란한 관점을 믿게 만든다. 소중한 운동 시간을 기껏해야 복근을 가볍게 긴장시킬 뿐, 힘을 키우거나 건강을 지키는 데는 별 도움도 되지 않는 어이없고 쓸모없는 운동으로 낭비할 뿐이다.

모든 게 다 허영심 때문이다.

지옥의 식스팩은 무엇인가?

현대식 식스팩의 이상적인 모습은 귀엽고 말랑말랑한 복근과 앙상한 허리의 조합이다. 체모가 없는 구릿빛 피부라면 더 좋다. 이런 모습은 남미 어딘가에서 볼 수 있는 성매매 미소년의 몸통을 연상시킨다. 충분히 이런 유형의 복근에 관심이 갈 수도 있다. 하지만 나는 아니다.

허리는 단순히 겉모습으로만 판단해서는 안 되는 신체 부위다. 고려해야 할 점이 훨씬 더 많다. 내가 생각하는 이상적인 허리의 모습은 보기 좋은 왜소한 복근이 아니라 격한 반응이 절로 나오는 '지옥의 식스팩'이다.

지옥의 식스팩을 구성하는 요소는 다음과 같다.

- ⊕ 탄탄한 중심부 : 복부 중앙뿐 아니라 복사근, 복횡근, 요근, 늑간근, 전거근 등 허리의 모든 근육이 골고루 단련되어야 한다. 실제 몸의 중심이 탄탄해야 몸 전체가 강해진다.
- ⊕ 기능적이고 유연한 허리와 골반 : 도약하기, 발차기, 오르기 등 여러 방식으로 몸을 움직이는 동안 척추와 두 다리에 충분한 힘을 실어준다.
- ⊕ 아주 두텁게 잘 단련된 복벽 : 위장에 가해지는 충격을 막아내고, 주먹이나 발로 공격한 측이 오히려 다칠 정도로 근육이 단단해야 한다.
- ⊕ 내장 지방이 없는 복부 : 내장 기관을 완벽하게 보호해서 호흡과 소화 같은 중요한 신체 기능이 효율적이고 양호하게 유지될 수 있게 한다.

⊕ 촘촘하게 형성된 복근 : 피트니스 모델 같은 외향만 멋진 복근이 아니라 건물을 짓는 데 들어가는 벽돌을 더 닮은 근육을 키운다.

내가 알고 지내는 재소자들이 훈련을 통해 얻고자 하는 요소들이기도 하다. 어린 소년이나 수영선수에게서 볼 수 있는 귀여운 사각형 식스팩에만 관심이 있다면 이번 장은 건너뛰고 다시 정보를 가장한 광고나 피트니스 잡지를 찾아보기를 권한다. 하지만 눈으로만 봐도 힘이 느껴지는 '지옥의 식스팩'을 원한다면 계속 읽기를 바란다.

잘못된 현대식 복근 운동 : 크런치

앞서 설명한 것과 같은 몸의 중심부를 원한다면 우선 가장 먼저 현대식 복근 운동법이라고 배운 모든 내용을 잊어버려라. 모든 헬스클럽과 피트니스 잡지에서 강력 추천하는 최신식 복근 운동이라는 것이 복근을 키우려는 목적과는 전혀 무관하다는 사실을 알면 모두 놀랄 것이다. '크런치'뿐 아니라 '리버스 크런치', '트위스트 크런치', '인클라인 크런치' 등 모든 크런치 응용동작이 거기에 해당된다.

스테로이드를 사용하기 이전 역도선수들은 모두 지옥의 복근을 키우기 위해 훈련했다. 두껍고 힘이 넘치는 남성적인 허리를 키우려고 애썼다. 요즘 보디빌더들에 비해 예전 스트롱맨들의 복근이 훨씬 발달했을 뿐 아니라 허리 전체가 강하고 기능적으로도 뛰어났다. 이런 이상적인 복근의 기원은 고대 그리스로 거슬러 올라간다. 당시 모든 선수들은 투창던지기나 원반던지기처럼 몸통을 힘껏 비트는 다양한 운동을 했다. 허리 양옆의 복사근을 단련시킨 동작들이다. 고전적인 동상의 허리는 잘록하고 약해 보이지 않는다. 탄탄한 근육질의 멋진 허리를 확인할 수 있을 것이다.

크런치는 보디빌딩 분야에서 스테로이드 사용이 한참 진행되고 나서야 인기를 끌었다. 약물을 사용하지 않는 사람들은 운동을 통해 결코 허리 사이즈를 지나칠 정도로 크게 키울 수 없었지만, 1970~1980년대 스테로이드를 복용한 수많은 선수들은 그럴 수 있었다. 그 결과 지금은 '로이드 내장'이라고 알려진 흉측한 근육 덩어리 복근을 가지게 되었다. 그러면서 '크런치' 동작이 탄생하게 된 것이다. 보디빌딩 시합 중 복부 쪽이 도드라져 보이도록 복부 앞쪽을 긴장시키고 탄력을 키우기 위해 고안된 한심하기 이를 데 없는 고립 운동이다. 크런치는 실제 운동 능력이나 근육, 힘을 키우는 데는 전혀 도움이 되지 않는다. 하지만 요즘 보디빌더들은 개의치 않는다. 인위적으로 비대해진 허리 사이즈를 줄이는 데만 급급할 뿐이다. 안타깝게도 현대 보디빌더들은 피트니스 업계의 화신으로 간주되기 때문에 보디빌더들의 부질없는 복근 운동법이 일반 대중들 사이에 널리 퍼지게 되었다.

복근을 제대로 키우려면 여러 가지 운동을 해야 한다는 생각 역시 근거 없는 믿음이다. 몸통을 들어 올리는 운동은 복부 위쪽을 자극하고 다리나 골반을 들어 올리는 운동은 복부 아래쪽을 자극한다는 말을 들어봤을 것이다. 정식 교육을 받은 해부학자라면 말도 안 되는 이야기라고 할 것이다. 복근은 한쪽은 흉골에, 다른 한쪽은 골반에 연결되어 있다. 복근은 전체 길이가 고르게 수축하는 근육이기 때문에 어떻게 움직이든지 간에 어느 한쪽을 더 수축시킬 수 없다. 양손으로 고무줄의 양 끝을 잡고 한쪽이 다른 쪽보다 더 길어지게 당겨보자. 절대 그렇게 할 수 없다. 고무줄이 길이에 맞춰 고르게 늘어나는 것처럼 복근도 길이에 맞춰 고르게 수축한다.

지금의 트레이닝 이데올로기는 식스팩에 집착한다. 또 하나의 잘못된 사고방식이다. 운동 능력과 진정한 코어의 힘을 위해서는 복근보다는 '몸의 중심부' 혹

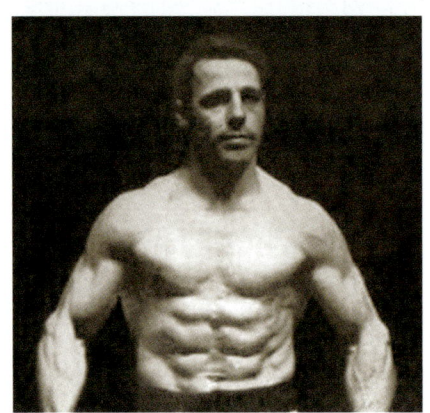
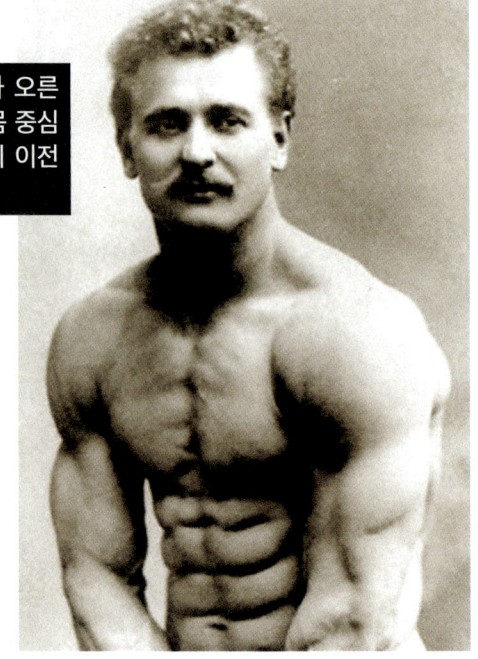

왼쪽 맥식스(독일의 체조선수·스트롱맨)와 오른쪽 유진 샌도(현대식 보디빌더 창시자)의 몸 중심부를 눈여겨보자. '크런치' 동작이 개발되기 이전 시기에 키운 경이적인 식스팩이다.

은 '허리'의 관점에서 생각하는 것이 중요하다. 허리에는 수십여 가지의 중요한 근육이 있다. 복직근(대부분이 생각하는 일반적인 복근)은 그 일부일 뿐이다. 몸의 중심부 근육은 상체와 하체로 분리되지 않는다. 상하체가 함께 움직이는 것을 돕기 위해 존재한다. 상체와 하체에 고르게 힘을 쓸 수 있는 좋은 중심부 근육을 키우는 방법은 크런치나 운동 기구 등을 이용한 고립 운동이 절대 아니다. 몸을 하나의 통합된 단위로 이용하는 그런 운동을 해야 한다. 주먹치기, 던지기, 밀기, 발차기, 전신 들어 올리기 이 다섯 가지 동작들이 결합되면 허리 근육을 자극하면서 조화롭고 균형 잡힌 신체를 만들 수 있다.

올드 스쿨 방식의 복근 운동
: 윗몸일으키기와 레그 레이즈

몸의 중심부 근육은 몸이 안정적인 자세를 유지하도록 거의 항상 힘을 쓰고 있다. 만약 그렇지 않다면 우리 몸은 쓰러지고 말 것이다. 어떤 힘든 동작을 하는 동안에도 근육은 그에 맞춰 열심히 힘을 낸다. 하지만 복근을 한 단계 더 끌어 올려 발달시키고 싶다면 한 가지 중요한 운동으로 훈련하는 데 주력해야 한다. 그 한 가지 동작을 제대로 터득해서 허리에 어마어마한 힘이 생길 때까지 오랜 시간을 두고 연습해야 한다. 바로 지옥의 식스팩을 키우는 방법이다.

1970년대 이전에는 몸의 중심부를 단련시키는 최고의 운동 타이틀을 두고 두 가지 운동이 경쟁을 벌였다. 윗몸일으키기와 레그 레이즈였다. 이 두 가지 동작은 비슷한 방식이지만 정반대 방향으로 몸의 중심부를 자극한다. 윗몸일으키기 동작은 몸통을 들어 올리기 위해 복부가 수축한다. 레그 레이즈는 하체를 들기 위해 복부가 수축한다. 두 가지 동작을 모두 할 필요는 없다는 점을 기억해두자. 앞서 말했던 것처럼 '위쪽' 복근이나 '아래쪽' 복근은 없다. 위아래 복근 모두 수축하거나 수축하지 않는다. 그렇다면 이 고전적인 두 가지 동작 가운에 어떤 것이 더 좋을까? 이 두 가지 오래된 운동 모두 대단히 효과적이지만, 교도소에서는 항상 레그 레이즈의 인기가 더 높다. 여기에는 3가지 이유가 있다.

1. 행잉 레그 레이즈는 윗몸 일으키기에 비해 필요한 운동 기구가 적다

이 점은 재소자들에게 특히 중요하다. 윗몸일으키기를 단계적으로 하려면 각도를 조정할 수 있는 윗몸일으키기 보드나 의자 또는 자세가 흔들리지 않게 잡아 줄 프리 웨이트가 필요하다. 세 가지 기구가 모두 있다면 가장 좋다. 하지만 행잉 레그 레이즈는 높은 철봉이나 나뭇가지, 계단 난간 등 잡을 수 있는 것만 있으면 된다. 충분히 관심을 갖고 보면 누구나 매달릴만한 것을 찾을 수 있다.

2. 행잉 레그 레이즈는 윗몸일으키기에 비해 훨씬 기능적이다

윗몸일으키기는 몸통을 골반 쪽으로 밀어서 신경계를 단련시킨다. 레그 레이즈는 다리를 들어 올리기 위해 골반을 단련시킨다. 레그 레이즈 동작이 훨씬 자연스럽고 운동 능력 면에서 훨씬 유용하다. 발차기, 도약하기, 달리기, 오르기 등을 할 때 반드시 다리를 올려야 하기 때문이다.

3. 행잉 레그 레이즈는 윗몸일으키기보다 근육을 더 자극한다

몸이 매달려 있는 동안 복근을 자극하는 동작은 윗몸일으키기 동작에 비해 훨씬 더 많은 근육을 자극한다. 매달리는 동작으로 악력, 어깨, 광배근이 발달하고, 몸의 중심부와 흉곽 사이의 중간 연결고리로서 흉곽 주변의 전거근이 강하게 자극된다. 레그 레이즈를 하는 동안 다리를 곧게 편 상태를 유지하기 위해 대퇴사두근의 안쪽 깊은 곳까지 충분히 자극을 받는다.

이런 이유로 인해 '죄수 운동법'에서는 기본 운동 '빅 6'에 레그 레이즈가 포함된다. 레그 레이즈는 인간의 몸에 가장 효과적인 단일 복부 운동이다. 허리 힘, 유연성, 근력 모두 필요한 운동이다.

레그 레이즈 시리즈

운동하는 사람이라면 대부분은 행잉 레그 레이즈에 익숙하다. 동작이 아주 간단하다. 높은 철봉을 잡고 양발을 완전히 바닥에서 뗀 다음 무릎은 고정한 채 곧게 편 두 다리를 바닥과 평행이 될 때까지 천천히 올린 다음 1초 정도 멈췄다가 다시 천천히 내리면 끝이다. 하지만 동작이 단순하다고 해서 쉽다는 뜻은 아니다. 단순한 동작에도 불구하고 이 고전적인 허리 운동법은 아주 어렵다. 복근이 강철처럼 단단하고, 골반은 비뚤어지지 않고 힘이 좋아야 하며, 척추는 튼튼하고, 넓적다리는 충분히 단련되고, 햄스트링과 등허리 쪽은 아주 유연해야 한다.

사실은 행잉 레그 레이즈 동작을 할 때 두 다리를 완전히 곧게 편 상태로 천천히 하는 것은 대부분의 사람들이 할 수 있는 범위를 넘어선다. 격투기선수나 레슬링선수처럼 민첩성이 아주 뛰어난 선수들에게도 쉽지 않은 동작이다. 그렇다고 걱정할 일은 아니다. 행잉 레그 레이즈를 바로 마스터할 거라고는 예상하지 않는다. 기본 운동 '빅 6'의 다른 모든 동작과 마찬가지로 우선 단계적으로 쉬운 동작을 차근차근 마스터하면서 필요한 것들을 하나씩 배워나갈 것이다. 1단계 '니 턱' 동작부터 시작한다. 복근을 가볍게 단련시키고 골반을 강화하기에 더없이 좋은 가벼운 운동이다. 이어서 바닥으로 내려가서 4단계까지 실시하게 된다. 바닥에서 하는 레그 레이즈 단계를 모두 마스터하면 매달리기 단계로 넘어간다. 여기서 다시 4단계의 매달리기 동작을 습득하게 되면 몸의 중심부가 다른 99%의 사람들보다 훨씬 강해질 것이며, 레그 레이즈 시리즈의 마스터 단계에 자신 있게 도전할 수 있을 것이다.

크런치는 단 한 번도 할 필요가 없고, 복근 운동 기구를 구입할 필요도 없고, 복부에 전자기기를 두를 필요도 없다.

허리 운동 아이디어

레그 레이즈 시리즈와 관련하여 기술적인 면에서 주의할 사항만 정리하기는 어렵다. 적어도 겉으로 보기에 몇 가지 동작은 정말 다르기 때문이다. 대신에 내 수강생들이 각자 몸의 중심부 운동 원칙을 만드는 데 도움이 되었던 일반적인 허리 운동 노하우를 몇 가지 전해주려고 한다.

⊕ 호흡 동작은 갈비뼈 주위의 늑간근뿐 아니라 복근을 단단히 조인다. 너무 심하게 웃는 바람에 복부가 당겼던 기억이 누구에게나 있을 것이다. 다리를 내리는 동작에서 호흡을 들이마시고 다리를 올리는 동작에서 호흡을 내쉬면 늑간근과 복근을 조이는 효과를 최대한 끌어올릴 수 있다. 필요하면 동작을 실시하는 중간에도 호흡을 한다.

⊕ 복횡근은 허리 안쪽에 있는 두꺼운 근육층이며, 내부 장기가 제자리를 지킬 수 있게 일종의 코르셋 역할을 한다. 복횡근이 약하면 외부 압박을 받았을 때 찢어져서 일부 내장이 돌출될 수 있다. 이것을 탈장이라고 부른다. 복근 운동을 하는 동안 복부를 꽉 조여서 복횡근을 단련시켜야 한다. 하루 종일 복부에 힘을 주며 바른 자세를 유지하는 방법도 도움이 된다.

⊕ 허리가 좋지 않으면 레그 레이즈가 오히려 허리 상태를 악화시킬 수 있다고 주장하는 사람들도 있다. 레그 레이즈 동작을 단계적으로 천천히 준비해서 실시한다면 결코 허리에 무리가 가지 않는다. 레그 레이즈 동작 탓에 허리가 좋지 않다고 느끼는 경우, 실제 그 원인은 힘의 불균형에 있다. 등허리보다 복부가 더 강하기 때문이다. 이런 불균형을 없애려면 척추 근육을 자극하는 운동을 트레이닝 프로그램에 포함시킨다. 스쿼트 동작도 괜찮고, 브리지 운동도 좋다.

⊕ 복부 운동을 하기 전에 소화가 충분히 다 되었는지 확인한다. 복근 운동을 하기 전에 적어도 2시간 정도 위를 비워두지 않으면 위가 팽창해서 동작을 할 때 괴롭다.

⊕ 두 다리를 곧게 편 레그 레이즈 동작이 아주 어렵다면 아마도 햄스트링이 뻣뻣하기 때문일 것이다. 운동 전에 햄스트링을 스트레칭하면 문제가 해결될 것이다.

⊕ 윗몸일으키기를 많이 하면 복근이 선명해질 거라는 생각은 실없는 소리일 뿐이다. 선명한 근육은 군살 즉, 지방이 없기 때문이다. 지방 감소는 몸 전체에서 고르게 진행된다. 특정 신체 부위만 과도하게 운동한다고 해서 그 부

위의 지방이 줄어드는 일은 없으니 시간 낭비하지 않는다.
- ⊕ 근육이 선명하게 갈라진 복부를 원한다면 동작을 여러 차례 반복하는 것은 신경 쓰지 않는다. 복근이 두껍고 강해질 수 있도록 단계별 레그 레이즈 운동은 고수하고, 그런 다음 식단에서 지방을 제외해서 선명한 복근이 드러나도록 한다.
- ⊕ 요즘 대부분의 복근 운동 프로그램에는 복근을 모든 각도에서 자극하기 위해 사이드 '크런치', '케이블 트위스트' 같은 다양한 고립 운동이 포함된다. 이런 단순 동작은 건강에 도움되지 않으며 복부에도 역시 눈곱만큼의 영향도 미치지 않는다. 허리 전체가 고르게 발달하려면 전신을 훈련시키는 다양한 운동을 단계적으로 실시해야 한다. 잘 발달된 몸의 중심부를 생각한다면 이런 사소한 운동법은 잊어버리고 모든 에너지를 '빅 6' 운동에 쏟도록 한다.
- ⊕ 장대나 빗자루를 가지고 몸통을 비트는 동작을 많이 하면 허리 사이즈가 줄어든다고 믿는 보디빌더들도 있다. 근거 없는 믿음이다. 일주일에 마라톤을 4번 완주하는 경우처럼 과도한 전신 운동은 몸 전체의 근육 손실을 유발하지만, 특정 부위만 자극하는 운동은 아무리 많이 반복한다고 해도 그 신체 부위를 줄어들게 하거나 마모시키지 않는다. 트위스트 동작을 많이 반복하면 척추에 무리만 갈 뿐이다.
- ⊕ 다리를 밑에서 위로 올릴 때 약간의 반동을 이용하면 동작이 훨씬 쉽다. 물론 그렇게 하고 싶지는 않을 것이다. 동작을 깔끔하게 할 수 없다면 올바른 자세에서 충분한 힘을 낼 수 있는 이전 단계로 돌아가서 다시 연습한다.

이론은 이 정도면 충분하다. 프로그램의 본론으로 들어갈 시간이다. 레그 레이즈 10단계의 실전이 기다리고 있다.

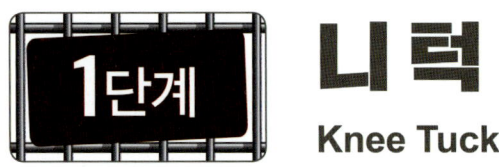

니 턱
Knee Tuck

⊕ 초보자 기준: 10회 1세트
⊕ 중급자 기준: 25회씩 2세트
⊕ 상급자 기준: 40회씩 3세트

초보자를 위한 최고의 복부 운동이다. 척추 자세를 올바르게 교정하고, 복근을 단련시키며, 고관절 굴곡근을 강화한다. 대부분의 사람들이 비교적 쉽게 할 수 있으며 모든 몸통 운동의 완벽한 기술과 자세를 익히기에 안성맞춤이다. 중요한 점은 동작을 천천히 하고, 올바른 리듬으로 호흡하며, 복부는 계속 단단히 조이고 있어야 한다는 것이다.

Point

1: 의자나 침대 가장자리에 앉는다. 몸을 살짝 뒤로 기울이고, 양손으로 자신이 앉은 자리의 양옆 가장자리를 잡은 다음 두 다리를 곧게 편다. 양발은 붙이고 뒤꿈치는 바닥에서 몇 센티미터 위로 올린다. 이것이 시작 자세다.

2: 부드럽게 무릎을 위로 접어서 가슴에서 15~25cm 정도까지 당긴다. 무릎을 가슴 쪽으로 당기면서 호흡을 내쉰다. 호흡이 남아 있지 않도록 끝까지 내쉬면서 복근은 단단히 조이고 있어야 한다. 이것이 마무리 자세다. 잠깐 멈췄다가 다시 다리를 뻗으면서 시작 자세로 돌아간다. 몸을 쭉 뻗으면서 호흡을 들이마신다. 양발은 앞뒤로 움직일 때 일직선이 되도록 유지하고, 세트를 마무리하기 전에는 바닥에 닿지 않도록 한다. 복부는 계속 단단히 조이고 있어야 한다.

Tip

두 다리를 앞으로 곧게 펴는 시작 자세와 무릎을 가슴을 향해 당기는 마무리 자세가 똑같이 힘든 운동이다. 조금 더 쉽게 하려면 시작 자세와 마무리 자세 사이의 관절가동범위를 줄이는 데 초점을 맞춘다. 허리의 힘이 차츰 좋아지면 완벽한 자세가 될 때까지 관절가동범위를 서서히 늘린다.

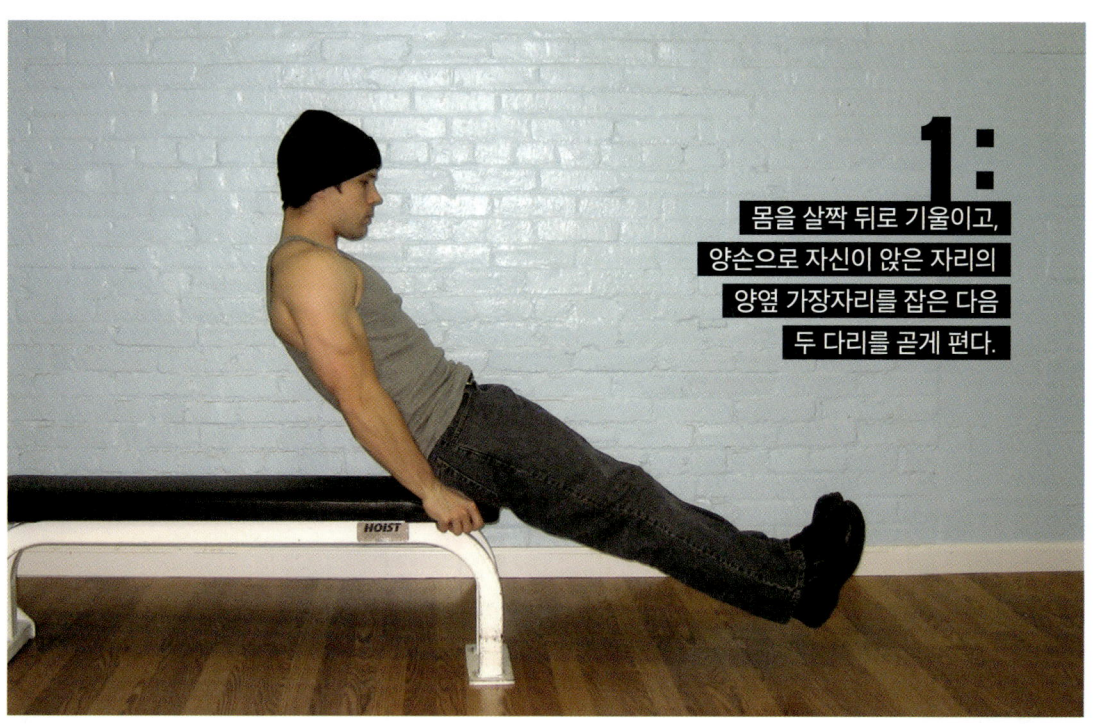

1: 몸을 살짝 뒤로 기울이고, 양손으로 자신이 앉은 자리의 양옆 가장자리를 잡은 다음 두 다리를 곧게 편다.

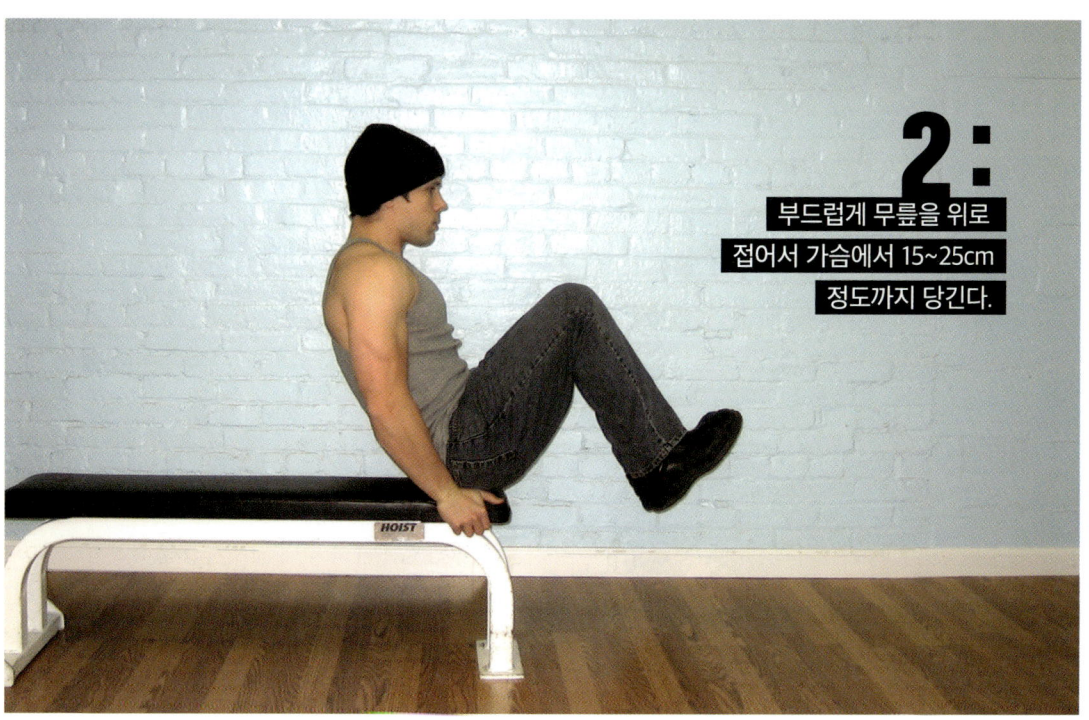

2: 부드럽게 무릎을 위로 접어서 가슴에서 15~25cm 정도까지 당긴다.

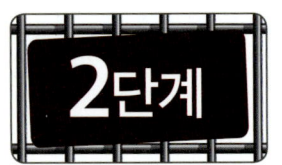

니 레이즈
Knee Raise

⊕ 초보자 기준: 10회 1세트
⊕ 중급자 기준: 20회씩 2세트
⊕ 상급자 기준: 35회씩 3세트

니 턱 동작이 멈추는 지점에서 시작하면서 허리를 한층 강화하는 동작이다. 척추 근육, 복근, 복사근, 복횡근이 서로 유기적으로 움직이도록 단련시킨다. 넓적다리 전면의 근육 또한 탄탄해진다.

Point

1 : 바닥에 등을 대고 누워서 양발은 모으고 양팔은 몸 옆에 붙인다. 무릎은 대략 90도 정도로 구부리고 양발은 바닥에서 2.5~5cm 정도 떼고 올린다. 양손으로 바닥을 세게 누르면 몸통이 흔들리지 않는다. 이것이 시작 자세다.

2 : 이제 골반을 향해 무릎을 부드럽게 당겨서 넓적다리가 바닥과 수직을 이루고 종아리가 바닥과 평행이 되게 한다. 처음부터 끝까지 무릎의 각도는 그대로 유지하고 무릎을 당길 때 호흡을 내쉬면서 복근은 단단히 조인다. 이것이 마무리 자세다. 잠깐 멈췄다가 시작과는 반대 순서로 양발을 내리면서 두 다리를 함께 편다. 시작 자세로 되돌아가면서 호흡을 들이마신다. 동작이 끝날 때까지 양발은 내내 바닥에서 떼고 있어야 한다.

Tip

가장 어려운 부분은 두 다리를 쭉 뻗은 채 양발을 바닥에서 들고 있어야 하는 점이다. 이 자세가 불편하다면 동작을 반복하기 전에 양발을 바닥에 내려놓는다. 양발을 계속 바닥에서 들고 동작을 반복할 수 있는 힘이 생기면 겨우 2회 반복이라고 해도 횟수와 관계없이 그렇게 한다. 지치면 다시 동작을 반복하는 사이에 양발을 바닥에 내렸다가 실시하면서 세트를 마무리한다. 양발을 바닥에서 들고 반복하는 횟수는 시간을 두고 점차 늘린다.

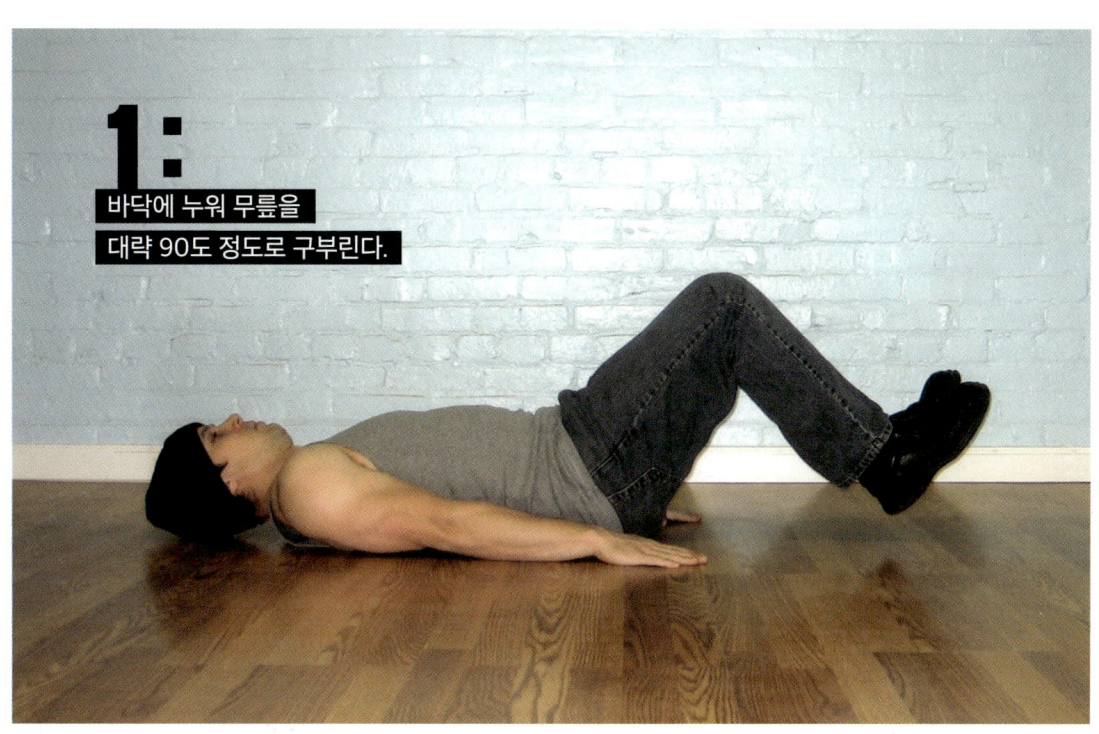

1: 바닥에 누워 무릎을 대략 90도 정도로 구부린다.

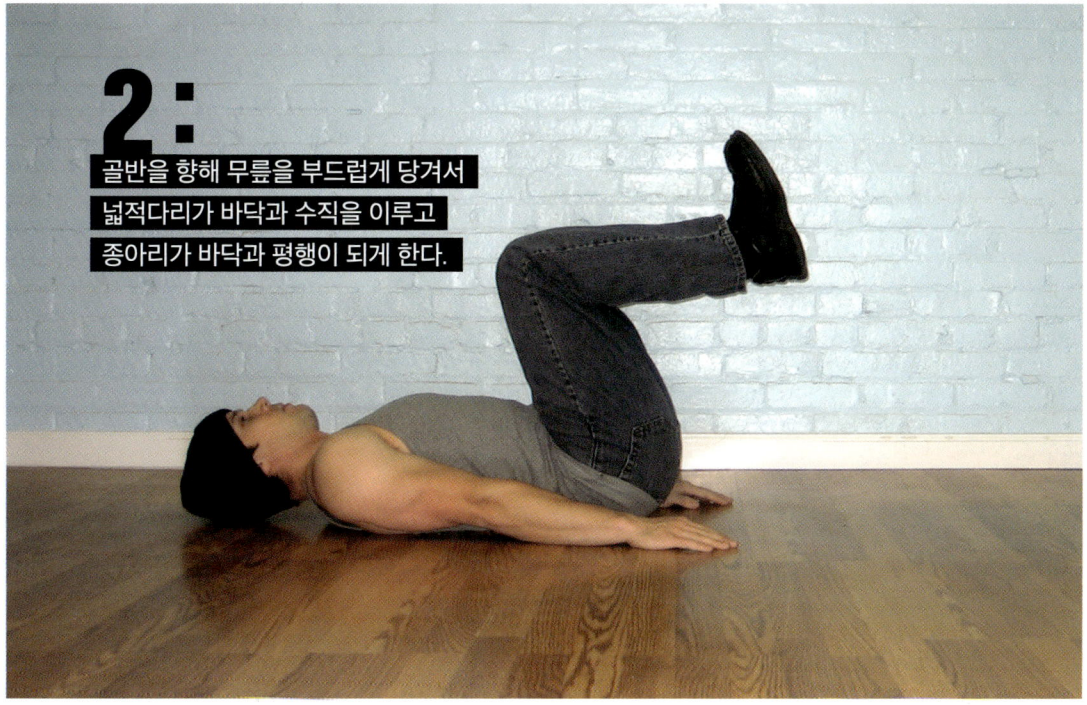

2: 골반을 향해 무릎을 부드럽게 당겨서 넓적다리가 바닥과 수직을 이루고 종아리가 바닥과 평행이 되게 한다.

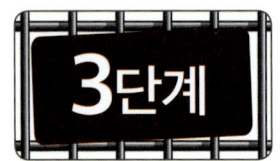

벤트 레그 레이즈
Bent Leg Raise

⊕ 초보자 기준: 10회 1세트
⊕ 중급자 기준: 15회씩 2세트
⊕ 상급자 기준: 30회씩 3세트

니 레이즈 자세에서 거의 변화 없이 이어지는 동작이다. 무릎을 펴면 양발이 몸에서 멀어지고 지렛대의 원리에 따라 동작이 더 힘들어진다. 이렇게 되면 골반뿐 아니라 허리와 복부의 모든 근육에 자극이 커지면서 힘과 탄력을 키운다.

Point

1 : 바닥에 등을 대고 누워서 두 다리는 모으고 바닥에 곧게 편다. 양손은 몸 옆에 놓고 역시 바닥에 붙인다. 두 다리는 곧게 펴서 바닥에서 들고, 무릎만 45도 정도 구부린다. 양발은 바닥에서 2.5~5cm 떨어져 있어야 한다. 이것이 시작 자세다.

2 : 양발이 골반 바로 위에 올 때까지 2초를 세면서 두 다리를 들어 올린다. 다리가 움직이는 동안 무릎의 각도는 변하지 않도록 한다. 양손으로 바닥을 세게 누르면 몸통이 흔들리지 않는다. 다리를 위로 올린 자세에서 멈췄다가 시작과는 반대 순서로 두 다리를 내린다. 시작 자세에서 다시 멈췄다가 필요에 따라 동작을 반복한다. 양발을 올릴 때 호흡을 내쉬고 양발을 내릴 때 호흡을 들이마신다. 복부는 계속 긴장시킨다. 세트를 실시하는 동안에는 양발이 바닥에 닿지 않아야 한다.

Tip

니 레이즈는 무릎을 90도로 구부리고, 벤트 레그 레이즈는 무릎을 45도로 구부려야 한다. 무릎을 구부리는 각도가 줄어들면 지렛대 효과가 커지면서 동작이 힘들어진다. 초보자 기준의 실시횟수를 채울 수 없다면 무릎을 살짝 더 구부린다. 단, 90도에는 미치지 않도록 한다. 힘이 좋아지면 무릎의 각도가 45도가 될 때까지 조금씩 다리를 곧게 편다.

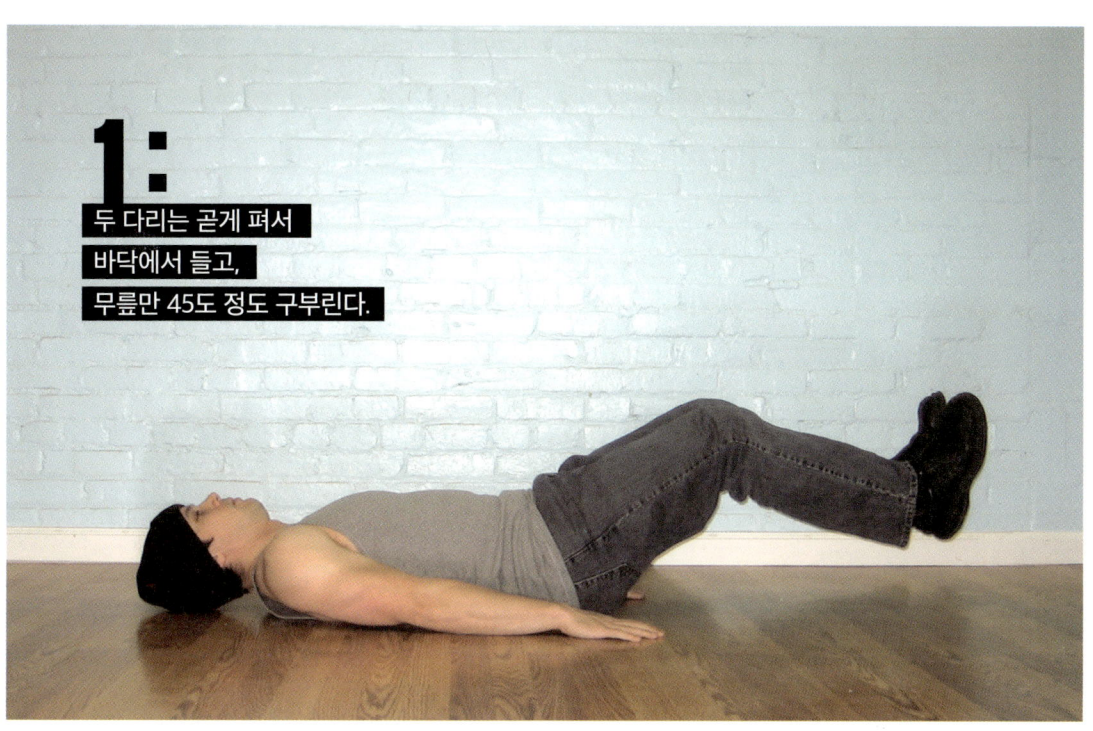

1: 두 다리는 곧게 펴서 바닥에서 들고, 무릎만 45도 정도 구부린다.

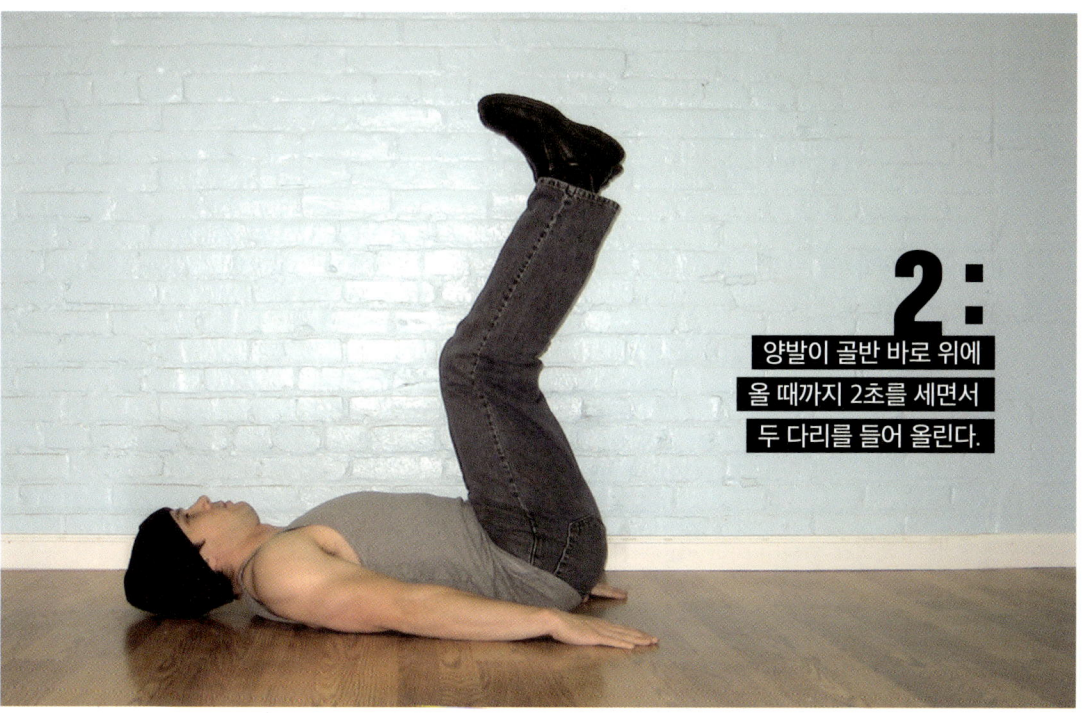

2: 양발이 골반 바로 위에 올 때까지 2초를 세면서 두 다리를 들어 올린다.

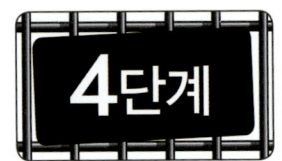

프로그 레그 레이즈
Frog Leg Raise

⊕ 초보자 기준: 8회 1세트
⊕ 중급자 기준: 15회씩 2세트
⊕ 상급자 기준: 25회씩 3세트

프로그 레그 레이즈는 햄스트링과 등에 필요한 힘과 유연성을 모두 키우기 때문에 벤트 레그 레이즈에서 플랫 레그 레이즈로 넘어가는 단계에서 중요한 디딤돌 역할을 한다. 안타깝게도 프로그 레그 레이즈는 운동을 하는 일반인들에게 그렇게 잘 알려진 운동법이 아니다. 1960년대 이후 레그 레이즈 운동의 인기가 떨어지고 크런치 운동이 그 자리를 차지하면서 설 자리를 잃은 듯 보인다.

Point

1 : 대부분의 복부 운동에서는 마무리 자세에서 순서를 반대로 해서 처음 자세로 되돌아가지만, 이 단계는 그렇지 않다. 저항을 받으면서 다리를 내릴 때 근육이 더 강해진다. 중력의 도움을 받기 때문이다. 프로그 레이즈는 이 원리를 이용한다.

2 : 두 다리를 완전히 곧게 편 채로 바닥에서 2.5~5cm 높이가 될 때까지 내린다. 대부분의 동작에서 2초 정도 세며 올라갔다가 다시 2초 정도 세며 내려간다. 하지만 이 동작은 4초를 세면서 천천히 내려가서 몸이 더 힘든 자세에서 자극을 받게 한다.

3 : 두 다리를 천천히 내리면서 호흡을 들이마신다. 동작을 반복한다.

Tip

프로그 레그 레이즈 동작이 어렵다면 두 다리를 공중에 든 채 버티는 자세에 초점을 맞춰 연습한다. 시간을 두고 연습하면서 차츰 힘이 좋아지면 완벽한 자세로 반복할 수 있을 때까지 서서히 다리를 내린다.

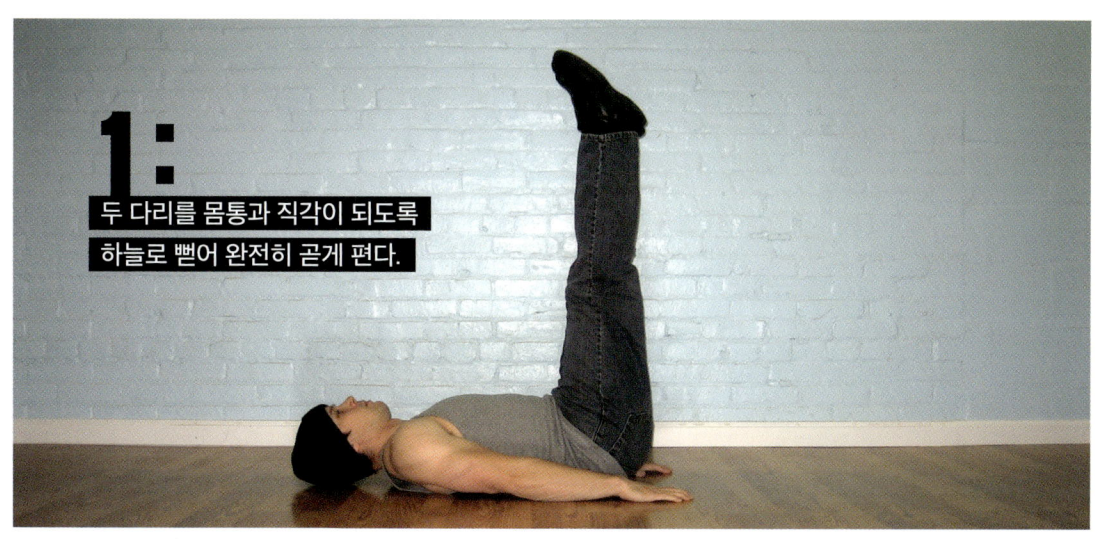

1: 두 다리를 몸통과 직각이 되도록 하늘로 뻗어 완전히 곧게 편다.

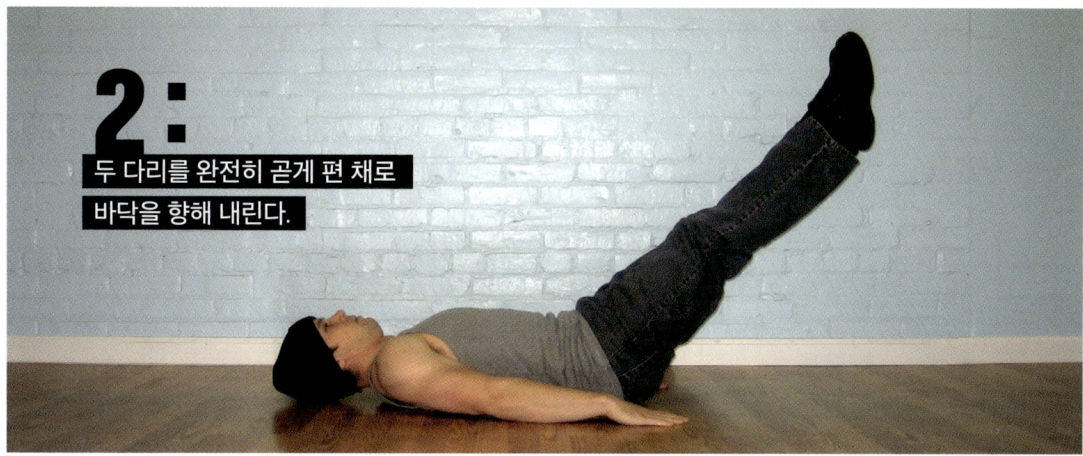

2: 두 다리를 완전히 곧게 편 채로 바닥을 향해 내린다.

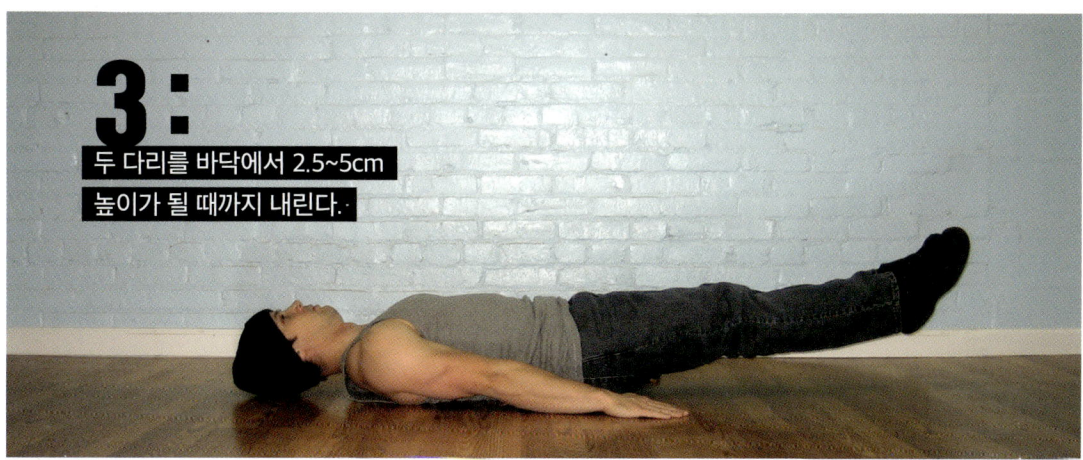

3: 두 다리를 바닥에서 2.5~5cm 높이가 될 때까지 내린다.

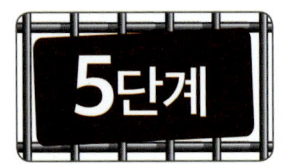

플랫 레그 레이즈
Flat Leg Raise

⊕ 초보자 기준: 5회 1세트
⊕ 중급자 기준: 10회씩 2세트
⊕ 상급자 기준: 20회씩 2세트

군사훈련소와 격투기 연습장 양쪽에서 선호하는 운동법이다. 복부와 골반의 힘, 체력을 키우면서 동시에 운동 능력과 유연성을 향상시키기 때문이다. 하지만 효과에 비해 동작은 아주 쉽다.

Point

1: 바닥에 등을 대고 눕는다. 두 다리는 양발을 모아서 곧게 펴고, 양손은 몸 옆에 붙인다. 양발을 바닥에서 2.5~5cm 정도 들어 올린다. 양손으로 바닥을 세게 누르면 몸통이 흔들리지 않는다. 이것이 시작 자세다.

2: 두 다리는 흔들리지 않게 고정한 다음 양발이 골반 바로 위에 올 때까지 들어 올린다. 다리를 올리면서 호흡은 내쉬고 복부는 단단히 조인다. 다리를 급하게 올리지 말고, 2초 이상을 세며 천천히 올린다. 이때 두 다리와 몸통이 직각을 이뤄야 한다. 이것이 마무리 자세다. 잠깐 멈췄다가 정확한 자세를 유지하며 반대 순서로 두 다리를 내린다. 다리를 내릴 때는 호흡을 들이마신다. 시작 자세에서 다시 멈췄다가 동작을 반복한다. 무릎은 계속 힘을 줘서 단단히 조이고 뒤꿈치는 세트가 마무리될 때까지 바닥에 닿지 않도록 한다.

Tip

무릎을 구부리면 동작이 훨씬 쉬워진다. 하지만 두 다리를 곧게 폈을 때 운동 효과가 가장 크기 때문에 권장할만한 요령은 아니다. 초보자 기준의 횟수를 채우지 못한다면 4단계로 돌아가서 프로그 레그 레이즈 동작을 30회씩 3세트를 실시할 수 있을 때 다시 시도한다. 그래도 어렵다면 두 다리는 곧게 편 상태를 유지한 채로 조금만 내려가는 연습을 반복하는 데 집중하고, 연습할 때마다 내려가는 정도를 조금씩 더 늘린다.

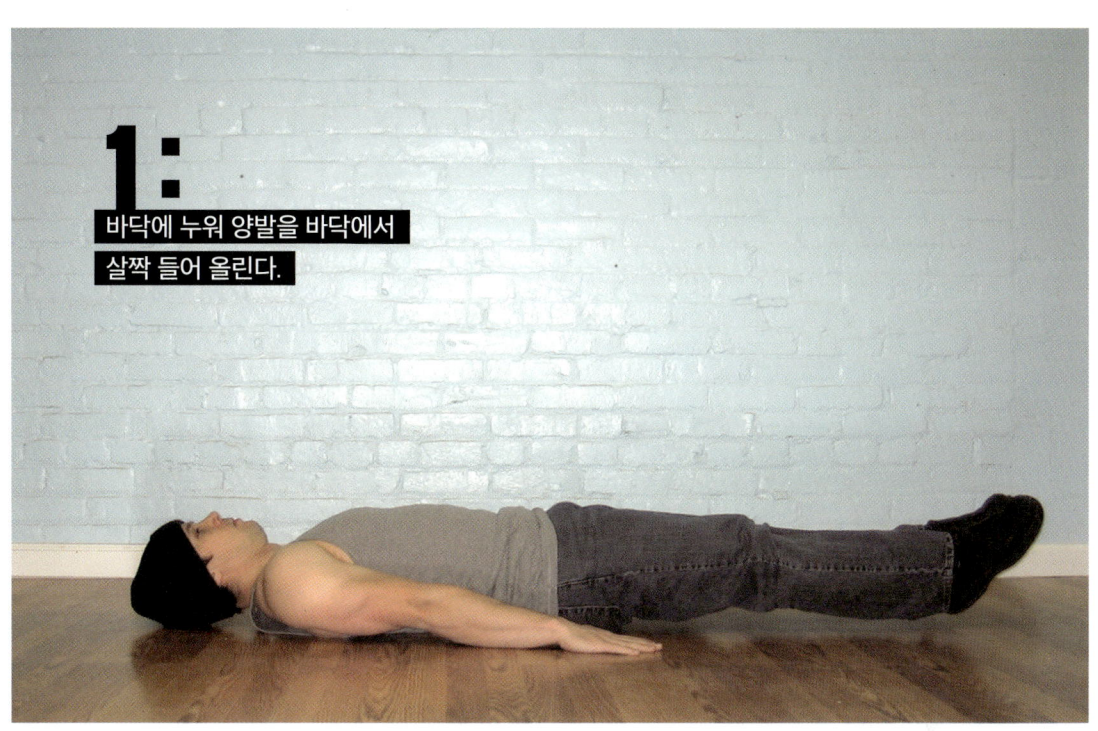

1: 바닥에 누워 양발을 바닥에서 살짝 들어 올린다.

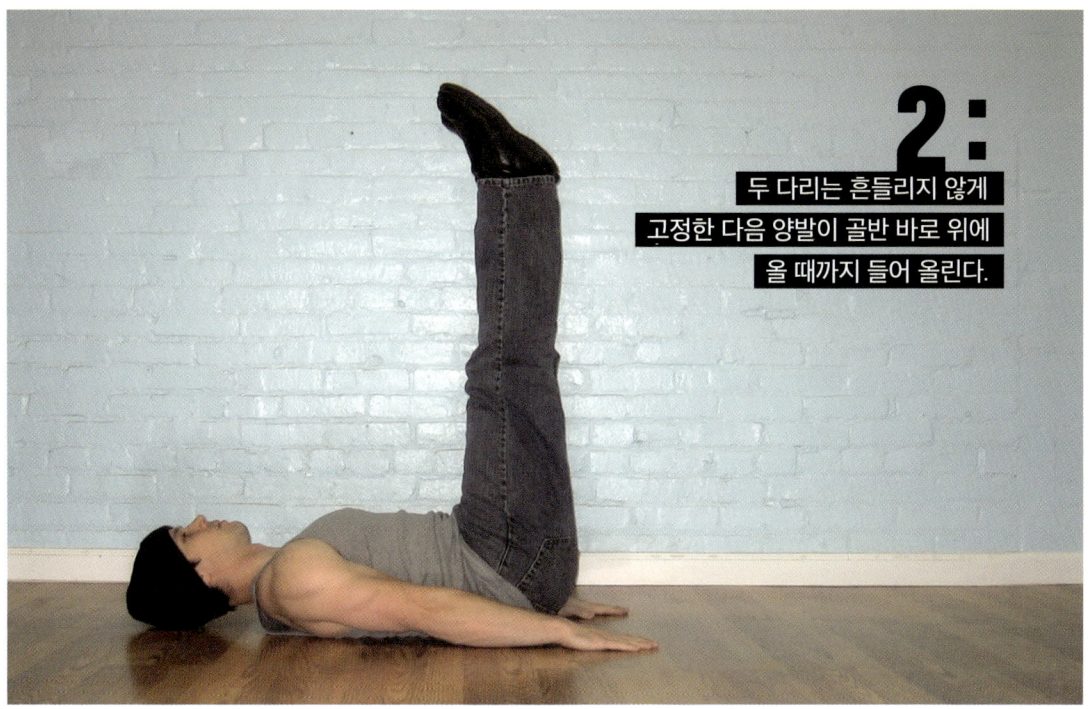

2: 두 다리는 흔들리지 않게 고정한 다음 양발이 골반 바로 위에 올 때까지 들어 올린다.

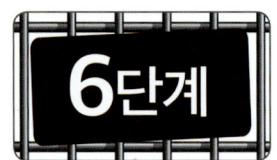

행잉 니 레이즈
Hanging Knee Raise

⊕ 초보자 기준: 5회 1세트
⊕ 중급자 기준: 10회씩 2세트
⊕ 상급자 기준: 15회씩 2세트

6단계부터는 레그 레이즈 시리즈에서 난이도가 높아지는 매달리는 동작이 시작된다. 바닥에 누워서 동작을 할 때는 중력의 힘을 부분적으로만 느끼지만 매달리는 동작에서는 중력의 무게를 온전히 다 느끼게 된다. 강도가 높아져서 짧은 시간 내에 골반과 복부의 힘을 제대로 키운다. 게다가 매달린 자세 덕분에 중요한 흉곽 근육의 움직임이 많아진다. 덕분에 평행봉이나 그와 비슷한 기구에서 하는 복근 운동보다 훨씬 효과가 높다.

Point

1 : 점프해서 머리 위에 있는 수평 바를 잡는다. 양손은 어깨너비 정도로 벌린다. 수평 바는 양발이 바닥에서 거의 완전히 떨어질 수 있는 정도의 높이여야 한다. 몸은 수직으로 곧게 펴고, 어깨는 단단히 조여 고정시킨다. 이것이 시작 자세다.

2 : 무릎을 골반과 나란한 높이까지 천천히 들어 직각으로 구부린다. 넓적다리는 바닥과 평행이 되어야 한다. 무릎을 들어 올리는 동안 호흡을 내쉬면서 복부는 안으로 당기듯이 계속 힘을 준다. 이것이 마무리 자세다. 잠시 멈췄다가 호흡을 들이마시면서 몸을 일직선으로 편다.

Tip

완벽한 자세로 5회 이상 반복해서 실시할 수 없다면 관절가동범위를 줄인다. 무릎을 직각으로 구부리는 마무리 자세를 집중해서 연습한 다음 시간을 두고 차츰 무릎의 높이를 낮춘다. 어떤 동작에서든지 반동은 이용하지 않는다.

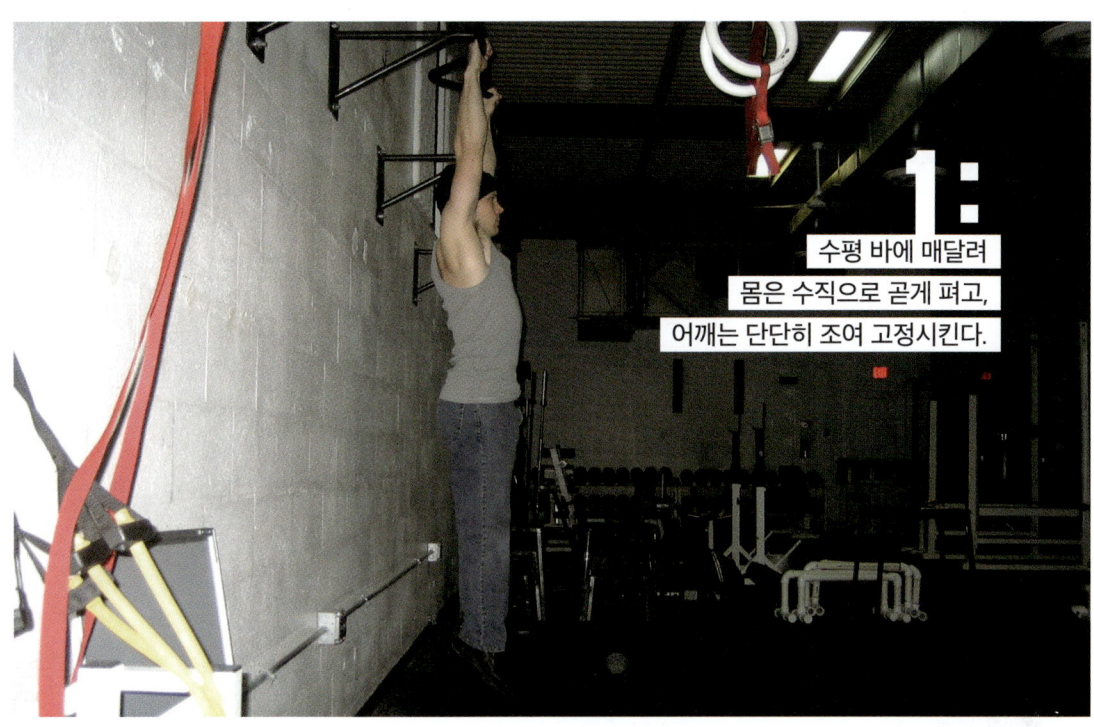

1: 수평 바에 매달려 몸은 수직으로 곧게 펴고, 어깨는 단단히 조여 고정시킨다.

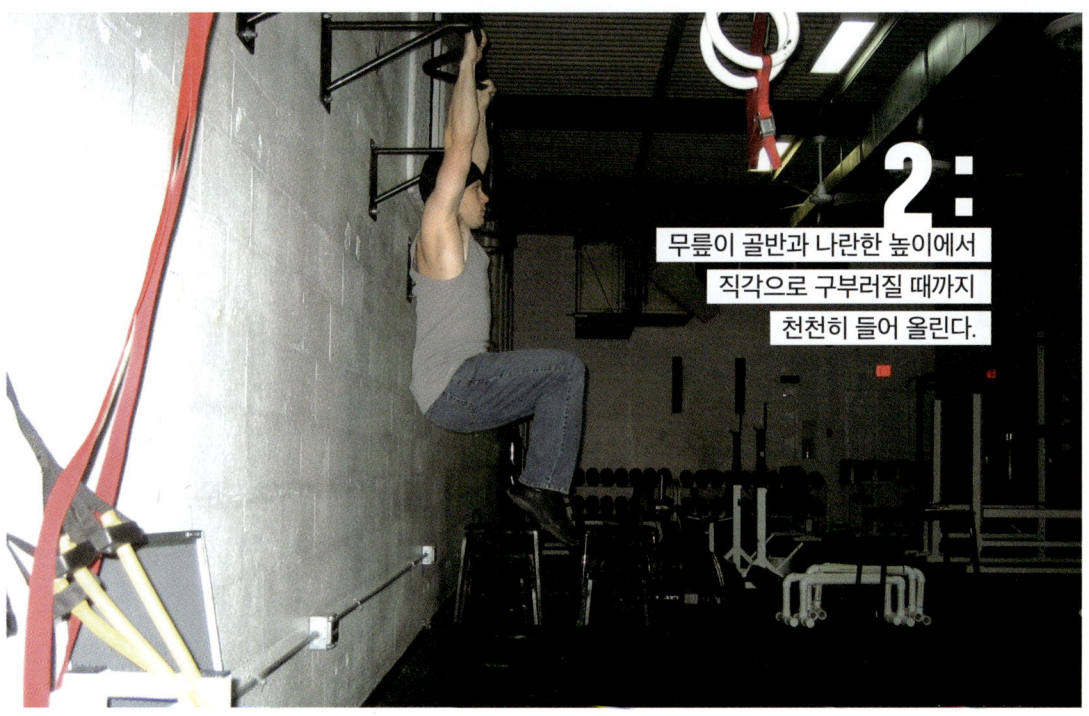

2: 무릎이 골반과 나란한 높이에서 직각으로 구부러질 때까지 천천히 들어 올린다.

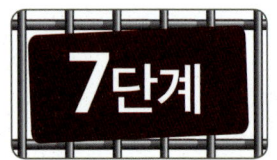

행잉 벤트 레그 레이즈
Hanging Bent Leg Raise

⊕ 초보자 기준: 5회 1세트
⊕ 중급자 기준: 10회씩 2세트
⊕ 상급자 기준: 15회씩 2세트

6단계 행잉 니 레이즈에서는 무릎을 직각으로 구부리지만, 이제는 45도로 구부린다. 지렛대의 원리에 따라 이제까지 레그 레이즈 시리즈 가운데 가장 어렵지만, 그만큼 몸의 중심부가 잘 단련된다. 복부, 허리, 전거근, 고관절 굴곡근 모두 강해진다.

Point

1: 머리 위에 있는 수평 바를 잡고 몸은 수직으로 곧게 펴고 양발은 바닥에서 완전히 뗀다. 양손은 어깨너비 정도로 벌리고, 어깨는 단단히 조여 고정시킨다. 무릎 관절의 각도가 45도 정도가 되게 무릎을 구부린다. 이렇게 하면 양발이 매달려 있는 몸보다 몇 센티미터 뒤에 있게 된다. 이것이 시작 자세다.

2: 양발이 골반 높이에 올 때까지 두 다리를 앞으로 천천히 올린다. 이것이 마지막 자세다. 잠깐 멈췄다가 반대 순서로 두 다리를 내린 다음 동작을 반복한다. 무릎의 각도는 고정한 채 골반 아래 신체 부위만 움직인다. 다리를 올리면서 호흡을 내쉬고 다리를 내리면서 호흡을 들이마신다. 복부는 계속 긴장시킨다.

Tip

처음에는 동작을 실시하는 내내 무릎을 일정한 각도로 고정하는 자세가 어려울 수 있다. 다리를 내릴 때 살짝 펴려는 경향이 나타난다. 다리를 펴지 않으려고 노력한다. 다리를 다시 들어 올릴 때 무릎을 알맞은 각도로 다시 조정하는 과정에서 반동이 생기면 몸이 흔들릴 수 있기 때문이다. 시작부터 어렵다고 생각되면 무릎의 각도를 45도에서 90도 사이로 조정한다. 꾸준한 연습으로 힘이 생기면 무릎의 각도가 45도가 될 때까지 서서히 다리를 편다.

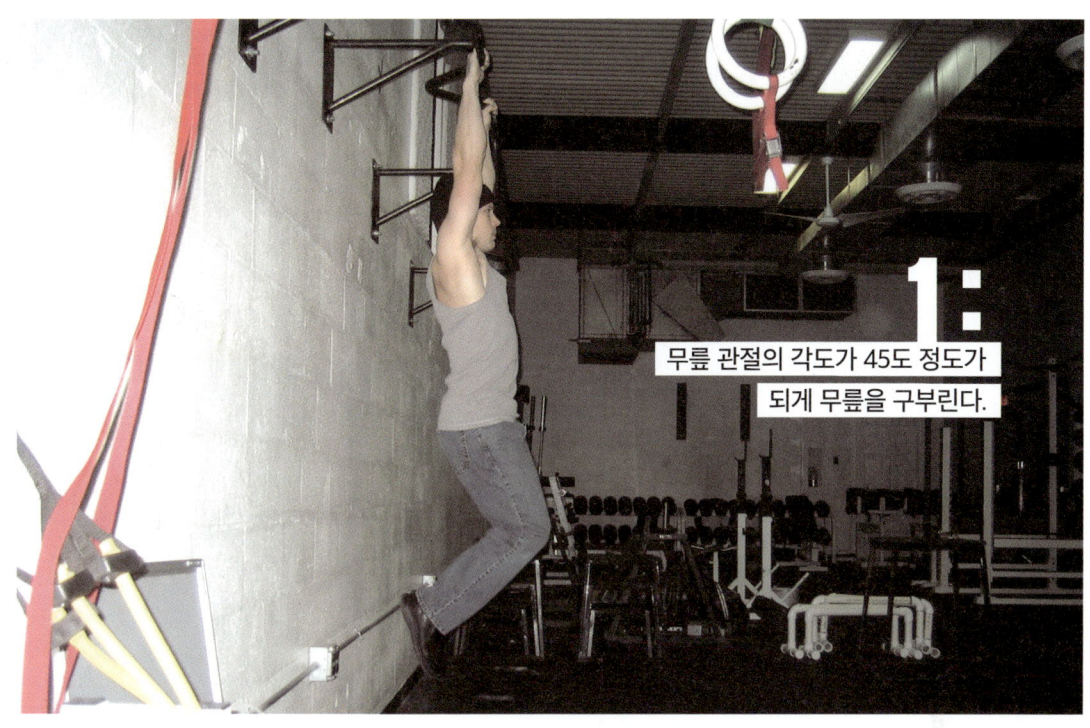

1: 무릎 관절의 각도가 45도 정도가 되게 무릎을 구부린다.

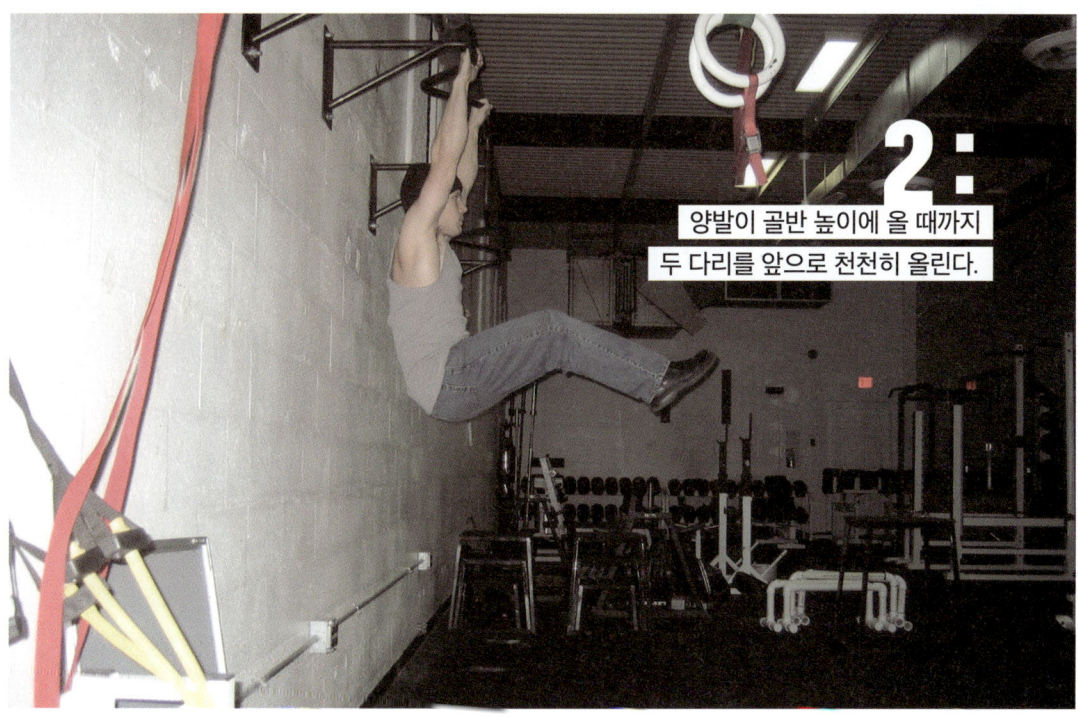

2: 양발이 골반 높이에 올 때까지 두 다리를 앞으로 천천히 올린다.

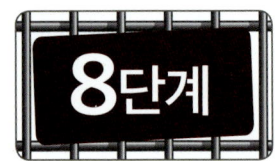

행잉 프로그 레이즈
Hanging Frog Raise

⊕ 초보자 기준: 5회 1세트
⊕ 중급자 기준: 10회씩 2세트
⊕ 상급자 기준: 15회씩 2세트

운동 역학과 지렛대의 원리 면에서 시작 자세와 다리를 올리는 단계보다는 마무리 자세와 다리를 내리는 단계가 더 쉽다는 사실이 강조되는 동작이다. 행잉 프로그 레이즈를 열심히 연습하면 힘과 유연성을 보다 빨리 키울 수 있어서 9~10단계 응용동작으로 넘어가는 단계에서 더 쉽게 적응할 수 있다.

Point

1 : 7단계 행잉 벤트 레그 레이즈와 같은 시작 자세를 취한 다음, 같은 동작을 하는 것처럼 두 다리를 앞으로 든다. 양발이 골반과 같은 높이에 왔을 때 양발을 몸에서 멀어지는 느낌으로 밖으로 밀어서 두 다리를 완전히 곧게 편다. 고정된 두 다리가 바닥과 수평이 되고, 상체와 하체는 직각을 이루게 된다. 잠깐 멈춘 다음에는 반대 순서로 다리를 내리지 않는다.

2 : 다리를 완전히 곧게 편 상태로 고정한 채 천천히 내린다.

3 : 몸이 수직으로 완전히 펴지면 마무리된다. 처음 시작 자세로 돌아가서 필요한 반복횟수를 실시한다. 다리를 올리면서 호흡을 내쉬고 다리를 내리면서 호흡을 들이마신다. 복부는 계속 안으로 당겨서 긴장시킨다.

Tip

행잉 벤트 레그 레이즈의 상급자 기준 반복횟수를 채울 수 있다면 행잉 프로그 레이즈를 5회 반복하는 것은 충분히 할 수 있어야 한다. 벤트 레그 레이즈에서 프로그 레그 레이즈로 넘어가는 것이 어렵다면 문제는 대개 힘보다는 유연성 부족이다. 동작을 실시하기 전에 몸을 앞으로 구부려 등허리와 햄스트링을 스트레칭 해주면 쉽게 해결할 수 있다.

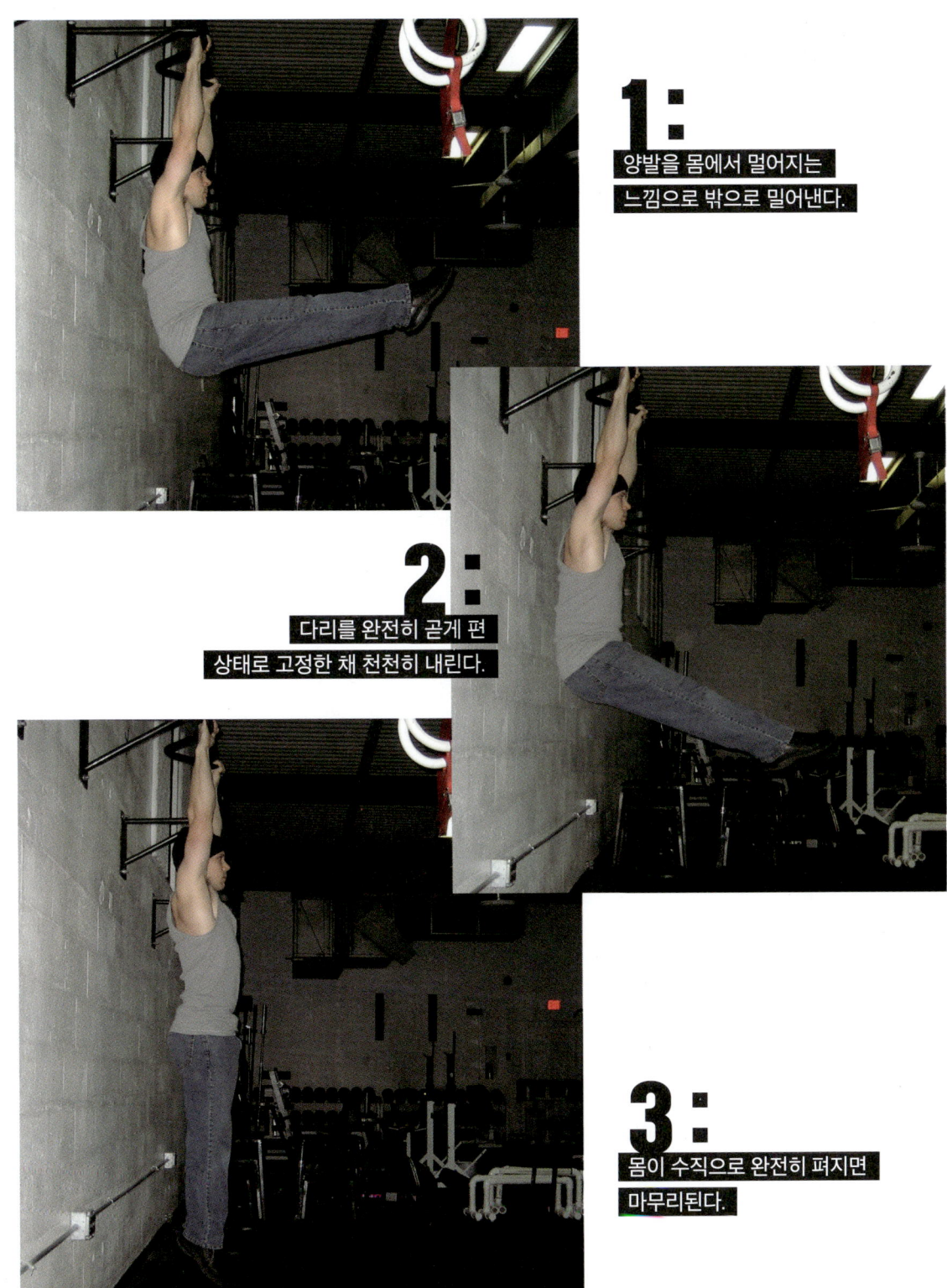

1: 양발을 몸에서 멀어지는 느낌으로 밖으로 밀어낸다.

2: 다리를 완전히 곧게 편 상태로 고정한 채 천천히 내린다.

3: 몸이 수직으로 완전히 펴지면 마무리된다.

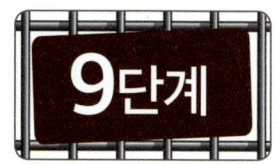

하프 레그 레이즈
Partial Leg Raise

⊕ 초보자 기준: 5회 1세트
⊕ 중급자 기준: 10회씩 2세트
⊕ 상급자 기준: 15회씩 2세트

무릎을 고정한 채 반동 없이 실시해야 하는 정말 어려운 동작이다. 운동을 열심히 하는 사람들이라고 해도 500명 중 한 명 정도만 제대로 할 수 있을 것이다. 어려운 이유 가운데 하나는 완전한 관절가동범위 때문이다. 몸을 수직으로 곧게 편 자세에서 잭나이프 각도의 자세를 만들어야 한다. 행잉 프로그 레이즈 동작을 통해 다리를 올린 채로 완전하게 펴는 데 필요한 힘과 유연성을 키웠다면 하프 레그 레이즈 동작을 할 때는 중간 과정을 없애서 다리를 앞으로 올리는 과정을 더 어렵게 만드는 식으로 활용한다.

Point

1 : 머리 위 수평 바를 잡은 다음 몸은 수직으로 곧게 펴고 양발은 바닥에서 뗀다. 어깨는 단단히 조인다. 두 다리는 흔들리지 않게 고정한 채 45도 앞으로 올리고 버틴다. 이것이 시작 자세다.

2 : 무릎을 곧게 고정한 채 두 다리가 바닥과 평행이 될 때까지 천천히 앞으로 올린다. 이것이 마무리 자세다. 잠깐 멈췄다가 다리를 다시 45도 각도까지 내린 다음 동작을 반복한다. 다리를 올리면서 호흡을 내쉬고 다리를 내리면서 호흡을 들이마신다. 복부는 계속 긴장시킨다.

Tip

행잉 프로그 레이즈의 상급자 기준 반복횟수를 채웠다면 다리를 곧게 편 채로 골반 높이로 들고 버틸 수 있다는 의미다. 하프 레그 레이즈가 너무 어렵게 느껴지면 자신의 근력 수준에 비해 관절가동범위가 너무 크기 때문이다. 다리를 앞으로 곧게 펴는 자세에 집중해서 비록 처음에는 다리를 몇 센티미터밖에 움직이지 못한다고 해도 다리를 내렸다가 다시 올리는 연습을 꾸준히 한다.

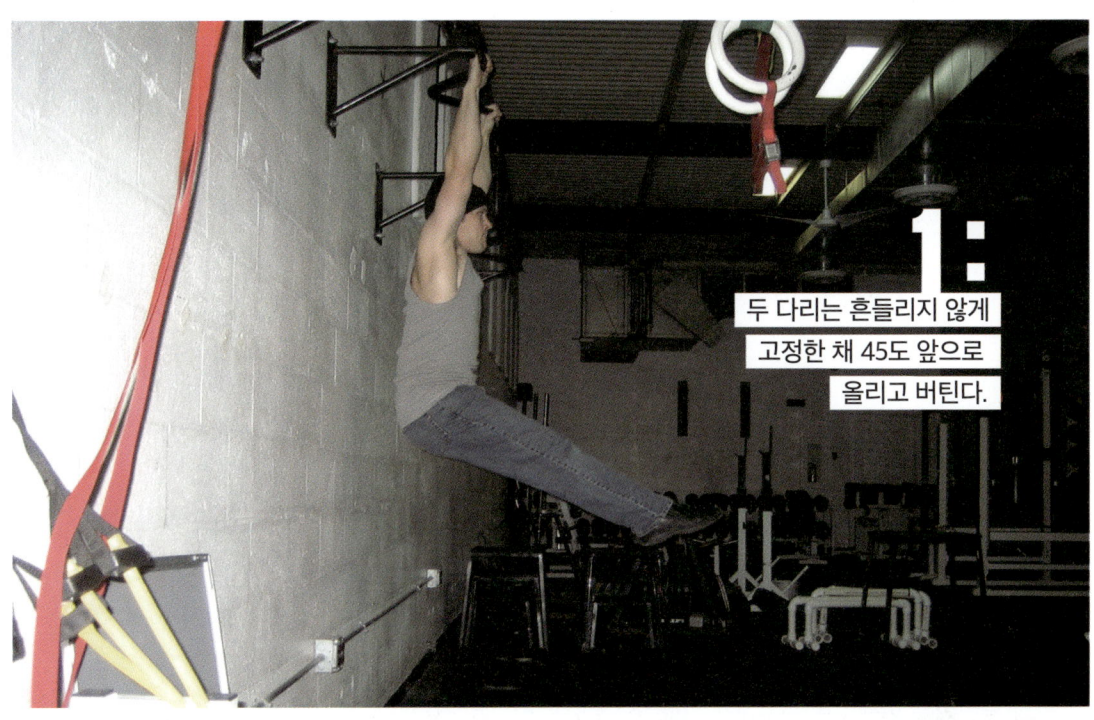

1: 두 다리는 흔들리지 않게 고정한 채 45도 앞으로 올리고 버틴다.

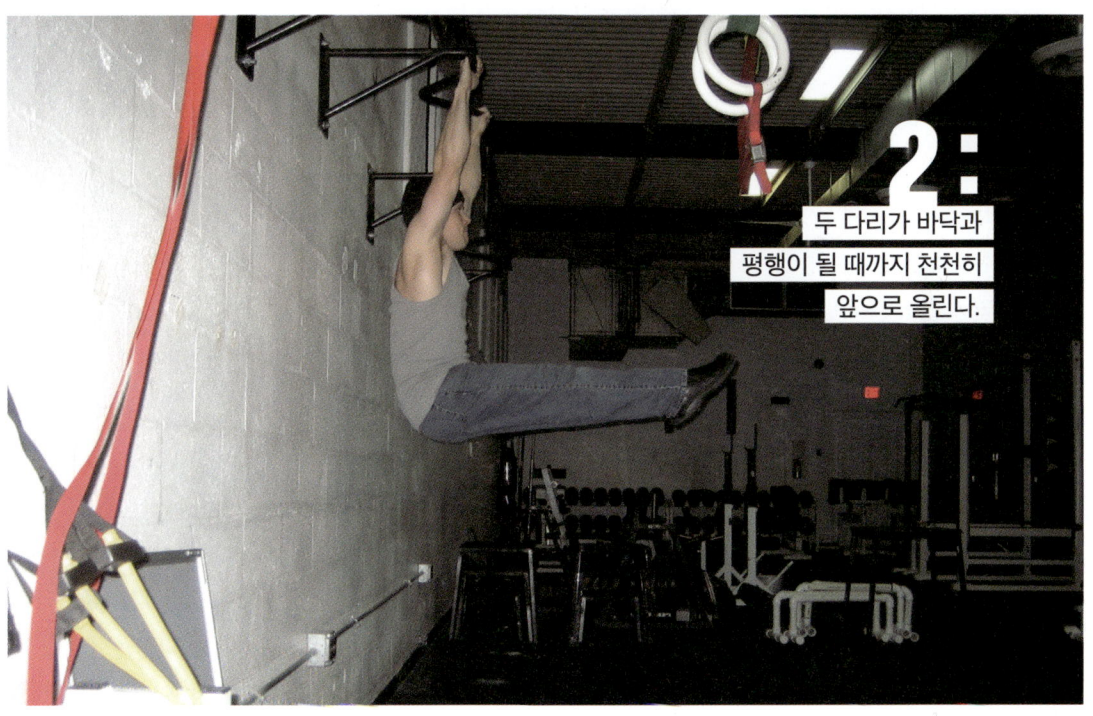

2: 두 다리가 바닥과 평행이 될 때까지 천천히 앞으로 올린다.

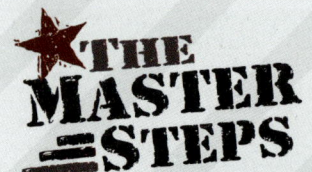

행잉 레그 레이즈
Hanging Leg Raise

⊕ 초보자 기준: 5회 1세트
⊕ 중급자 기준: 10회씩 2세트
⊕ 최상급자 기준: 30회씩 2세트

행잉 레그 레이즈는 정확한 자세로 실시했을 때 몸의 중심부 전체를 고르게 단련시키는 최고의 운동이다. 크런치 동작, 기구 운동, 무게를 활용한 윗몸일으키기와는 비교조차 할 수 없다. 20회 정도만 완벽하게 할 수 있을 때쯤이면 허리의 힘과 유연성이 탁월하게 좋아지고, 복사근, 전거근, 복횡근이 단단한 바위에 조각한 것처럼 뚜렷해지고, 복근은 철판처럼 단단해진다. 한마디로 지옥의 식스팩이 나타난다.

Point

1 : 몸을 쭉 펴고 매달렸을 때 양발이 바닥에서 조금이라도 떨어지는 높이의 수평 바를 잡는다. 양손의 간격은 어깨너비 정도이고, 어깨는 반드시 단단히 조여 고정시킨다. 이것이 시작 자세다.

2 : 2초 이상을 세면서 두 다리가 바닥과 평행이 될 때까지 천천히 앞으로 올린다. 복부가 완전히 수축되도록 폐 속에 있는 모든 공기를 밖으로 뱉어낸다는 기분으로 다리를 올리면서 호흡을 내쉰다. 이것이 마무리 자세다. 잠깐 멈췄다가 다시 2초 이상을 세면서 반대 순서로 다리를 내리며 시작 자세로 돌아간다. 다리를 내리면서 호흡을 들이마신다. 시작 자세에서도 몸을 계속 긴장시킨다. 두 다리는 항상 움직이지 않게 고정시키고, 반동 없이 온전히 근력만 이용해서 동작을 실시한다.

Tip

행잉 레그 레이즈를 시작한다면 이미 이전 단계인 하프 레그 레이즈는 마스터했을 것이다. 그렇지 않다면 다시 9단계로 돌아간다. 하프 레그 레이즈를 마스터했다면 매번 실시할 때마다 다리를 움직이는 범위를 차츰 늘린다.

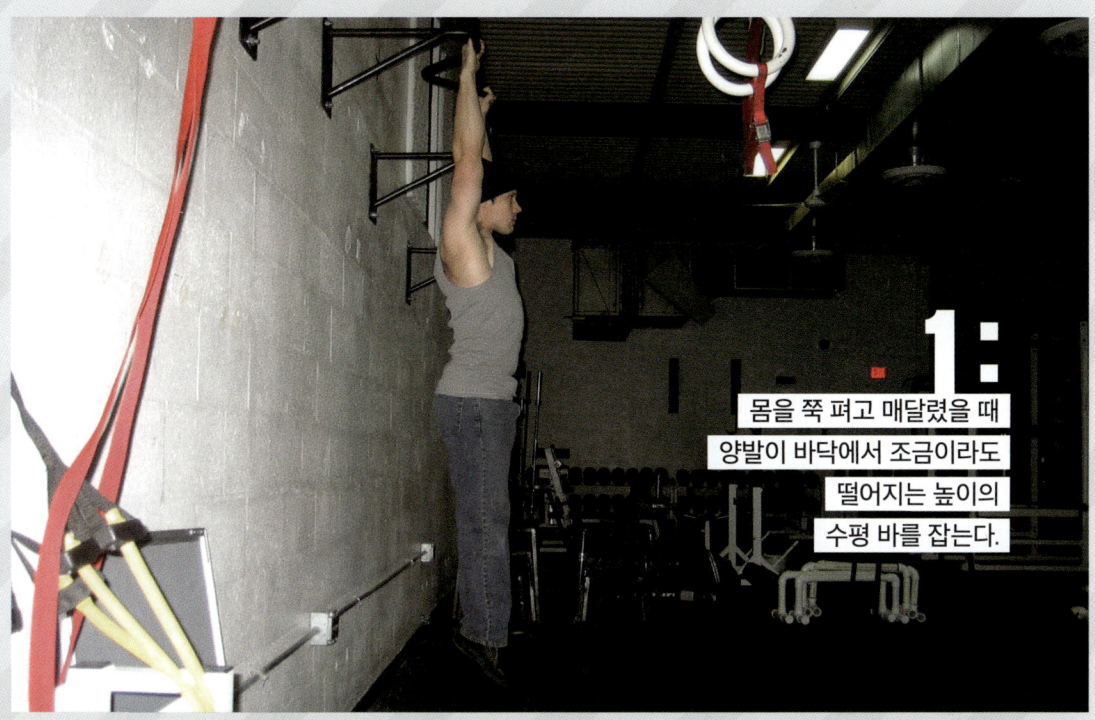

1: 몸을 쭉 펴고 매달렸을 때 양발이 바닥에서 조금이라도 떨어지는 높이의 수평 바를 잡는다.

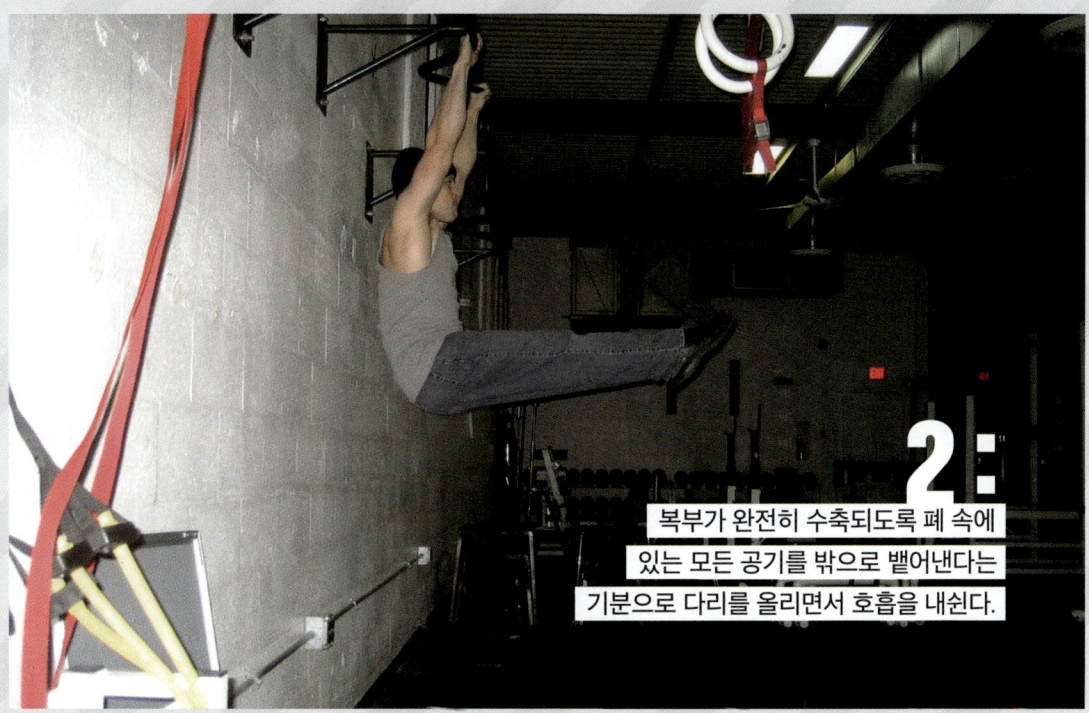

2: 복부가 완전히 수축되도록 폐 속에 있는 모든 공기를 밖으로 뱉어낸다는 기분으로 다리를 올리면서 호흡을 내쉰다.

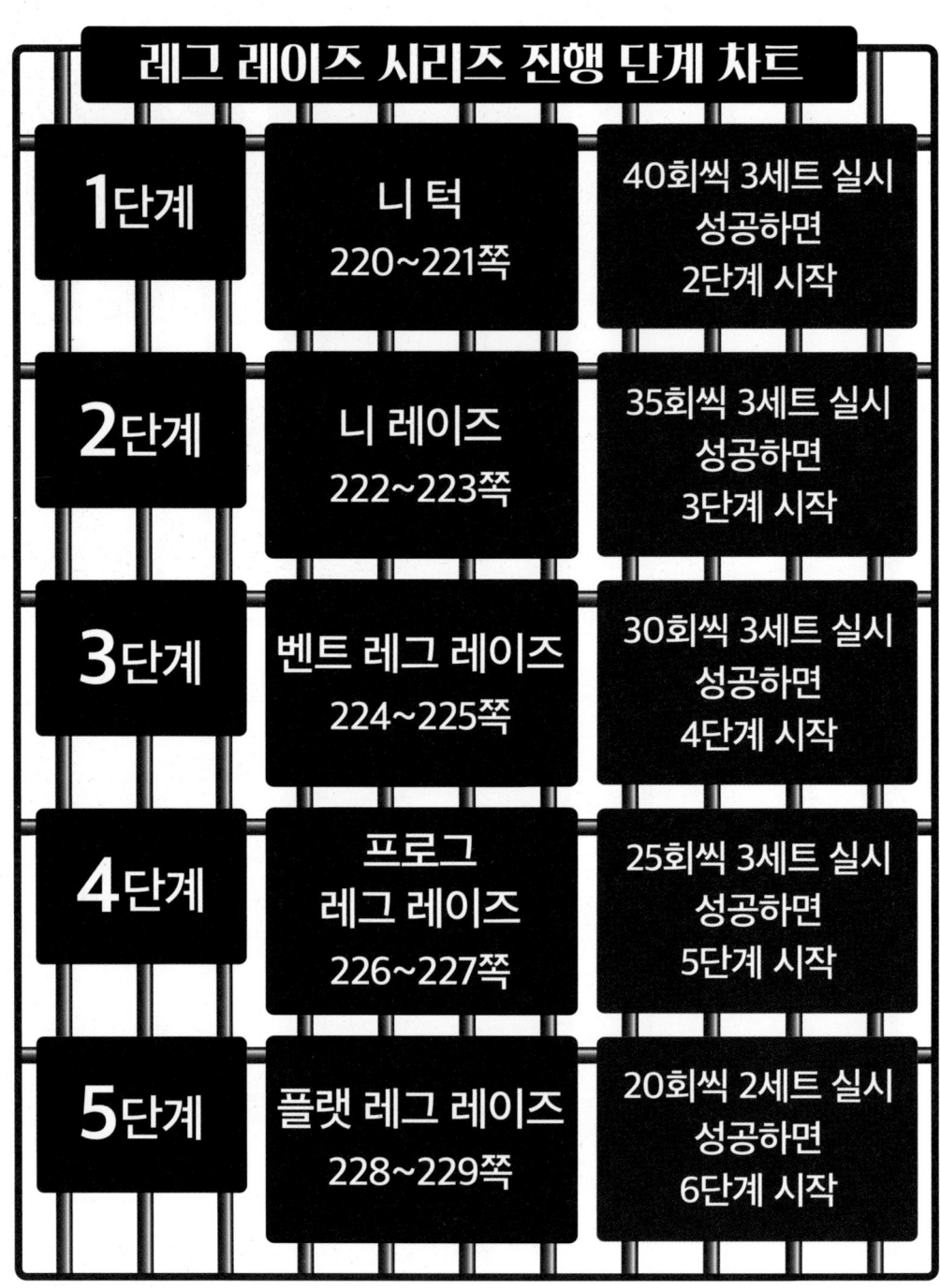

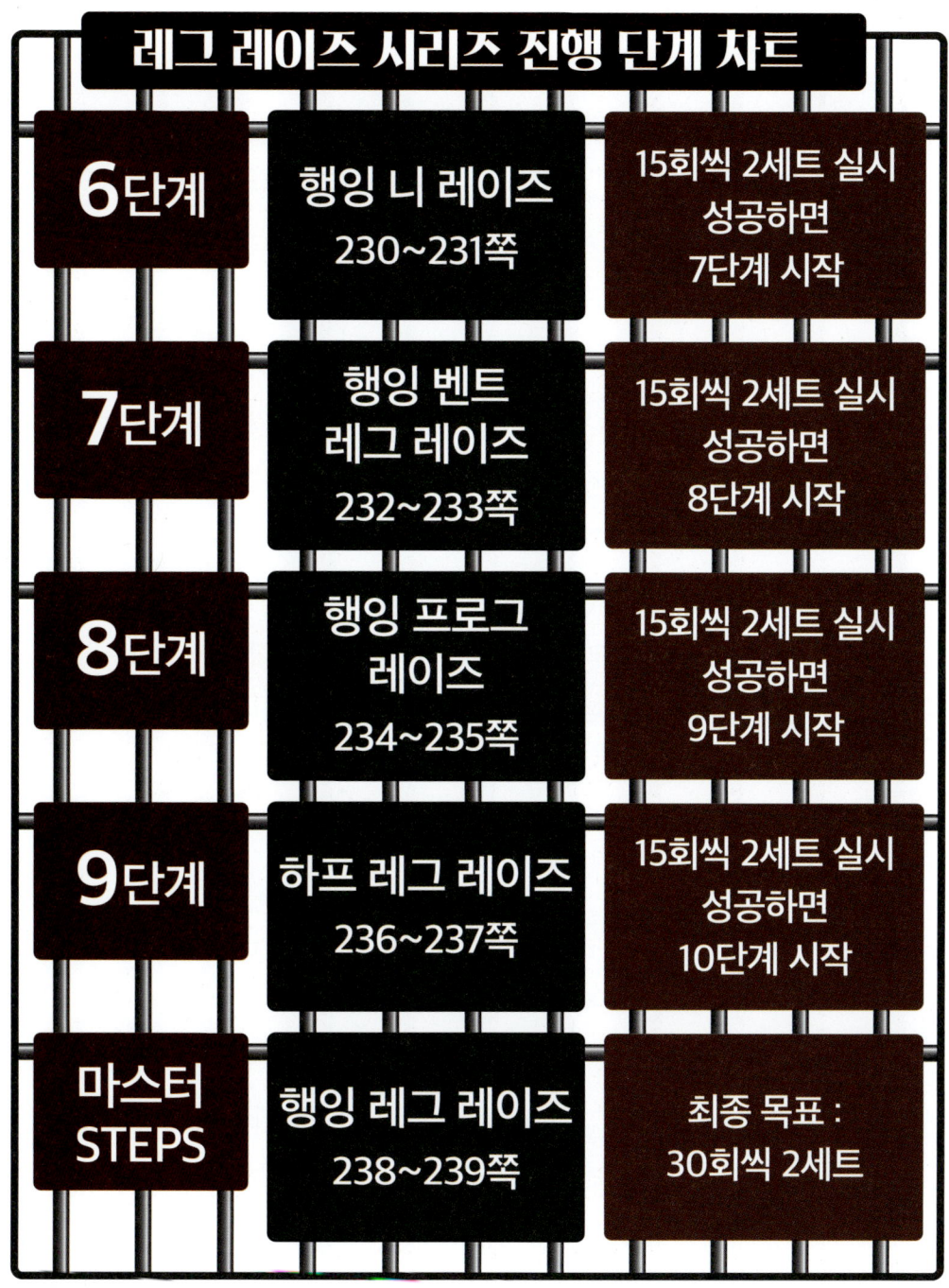

그 밖의 레그 레이즈 동작

운동하는 사람들 대부분에게 레그 레이즈 시리즈는 아주 다양한 유형의 효과적인 허리 운동 방식이 될 것이다. 운동 능력이 아주 뛰어나서 금세 단계를 넘어갈 수 있는 사람들에게도 마찬가지다. 10단계 동작 모두 'Tip' 부분의 내용을 참고해서 조정하고 변형할 수 있기 때문에 실제 훨씬 더 많은 종류의 동작을 만들 수도 있다. 레그 레이즈 시리즈는 앞으로 오랫동안 힘을 계속 키우는 데 도움이 되고, 마스터 단계에 도달할 때쯤에는 정말로 지옥의 식스팩이 생길 것이다. 동작에 적응이 되면 반복횟수를 늘려 시도하는 방법도 있다. 반복횟수를 50회 이상으로 올리는 시도는 아주 인상적인 목표지만, 엄두도 못 낼 정도는 아니다.

운동을 하는 일반인들은 그 정도의 성과도 충분히 자랑할만하고, 그 수준에서 더 올라가지 못한 채 유지하고 있다고 해도 결코 부끄러워할 일이 아니다. 헬스클럽 마니아들이 이룰 수 있는 것보다 몇 광년은 앞선 성과이기 때문이다. 하지만 분명 한 단계 더 나가고 싶은 사람도 있을 것이다. 그런 소수의 사람들에게는 몸의 중심부 운동 가운데 가장 힘이 많이 드는 동작을 목표로 삼으라고 하겠다. 바로 'V 레이즈'다.

V 레이즈는 헬스클럽에서 거의 볼 수 없는 운동이다. 간혹 이소룡을 좋아하는 무술 전문가들이 V 레이즈를 하는 모습을 직접 봤을지 모르지만, V 레이즈는 대개 전문 체조선수들의 영역이다. V 레이즈를 할 수 있으려면 상당한 수준의 근력, 신체 조정 능력, 유연성이 필요하다. 가장 힘들고 효과적인 방식으로 집중 훈련하면서 수년간 꾸준히 단계적으로 몸의 중심부를 단련하는 과정을 통해서만 얻을 수 있는 것들이다.

고전적인 레그 레이즈는 다리를 90도 지점까지 올려서 몸통과 다리가 수직을 이룬다. V 레이즈는 고정시킨 다리를 그보다 더 높이 올려서 알파벳 V처럼 몸이 훨씬 더 예리한 각을 이룬다. 그런 이유로 V 레이즈라는 이름이 붙었다. 간단하게 들리지만, 시도해보면 결코 쉽지 않다는 사실을 알 것이다. 복부 근육에 엄청난 수축력이 있어야 하고, 여기에 강철 같은 골반의 힘이 더해져야 한다. 게다가 척추, 둔근, 대퇴이두근이 아주 유연하지 않다면 시도하는 것조차 쉽지 않을 것이다.

V 레이즈를 시도하려면 행잉 레그 레이즈의 최상급자 기준 정도는 되어야 한다. 최상급자 기준에 도달했고 V 레이즈를 마스터하고 싶다면 레그 레이즈 운동을 계속한다. 대신 V 레이즈 동작은 복근과 허리 근육 운동을 하지 않은 다른 날에 실시한다. 준비운동과 몸 앞쪽을 늘려주는 스트레칭을 한 다음 바닥에 앉는다. 양손과 엉덩이로 몸을 지탱하면서 다리를 바닥에서 가능한 한 높이 들어 올린다. 넓적다리가 가슴에 가까워져서 몸이 'V' 모양이 될 때까지 상체를 뒤로 기울인다. 골반과 복부를 단단히 수축해야 하는 동작에는 익숙하지 않기 때문에 처음에는 어려울 것이다. 모든 복부 운동의 경우처럼 근력으로 몸의 움직임을 컨트롤한다. 반동은 근육의 힘을 키우는 데 도움이 되지 않는다. 동작을 마스터하면 20회 정도까지 반복해서 실시한다. 몸통을 뒤로 기울인 채 20회를 반복할 수 있으면 몸통을 거의 수직으로 세운 자세에서 다시 시도한다. 이 자세는 더 어려울 것이다. 다시 20회를 반복할 수 있을 때면 몸통을 거의 세우는 동작에도 익숙해졌다고 볼 수 있다. 다음에는 관절가동범위를 넓게 해서 시도한다.

의자 두 개를 이용해서 V 레이즈를 시도해본다. 의자를 몸 양옆에 하나씩 놓고 양손으로 등받이를 잡은 다음 몸을 위로 밀어 올린다. 두 다리는 곧게 펴고 양발은 몸 앞쪽 바닥에 살짝 내려놓은 자세에서 V 레이즈를 다시 실시한다. 의자 높이가 충분하지 않기 때문에 두 다리를 곧게 편 채 매달릴 수는 없을 것이다. 하지만 하체를 움직이는 법을 배울 수 있다. 무릎을 고정시킨 채 양발을 바닥에서 떼서 몸이 V자 모양이 될 때까지 수평 위로 올린다. 이런 식으로 20회까지 반복한다. 상체와 하체를 움직이는 법을 마스터했다면 머리 위의 수평한 바를 잡고 완전한 V 레이즈를 시도할 준비가 된 셈이다.

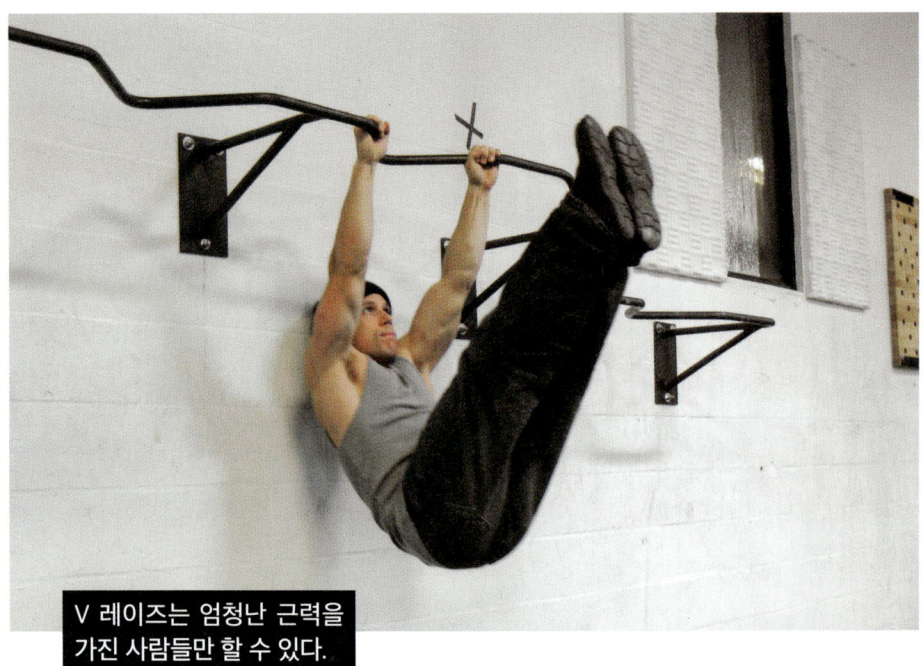

V 레이즈는 엄청난 근력을 가진 사람들만 할 수 있다.

응용동작

요즘 서점 진열대에 보이는 거의 모든 피트니스 잡지에는 '복근 운동 비법'이 실려 있다. 주로 사람에게 가장 비효율적인 허리 운동법이 빼곡히 들어 있다. 바로 '크런치'와 얄팍한 크런치 응용동작들이다. 다양한 브랜드의 크런치 기구를 이용한 방법뿐 아니라 '리버스 크런치', '트위스트 크런치', '웨이트 크런치', '스위스 볼 크런치', '케이블 크런치' 등 수많은 크런치 방식을 소개하고 있다. 기본적으로 모두 다 고립 운동이고 게다가 운동 효과도 그리 뛰어나지 않다. 허튼소리는 귀담아듣지 말자. 이따금 훈련 프로그램에 넣을 수 있는 유용한 운동이 몇 가지 있지만, 요즘 피트니스 관계자들한테는 진부하고 고리타분하다는 평가를 받는다. 충분히 시도해볼 만한 몇 가지 운동법을 소개한다.

윗몸일으키기 Sit-up

몸의 중심부 전체와 골반을 자극하는 단순하지만 오래된 운동이다. 바닥에 등을 대고 누워서 튼튼한 지지대 아래 발을 걸고 무릎을 구부린다. 윗몸일으키기는 척추에 좋지 않다고 생각할 수 있지만, 무릎을 충분히 구부리고 한다면 전혀 그렇지 않다. 이때 양손은 머리 뒤에 두지 않는다. 목의 인대가 늘어날 수 있기 때문이다. 대신 주먹을 쥐고 양쪽 관자놀이에 붙인 다음 양쪽 팔꿈치가 무릎에 닿을 때까지 상체를 들어 올린다. 윗몸일으키기는 복부를 자극하지 않는다는 글을 많이 읽었지만, 이런 쓸모없는 글을 쓴 사람은 직접 윗몸일으키기를 하지 않는 게 분명하다. 수백 번 반복하면 다음 날 흉골부터 골반까지 복부가 찢어질 듯이 아프다. 사실 윗몸일으키기의 단점은 너무 빨리 동작에 익숙해지기 때문에 힘을 키우려면 어쩔 수 없이 무게를 추가해야 한다는 것이다.

잔다 싯업 Janda Sit-up

잔다 싯업은 이 동작을 고안한 체코 과학자의 이름을 따온 윗몸일으키기 동작이다. 일반 윗몸일으키기 동작과 동일하지만, 예외가 있다면 동작을 실시하는 내내 발바닥으로 바닥을 세게 누르면서 둔근과 햄스트링을 가능한 단단히 조인다는 것이다. 발바닥을 단단히 누른 채 윗몸일으키기를 하면 고관절 굴곡근이 움직이지 않는다는 원리가 깔려 있다. 해부학적으로 고관절 굴곡근은 둔근과 햄스트링의 대항근(어떤 근육이 하는 작용에 대해 반대되는 작용을 하는 근육—옮긴이)이다. 이 원리를 '상호 억제'라고 한다. 이 이론을 지지하는 쪽에서는 대둔근과 햄스트링이 움직이면 고관절 굴곡근은 움직일 수 없기 때문에 하중이 복부로 이동해서 결과적으로 복부가 강해진다고 주장한다. 나는 이런 주장에 상당한 의구심을 가지고 있다. 우선 한 근육을 수축시키면 대항근이 수축되는 것을 막는다는 주장은 실제로 맞지 않다('롬바드르의 역설'이 좋은 예이다. 78쪽을 참고하자). 게다가 골반을 움직이지 않으려는 이유를 이해할 수 없다. 복부와 고관절 굴곡근은 서로 조화롭게 움직이도록 진화되었다. 한쪽은 발달시키고 동시에 다른 한쪽은 발달시키지 않는다면 화를 자초하는 셈이다. 다시 말하면, 잔다 싯업은 충분히 효과적인 운동이다. 상호 억제 현상 때문이 아니라 등척성 수축이 일반적인 수축보다 몸 중심부의 근육을 훨씬 더 강하게 자극하기 때문이다. 일반 윗몸일으키기를 50회 이상 할 수 있다면 잔다 싯업도 시도해보자.

인클라인 싯업 Incline Sit-up

한쪽 끝을 올릴 수 있는 보드나 단상이 필요하다. 양발을 단단한 끈 아래에 걸고 윗몸일으키기를 한다. 동작이 쉬워지면 발 아래쪽 보드의 끝을 몇 도 정도 올린다. 이렇게 하면 몸의 중심부가 중력의 힘을 더 받게 된다. 보드를 안전하게 고정시킬 수 있는 높은 기구가 있다면 몸이 거의 수직이 될 때까지 보드의 각도를 계속 올려서 동작을 실시할 수 있다.

로만 체어 싯업 *Roman Chair Sit-up*

인클라인 싯업을 강도 높게 변형한 윗몸일으키기 방식이다. 넓적다리도 지탱할 수 있는 기구 아래에 두 다리를 걸고, 몸통이나 골반은 어디에도 기대지 않은 채 거꾸로 매달린 것 같은 자세를 취한다. 이 자세에서 윗몸일으키기를 하면 아래에 내려가 있는 몸통을 끌어올리기 위해 몸의 중심부에서 엄청난 힘을 내야 한다. 또한 일반 윗몸일으키기 자세나 인클라인 싯업에 비해 몸통이 훨씬 더 아래로 내려갈 수 있기 때문에 관절가동범위가 늘어난다. 미국 보디빌딩의 황금기인 1930년대부터 1950년대 사이 가장 인기 있던 운동법이다. 자보 코제브스키나 레오 로버트처럼 당시 유명한 남성들의 사진을 찾아보면 몸의 중심부가 놀라울 정도로 잘 발달되었고, 약물로 근육을 키우는 요즘 보디빌딩 챔피언들보다 훨씬 단단한 근육질의 복부를 가졌다는 사실을 알게 될 것이다. 로만 체어 싯업은 대개 특별한 기구가 필요하지만, 항상 그런 것은 아니다. 교도소에서는 한 사람이 발을 잡아 주면 의자에 앉아서 몸을 비스듬히 낮춰서 자세를 만들었다. 빈민가 지역에서 남자들이 농구 바스켓 안에 다리를 걸고 로만 체어 싯업을 하는 모습을 본 적이 있다. 이런 방법을 추천하지는 않지만, 뜻이 있는 곳에 길이 있다는 점을 보여준다고 생각한다. 머리를 잘 쓴다면 전 세계가 나만의 헬스클럽이 될 수 있다.

메디신 볼 운동 *Medicine Ball Work*

예전에는 운동선수들이 허리 훈련을 위해 메디신 볼을 많이 사용했었지만, 이제 메디신 볼은 공룡의 전철을 밟고 있는 듯하다. 안타까운 일이다. 무거운 공을 던지고 받는 동작은 횡격막과 복횡근 같은 몸의 중심부에 있는 모든 내부 근육을 자극하기 때문에 복근이 즉시 강하게 수축된다. 넘어지지 않으려고 버티거나 내장 기관을 강력한 타격으로부터 보호할 때 근육에 갑자기 힘이 가는 것과 같은 방식이다. 꼭 무거운 메디신 볼이 필요한 것은 아니다. 세게 던진다면 농구공도 충분하다. 훈련 파트너도 필요하지 않다. 그저 벽에 세게 던지고 튀어 오르는 공을 잡으면 된다.

사이드 레그 레이즈 Side Leg Raise

바닥에 옆으로 눕는다. 다리는 곧게 편 상태를 유지하면서 위에 놓인 다리를 가능한 높이 올린다. 90도까지 올리면 가장 좋지만, 스케이팅이나 무술을 하지 않았다면 대부분 골반 옆쪽은 상당히 약하기 때문에 처음에는 어렵다. 50회 정도까지 할 수 있게 되면 같은 동작을 일어서서 시도한다. 훨씬 더 어려운 방식이다. 일어선 자세에 무게를 추가하는 동작을 '사이드 벤드'라고 한다. 목 뒤에 바벨을 올리거나 한 손에 덤벨을 들고 실시한다. 하지만 프리 웨이트를 들고 한쪽으로 몸을 구부리는 동작은 추천하지 않는다. 아래쪽 척추가 위태로운 자세가 되기 때문이다.

트위스트 레그 레이즈 Twist Leg Raise

가장 전문적인 몸통 측면 운동이지만, 시도라도 하려면 상당히 힘이 좋아야 한다. 사이드 레그 레이즈 동작과 레그 레이즈 시리즈 동작으로 훈련하면서 준비하는 것도 방법이다. 수평 바에 매달려 두 다리를 올린다. 두 다리는 곧게 펴야 한다. 두 다리를 올린 자세에서 한쪽 엉덩이를 앞을 향해 돌리면서 골반을 가능한 높게 비튼다. 엉덩이와 골반을 제자리로 내리고 반대쪽 엉덩이와 골반을 같은 식으로 움직인다. 개인차가 있지만, 이 동작을 한 세트 하는 것은 사이드 크런치나 빗자루 트위스트를 1,000세트 이상 하는 효과가 있다. 복사근이 손가락처럼 도드라지고, 모든 비틀기 동작이 좋아지면서 몸통의 힘이 어마어마하게 강해진다. 운동 강도가 세고 아주 힘들기 때문이다. 누군가의 말처럼, 연필로 다이너마이트를 1,000번 찌를 수 있지만 다이너마이트는 터지지는 않는다. 하지만 망치로 한 번 치면 폭발하고 만다. 근육 세포도 마찬가지다. 단지 근육을 반복해서 수축한다고 어떤 일이 일어나지는 않는다. 결코 더 커지거나 강해지지 않는다. 복부를 자극하는 전자기기가 효과 없는 이유도 그것이다. 오직 근육을 반복해서 수축시킬 뿐이다. 근육이 자극에 반응하도록 만들어야 한다. 성가신 근육 세포를 망치로 때려야 한다. 어서 일어서서 수평 바를 잡고 레그 레이즈에 도전하자.

9 : The Bridge
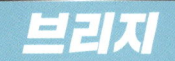

최대 전투력을 갖춘 척추

세계에서 가장 중요한 근력 운동을 꼽아야 한다면 '브리지'라고 할 것이다. 사실 브리지에 버금갈 만한 수준의 운동도 없다.

 스쿼트는 다리를 크고 탄탄하게 단련하고, 푸시업은 가슴을 발달시키고, 풀업은 두터운 광배근과 이두근을 키운다. 제대로 하는 방식을 안다면 크고 인상적인 근육을 키우는 운동은 얼마든지 있다. 과시용 근육을 단련시키는 데만 초점을 맞춘, 겉만 그럴듯한 책들도 많다. 하지만 척추 근육을 강철처럼 단단하고 고무처럼 탄력 있으며 유연하게 키우는 브리지 동작은 거의 들어본 일이 없다. 헬스클럽에서 나란히 브리지 운동을 하는 남자들의 모습도 보지 못했을 것이다. 피트니스 책을 쓰는 사람들조차 이 오래된 운동에 대해 조금의 관심도 보이지 않고 팔과 복부, 몸통 운동에만 주목하는 편이다. 사실 브리지 동작을 올바로 하는 사람이 거의 없기 때문에 본의 아니게 비밀 운동법이 되었다.

 이유가 무엇일까? 대부분은 '실력'보다는 '외모'를 중시하는 현대 문화와 관계가 있다. 요즘 남자들은 보디빌딩 철학에 세뇌되었다. 몸을 돌려 '척추 근육'을 보여주는 포즈를 취하는 사람은 없다. 요즘 사람들의 관심은 오로지 우람한 팔 근육에만 있다. 운동하는 사람들이 모여서 근육 이야기를 할 때 주로 첫 번째 하는 질문은 '척추 근육이 얼마나 강한가요?'가 아니라 '팔 근육 크기가 어느 정도인가요?'이다.

정말 부끄러운 일이다. 힘을 내거나 운동을 하는 데 이두박근보다 척추 근육이 훨씬 더 중요하기 때문이다. 사실 척추 근육은 사람의 몸에서 가장 중요한 수의근(의식적으로 움직임을 조절할 수 있는 근육—옮긴이)이기도 하다.

척추 훈련

인간에게 가장 중요한 신체 기관은 근육이 아니다. 심장이나 폐도 아니다. 바로 '뇌'다. 뇌는 사실상 거의 모든 신체 구조와 과정을 컨트롤하는 것과 마찬가지로 근육이나 심장, 폐와 같은 부차적인 신체 기관을 컨트롤한다. 인간의 기본적인 심리적 정체성은 대뇌 기능과 관련이 있고, 일반적으로 봤을 때 뇌는 인간의 전부인 셈이다. 뇌가 죽으면 그것으로 끝이다. 더 이상 나 자신은 없다.

두 번째로 중요한 신체 기관은 '척수(척추의 관 속에 있는 중추 신경—옮긴이)'다. 뇌가 몸의 나머지 부분과 의사소통을 하기 위한 중요한 통로이기 때문이다. 척수는 가늘지만 신경이 지나가는 아주 복잡한 통로이며, 뇌간 아래쪽에서 등까지 이어진다. 뇌가 아무리 건강하고 유능하다고 해도 척수가 손상된다면 몸의 나머지 부분과 소통하지 못하고 사실상 쓸모없게 된다. 영화 '슈퍼맨'의 주인공 역을 맡았던 크리스토퍼 리브가 1990년대 중반 낙마 사고로 신체 마비가 된 비극적인 사건을 기억할 것이다. 크리스토퍼 리브는 헬멧 덕분에 뇌손상은 입지 않았다. 하지만 척수가 심하게 손상되는 바람에 몸의 나머지 부분을 컨트롤 할 수 없었다.

척수는 아주 섬세해서 제대로 보호받지 못하면 아주 쉽게 손상된다. 척수에 미세한 손상만 입어도 신체 기능에 재앙과 같은 결과가 나타난다. 척수가 인간의 생존과 건강에 있어서 아주 중요했기 때문에 다행히도 인간의 몸은 척수를 안전하게 보호하는 쪽으로 진화했다. 척수는 관절이 있는 두꺼운 보호막이 감싸고 있고, 이 두꺼운 보호막은 단단한 연골 조직과 결합된 뼈 구조물로 구성되어 있다. 뼈 구조물을 구성하는 개개의 뼈를 '추골'이라고 하고, 추골 사이의 연골을 '추간판' 혹은 간단히 '디스크'라고 부른다. 추골이 모여 이룬 기둥 전체를 '척추'라고 한다. 척추는 척추의 움직임을 컨트롤 하는 심부근육과 인대 조직에 의해 보호된다. 기본적인 척추 근육만 해도 30쌍이 훨씬 넘는다. (지면 관계상 여기에 모든 근육과 기능 전부를 설명할 수 없다. 관심이 있는 사람은 '그레이 아나토미'를 찾아보기 바란다.) 이 모든 척추 근육은 제각각 움직이지 않고, 척추와 맞닿아 있는 두껍고 단단한 두 개의 관을 이루고 있다. 이 근육군을 '척추기립근'이라고 한다.

이 한 쌍의 근육 기둥은 척추 손상을 막는 첫 번째 방어선이다. 아주 기본적으로는 날카롭거나 무딘 물체 때문에 다칠 수 있는 위험한 상황이나 사고로부터 척추를 보호하기 위해 살과 근육으로 이뤄진 일종의 코르셋 기능을 한다. 신체 구조적인 면에서 더 살펴보면 척추의 움직임을 전반적으로 통제한다. 모든 척추 움직임을 지시할 뿐 아니라 추골이 척수를 보호하는 관절가동범위 내에서 움직이도록 통제한다. 척추기립근이 없다면 우리는 걸을 수도, 서 있을 수도, 구부릴 수도, 몸통을 움직일 수도 없다. 고개조차 돌리지 못할 것이다.

척추기립근은 정말 중요하다. 하지만 척수를 보호해야 하는 척추기립근의 역할을 생각해보면 척수에 비해 척추기립근의 중요성은 무색해질 뿐이다. 신경 자극이 척수를 통해 전달되기 때문에 척수 손상이 심할수록 더 충격적인 결과가 이어진다.

- ⊕ 아래쪽 척추에 해당하는 요부가 완전히 손상되면 두 다리는 움직이지 못하고, 대소변을 조절하지 못하고 발기 불능이 된다.
- ⊕ 척추 중간 부분에 해당되는 흉부에 비슷한 손상이 가도 몸통 근육을 자신의 의지대로 움직일 수 없게 된다.
- ⊕ 척추에서 세 번째로 높은 부분을 가리키는 경부에 손상이 가면 양팔과 어깨, 목에 마비가 오고, 손상 범위가 그 위로 더 올라가면 폐를 움직이는 횡격막도 마비가 된다.

이런 기본적인 증상 외에도 척수 손상은 근육 손실, 골다공증, 신경통 외에 혈압·체온·심박수 등 기본적인 생리 기능을 제어하지 못하는 등의 끔찍한 부작용과도 관련이 깊다. 더 심각한 점은 척수의 신경 구조는 너무나 복잡해서 한 번 손상되면 신경 재생력 또한 극히 제한된다는 것이다. 크리스토퍼 리브는 경추 1번과 2번이 골절되고 목도 다치는 바람에 목 아래쪽 신체 기능이 사실상 사라져버렸다. 하루도 빠짐없이 여러 달 치료를 받고 나서야 짧게라도 인공호흡기 없이 스스로 호흡을 할 수 있었다.

척수의 안전은 척추의 건강에 달려 있고, 척추의 건강은 척추를 지탱하는 근육과 인대 구조와 밀접한 관련이 있다. 일단 척수를 보호하고 건강하게 지킬 수 있는 최선의 방법은 척추기립근을 튼튼하게 유지하는 것이다.

척추를 보호하려고 시간을 내서 운동을 할 때 건강에 좋은 음식을 먹고 충분한 수면을 취한다면 건강을 위해 할 수 있는 가장 중요한 일을 하고 있는 셈이다. 건강을 지키는 일은 그렇게 단순하다.

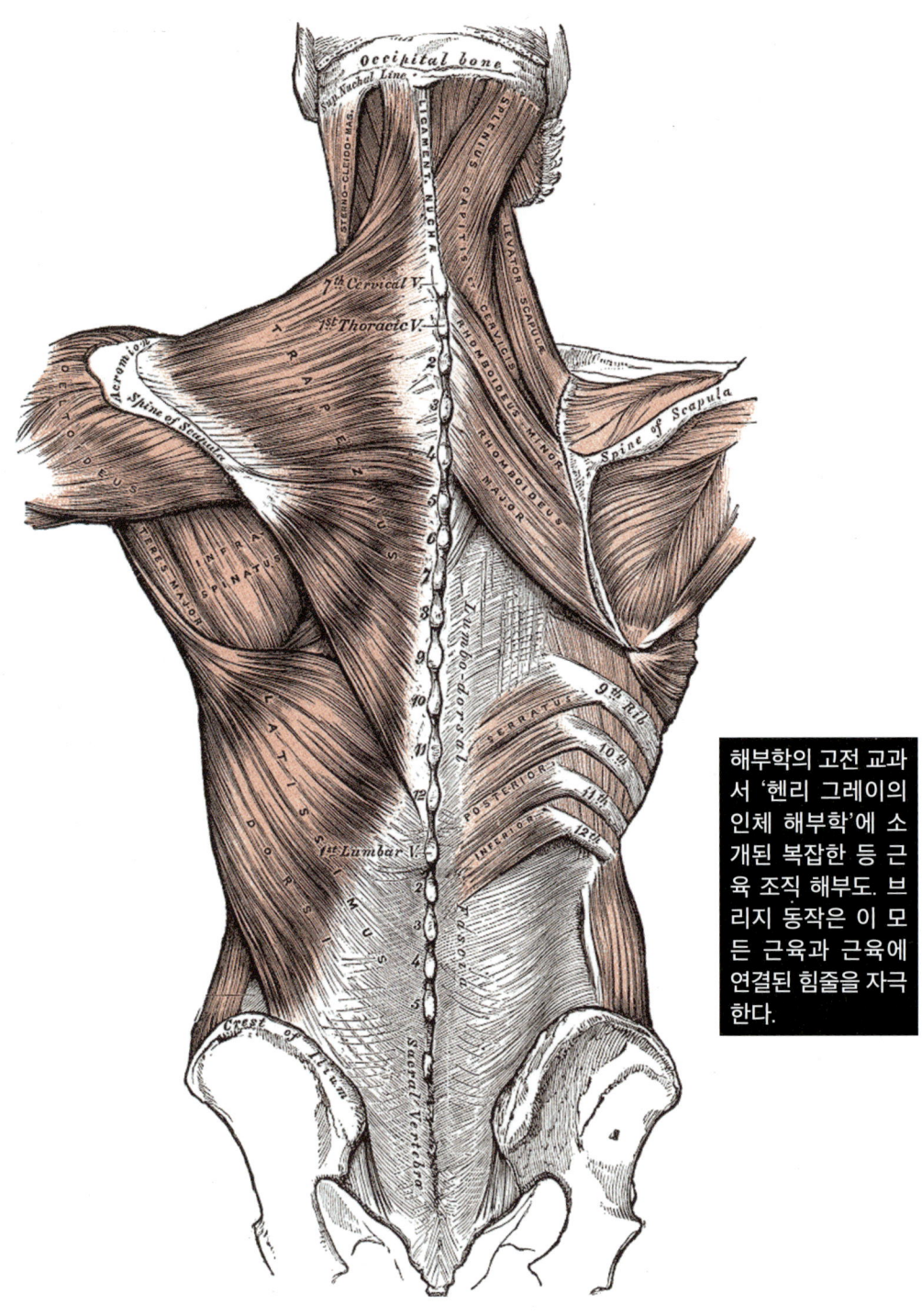

해부학의 고전 교과서 '헨리 그레이의 인체 해부학'에 소개된 복잡한 등 근육 조직 해부도. 브리지 동작은 이 모든 근육과 근육에 연결된 힘줄을 자극한다.

척추와 운동 능력

건강을 지키고 근력을 키우기 위해 집에 바벨 세트를 가지고 있는 사람이라면 바벨 세트를 팔아버리고 대신 척추 운동을 위해 매트를 구매하는 편이 현명한 처사다. 보디빌딩 방식의 요즘 피트니스 문화와는 전혀 동떨어진 생각 같아서 우스워 보이겠지만, 농담이 아니다.

척추는 자동차에서 동력을 전달하는 축에 해당한다. 움직임으로 발생하는 모든 압력이 척추를 통해 전해진다. 머리나 목의 작은 움직임부터 덩치 큰 미식축구 선수의 태클 같은 엄청난 힘까지 모두 척추에 전달된다. 척추가 약한 경우 이 모든 움직임에 대해 온갖 종류의 외상을 입는다. 견디기 힘든 통증이 동반되는 디스크부터 압박 골절까지 외상의 종류는 다양하다. 등이 부러질 수도 있다. 더 격렬하게 움직일수록 척추에 가해지는 위험은 더 커진다. 척추 근육이 강해질수록 척추는 더 많은 압박을 견딜 수 있고 얼굴에는 웃음을 되찾을 수 있다.

스포츠 부상을 예방하는 것 외에도 척추 근육은 힘과 운동 능력을 키우는 데도 기본적으로 긍정적인 역할을 한다. 척추 근육은 놀라울 정도로 강하고, 던지기, 비틀기, 구부리기, 들기 등 거의 모든 주요 동작에 관여한다. 건강하고 탄탄한 척추 근육이 없다면 힘은 존재하지 않는다. 척추 근육을 사용하지 않고 다리로 스쿼트, 컬, 밀기, 당기기 등을 한다는 것은 불가능하다. 척추 근육은 그 어떤 수의근보다 훨씬 더 많이 사용된다. 척추 근육이 강할수록 운동 능력이 좋아진다.

그럼에도 불구하고 운동하는 사람들에게 척추 근육이 최우선 순위가 아니라는 점은 역설적이다. 대다수는 척추 근육을 직접적으로 단련시키는 방법을 전혀 찾지 않는다는 점이 너무나 놀라울 따름이다. 어디서부터 시작해야 할지 모르는 사람들도 많다. 허리 통증이 전 세계 운동선수들에게 가장 흔한 증상이라는 점은 전혀 놀랍지 않다. 척추 근육을 홀대한 결과일 뿐이다.

브리지 운동의 효과

이런 홀대에 보상이 될 수 있는 최고의 해결책이 있다. 바로 브리지 운동이다. 브리지 동작은 단순하다. 팔다리를 밀어서 등을 바닥에서 들면서 구부리는 게 전부이지만, 브리지 운동을 꾸준히 하면 몸을 많이 써서 생기는 온갖 등 문제를 해결할 수 있다. 안타깝게도 이런 처방이 그 어느 때보다 필요하다. 우선 인간은 척추에 부담이 되는 신체 구조를 가지고 있다. 두 발로 서는 것은 이제까지 인류가 한 최악의 동작이다. 네 발로 걷는 동물들에게는 척추 문제가 거의 없다. 몸을 세우기 위해서는 단지 상체만 뒤로 젖히면 되기 때문이다. 안타깝게도 현대사회의 문화는 인간의 타고난 신체적 약점을 악화시킨다. 오늘날 일반인들은 척추를 잘못 사용하고 나쁘게 사용하는 생활을 한다. 회사에서는 척추에 심각한 부담을 주는 자세로 책상에 기대거나 컴퓨터 화면 앞을 벗어나지 못한 채 근무 시간 내내 반복적인 일을 한다. 집에 돌아가서는 TV 앞 소파에 구부정한 자세로 앉아서 시간을 보낸다. 결과적으로 현대인들은 그 어느 때보다 등 문제로 고생하고 있으며, 30대부터 디스크 퇴화 현상을 겪는다.

브리지 운동을 일주일에 단 한 번만 해도 이 모든 문제를 예방할 수 있다. 추골이 제 위치에 오도록 조정하고, 등 쪽 심부근육을 강화해 좋은 자세를 유지한다. 브리지 훈련을 통해 나중에는 뼈도 더 튼튼해진다. 등의 디스크는 연골로 구성되어 있고, 활액이라고 불리는 관절을 부드럽게 해주는 물질로부터 영양분을 공급받는다. 활액은 순환과는 관계가 없기 때문에 관절이 움직일 때 새로운 활액이 관절에 유입된다. 브리지 운동은 노폐물을 제거하고 영양분이 풍부한 다량의 활액을 디스크에 전달해서 디스크를 치유하고, 디스크 퇴화를 막고, 척추 건강을 지킨다. 척추 근육이 튼튼하면 디스크 가능성도 줄어들고 디스크 증상을 고치는 데도 도움이 된다.

위에서 언급한 이점 외에도 브리지 운동을 하면 모든 운동 동작에 힘이 더 실린다. 브리지는 척추 근육을 위한 최고의 운동이다. 브리지 운동을 마스터한 사람은 척추 양쪽에 두 마리의 뱀이 꿈틀거리는 것 같은 멋진 근육이 생겨 쉽게 눈에 띈다. 또한 척추기립근을 단련시키는 중요한 운동이면서 몸의 다른 모든 근육을 발달시킨다. 바닥에서 몸이 떨어지도록 미는 과정에서 팔다리가 운동되고, 이 과정에서 견갑대와 등 위쪽도 엄청난 자극을 받는다. 대개 남자들의 경우 상당히 뻣뻣한 신체 부위인 몸 앞쪽 전체가 제대로 스트레칭이 된다. 특히 무릎, 대퇴사두근, 고관절 굴곡근, 복부, 가슴 부위의 스트레칭 효과가 두드러진다. 머리를 뒤로 젖히고 등을 반대로 구부리는 독특한 자세는 어깨에 쌓인 칼슘 노폐물을 제거하고 몸통의 유연성을 키운다. 나 자신을 포함해서 수많은 사람들은 꾸준한 브리지 훈련이 흉곽과 폐활량을 늘린다고 믿는다.

브리지 동작은 척추에 부담이 되거나 충격을 주는 예상치 못한 움직임에 대비해서 척추를 단련하는 데 효과적이다. 척추는 동력을 전달하는 축과 같기 때문에 척추 근육이 강하면 허리와, 몸통, 다리가 가진 타고난 힘을 전달하는 데도 도움이 된다. 몸이 움직이는 동안 척추는 끊임없이 자극을 받기 때문에 척추 근육 운동을 통해 지구력을 얻을 수도 있다.

브리지 운동의 장점을 더 열거할 수 있지만, 이쯤에서 그만두겠다. 요컨대 메시지는 간단하다. '브리지 운동은 허리 통증을 없애고, 힘과 민첩성, 건강을 키우고, 체력을 단련시킨다.' 우리는 브리지 운동을 해야 한다.

이소룡의 등

힘을 쓰는 종목의 운동선수들은 척추 근육을 키우기 위해 바벨 운동을 한다. 데드 리프트나 바벨을 어깨에 올리고 인사하듯이 허리를 굽히는 굿모닝 등이 대표적이다. 이런 운동법은 척추기립근을 자극하지만, 척추의 정해진 지점에만 압박이 가고 심부근육은 골고루 자극받지 않는다. 브리지 동작에서 척추 근육은 아치 모양으로 구부러진 자세에서 자극을 받고, 이때 관절은 닫힌 상태다. 특히나 외부 하중이 없을 경우에는 아주 안전한 자세다. 안타깝게도 바벨 운동은 척추가 앞쪽으로 활처럼 굽었을 때 근육을 자극한다. 이때는 추골이 열려서 디스크가 찢어지거나 튀어나올 위험이 있다. 추골이 볼록하게 열리고 여기에 외부 하중에 더해져서 바벨 운동을 하는 동안에는 등을 다치기 쉽다. 천하의 이소룡도 1970년 굿모닝 운동을 하다가 등을 심하게 다쳤다. 의사들은 다시는 쿵푸를 하지 못할 것이라고 말했지만, 이소룡은 훈련을 통해 건강을 완전히 되찾았다. 캘리스데닉스 훈련을 실시한 덕분이었다.

브리지 운동과 문화

서구에서는 브리지 운동을 폭넓게 실시하지 않는다. 아마도 정말로 서구 문화에서는 능력보다 외모를 우선시하기 때문일 수 있다. 세계 여러 다른 곳에서 브리지는 가장 뛰어난 운동법 중 하나로 높은 평가를 받고 있다. 동양에서는 운동의 '왕'으로 간주된다. 중국의 소림쿵푸 훈련이나 도교 신자들도 건강 관리법으로 다양한 방식의 브리지 동작을 실시한다. 하지만 인도만큼 브리지 운동을 이해하는 데 오랜 시간을 들인 나라는 없다. 인도에서 브리지 동작은 바퀴 자세를 뜻하는 '차크라 아사나'라고 불린다. 요가에서는 수십 가지 종류의 브리지 자세가 있다. 기본적인 자세부터 양발을 머리에 얹는 상급 수준의 자세까지 다양하다. 인도의 신체 수련자들은 브리지 운동을 중요하게 생각한다. 척추의 중요성을 이해한 역사가 서구보다 수천 년 더 거슬러 올라가기 때문이다. 고대 인도의 전통 의학인 아유르베다 요법에서는 척추를 아주 중요하게 생각해서 척추에 주술적인 의미가 담겨 있거나 심지어 마법적인 속성이 있다고 여겼다.

    브리지 운동에 대한 서구사회의 인식을 다소 비난하고 있는지도 모르겠다. 겉모습보다는 능력이 훨씬 중요한 분야에서는 여전히 브리지 운동을 실시한다. 체조선수들은 공중회전을 하려면 등에 힘이 있고 유연해야 하기 때문에 브리지 훈련을 한다. 수준급의 파워리프트선수들 역시 브리지 훈련을 하면서 그 효과를 신뢰한다. 레슬링선수들은 비슷한 종목의 선수들 가운데 등 건강의 중요성을 가장 잘 이해하고 있다. 그렇기 때문에 브리지 훈련은 모든 레슬링선수들의 기본 훈련 과정에 포함된다. 미국 고등학교에서 브리지 연습을 하는 모습을 볼 수 있는 흔치 않은 경우는 바로 레슬링 수업 시간이다. 정말 애석한 일이다. 모든 학생들이 어렸을 때 브리지 운동을 배웠다면 요통과 척추 질환은 단 한 세대 만에 99% 줄어들었을 텐데 말이다.

완벽한 브리지 자세의 4가지 조건

많은 운동선수들은 힘으로 밀어서 등을 바닥에서 뗄 수 있다는 이유만으로 브리지 동작을 할 수 있다고 생각한다. 사정을 더 잘 알아야 하는 요가 강사들도 그렇게 생각하기는 마찬가지이다. 하지만 사실은 그렇지 않다. 브리지 운동이 중요한 만큼 완벽한 자세로 하려면 노력해야 한다. 완벽한 브리지 자세의 4가지 조건을 소개한다.

1. 척추가 볼록해져야 한다

당연하게 들리지만, 브리지 동작을 하는 동안 등은 반드시 둥글게 구부러져야 한다. 척추의 심부근육이 약하면 팔다리를 이용해서 몸을 들고 등은 거의 곧게 편 자세를 유지하려는 경향이 나타난다.

2. 골반은 바닥에서 높이 떨어져 있어야 한다

브리지 자세가 불안할 때 나타나는 특징으로 골반이 바닥에서 겨우 살짝 떨어져 있다는 점을 들 수 있다. 완벽한 브리지 자세에서는 골반과 엉덩이가 자신의 머리와 견갑골 위치보다도 훨씬 높다. 자신의 브리지 자세를 옆으로 찍은 사진을 보지 못한다면 판단하기 힘들 것이다.

3. 양팔과 두 다리는 곧게 펴야 한다

브리지 자세를 취하는 동안 양팔을 곧게 펴는 일은 비교적 쉽지만, 양팔과 두 다리 모두 곧게 펴려면 상당한 수준의 유연성이 필요하다.

4. 부드럽게 심호흡을 해야 한다

브리지 자세를 취하면 흉곽은 스트레칭이 되고 횡격막은 압박을 받는다. 흉곽의 유연성이 좋지 않다면 호흡이 가쁘고 고르지 않을 수 있다. 자연스러운 호흡은 브리지 동작을 마스터했는지 확인하는 요소다. 동작을 실시하는 동안 절대 호흡을 참지 않는다.

이 4가지 조건은 6단계 풀 브리지 동작부터 관련이 있다. 브리지 시리즈 처음 몇 단계에서는 다른 자세를 취해야 하는 경우가 있어서 반드시 위 조건이 적용되는 것은 아니다. 그렇다고 해도 마지막 호흡 조건은 모든 브리지 자세에 적용된다.

완벽한 브리지 자세에는 이 4가지 조건이 모두 포함된다. 3가지 조건만 포함해도 좋은 자세로 간주할 수 있다. 2가지 조건만 해당되면 기본 수준이다. 위 조건에 하나 혹은 아무것도 해당되지 않는다면 적어도 '죄수 운동법'에서 배우는 브리지 자세가 아니다.

아무리 힘이 세고 유연하다고 해도 첫 번째 시도에서 4가지 조건을 모두 충족하는 완벽한 브리지 자세를 취할 수 있는 사람은 없다. 몇 개월 혹은 그 이상이 걸릴 수도 있다. 이 점은 걱정하지 말자. 아예 브리지 운동을 하지 않는 것보다는 완벽하지 않은 자세라고 해도 브리지 운동을 하는 편이 좋다. 매번 시도할 때마다 점점 나아지고 있고, 자신의 몸에 좋은 일을 하고 있다는 생각을 갖고 계속 자신감 있게 시도하자. 꾸준히 노력한다면 언젠가는 이 4가지 조건을 모두 충족하는 브리지를 하게 될 테니까.

브리지 정복

단지 브리지가 중요한 운동이라는 이유만으로 준비도 되지 않은 상황에서 지금 당장 브리지 운동을 시작하라고 말할 수는 없다. 오히려 위험한 행동일 수 있다. 처음부터 브리지를 할 수 있을 정도로 척추에 힘이 있는 사람들은 극히 드물다. 더구나 일반인들의 몸은 유연성 면에서 대개 균형이 전혀 맞지 않는다. 소파에서 시간을 보내는 게으른 사람들조차도 신발 끈을 매거나 TV 리모컨을 집기 위해 앉아서 척추를 앞으로 구부려야 한다. 하지만 등을 뒤로 구부리는 일은 얼마나 자주 있을까? 있다고 해도 그렇게 많지 않다. 결과적으로 유연성의 좌우 균형이 맞지 않는다. 근력 부족에 좌우 균형이 맞지 않는 유연성이 더해진다면 근육 좌상을 자초하는 셈이고, 충동적으로 브리지 운동을 자신의 훈련 프로그램에 포함시킨다면 더 큰 화를 부르는 것이나 다름없다.

'계획'이 필요하다. 브리지 운동이 처음이거나 아예 운동이 처음이라면 기본적인 힘을 키우는 데 많은 시간을 할애하는 것이 좋다. 스쿼트와 레그 레이즈를 집중해서 연습하면 등과 골반 근육은 강화되고 허리는 더 유연해질 것이다. 클로즈 스쿼트(142~143쪽 참고)와 행잉 니 레이즈(230~231쪽 참고)를 마스터했다면 브리지 시리즈 동작을 시도해볼 시기가 된 셈이다.

브리지 시리즈의 처음 세 단계는 재활 치료용으로 적합하다. 오래된 부상을 완화하고, 몸 뒤쪽의 유연성을 키우고, 몸 앞쪽의 고관절 굴곡근을 풀어준다. 또한 사용하는 데 익숙하지 않은 척추의 심부근육들도 자극된다. 단계가 올라가면서 심부근육이 화끈거리고 쑤시기 시작하는 느낌이 들 것이다. 좋은 현상이다. 화끈거리는 느낌은 근육이 글루코스 저장을 시작했다는 의미다. 레그 레이즈와 스쿼트로 기본적인 힘을 키웠다면 처음 세 단계의 브리지 동작은 큰 무리가 되지 않을 것이다. 그렇다고 해도 서두르지 않는다. 자신만의 훈련 리듬을 만들어 가면서 흐트러뜨리지 않도록 한다. 다른 운동보다 브리지 운동에 시간을 투자한다. 척추는 소중하기 때문이다. 척추를 사랑하자.

그다음 이어지는 세 단계 브리지 동작은 한층 더 풀 브리지 단계에 다가가는 과정이다. 이 과정에서는 힘과 유연성을 함께 키운다. 풀 브리지 단계에 도달하면 반드시 최소 몇 개월 정도는 할애해서 연습한다. 좋은 브리지 자세와 나쁜 브리지 자세가 있다는 것을 알아두자. 모든 운동 동작에 좋은 자세와 나쁜 자세가 있지만, 브리지는 특히 그렇다. 좋은 브리지 자세는 골반을 높이 올리고 팔다리는 쭉 펴고 등은 충분히 활모양으로 구부러지는 뛰어난 유연성을 보여준다. 힘들어 보이지도 않는다. 반면 나쁜 브리지 자세는 엉성하다. 팔다리는 구부러지고 몸은 바닥에서 높이 떨어져 있지 않고 척추는 널빤지처럼 뻣뻣해 보인다. 무리한 것처럼 보이고, 실제도 그렇다. 이전 단계를 성실하게 따라 했다면 이쯤이면 몸이 브리지 자세에 아주 빨리 적응하고 브리지 동작을 하는 방법도 충분히 잘 알고 있을 것이다. 일부 나의 수강생들은 연습할 때마다 자신의 브리지 자세가 눈에 띄게 좋아지는 게 느껴진다고 말했다. 나이가 있는 경우라고 해도 빨리 적응이 된다. 대부분의 사람들에게 척추의 심부근육은 '전인미답'의 근육이기 때문이다. 강도 높게 수축하라는 지시를 받은 적이 없기 때문에 오히려 빨리 터득한다.

좋은 자세로 기본 브리지를 할 수 있는 수준에 도달했다면 자화자찬할만하다. 등은 전보다 훨씬 편하게 느껴지고, 척추는 99명의 사람보다 훨씬 튼튼하고 유연할 것이다. 예전 교도소 동기의 표현처럼 척추가 '강철 채찍'처럼 튼튼해질 것이다. 격투기선수였던 이 동기는 튼튼한 척추의 중요성을 그 누구보다도 잘 알고 있었다. 하지만 아직 여정이 끝난 것은 아니다. 훨씬 더 발전하게 될 것이다. 이제까지는 바닥에 누워서 풀 브리지를 시작했다. 나머지 네 단계에서는 서 있는 자세에서 브리지 자세를 취하는 상급 단계의 기술을 배우고 마지막에는 '스탠드 투 스탠드 브리지'에 도전할 것이다. 똑바로 선 자세에서 뒤로 몸을 구부려 브리지 자세를 취했다가 다시 똑바로 서는 자세로 돌아가는 동작이다. 브리지 시리즈의 마스터 단계 동작이다. 이 동작을 10회는 너끈히 반복할 수 있는 사람이 되기를 바란다. 척추와 허리에 엄청난 힘과 유연성이 생길 뿐 아니라 몸 전체가 강해지는 효과도 있으면서 완전히 멋있어 보이기도 할 것이다.

이제부터 브리지 시리즈의 10단계 동작을 살펴보자. 우선 편하게 읽으면서 반드시 한 가지는 기억하자. 스쿼트와 레그 레이즈 시리즈 모두 6단계를 실시하기 전까지 브리지 동작은 절대 시도조차 하지 않는다.

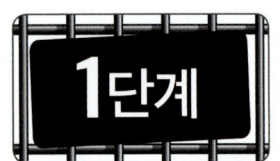

쇼트 브리지
Short Bridge

⊕ 초보자 기준: 10회 1세트
⊕ 중급자 기준: 25회씩 2세트
⊕ 상급자 기준: 50회씩 3세트

쇼트 브리지는 두 다리로 밀어내는 동작을 통해 가장 가볍게 시작할 수 있는 척추 운동이다. 몸을 움직이거나 구부리는 등 일상생활 속에서도 주로 다리를 통해 척추 근육이 자극된다. 골반을 들었을 때 몸통을 일직선으로 유지하는 자세는 추골에는 거의 압박을 주지 않은 채 척추와 골반 근육을 자극한다. 디스크 증상으로 고생하는 사람들에게 아주 좋은 동작이다.

Point

1 : 바닥에 등을 대고 누워서 두 다리는 곧게 뻗고 양손은 깍지를 껴서 배 위에 놓는다. 양발을 몸 쪽으로 당기면서 정강이가 바닥과 거의 평행하도록 무릎을 구부린다. 양발은 어깨너비 혹은 그보다 좁게 벌리고 바닥에 붙인다. 엉덩이와 뒤꿈치 사이는 15~20cm 정도 간격을 둔다. 이것이 시작 자세다.

2 : 양발을 아래로 누르면서 어깨와 양발로만 몸무게를 지탱할 때까지 골반과 등을 바닥에서 든다. 골반이 아래로 처지지 않고 넓적다리에서 몸통은 일직선이 되도록 한다. 이것이 마무리 자세다. 이 자세에서 잠깐 멈췄다가 반대 순서로 몸을 낮추며 시작 자세로 돌아온다. 각자 수준에 맞게 동작을 반복한다. 골반을 올리면서 호흡을 내쉬고 골반을 내리면서 호흡을 들이마신다.

Tip

대부분의 사람들이 별 어려움 없이 쇼트 브리지 동작을 할 수 있다. 허리를 다쳤다가 회복 중이어서 쇼트 브리지 자세가 부담된다면 골반 아래에 베개나 쿠션을 놓아 관절가동범위를 줄인다.

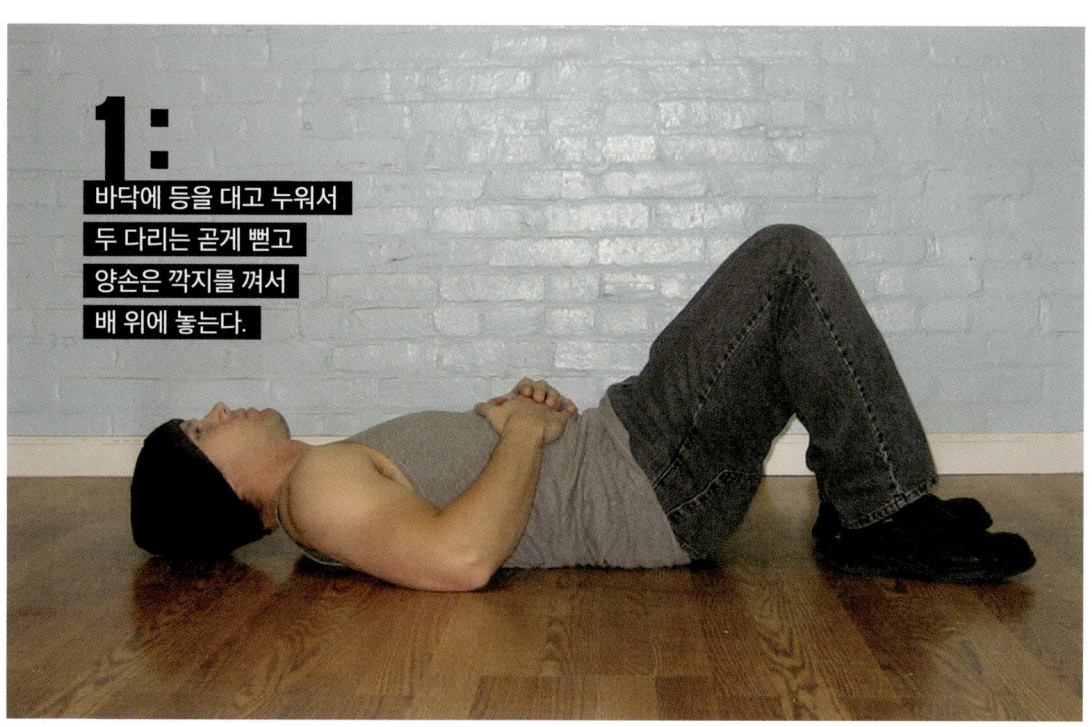

1: 바닥에 등을 대고 누워서 두 다리는 곧게 뻗고 양손은 깍지를 껴서 배 위에 놓는다.

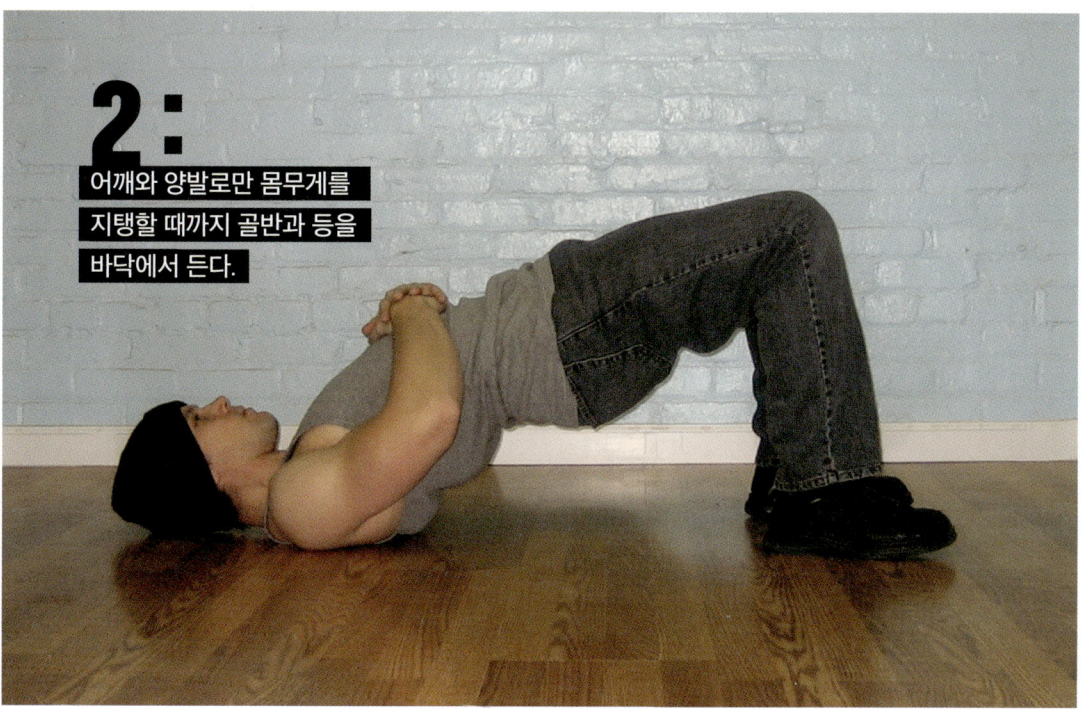

2: 어깨와 양발로만 몸무게를 지탱할 때까지 골반과 등을 바닥에서 든다.

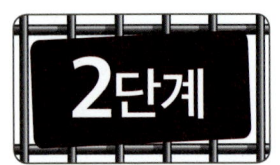

스트레이트 브리지
Straight Bridge

⊕ 초보자 기준: 10회 1세트
⊕ 중급자 기준: 20회씩 2세트
⊕ 상급자 기준: 40회씩 3세트

쇼트 브리지가 두 다리로 밀어내는 동작을 통해 척추 근육을 자극한다면 스트레이트 브리지는 팔에 전달되는 압박을 통해서 척추 근육을 자극한다. 여기에 몸을 늘리는 자세가 더해져서 동작이 조금 더 어려워진다. 팔 근육을 단련시킬 뿐 아니라 몸통의 긴장을 풀어주고 더 어려운 브리지 동작을 하는 데 중요한 견갑골 주변의 근육을 강화한다.

Point

1: 바닥에 앉아서 두 다리를 앞으로 쭉 뻗는다. 무릎은 곧게 펴고 양발은 어깨너비 정도로 벌린다. 손가락이 발가락을 가리키도록 해서 양 손바닥을 골반 옆 바닥에 붙인다. 허리를 펴고 똑바로 앉는다. 몸통과 다리가 수직을 이루면서 몸은 직각이 된다. 이것이 시작 자세다.

2: 양손으로 바닥을 누르고 양팔에 힘을 주는 동시에 골반을 위로 밀어 올려 다리와 몸통이 일직선이 되게 한다. 턱은 위로 당겨 시선이 천장을 향하게 한다. 이때 몸무게는 양 손바닥과 뒤꿈치에 전달된다. 이것이 마무리 자세다. 잠깐 멈췄다가 반대 순서를 거쳐 시작 자세로 돌아온 다음 동작을 반복한다. 골반을 올리면서 호흡을 내쉬고 골반을 내리면서 호흡을 들이마신다.

Tip

설명한 스트레이트 브리지 동작이 너무 어렵다면 지렛대 원리를 이용해서 동작을 더 쉽게 바꿀 수 있다. 두 다리를 곧게 펴는 대신 쇼트 브리지 동작처럼 두 다리를 구부린 채 골반을 밀어 올린다. 이 방법도 어렵다면 무릎을 꿇고 앉아 양팔에 힘을 주면서 상체를 뒤로 기대며 엉덩이가 종아리에서 멀어진다는 느낌으로 골반을 밀어 올린다. 스트레이트 브리지 동작을 다시 시도할 수 있을 정도가 될 때까지 부분 동작을 계속 연습한다.

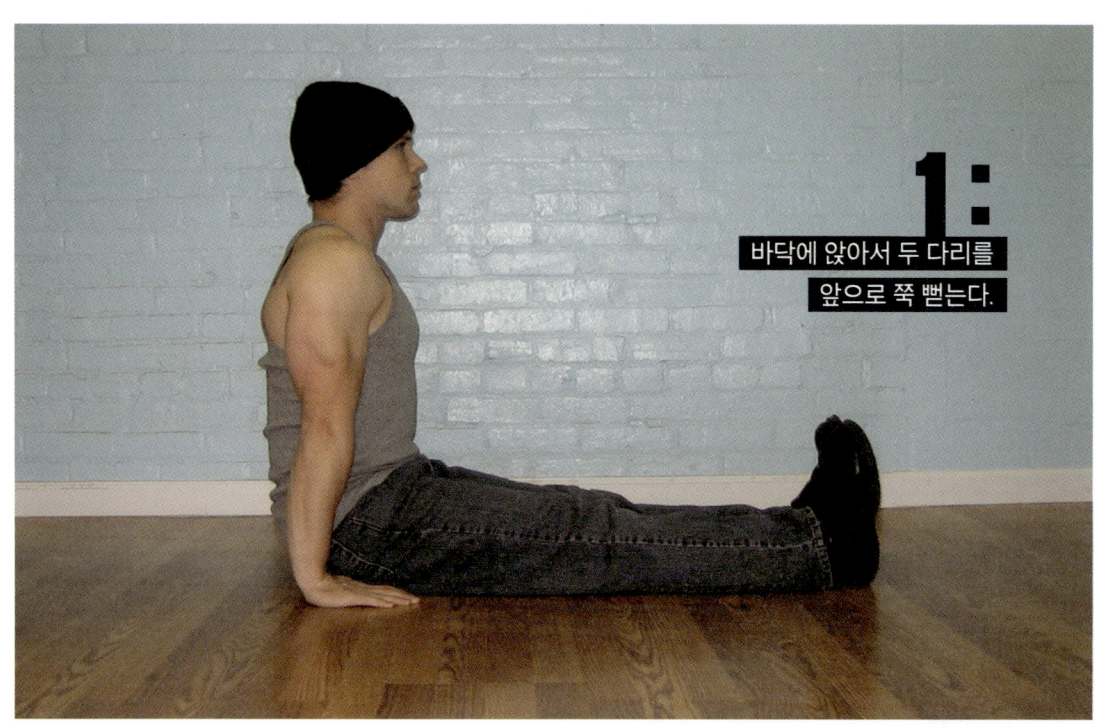

1: 바닥에 앉아서 두 다리를 앞으로 쭉 뻗는다.

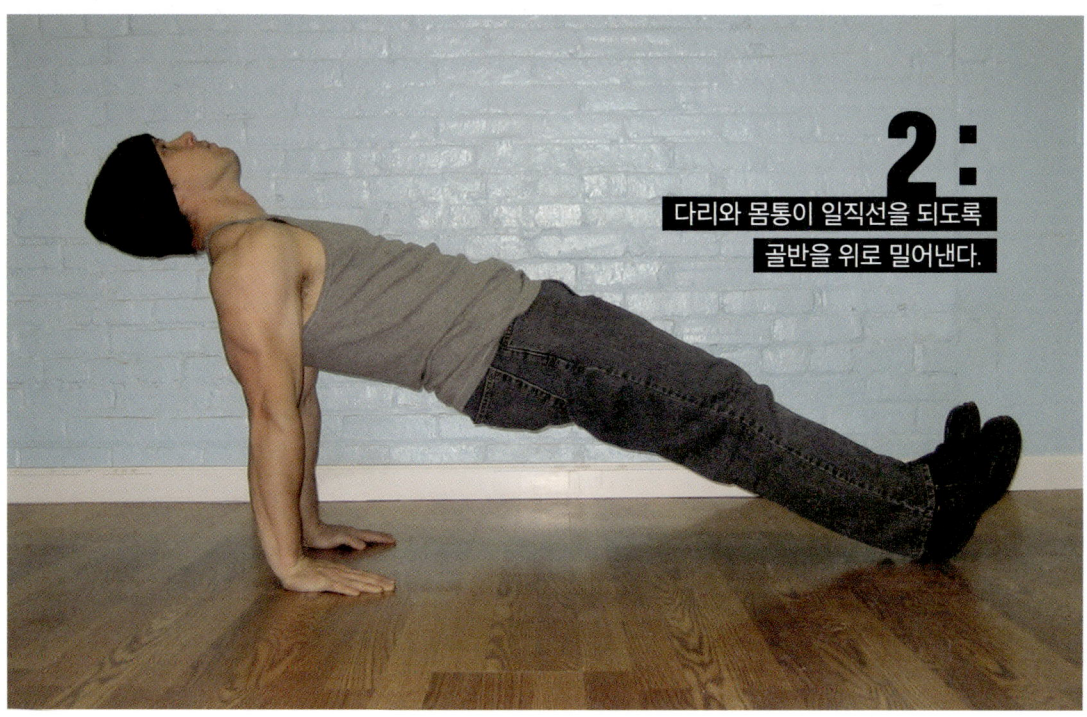

2: 다리와 몸통이 일직선을 되도록 골반을 위로 밀어낸다.

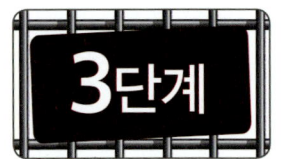

앵글 브리지
Angled Bridge

⊕ 초보자 기준: 8회 1세트
⊕ 중급자 기준: 15회씩 2세트
⊕ 상급자 기준: 30회씩 3세트

고난도 브리지 동작에서는 양손을 머리 옆쪽에 두는데, 앵글 브리지는 고난도 브리지 동작의 손 위치를 이용하는 첫 번째 브리지 동작이다. 다음 단계의 브리지 동작을 대비하여 손목을 강화하고 어깨와 가슴을 펴준다.

Point

1 : 앵글 브리지를 하려면 무릎 높이 정도나 그보다 조금 더 높은 기구가 있어야 한다. 침대 끝에 앉아서 양 발바닥을 바닥에 붙인 채 뒤로 눕는다. 양발은 대략 어깨너비 정도로 벌린다. 골반이 침대에서 멀어져 공중에 떠 있는 자세가 되도록 양발을 끌면서 조금씩 앞으로 나간다. 양손은 손가락이 발가락을 가리키도록 해서 머리 양옆에 놓는다. 이것이 시작 자세다.

2 : 양손을 아래로 누르면서 팔꿈치를 똑바로 세우고 골반을 위로 밀어서 등을 둥글게 구부린다. 적어도 머리와 몸이 침대에서 완전히 떨어질 때까지 부드럽게 계속 밀어낸다. 양팔을 끝까지 펼 필요는 없고, 팔꿈치는 구부린다. 골반을 불과 몇 센티미터밖에 올리지 못하겠지만, 그 정도면 충분하다. 긴장을 유지한 채 머리를 뒤로 기울여서 시선을 뒤쪽 벽에 둔다. 이것이 마무리 자세다. 시작과는 반대 순서로 해서 머리와 몸통이 다시 완전히 침대에 닿을 때까지 몸을 낮춘다. 평상시처럼 호흡하면서 동작을 반복한다.

Tip

브리지 동작은 각도가 완만할수록 더 쉽다. 다시 말하면 머리와 손의 위치가 높을수록 더 쉽다. 침대에서 하는 앵글 브리지 동작이 너무 어렵다면 책상이나 테이블처럼 높은 곳을 이용해서 연습하다가 차츰 높이를 낮춘다.

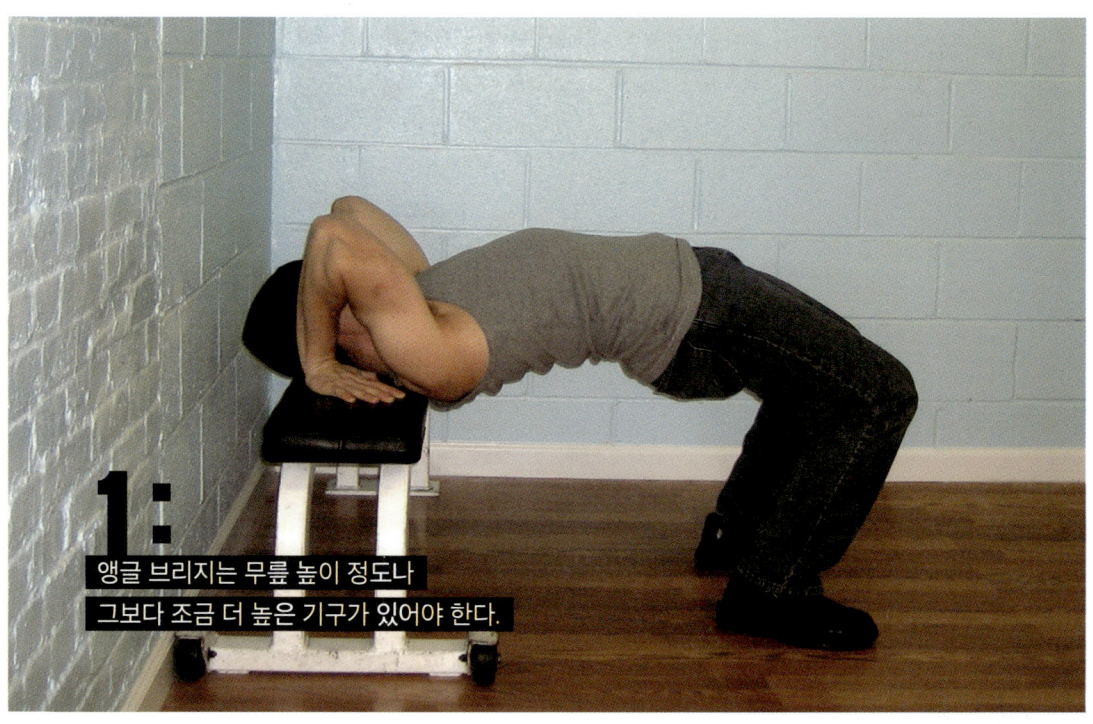

1: 앵글 브리지는 무릎 높이 정도나 그보다 조금 더 높은 기구가 있어야 한다.

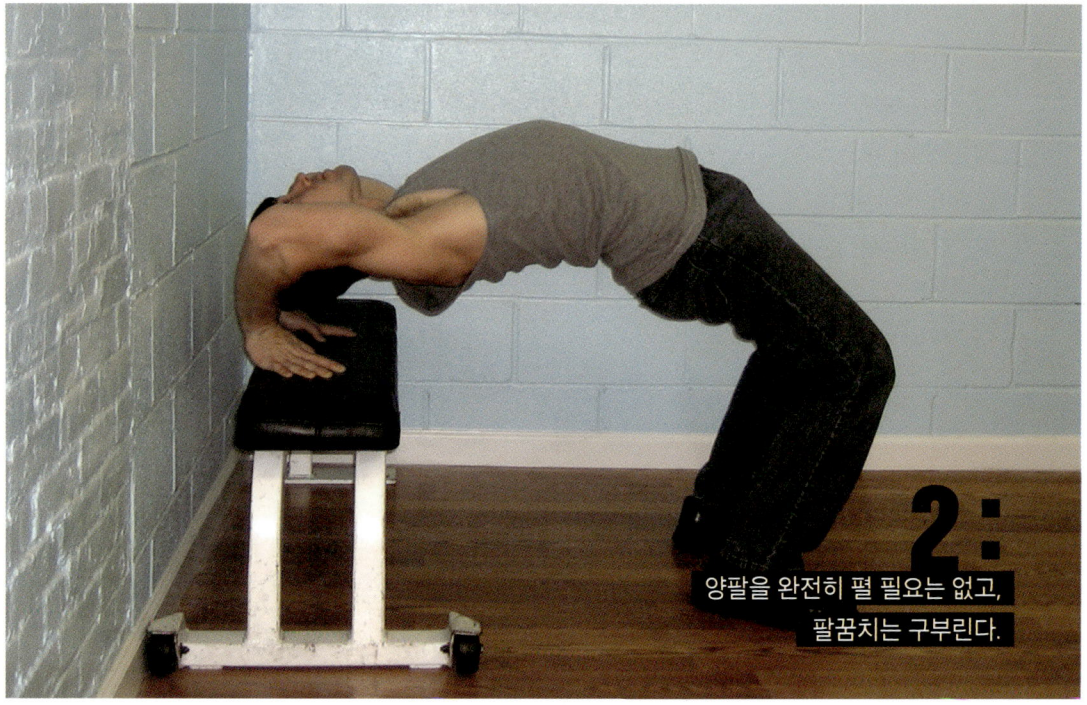

2: 양팔을 완전히 펼 필요는 없고, 팔꿈치는 구부린다.

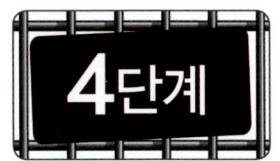

헤드 브리지
Head Bridge

⊕ 초보자 기준: 8회 1세트
⊕ 중급자 기준: 15회씩 2세트
⊕ 상급자 기준: 25회씩 2세트

정적인 버티기 자세로 등을 단련시키는 요가와는 달리, 올드 스쿨 방식의 캘리스데닉스는 동적인 힘에 중점을 둔다. 움직이는 범위가 제한적이지만, 완벽한 브리지 자세를 배우기 위한 준비 단계일 뿐이다.

Point

1: 바닥에 등을 대고 눕는다. 뒤꿈치와 엉덩이 간격이 15~20cm 정도 될 때까지 양발을 몸쪽으로 당기면서 무릎을 구부린다. 양발은 어깨너비 혹은 그보다 좁게 벌린다. 손가락이 발가락을 가리키도록 해서 양 손바닥을 머리 옆쪽 바닥에 놓는다. 팔꿈치는 천장을 향하도록 구부린다. 이제 골반을 가능한 한 높이 밀면서 몸을 바닥에서 들어 올린다. 등이 아치 모양으로 구부러지고 골반이 높이 올라가도록 팔다리로 계속 바닥을 밀어낸다. 머리는 정수리가 바닥을 향하도록 뒤로 기울인다. 잠깐 이 자세를 유지했다가 정수리가 살짝 바닥에 닿을 때까지 팔다리를 구부린다. 이것이 시작 자세다.

2: 다시 잠깐 멈췄다가 몸을 위로 밀면서 아치 모양을 만든다. 이것이 마무리 자세다. 머리가 바닥에 세게 부딪치지 않도록 조심스럽게 움직인다. 세트를 실시하는 동안 등은 계속 높은 아치가 되도록 하고 반복횟수를 마치면 어깨, 등, 골반을 천천히 바닥에 내려놓는다.

Tip

처음 브리지 버티기 자세를 취하기가 어렵다면 등허리 밑에 보조물을 놓고 눕는 방법을 활용한다. 쿠션이나 베개 2~3개를 겹쳐놓으면 도움이 된다. 머리가 바닥에 닿지 않으면 관절가동범위를 줄이고 연습하면서 차츰 범위를 늘린다.

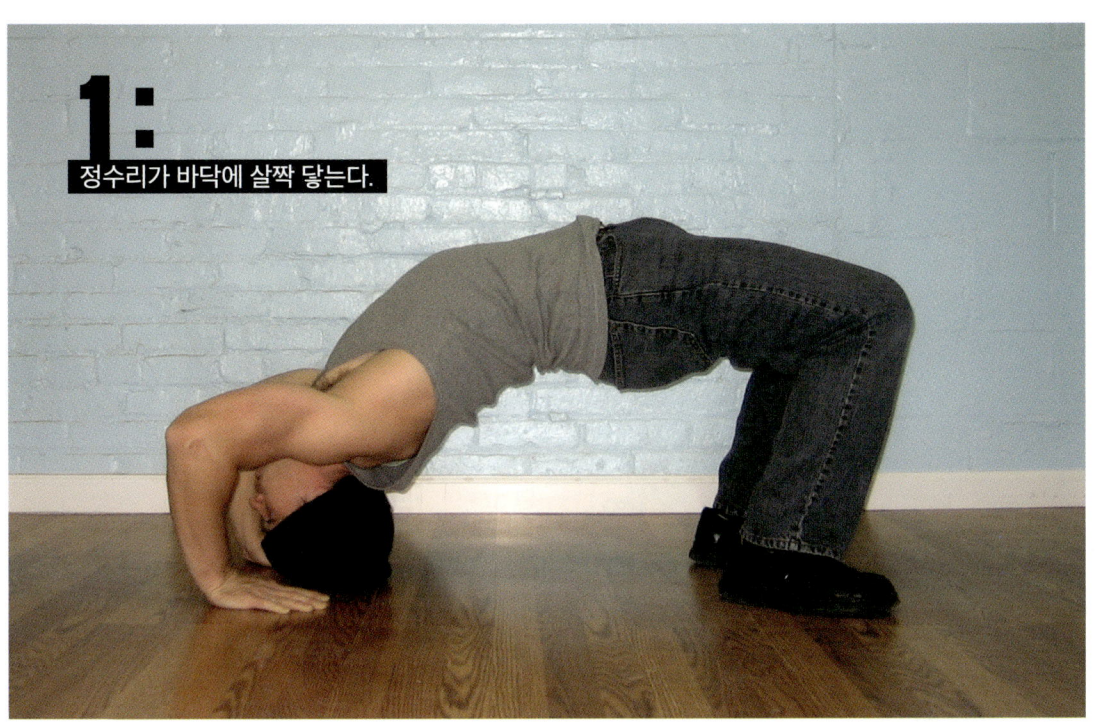

1:
정수리가 바닥에 살짝 닿는다.

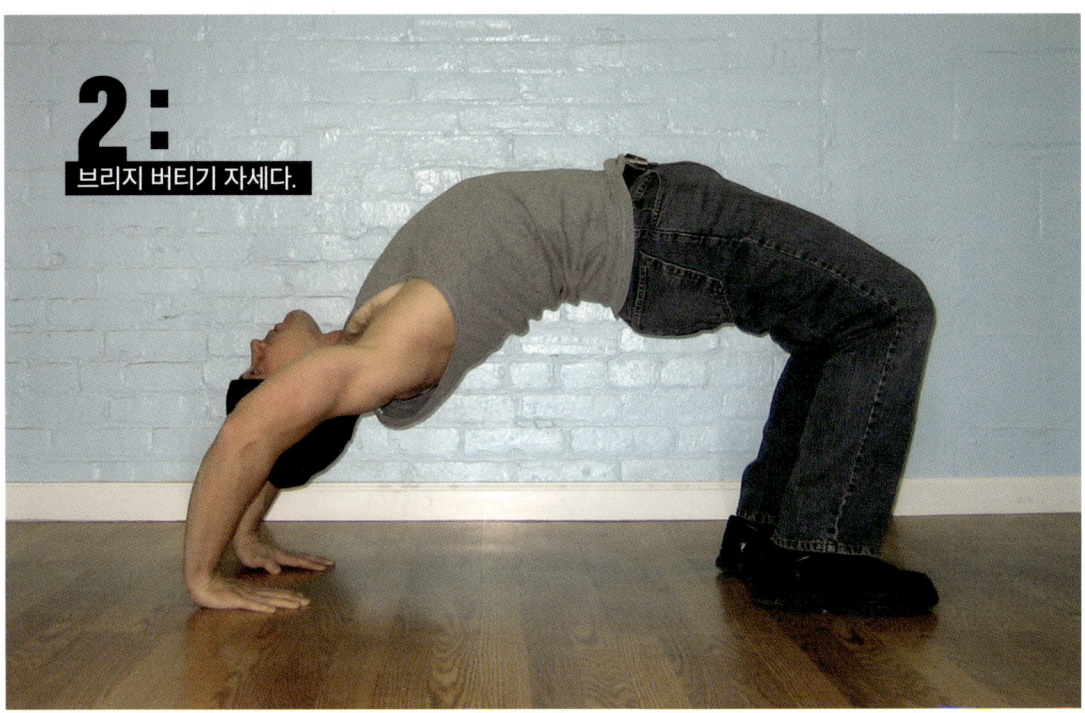

2:
브리지 버티기 자세다.

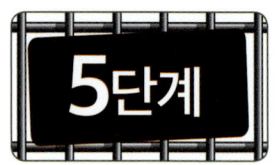

하프 브리지
Half Bridge

⊕ 초보자 기준: 8회 1세트
⊕ 중급자 기준: 15회씩 2세트
⊕ 상급자 기준: 20회씩 2세트

6단계 풀 브리지 동작 가운데 몸을 위로 올리는 부분으로만 구성된 말 그대로 절반의 브리지 동작이다. 상급자 기준의 반복횟수를 실시할 수 있을 때가 되면 몸을 완전히 낮추는 동작까지 시도할 수 있을 만큼 척추 근육이 강해지고 유연해질 것이다.

Point

1: 하프 브리지 동작은 자신의 자세를 모니터하기 위해 농구공이나 축구공이 필요하다. 바닥에 앉은 다음 등 바로 뒤에 공을 놓는다. 몸을 뒤로 기대서 어깨와 발바닥만 바닥에 닿는 자세로 눕는다. 양발은 어깨너비 혹은 그보다 좁게 벌리고, 공으로 등허리를 지탱한다. 이 자세가 불편하면 공 위에 접은 수건이나 쿠션을 놓고 시작한다. 손가락이 발가락을 가리키도록 해서 양 손바닥을 머리 옆쪽 바닥에 붙인다. 양 손바닥을 누르면서 머리와 어깨를 바닥에서 밀어 올려 손바닥과 발바닥, 공으로만 몸무게를 지탱한다. 이것이 시작 자세다.

2: 골반은 가능한 높이 밀어 올리고 팔다리는 곧게 펴서 등이 공에서 완전히 떨어질 때까지 위로 올린다. 등이 충분히 아치 모양을 이룰 때까지 계속 위로 민다. 이것이 마무리 자세다. 위에서 잠깐 멈췄다가 몸을 천천히 낮추면서 시작 자세로 돌아온다. 세트를 시작하면 등허리가 공에 살짝 닿을 때까지만 내려오고 공 위에 몸무게를 싣지 않는다. 되도록 평상시처럼 호흡하면서 동작을 반복한다.

Tip

대부분의 브리지 동작과 마찬가지로, 기준으로 제시한 반복횟수를 채우는 일이 어렵다면 낮은 자세부터 연습을 시작해서 관절가동범위를 차츰 늘린다.

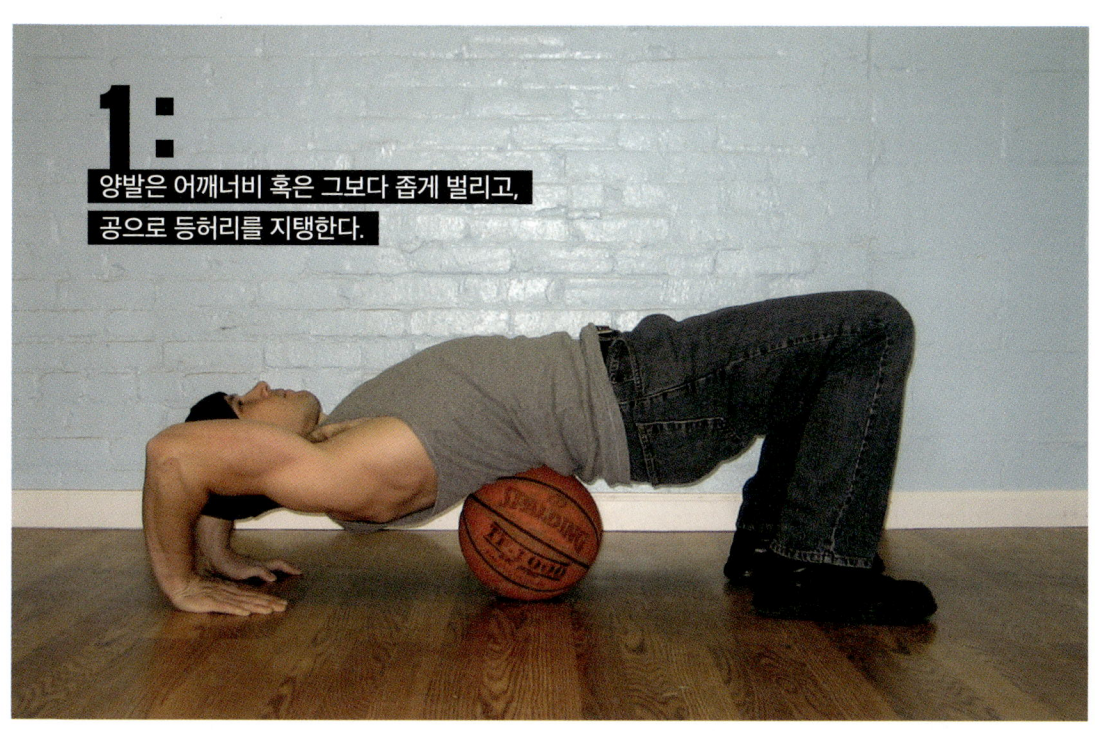

1: 양발은 어깨너비 혹은 그보다 좁게 벌리고, 공으로 등허리를 지탱한다.

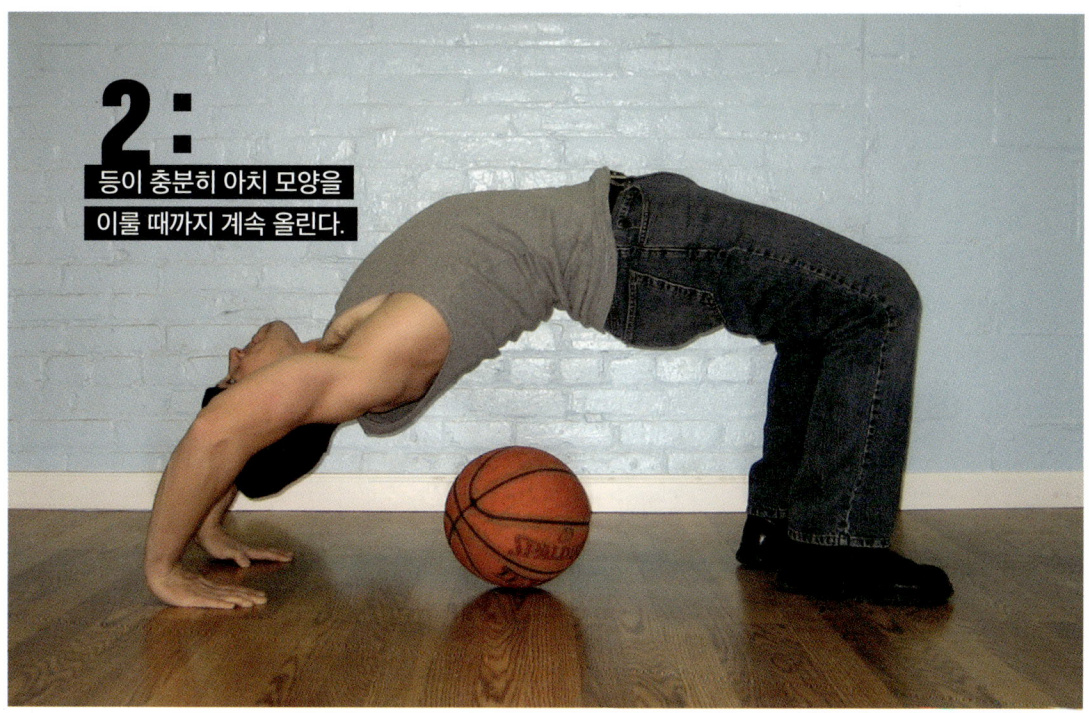

2: 등이 충분히 아치 모양을 이룰 때까지 계속 올린다.

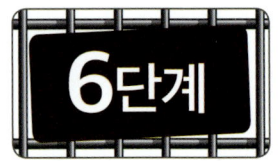

풀 브리지
Full Bridge

⊕ 초보자 기준: 6회 1세트
⊕ 중급자 기준: 10회씩 2세트
⊕ 상급자 기준: 15회씩 2세트

풀 브리지는 아주 놀라운 운동이다. 등과 관련된 여러 증상을 예방하고 치료하는 동시에 몸 전체의 유연성을 키우고, 척추의 심부근육을 단련시키며, 흉곽을 넓히고, 어깨의 긴장을 풀어준다. 또한 팔다리 근육을 탄탄하게 하고, 혈액 순환을 개선하며, 심지어 소화 과정에도 도움이 된다.

Point

1: 바닥에 등을 대고 눕는다. 뒤꿈치와 엉덩이 간격이 15~20cm 정도 될 때까지 양발을 몸쪽으로 당기면서 무릎을 구부린다. 어깨너비 혹은 그보다 약간 좁게 벌린다. 손가락이 발가락을 가리키도록 해서 양 손바닥을 머리 옆쪽 바닥에 붙인다. 팔꿈치는 천장을 향하도록 구부린다. 이것이 시작 자세다.

2: 되도록 높이 골반을 위로 밀면서 몸을 바닥에서 들어 올린다. 등이 아치 모양으로 구부러지고 골반이 더 올라가도록 팔다리로 계속 바닥을 밀어낸다. 완벽한 브리지 자세에서 양팔은 완전히 펴야 한다. 머리는 양팔 사이에서 뒤로 기울여서 시선이 뒤쪽 벽을 향하게 한다. 이것이 마무리 자세다. 이 자세로 잠깐 멈췄다가 순서를 반대로 해서 몸을 낮춘다. 몸을 낮출 때도 긴장을 계속 유지한다. 바로 내려가는 것보다 몸을 천천히 낮추면 운동 효과가 훨씬 더 크다. 골반과 등, 머리가 다시 완전히 바닥에 닿도록 끝까지 내려간다. 여기까지가 1회다. 자신의 수준에 맞는 반복횟수를 실시하고, 동작을 하는 내내 평상시처럼 호흡한다.

Tip

팔다리를 완전히 펴는 완벽한 브리지 자세는 특히 어렵기 때문에 끈기 있는 연습이 필요하다. 몸을 되도록 높이 밀어 올리는 동작부터 시작한다. 완벽해지려면 시간이 필요하기 마련이다.

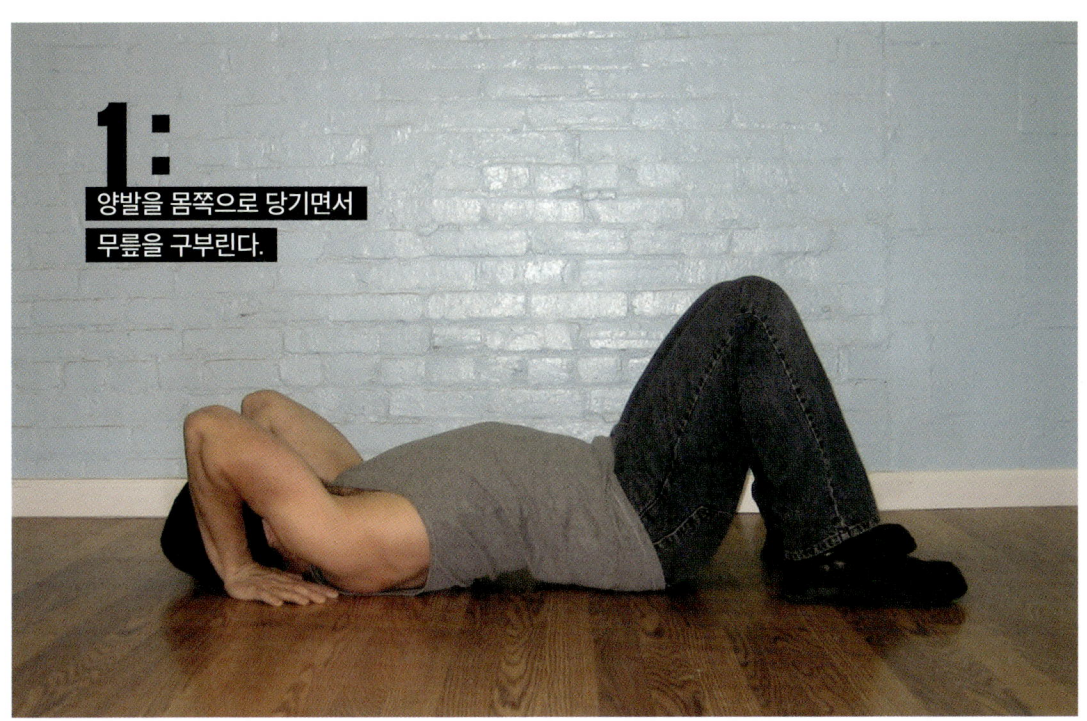

1: 양발을 몸쪽으로 당기면서 무릎을 구부린다.

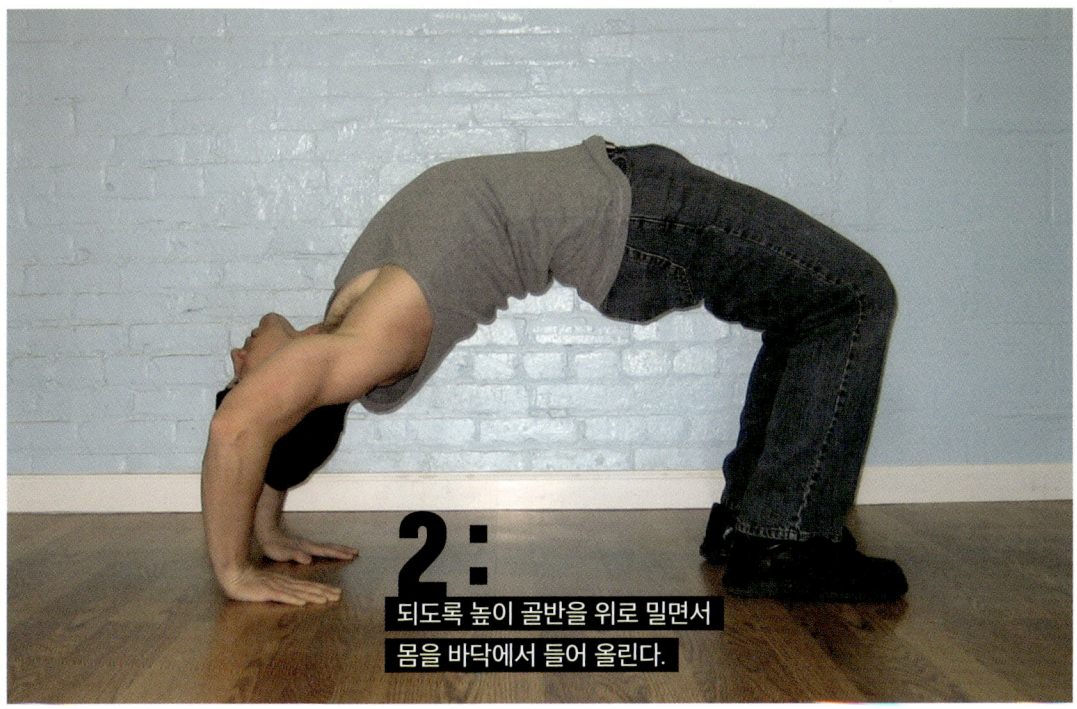

2: 되도록 높이 골반을 위로 밀면서 몸을 바닥에서 들어 올린다.

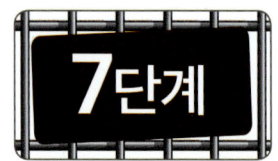

월 워킹 브리지 다운
Wall Walking Bridges Down

⊕ 초보자 기준: 3회 1세트
⊕ 중급자 기준: 6회씩 2세트
⊕ 상급자 기준: 10회씩 2세트

벽을 짚고 올라가는 것보다 내려가는 것이 더 쉽다. 우선 내려가는 동작을 마스터한다.

Point

1 : 팔 길이 정도의 간격을 두고 벽을 등진 채 선다. 자세 잡기에 자신이 없다면 벽에서 멀어지는 것보다 가깝게 서는 편이 좋다. 이렇게 하면 보다 안전하게 자세를 조정할 수 있다. 양발은 어깨너비 정도로 벌린다. 골반을 위로 올리며 허리를 뒤로 구부린다. 턱은 들고 머리는 불편함이 느껴지지 않을 만큼 뒤로 기울인다. 등 뒤의 벽이 보일 때까지 부드럽게 허리를 뒤로 구부린다. 양손을 올려 어깨 뒤로 넘긴 다음 손가락이 바닥을 가리키도록 하여 머리와 수평이 되는 높이에서 양 손바닥을 벽에 붙인다. 이것이 시작 자세다.

2 : 몸무게 일부를 뒤로 옮겨 양손에 싣고 한쪽 손을 몇 센티미터 아래에 놓으면서 다시 벽을 단단히 짚는다. 반대편 손도 마찬가지 방식으로 움직이면서 손의 위치를 더 아래로 낮춘다. 허리를 뒤로 구부린 자세를 유지하면서 양손으로 벽을 짚고 '걸어가듯이' 내려간다.

3 : 밑으로 내려갈 때 구부린 자세를 유지하려면 양발을 벽에서부터 조금 더 멀리 움직여야 한다. 필요하다고 생각되면 언제든지 잔걸음으로 앞으로 나간다. 벽이 끝날 때까지 양손을 번갈아 움직이며 내려간다. 끝까지 내려가면 양손을 바닥에 붙인다. 벽 옆에서 풀 브리지 버티기 자세를 취한 셈이다. 이것이 마무리 자세다. 등을 바닥에 내려놓고 일어선다.

Tip

첫 번째 시도에서 완전히 벽 아래 끝까지 내려갈 수 있는 사람은 극히 드물다. 훈련할 때마다 조금씩 더 내려가도록 한다. 잔걸음으로 내려가면 훨씬 쉽다.

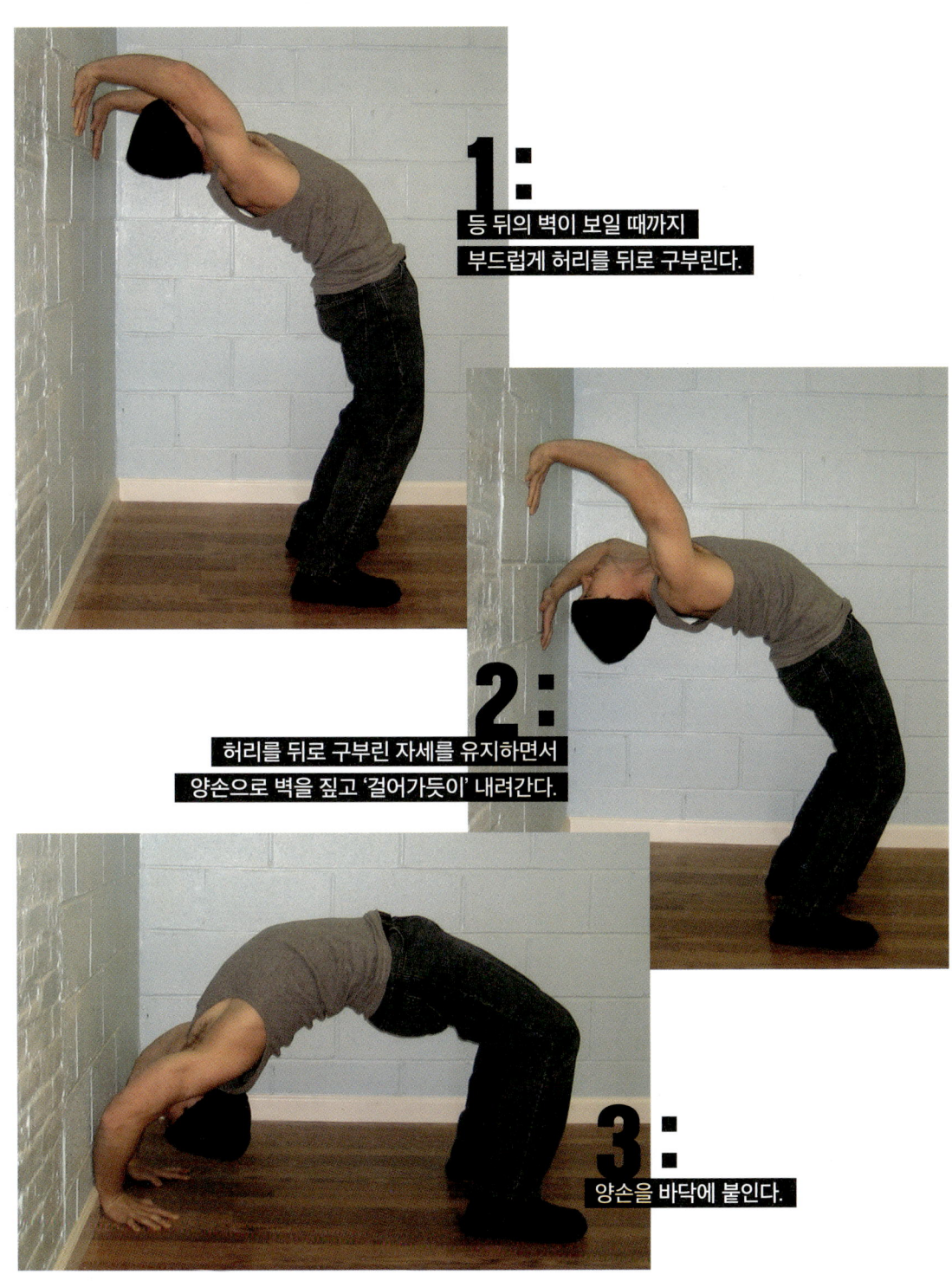

1: 등 뒤의 벽이 보일 때까지 부드럽게 허리를 뒤로 구부린다.

2: 허리를 뒤로 구부린 자세를 유지하면서 양손으로 벽을 짚고 '걸어가듯이' 내려간다.

3: 양손을 바닥에 붙인다.

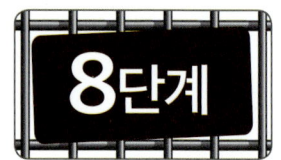

월 워킹 브리지 업
Wall Walking Bridges Up

⊕ 초보자 기준: 2회 1세트
⊕ 중급자 기준: 4회씩 2세트
⊕ 상급자 기준: 8회씩 2세트

손으로 벽을 짚고 내려갈 정도로 유연성과 힘을 키웠다면 반대로 벽을 짚고 올라가는 단계를 마스터할 때가 된 셈이다. 유연성이 더 필요하지는 않지만, 중력과 반대로 움직이기 때문에 힘은 더 필요하다.

Point

1 : 벽에서 완전히 떨어져서 벽을 등지고 선다. 앞서서 배운 벽 짚고 아래로 내려가는 월 워킹 브리지 다운 동작의 시작 자세를 취한다. 양손을 어깨 뒤로 넘겨 벽을 짚으면서 몸을 뒤로 구부린다. 앞 단계에서 설명한 것처럼 풀 브리지 버티기 자세가 될 때까지 양손으로 벽을 짚고 내려간다.

2 : 이제 위로 올라갈 차례이다. 순서를 반대로 해서 벽을 되짚어 올라가는 셈이다. 한쪽 손바닥을 다시 벽에 붙이고 누른다. 이어서 반대쪽 손바닥을 그보다 위쪽에 놓는다. 양 손바닥을 바닥에서 벽으로 이동시키는 과정이 제일 어려운 부분이다. 양 손바닥을 번갈아 움직이면서 벽을 되짚어 올라간다. 몸이 곧게 펴지는 과정에서 손바닥에 전해지는 압박에 계속 유지되도록 벽을 향해 잔걸음으로 뒷걸음질 친다. 몸이 거의 곧게 펴질 때까지 양손으로 벽을 짚으며 걷듯이 올라간다.

3 : 벽에서 완전히 떨어져서 똑바로 설 수 있도록 벽을 부드럽게 밀어낸다. 벽을 등지고 선 자세에서 벽 아래 끝까지 내려갔다가 다시 올라와서 어디에도 기대지 않고 서는 과정이 1회다.

Tip

7단계와 마찬가지로, 동작을 완벽하게 해내는 핵심은 관절가동범위를 단계적으로 늘리는 데 있다. 처음 시도할 때는 양손으로 되짚어 올라올 수 있다고 확신이 드는 지점까지만 내려간다. 도움이 된다면 벽에 그 지점을 표시해둔다. 시간을 두고 내려가는 지점을 점점 낮춘다.

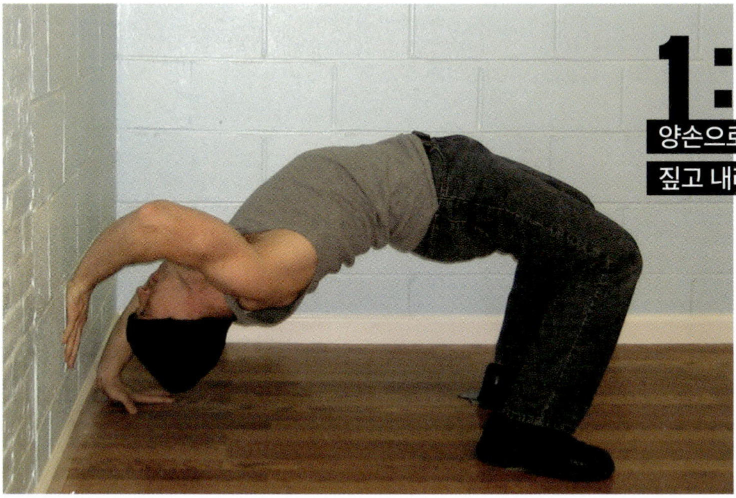

1: 양손으로 벽을 짚고 내려간다.

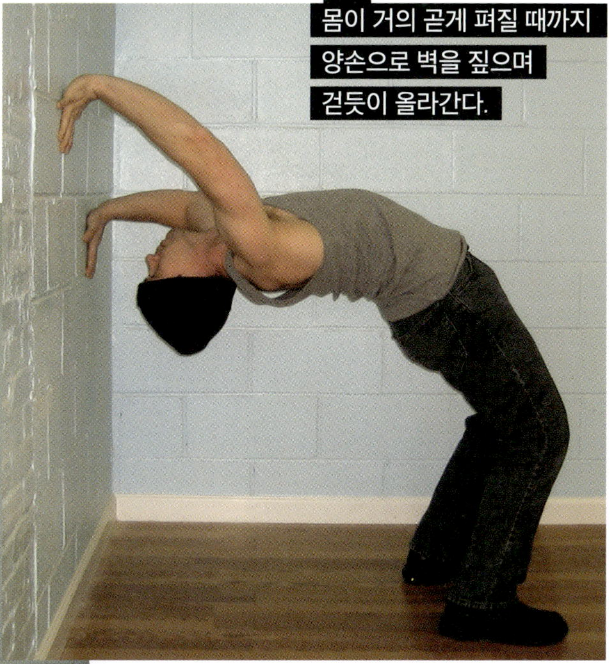

2: 몸이 거의 곧게 펴질 때까지 양손으로 벽을 짚으며 걷듯이 올라간다.

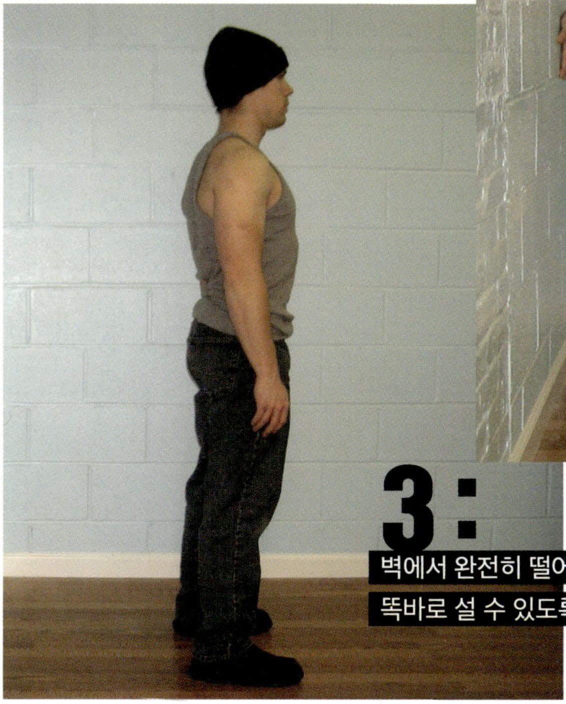

3: 벽에서 완전히 떨어져서 똑바로 설 수 있도록 벽을 부드럽게 밀어낸다.

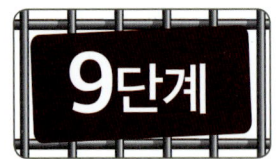

클로징 브리지
Closing Bridge

⊕ 초보자 기준: 1회 1세트
⊕ 중급자 기준: 3회씩 2세트
⊕ 상급자 기준: 6회씩 2세트

지금까지 소개한 브리지 동작 가운데 가장 어렵다. 마스터 단계의 브리지 동작에서 몸을 뒤로 구부려 내려가는 만만치 않은 단계로만 이뤄진 동작이다.

Point

1 : 양발을 어깨너비 정도로 벌리고 똑바로 선다. 이것이 시작 자세다. 양손을 골반 위에 놓고 골반을 앞으로 밀어낸다.

2 : 골반이 최대한 앞으로 밀렸을 때 척추를 뒤로 아치 모양으로 구부리면서 무릎도 같이 구부린다. 머리를 뒤로 기울이면서 시선도 같이 따라간다. 이 모든 과정이 하나로 부드럽게 이어져야 한다. 등 뒤로 몇 미터 떨어진 곳의 바닥이 보일 때까지 몸을 계속 아치 모양으로 구부린다. 바닥이 보이면 양손을 골반에서 떼고 어깨너머 뒤로 올린다. 이렇게 움직이려면 상당한 유연성이 필요하지만, 무릎을 구부리면서 골반을 앞으로 내미는 동작을 함께 실시하면 몸이 뒤로 넘어지는 것을 방지할 수 있다.

3 : 몸을 계속 뒤로 구부리면서 양 손바닥이 바닥에 닿도록 양팔을 쭉 편다. 풀 브리지 버티기 자세로 마무리한다. 여기서 등이 바닥에 닿도록 팔다리를 구부린다. 다시 일어서서 시작 자세로 되돌아가 동작을 반복한다. 세트를 실시하는 동안 평상시처럼 호흡한다.

Tip

처음에는 몸을 뒤로 구부리는 자세를 취하다 마지막 지점에서 뒤로 넘어질 수 있고, 운이 좋으면 손바닥으로 착지할 수도 있다. 당연히 달갑지 않은 일이다. 양 손바닥이 자연스럽게 바닥에 닿을 때까지 꾸준히 연습해야 한다. 계단 앞에 서서 몸을 뒤로 구부리는 연습을 하는 것도 한 가지 방법이다.

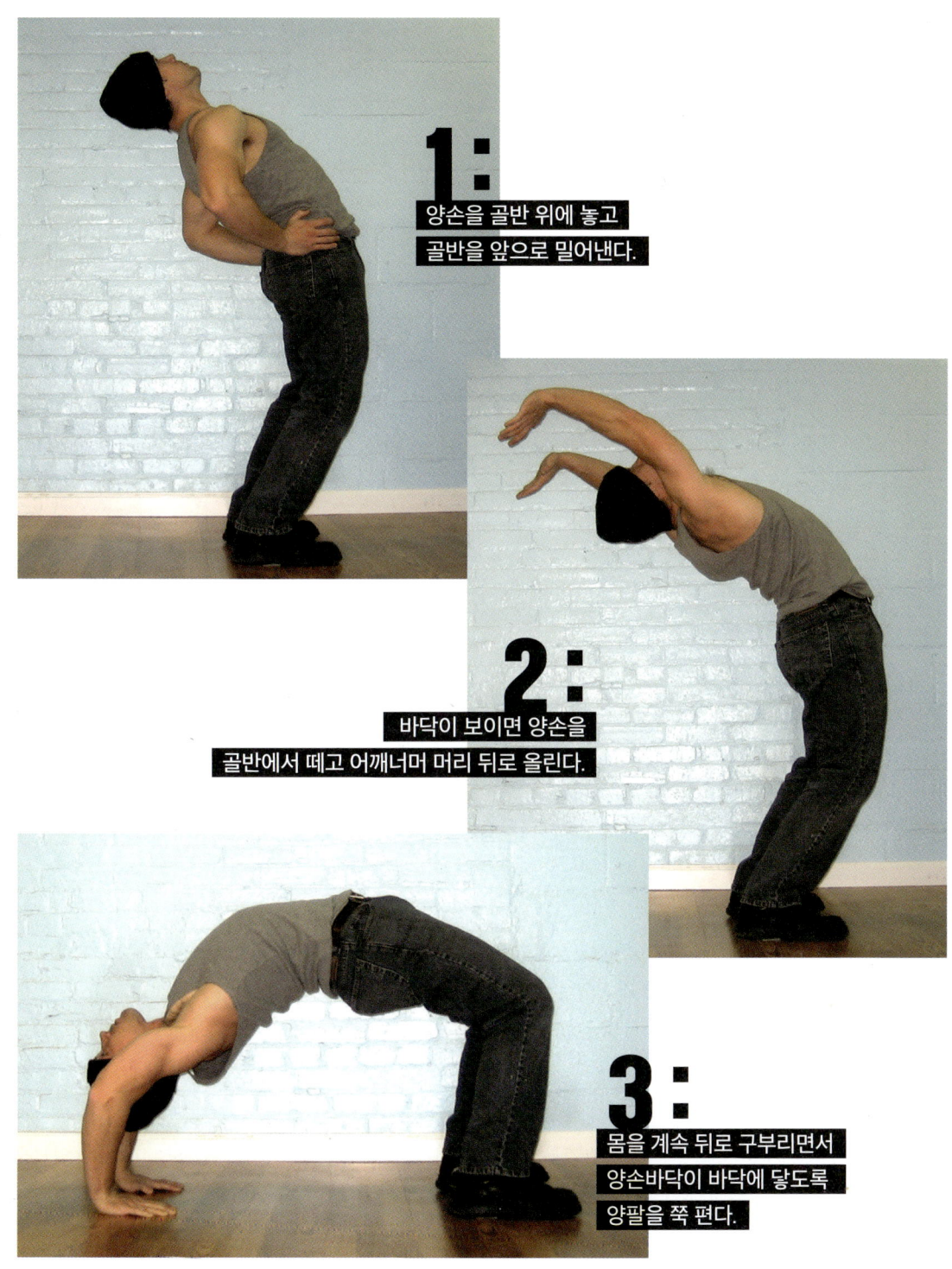

1: 양손을 골반 위에 놓고 골반을 앞으로 밀어낸다.

2: 바닥이 보이면 양손을 골반에서 떼고 어깨너머 머리 뒤로 올린다.

3: 몸을 계속 뒤로 구부리면서 양손바닥이 바닥에 닿도록 양팔을 쭉 편다.

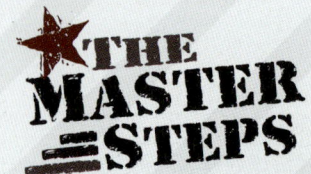

스탠드 투 스탠드 브리지
Stand-to-Stand Bridge

⊕ 초보자 기준: 1회 1세트
⊕ 중급자 기준: 3회 2세트
⊕ 최상급자 기준: 10~30회씩 2세트

브리지 시리즈 최고의 동작이다. 엄청난 유연성, 튼튼한 관절, 강한 근육, 균형 감각, 신체 조절 능력이 필요하다. 꾸준히 실시하면 민첩성을 높이고, 내장 기관을 마사지하듯 자극하고, 척추와 근육의 위치를 바로잡고, 체력을 기를 수 있다. 여러 번 반복해서 실시하면 신진 대사가 활발해진다.

▬ Point

1 : 똑바로 서서 9단계 클로징 브리지 자세를 거쳐 풀 브리지 버티기 자세를 취한다. 이 자세에서 몸무게를 앞쪽 넓적다리 쪽으로 옮기고, 양팔을 곧게 펴면서 무릎은 구부린다.

2 : 양손으로 바닥을 누르면서 서서히 몸무게를 점점 앞으로 옮기다가 마지막에는 양 손바닥을 떼면서 손가락으로 버틴다. 이때 높은 아치 모양을 유지할 정도로 등이 유연하고 복부에 충분히 힘이 있다면 손가락을 바닥에서 떼면서 몸을 곧게 세운다. 몸을 세우는 동작은 손으로 바닥을 세차게 밀면서 벌떡 일어나는 것이 아니라 몸무게를 앞으로 천천히 이동하면서 부드럽게 실시해야 한다. 양손을 다시 어깨 아래로 내리고 목이 몸과 일직선이 되도록 머리를 든다.

3 : 마지막으로 양손을 몸 양옆에 붙이고 골반을 안으로 잡아당기며 똑바로 선다. 이것이 마무리 자세이다. 똑바로 선 자세에서 몸을 뒤로 젖혀 풀 브리지 버티기 자세를 만들었다가 다시 몸을 세워 서 있는 자세로 돌아오면 1회 실시한 것이다. 평상시처럼 호흡하면서 동작을 반복한다.

▬ Tip

9단계 클로징 브리지와 마찬가지로, 계단을 활용해서 몸을 뒤로 젖혀 내려가는 연습을 한다. 처음에는 양발의 간격을 아주 넓게 벌리는 자세가 도움이 된다.

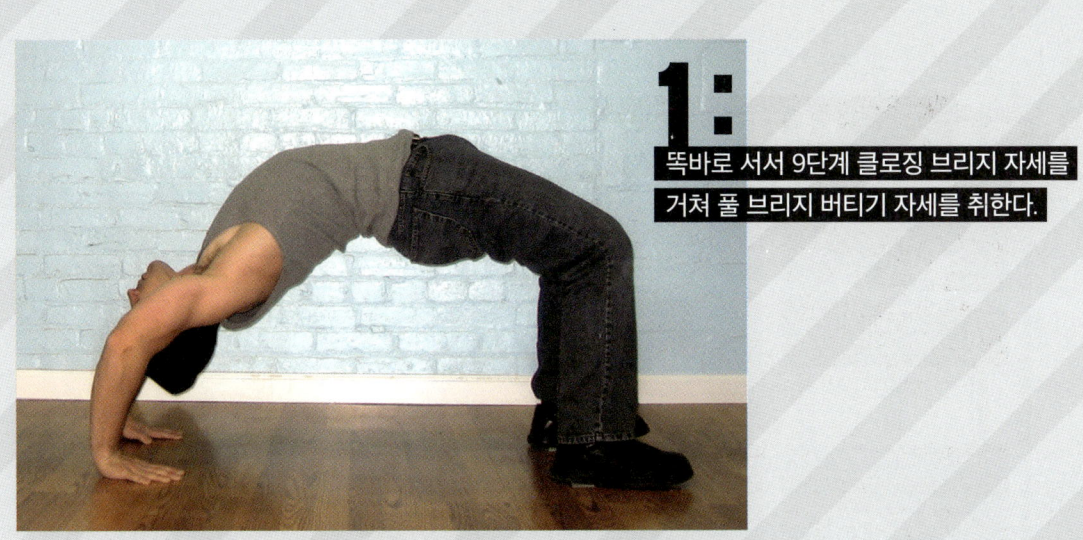

1: 똑바로 서서 9단계 클로징 브리지 자세를 거쳐 풀 브리지 버티기 자세를 취한다.

2: 양손으로 바닥을 누르다가 마지막에는 손가락으로 버티면서 양손바닥을 바닥에서 뗀다.

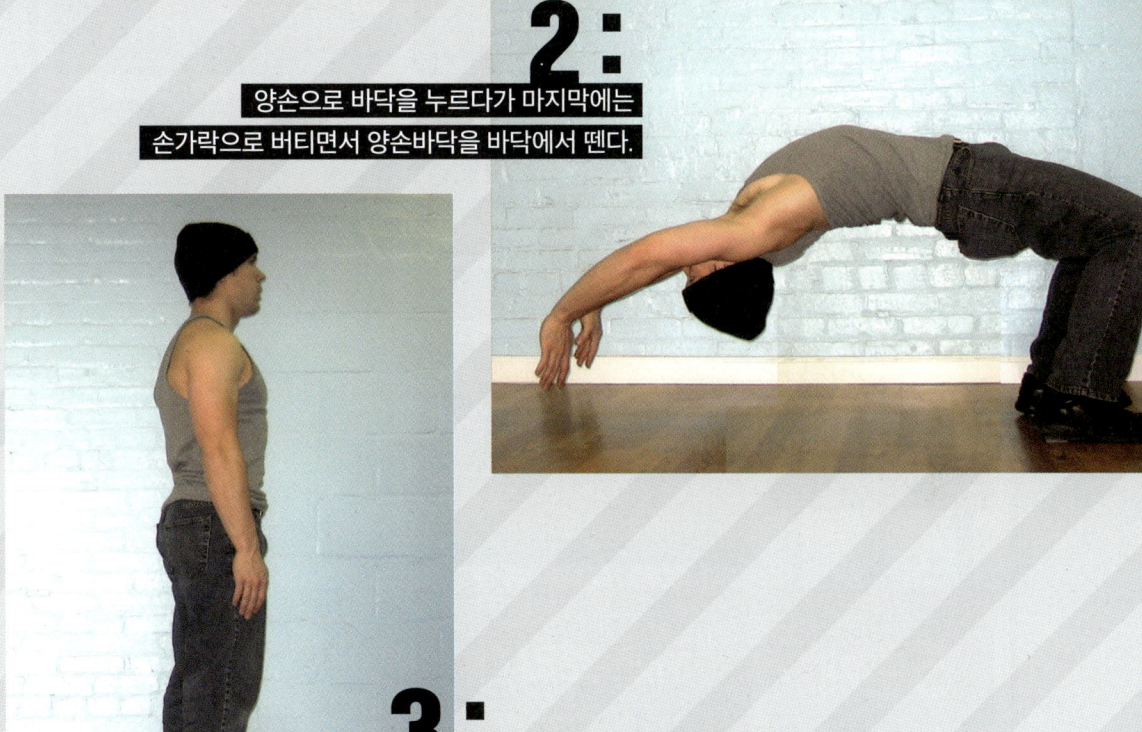

3: 마지막으로 양손을 몸 양옆에 붙이고 골반을 안으로 잡아당기며 똑바로 선다.

브리지 시리즈 진행 단계 차트

단계	동작	실시 방법
1단계	쇼트 브리지 264~265쪽	50회씩 3세트 실시 성공하면 2단계 시작
2단계	스트레이트 브리지 266~267쪽	40회씩 3세트 실시 성공하면 3단계 시작
3단계	앵글 브리지 268~269쪽	30회씩 3세트 실시 성공하면 4단계 시작
4단계	헤드 브리지 270~271쪽	25회씩 2세트 실시 성공하면 5단계 시작
5단계	하프 브리지 272~273쪽	20회씩 2세트 실시 성공하면 6단계 시작

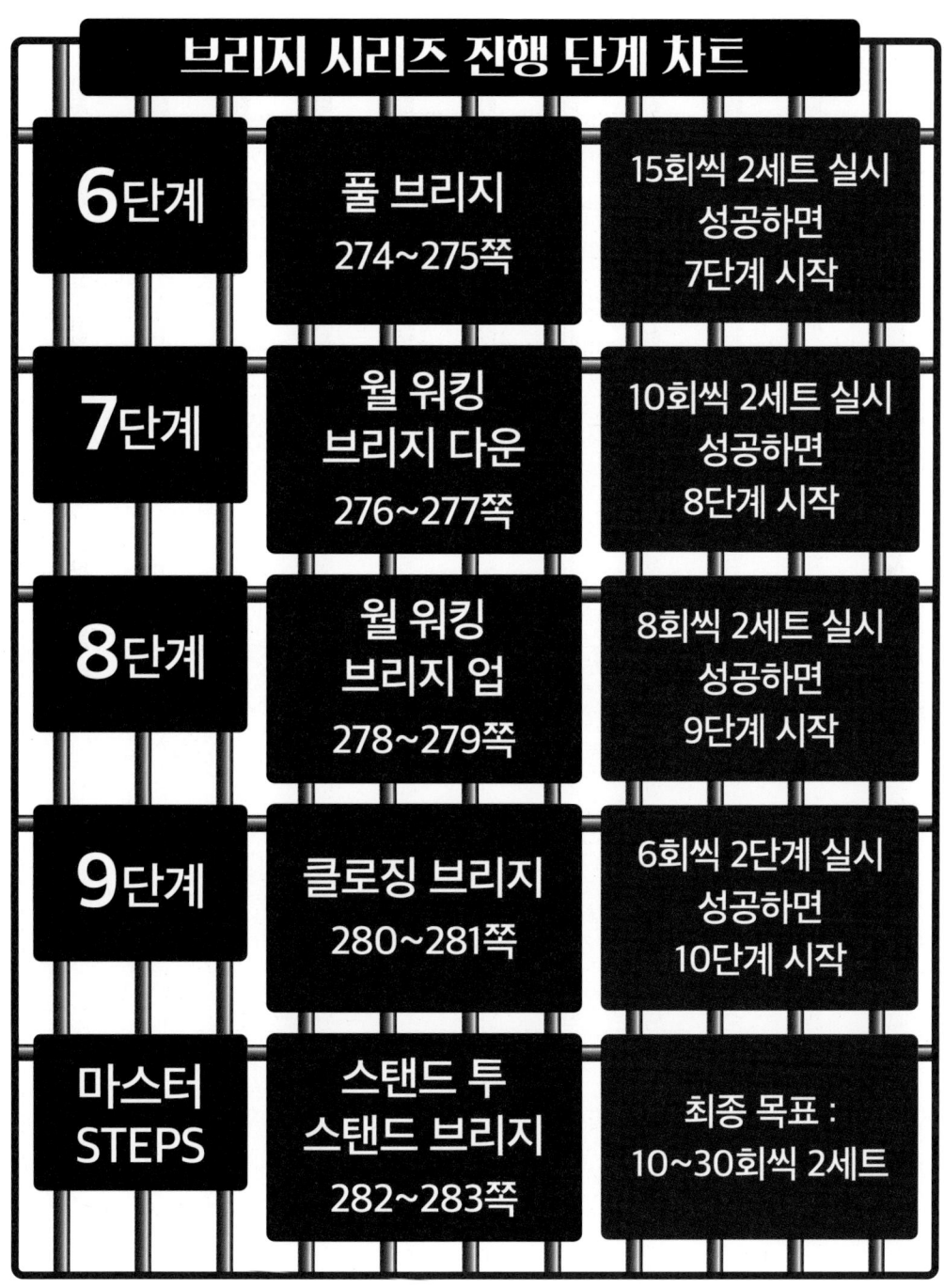

그 밖의 브리지 동작

요즘 헬스클럽에는 몸통과 팔다리의 힘이 상당히 좋은 과도한 근육질의 남자들이 많다. 헬스클럽에서 프리 웨이트 기구 운동을 하기에 힘이 좋다는 의미다. 헬스클럽 마니아들의 유일한 장점이다. 브리지 시리즈의 마스터 단계에 도달했다면 겉으로 보이는 등 근육뿐 아니라 역도 훈련으로도 자극되지 않는 척추 심부근육도 엄청난 힘을 기를 수 있다는 데에 의심의 여지가 없다. 마찬가지로 스스로 유연하다고 생각하는 수많은 격투기선수들을 만나봤지만, 함께 훈련해 보면 앞쪽으로 구부리는 자세에서만 유연할 뿐이고 몸을 뒤로 구부려 손바닥으로 바닥을 짚어 보라고 하면 엉덩방아를 찧고 마는 경우가 흔하다.

브리지 시리즈는 유연성이 동반된 엄청난 힘을 기르게 해준다. 이 정도 운동효과만으로도 훈련 프로그램에 포함시키기에는 충분한 가치가 있다. 하지만 브리지 시리즈를 끝까지 실시하면 그 어떤 운동보다 훨씬 더 많은 것을 얻게 된다. 무엇을 기대하든 그 이상이다. 오래된 등 부상에서 회복되고 디스크 같은 새로운 부상을 예방하는 데 도움이 된다. 복부와 팔다리 근육을 단련시키고, 흉곽을 넓히고 어깨의 긴장을 풀어주며, 전신의 민첩성과 신체 조정 능력을 키우고, 소화 기능을 개선하고 균형감각을 향상시킨다. 여기서 끝이 아니라 더 나열할 수도 있다.

마스터 단계에 도달해서 운동 강도를 더 높이는 법을 알고 싶을 때를 대비하여 기억해둬야 할 점이 있다. 브리지 동작은 단순히 근력이나 유연성 향상 이상의 운동법이다. 건강과 운동 거의 모든 측면에서 개선을 유도하는 유일한 '종합' 운동법이다. 그렇기 때문에 마스터 단계 이상의 운동을 찾을 때는 단순히 힘과 유연성 측면에서만 생각하지 않도록 한다.

브리지 동작을 통해 분명 힘을 키울 수 있다. 풀 브리지 단계로 돌아가서 웨이트 조끼를 착용하는 등 무게를 추가해서 브리지 동작을 실시하는 것도 한 가지 방법이다. 샌퀜틴 주립 교도소에서 만났던 덩치가 엄청나게 큰 전직 역도선수는 몸무게가 90kg 정도 나가는 동료를 자신의 배에 앉히고 풀 브리지 자세로 버티기도 했다. 덩치가 큰 남자가 그렇게 유연한 몸놀림을 보였다는 사실을 믿기 어려울 것이다. 몸무게가 거의 140kg에 육박했으며, 근육질 몸매도 아니었다. 하지만 수년 간 브리지 운동을 한 덕분에 몸이 놀라울 정도로 유연해졌다. 무게를 추가해서 브리지 동작을 하는 것이 인상적일 수 있지만, 어떤 척추 운동이든 무거운 중량을 추가하는 것은 항상 조심한다. 그렇게 한두 번 시도하는 일은 별개의 문제지만, 운동 효과를 기대하면서 오랫동안 하다보면 결국에는 문제를 일으키게 된다.

원한다면 유연성을 상당히 쉽게 계속해서 늘릴 수도 있다. 브리지 버티기 자세에서 머리가 발가락 쪽에 가까워지도록 몸을 더 구부려서 관절가동범위를 최대한 늘리는 데 집중하는 방법이다. 이 자세에서 인간이 발휘할 수 있는 최고 수준의 유연성이라면 발바닥을 머리에 붙이는 정도일 것이다. 요가에서는 전갈 자세라고 알려져 있다. 곡예사들이 그런 기상천외한 동작을 하는 모습을 봤을 것이다. 나 역시 다른 사람들이 하는 모습을 본 게 전부이다. 어린 나이에 체조를 시작했거나 여성이 아니라면 기예에 가까운 그런 수준에 도달할 가능성은 거의 없다. '이중 관절'이라는 잘못된 용어로 부르는 '관절 기능 과운동성(관절이 과도하게 늘어나고 펴지는 증상—옮긴이)'이라는 의학적 증상이 아니라면 성인 남성이 그런 동작을 하는 경우 역시 아주 드물다. 유연성은 중요하지만 등의 유연성을 키우기 위해 보다 안전하고 효과적인 방법이 있기 때문에 일부러 무리한 방식에 집중하는 일은 없도록 한다.

스탠드 투 스탠드 브리지 단계를 뛰어넘고 싶다면 두 가지 방법이 있다. 우선 맨몸 트레이닝 기술을 결합하는 방법이다. 가령 핸드 스탠드 푸시업과 브리지를 결합하는 식이다. 브리지 자세에서 양손으로 바닥을 밀어 똑바로 일어서는 자세 대신 발차기를 하듯이 두 발을 들어 올려서 물구나무서기 자세를 취하는 것이다. 연습을 조금 해야 하지만, 물구나무서기를 하는 가장 멋진 방법 중 하나이다. 브리지 자세에서 물구나무서기 자세를 할 수 있다면 반대로 물구나무서기 자세에서 다리를 내려서 브리지 자세를 만들어 보는 방법도 있다.(처음 시도할 때는 넘어질 때 충격을 완화시켜 줄만 한 것을 반드시 바닥에 가져다 놓도록 한다.) 이 두 가지 변환 자세를 무리 없이 할 수 있다면 두 자세를 다시 결합하는 방법도 있다. 몸을 거꾸로 세워 물구나무서기 자세를 취한 뒤 다리를 내려 브리지 자세를 취했다가 다시 발을 위로 차올려서 물구나무서기 자세로 돌아오는 것이다. 이 정도의 고난이도 동작을 하려면 몸 전체 근육에 강철 같은 힘과 채찍 같은 유연성이 모두 있어야 한다. 전신 운동 효과도 탁월할 뿐만 아니라 터득했을 때 만족감도 아주 높은 운동이다. 말할 것도 없이 이런 종류의 복합 운동을 시도라도 하려면 적어도 핸드 스탠드 푸시업 시리즈의 4단계(314~315쪽 참고)를 실시할 수 있고 스탠드 투 스탠드 브리지를 마스터해야 한다.

힘과 체조를 결합한 방식이 자신의 취향이 아니라면 '플랫폼 브리지'를 시도해보자. 플랫폼을 이용한 브리지 방식은 외부 저항은 전혀 추가하지 않은 채 스탠드 투 스탠드 브리지 동작을 더 힘들게 실시하는 거의 알려지지 않는 방법이다. 높은 플랫폼 위에 똑바로 선다. 몸을 뒤로 젖혀서 브리지 자세를 취한다. 가능하면 몸을 밀어 올려서 서 있는 자세로 되돌아온다. 자세의 각도가 변했다는 것은 몸에 어마어마한 힘이 필요하다는 의미다. 스탠드 투 스탠드 브리지를 뛰어넘는 최고 난이도의 방식이라고 할 수 있겠지만, 플랫폼 브리지는 손목에 무리가 갈 수 있기 때문에 천천히 조심해서 시작한다.

응용동작

브리지는 아주 종합적인 운동이다. 그렇기 때문에 브리지 대신 할 수 있는 응용동작이 거의 없다. 여기서 소개하는 몇 가지 동작은 브리지 자세를 비슷하게 흉내 내는데 약간 도움이 된다. 가령 '낙타 자세'의 경우 척추의 힘과 유연성이라는 두 가지 요소가 모두 필요하다. 하지만 '하이퍼 익스텐션' 같은 다른 동작들은 몸통의 유연성을 키우는 데는 효과가 미미하지만, 척추와 골반을 단련시킨다. 팔 부상 등의 이유로 실제 브리지 동작을 할 수 없을 때 등의 힘을 유지하기 위해 이용하면 좋은 동작들이다.

활 자세 Bow Hold

추골과 주변 인대를 단련시키면서 등의 유연성을 키우는 고전적인 척추 운동법이다. 바닥에 엎드린다. 무릎을 구부리고 양발을 엉덩이 위에 놓은 다음 양손으로 양쪽 발목을 각각 잡는다. 이 자세만으로도 스트레칭이 되지만 여기서 멈추지 않는다. 온전히 척추의 힘을 이용해서 가슴과 무릎을 가능한 한 높이 바닥에서 들어올린다. 그 자세로 10~30초 정도 움직이지 않고 버틴다. 활 자세가 편해지면 낙타 자세를 시도해본다.

낙타 자세 Camel Hold

양쪽 무릎을 골반너비 간격으로 벌리고 바닥에 무릎을 꿇는다. 종아리 위에 앉는 대신 몸을 일으켜서 골반이 일직선이 되고 몸이 대문자 알파벳 'L'이 되도록 만든다. 이 자세에서 등을 천천히 뒤로 구부리며 시선을 등 뒤로 넘겨서 양손으로 발목을 잡는다. 발목을 잡으면 골반을 앞으로 밀어서 척추가 최대한 구부러지도록 한다. 쉬운 것처럼 들리지만 동작을 끝까지 하려면 척추 심부근육의 힘이 어느 정도 필요하다. 그 자세로 10~30초 정도 움직이지 않고 버틴다. 서부 해안가에 사는 한 요가 강사에게 이 멋진 스트레칭 동작을 배웠다. 낙타 자세라고 부르는 이유를 아는 사람은 없는 것 같다. 내가 보기에는 낙타와 전혀 닮은 구석이 없다.

도마뱀 브리지 Gecko Bridge

풀 브리지 동작보다 조금 더 어려운 응용동작이다. 풀 브리지 버티기 자세(274쪽 참고)를 취한 다음 한쪽 손과 반대편 발을 바닥에서 들어서 수평으로 뻗는다. 이 자세에서 잠깐 멈췄다가 들었던 팔다리를 제자리에 놓은 다음 반대편 손과 발을 같은 방법으로 든다. 일반 브리지 버티기 자세보다 팔다리의 힘이 더 필요하고, 균형을 잡기 위해 몸을 강하게 긴장시키는 과정에서 허리 근육도 단련된다.

하이퍼 익스텐션 Hyper-extension

트레이닝 파트너가 필요하지만 선호하는 몇 가지 운동 가운데 하나이다. 테이블이나 책상, 높은 벤치에 엎드려서 두 다리와 골반까지만 올려놓고 몸통은 아래 방향으로 똑바로 숙인다. 골반을 기준으로 몸통과 다리가 직각을 이루게 된다. 이 자세를 유지하려면 떨어지지 않도록 발목을 잡고 눌러 줄 사람이 있어야 한다. 쿠션이나 수건을 골반 아래에 받치면 모서리에 베이는 것을 막을 수도 있다. 양손을 머리 뒤에 놓고 다리와 일직선이 되도록 몸통을 들어 올린다. 이 자세에서 잠깐 멈췄다가 다시 상체를 낮추고 같은 방식으로 여러 차례 반복한다. 하이퍼 익스텐션 동작은 햄스트링 부위, 둔근, 골반, 척추 근육을 자극한다. 척추에 어떤 부담도 주지 않고 모든 근육을 단련시키기 때문에 알아두면 좋은 운동이다. 무거운 중량을 들고 데드 리프트나 스쿼트 운동을 해서 디스크가 파열되거나 부분 돌출된 경우에도 기존 부상을 악화시키지 않고 등 근육을 단련시킬 수 있다.

리버스 하이퍼 익스텐션 Reverse Hyper-extension

하이퍼 익스텐션은 골반을 주요 회전축으로 해서 두 다리는 고정한 채 몸통만 들어 올리는 운동이다. 이 동작을 반대로 해서 비슷한 근육을 자극할 수 있는 것도 당연하다. 골반을 회전축으로 해서 이번에는 상체는 고정한 채 두 다리를 올리는 방식이다. 테이블에 엎드려서 몸통과 얼굴은 테이블 위에 올려놓고 두 다리는 테이블에 닿지 않게 한다. 이때 몸통보다는 다리가 길기 때문에 다리가 바닥에 닿는다. 몸통이 움직이지 않도록 양손으로 테이블을 잡은 다음 두 다리가 몸통과 일직선이 될 때까지 위로 들어 올린다. 두 다리를 되도록 곧게 편 상태로 유지하면 훨씬 힘이 든다. 다리를 올린 자세에서 잠깐 멈췄다가 긴장을 풀지 않고 다리를 천천히 내린다. 같은 방식으로 여러 번 반복한다. 리버스 하이퍼 익스텐션을 하기에 소파 스타일의 안락의자가 제격이다. 팔걸이 쪽에 서서 의자 위로 몸을 기댄다. 팔걸이에 각각 가슴과 골반이 오도록 자세를 조정하고, 몸이 떨어지지 않도록 의자 아래를 손으로 단단히 잡는다. 집에 편안한 안락의자가 있다면 시도해볼 만하다. 침대는 높이가 충분치 않아서 적합하지 않다. 하이퍼 익스텐션의 운동 효과에 더해 트레이닝 파트너가 필요하지 않다는 장점이 있다. 허리가 좋지 않은 사람들에게 정말 치료 효과가 뛰어난 운동이다. 등 운동을 할 때 흔히 나타나는 접질리는 증상 없이 등허리 근육을 탄탄하게 만들고 혈액순환을 개선한다.

슈퍼맨 하이퍼 익스텐션 Prone Hyper-extension

바닥에 엎드린 다음 양발은 나란히 모으고 양손은 머리 뒤에 놓는다. 무릎은 구부리지 않은 채 가슴과 양발을 가능한 한 높이 들어 올린다. 실제로 바닥에서 발을 몇 센티미터밖에 올릴 수 없을 테지만, 척추 근육을 단련하는 데 아주 좋은 운동이다. 동작을 여러 차례 반복하거나 가슴과 양발을 위로 올린 자세에서 10~30초 정도 움직이지 않고 버틴다. 되도록 다리를 적게 움직이기 때문에 햄스트링과 둔근, 골반은 척추기립근 만큼 자극을 받지 않는다. 모든 사람들이 흔히 겪는 등 중간 부위의 근육 경련을 풀어주는 데 아주 효과적인 동작이다. 일하느라 책상에서 웅크리고 있어야 하는 경우 등 근육을 자극하는 운동으로도 좋다. 동작이 아주 간단해서 하루에도 몇 차례나 할 수 있기 때문이다. 마치 날아가는 것처럼 양팔을 앞으로 곧게 펴면 지렛대의 원리에 따라 동작이 조금 더 어려워진다.

백 핸드스프링 Back Handspring

브리지 시리즈를 하는 동안 어느 순간 허리가 점점 유연해지고 몸을 뒤로 구부리는 동작이 능숙해지면 손 짚고 뒤로 도는 백 핸드스프링 동작을 할 수 있을지 궁금해진다. 영화에서 충분히 많이 봤을 스턴트 동작이다. 위로 점프하며 뒤로 공중제비를 돌아 마치 고양이처럼 민첩하게 두 발로 착지하는 모습은 정말 멋져 보인다. 사실 이 동작을 시도해보고 싶은 욕구는 전혀 잘못된 것이 아니다.

정말 멋져 보이는 동작일 뿐 아니라 브리지 버전의 플라이오메트릭 운동이기도 하다. 브리지 동작보다 훨씬 격렬한 방식으로 척추 근육과 골반, 다리를 단련시키고, 전신의 민첩성을 향상시키는 효과가 있다. 사실 브리지 운동으로 골반과 척추의 유연성이 좋아졌다면 백 핸드스프링을 배우는 일은 그렇게 어렵지 않다. 몸놀림이 날래고 중간에 포기하지 않는다면 몸무게가 많이 나가는 경우에도 해낼 수 있다. 통통한 몸매의 액션 영화배우 홍금보가 40대에 접어들어서도 수차례 백 핸드스프링을 하는 모습을 봤다. 핵심 열쇠는 '자신감'이다. 백 핸드스프링을 난생 처음 시도했을 때 중간에 겁이 나서 그만두는 바람에 머리가 깨질 뻔했다. 콘크리트 바닥 위에서 그렇게 되는 바람에 자신감은 더 떨어졌다. 처음 배울 때 되도록 두꺼운 스펀지 매트 위에서 연습하면 좋다. 백 핸드스프링은 번개처럼 빠른 동작이어서 제대로 동작을 이해하려면 직접 해봐야 하고, 하는 방법을 설명하는 것이 어울리지 않지만 적어도 몇 가지 조언은 해줄 수 있다. 그냥 위로 뛰는 것이 아니라 아주 힘차게 뛰어오른다. 뛰어올라서 몸을 뒤로 젖힌다. 손으로 균형을 잡으면서 가능한 빨리 몸을 머리 위로 넘긴다. 등은 단단히 조인 채 아치 모양으로 구부리고 머리는 양팔 사이에서 계속 뒤쪽을 향하고 눈으로는 손을 짚을 곳을 찾는다. 탄력을 받아 몸을 뒤로 넘기면서 다리도 위로 회전시킨다. 백 핸드스프링을 마스터하면 공중제비를 해보고 싶어진다. 백 핸드스프링과 같은 동작이지만 손으로 바닥을 짚지 않는다. 무릎을 접어서 넘기려면 단단한 복근뿐 아니라 다리와 척추에도 훨씬 더 폭발적인 힘이 필요하다. 공중제비는 '월 플립', '플래시 킥(뒤 공중 돌며 앞차기—옮긴이)', '트위스트 플립' 등의 다른 묘기 같은 기술로 이어지는 멋진 동작이다. 단, 이런 동작들을 운동할 때 시도해보고 싶다면 말이다.

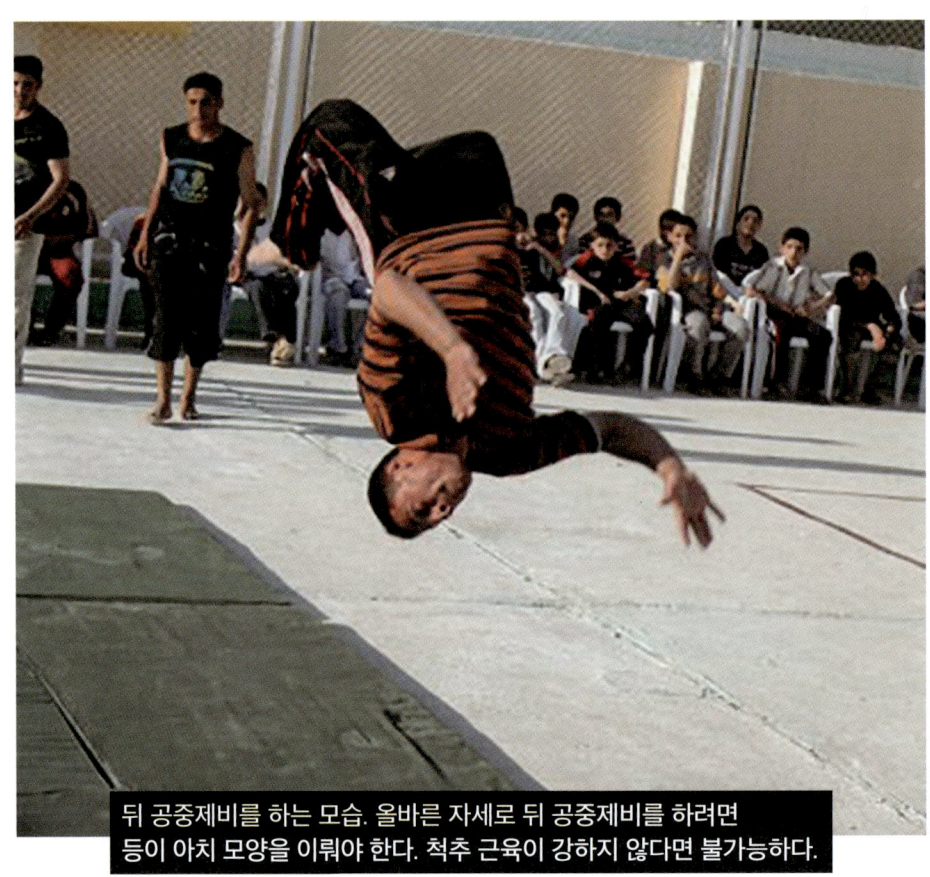

뒤 공중제비를 하는 모습. 올바른 자세로 뒤 공중제비를 하려면 등이 아치 모양을 이뤄야 한다. 척추 근육이 강하지 않다면 불가능하다.

10 : Handstand Pushup

핸드스탠드 푸시업

강인하고 건장한 어깨

순수한 남성성과 관련된 신체 부위로 어깨를 빼고 생각하기란 쉽지 않다. 아틀라스가 어깨로 하늘을 떠받치고 있는 형벌을 받은 이래로 남자들은 본능적으로 어깨와 힘의 연관관계를 이해했다. 어깨에서 가장 중요한 근육인 삼각근은 팔을 쓰는 거의 모든 움직임에서 몸통 주요 근육의 힘을 전달한다. 따라서 어깨가 약하면 기본적으로 상체 전체가 힘을 쓰지 못한다. 넓은 어깨에는 신체가 지니는 어떤 시각적 특징과도 비교할 수 없는 육체적 우월성과 힘의 이미지가 반영되어 있다.

어깨는 멋진 신체 부위인 듯하다. 하지만 현대식 어깨 운동법에는 한 가지 문제점이 있다. 심각한 수준의 문제다.

어깨를 아프게 하는 운동

어깨 통증과 근력 운동법은 실과 바늘처럼 항상 붙어 다니는 운명인 듯하다. 마치 '사랑과 결혼'의 관계인 셈이다. 선호하는 운동 방식은 중요하지 않다. 보디빌딩, 파워 리프트, 역도, 머신 트레이닝, 웨이트 트레이닝 등 어떤 훈련이든 마찬가지다. 어깨 부상은 모든 근력 운동에서 나타난다. 어깨 부상과 근력 운동은 사실상 동의어다. 저항 기계나 프리 웨이트 기구를 이용해서 6개월 이상 운동하고 있다면 아무리 가벼운 수준이라고 해도 어깨 통증이 사라지지 않는 경험이 한 번쯤은 있었을 것이다. 이제껏 통증을 겪지 않았다면 아주 운이 좋은 소수의 사람들 가운데 한 명이고, 계속 운동을 한다면 부상을 당할 수 있다.

어깨 부상은 거의 대부분 회전근개 부위다. 요즘 스포츠 부상을 언급할 때 유행어처럼 사용하는 용어이기 때문에 아마도 들어봤을 것이다. 운동선수들의 고질적인 부상 부위로 전방십자인대와 함께 자주 등장한다. 용어는 사람들 입에 많이 오르내리고 있지만, 운동하는 사람들 대다수는 회전근개가 무엇이고 무슨 일을 하는지 실제 잘 알지 못한다. 우선 회전근개는 하나의 근육이 아니다. 상완골이 어깨 관절 안에서 안정적으로 움직이게 하는 근육군이다. 회전근개는 극상근, 소원근, 극하근, 견갑하근 이렇게 네 근육으로 구성된다. 어깨 삼각근은 팔의 주요 움직임을 관리한다. 광배근, 대원근, 승모근, 흉근과의 시너지 작용을 통해 팔을 앞뒤, 위아래로 움직이게 한다. 하지만 이름에서 암시하듯이 상완골이 앞뒤로 회전하는 것을 컨트롤하는 일은 회전근개를 구성하는 네 개의 근육이 한다.

회전근개의 역할이 중요한 데는 두 가지 이유가 있다. 첫째, 팔은 움직이는 동안 끊임없이 회전하기 때문이다. 누르거나 노를 젓는 것처럼 상당히 수평적인 동작을 할 때도 상완골은 앞뒤로 회전한다. 동작이 클수록 회전 범위도 커

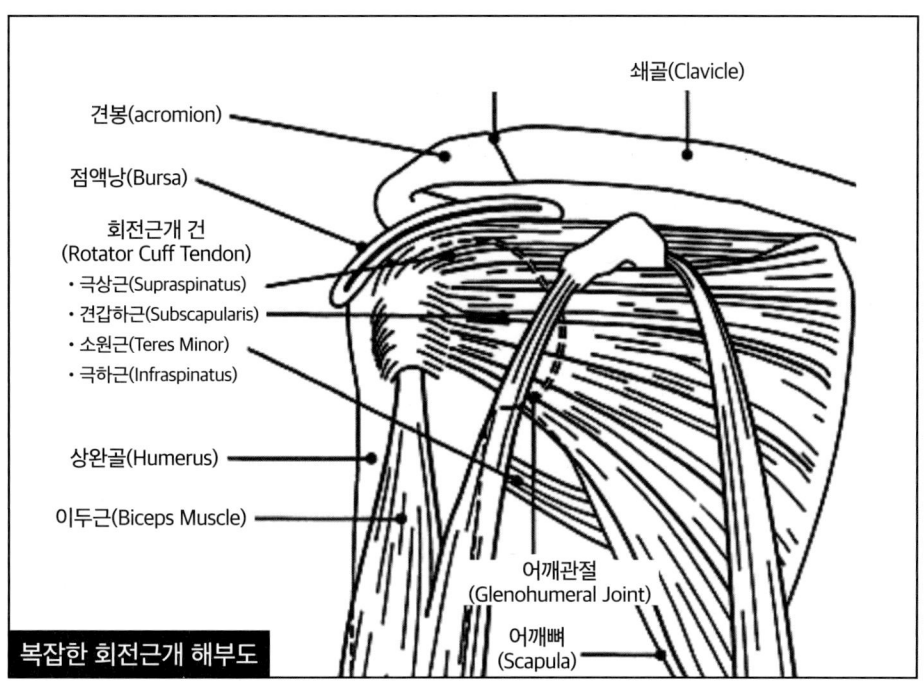

복잡한 회전근개 해부도

진다. 팔과 쇄골은 구상관절 구조로 연결되어 있어서 상완골이 회전할 수 없으면 팔은 거의 마비된 것이나 다름없다. 둘째, 안전과 관계가 있기 때문이다. 구상관절 구조 덕분에 상완골은 상당히 쉽게 움직일 수 있지만, 여기에는 대가가 따른다. 움직이기 쉬운 만큼 다치기도 쉽다. 어깨의 회전축 부분은 외부 충격에 약하다. 상완골이 심하게 뒤틀리면 회전근개는 특히나 다치기 쉽다. 결과적으로 무거운 바벨을 들고 프레스 동작을 할 때 회전근개는 엄청난 압력을 감당해내야 한다. 삼각근, 흉근, 광배근 등 회전근개 주변의 근육은 크기도 더 크고 힘도 더 세지만, 기능은 상당히 단순하다. 무거운 중량으로 반복적으로 자극해도 견뎌낸다. 하지만 크기는 더 작고 구조는 더 복잡한 회전근개의 본래 역할이 웨이트 트레이닝 기구의 무게를 견뎌내야 하는 것은 아니다.

회전근개는 바벨 하나만 이용해서 잠깐 운동을 해도 염증을 일으킬 수 있다. 실제 웨이트 트레이닝을 열심히 하는 사람들은 어깨 근육 운동을 하는 만큼 부상을 입는다. 처음에는 대개 사소한 부상들이다. 회전근개와 그 주변 힘줄은 점차 약해지고 염증을 일으킨다. 어깨 염좌가 생길 수도 있다. 커지는 근육 크기에 고무되어 덤벨과 바벨을 계속 들어 올린다. 이렇게 되면 더 심각한 문제를 일으키게 된다. 회전근개 주변의 근육들이 회전근개가 감당할 수 있는 수준 이상으로 크기와 힘이 커진다. 결국 역학적으로 근육에 무리가 가는 자세를 취하게 되고, 회전근개는 어쩔 수 없이 더 압박을 받게 된다. 벤치 프레스와 밀리터리 프레스를 할 때 무게는 점점 올라가고 어깨 손상 역시 심해진다. 오히려 헬스클럽에 있지 않을 때 어깨를 덜 사용하는 법을 배운다. 어깨는 계속 염증을 일으키고 움직이면 아프다. 심각한 경우 어깨 근육이 찢어지고 어깨 탈구가 일어난다. 일상생활에서 어깨 움직임을 줄이다 보면 결국 유연성이 떨어지고 혈액순환이 원활해지지 않으면서 문제가 더 심각해진다. 건염, 충돌증후군, 점액낭염, 오십견 같은 만성질환으로 이어진다. 나이가 든 역도선수들은 거의 모두가 어깨 통증을 가지고 산다. 헬스클럽에서 사는 것처럼 운동하는 사람들이 체격도 크고 힘도 강해 보이지만, 어깨 건강은 정말 형편없다. 관절경 검사를 통해 보디빌더의 어깨 내부를 살펴보면 안쪽에 마치 폭탄이 터진 것 같은 경우가 많다. 10년 이상 경력을 가진 보디빌더들 대다수는 어떤 형태든 어깨 관절염을 앓고 있다. 운이 좋지 않은 경우에는 회전근개를 구성하는 근육 가운데 한 곳 이상이 완전히 파열되어 수술을 해야 하는 일도 있다. 매일 꾸준히 약물치료와 물리치료를 병행하는 것과는 별개로 통증은 삶의 일부분이 된다.

진짜 어깨 운동과 인위적인 어깨 운동

힘쓰는 운동을 하는 선수들 대부분은 어깨 통증에 대처하는 방법은 하나뿐이라고 생각한다. 바로 통증을 안고 사는 법을 배우는 것이다. 개인적으로 너무나 한심한 방법이라고 생각한다. 게다가 올바른 방법도 아니라고 분명히 말할 수 있다. 믿거나 말거나 처음부터 어깨를 손상시키지 않으면서 크고 힘이 좋고 기능적으로 뛰어난 삼각근을 키울 수 있는 방법이 있다. 하지만 이 방법을 이해하기 위해서는 먼저 무엇이 잘못되었는지 알아야 한다.

분명 잘못된 점이 있기 때문이다. 통증은 운동의 결과로 당연히 참고 견뎌야 하는 것이 아니다. 운동을 하는데도 삶에서 고통이 점차 줄어들지 않는다면 무언가 잘못하고 있다는 것이 내 생각이다.

그렇다면 웨이트 트레이닝 동작이 어깨 통증을 많이 유발하는 이유는 무엇일까? 무거운 중량과 관계가 있다고 생각하기 쉽다. 하지만 운동할 때 이용하는 중량과는 아무런 관계가 없다. 사람의 몸은 관절에 아무런 문제를 일으키지 않고도 놀라울 정도로 힘을 키울 수 있다. 사람의 몸은 본능적으로 강해지고 싶어 한다. 문제는 운동 유형에 있다. 사람의 몸에 자연스럽지 않은 유형의 운동이라는 것이다. 자연스러운 '진짜' 운동으로 바꿀 수 있다면 통증은 사라질 것이다. 인체는 정교한 구조의 기계와 같다. 잘못된 용도로 사용한다면 고장이 나기 시작한다. 올바른 방식으로 본래 의도대로 사용한다면 손상은 일어나지 않는다.

어깨 통증과 부상을 유발하는 최악의 요인 두 가지를 살펴보면 바로 숄더 프레스와 벤치 프레스다. 여기에는 이 두 가지 운동을 모방한 수많은 기계 운동도 포함된다. 두 가지 운동만큼이나 어깨에 좋지 않다. 이런 운동들의 '올바른' 동작은 주요 근육을 자극하기 위해 팔꿈치가 양옆으로 벌어져야 한다. 특히 숄더 프레스의 경우, 측면 삼각근을 자극하기 위해 팔꿈치를 밖으로 향해 옆으로 벌려야 한다.

프레스 비하인드 넥 동작이 고안된 이유다. 바를 목 뒤에 놓으면 어쩔 수 없이 팔꿈치가 밖으로 벌어져야 하기 때문이다. 특히나 와이드 그립을 하고 있다면 바를 들고 프레스 동작을 할 때 팔꿈치를 밖으로 젖히지 않는 편이 오히려 더 어렵다. 숄더 프레스에서 와이드 그립을 선호하는 이유 중 하나이기도 하다. 벤치 프레스라고 해서 더 나을 것은 없다. 중량을 가슴을 향해 내리려면 어쩔 수 없이 팔꿈치가 몸에서 멀리 떨어지게 된다. 보디빌딩의 관점에서는 팔꿈치를 거의 쇄골과 나란한 높이로 올려 몸통에서 떨어뜨리는 것을 완벽한 자세라고 간주한다. 흉근을 더 자극하기 위한 의도다. 모든 프레스 운동에서 완전한 관절가동범위로 동작을 실시하라고 조언한다. 바가 몸에 닿으면 양팔을 완전히 혹은 거의 편 상태까지 밀어 올리라는 의미다.

이런 프레스 동작들은 전혀 자연스럽지 않다. 신체 역학 구조면에서 '좋은' 프레스 동작이라고 말하는 다음 두 가지 주요 요소는 완전히 인위적이다.

1. 팔꿈치를 몸통 바깥쪽으로 젖히듯이 벌리는 자세
2. 낮은 자세에서 바를 몸에 밀착시키는 동작

그렇다면 이 두 가지 동작이 자연스럽지 못하다는 점을 어떻게 증명할 수 있을까? 사람의 몸이 자연스럽게 움직인다는 의미를 이해하기에 가장 좋은 방법은 사람이 본능적으로 움직이는 방법을 살펴보는 것이다. 숄더 프레스와 비슷한 일상생활 속 동작을 찾아보자. 아빠가 아이를 들어 올려주는 모습을 보면 본능적으로 밀어 올리기 동작을 하면서 팔꿈치는 양옆을 향해 밖으로 벌어지지 않고 계속 앞쪽으로 향하는 것을 알 수 있다. 상대방에게 무언가를 머리 위로 올려보라고 하면 항상 팔꿈치는 앞으로 향한 자세를 취할 것이다. 팔꿈치를 양쪽으로 벌리는 자세는 완전히 부자연스럽다. 닿는 지점에서 밀어 올리는 동작 역시 마찬가지이다. 벤치 프레스와 비슷한 본능적인 자세를 생각해보자. 가령 고장난 자동차를 밀거나 치한을 밀어버릴 때 자세를 보면 어느 경우에도 밀어내려는 대상을 가슴에 먼저 대지 않는다. 팔꿈치를 절반 정도 구부린 상태에서 움직이기 시작한다. 우리의 몸은 그런 식으로 움직여야 더 안정적이고 힘을 낼 수 있다는 것을 자연스럽게 이해하고 있는 셈이다.

본능적인 자세로 움직이면서 프리 웨이트를 들어 올렸다면 헬스클럽에서 생기는 만성적인 부상은 거의 없었을 테지만, 오히려 머리를 굴리다가 화를 자초하고 말았다. 인류 진화의 관점에서 결코 적응하지 못하는 인위적인 자세에 억지로 몸을 맞춘다. 분명 단계적으로 실시하지도 않고 무거운 중량까지 더한다. 상황이 이런데도 통증을 안고 살아야 하는 이유가 궁금할 따름이다.

숄더 프레스나 벤치 프레스 같은 인위적인 프레스 동작과 반대되는 자연스러운 진짜 프레스 동작을 설명한 부분은 앞쪽에서 회전근개를 설명한 단락과 관련이 있다. 222쪽에서 언급했듯이 상완골이 심하게 뒤틀리는 동안 엄청난 하중을 받을 때 회전근개는 특히나 다치기 쉽다. 또한 과장된 동작을 하면 상완골이 관절 안에서 뒤틀린다고 했는데, 팔꿈치를 몸 바깥쪽으로 벌리고 바를 가슴이나 목, 어깨로 내리는 바벨 프레스의 주요 동작이 다 여기에 해당된다. 모두 다 상완골이 비틀리는 원인이 된다. 상완골이 연결된 회전근개는 내리누르는 무거운 바의 압력을 고스란히 받는다. 프레스 동작의 이 두 가지 요소를 없애면 거의 모든 만성적인 어깨 문제가 해결된다.

해결책

회전근개에 염증이나 염좌가 생겼거나 찢어졌을 때 프레스 동작을 시도하면 통증 대부분이 낮은 자세에서 나타난다는 것을 알게 될 것이다. 벤치 프레스 자세에서는 바가 가슴 근처에 있을 때나 숄더 프레스 자세에서는 바가 어깨 근처에 있을 때다. 누군가 헬스클럽에서 어깨에 문제가 생기면 관절가동범위를 절반 정도 줄여서 즉시 통증을 줄인다. 기구를 절반 정도만 올리거나 내리는 것이다.

또한 계속 무거운 프리 웨이트를 이용한다고 해도 바벨에서 덤벨로 기구를 바꾸면 어깨 통증이 호전되는 것을 느낀다. 어깨와 팔이 보다 '자연스럽게' 움직이기 때문이라고 말해주는 코치가 있을지 모르지만, 이 말이 실제 무슨 뜻인지 이해하는 사람은 거의 없다. 덤벨을 가지고 프레스 동작을 시작할 때 실제 두 단계 과정이 일어난다. 첫째, 팔꿈치는 바가 움직이는 경로를 따라 옆으로 벌어지지 않기 때문에 프레스 동작을 하는 동안 자연스럽게 앞으로 움직인다. 이렇게 하면 아주 조금이라도 즉시 통증이 줄어든다. 한팔 혹은 양팔로 하는 싱글 덤벨 프레스는 훨씬 좋다. 팔꿈치가 실제 앞으로 움직이도록 유도하기 때문이다. 둘째, 바벨보다는 덤벨을 이용할 때 실제 관절가동범위가 줄어든다. 바벨을 이용해서 벤치 프레스나 숄더 프레스를 할 때는 몸에 닿을 때까지 바를 계속 내린다. 덤벨을 내릴 때는 덤벨 바가 아닌 덤벨 가장자리가 몸에 닿을 때까지만 내린다. 기구가 몸에 닿을 때까지 움직이는 범위가 달라서 결국 관절가동범위에서 몇 센티미터 차이가 난다. 관절가동범위를 몇 센티미터만 줄여도 바벨 프레스 동작 때문에 생기는 염증 일부를 줄일 수 있다.

프리 웨이트 운동에 푹 빠져있다면 통증을 줄이기 위해 이런 방법 가운데 몇 가지를 시도해볼 수 있다. 하지만 어깨가 정말 중요하다면 이런 방법들은 모두 포기하고 운동 역사상 가장 자연스러운 어깨 운동으로 대체하라고 조언하겠다.

바로 '핸드스탠드 푸시업'이다.

천하무적 핸드스탠드 푸시업

핸드스탠드 푸시업을 하는 동안 몸은 본능적으로 어깨에 가장 무리가 되지 않는 자세를 취한다. 팔꿈치의 위치는 항상 몸통 안쪽, 가슴 근육 반대쪽을 벗어나지 않는다. 팔꿈치를 옆으로 밀어내면 아주 부자연스럽게 느껴지고 균형을 잡는 일이 거의 불가능하다. 물구나무서기 자세에서는 몸이 앞으로 떨어지려는 경향이 있기 때문이다. 물구나무서기 자세에서 자연스럽게 팔꿈치가 앞으로 향하는 모습은 뒤에 있는 사진에서 확인할 수 있다. 이 자세를 그 아래 사진 속 팔꿈치가 밖으로 향하는 전형적인 바벨 프레스 자세와 비교해보자. 핸드스탠드 푸시업을 하는 동안에는 상완골을 비틀고 회전근개에 염증을 일으키는 동작이 불가능하다. 핸드스탠드 푸시업은 숄더 프레스를 거꾸로 하는 것과 같은 동작이지만, 어깨가 바닥에 닿을 때까지 몸을 낮출 수는 없다. 머리가 방해가 되기 때문이다. 핸드스탠드 푸시업으로 턱이 바닥에 닿을 때까지 내려가는 상급자 수준의 사람들조차 회전근개 근육에 손상이 갈 정도로 몸을 낮출 수는 없다. 또한 바벨 그립보다는 손바닥을 펴서 바닥을 짚는 자세가 훨씬 안전하다. 손을 펴면 압력이 골고루 분산되면서 전완이 고르게 자극받아 강해진다. 프레스 동작의 그립 자세는 테니스 엘보 같은 증상의 원인이 된다. 그립 자세의 중요성은 다양한 핸드스탠드 동작뿐 아니라 일반적인 푸시업 동작에도 해당된다. 올바른 자세로 한다면 핸드스탠드 푸시업은 아주 안전하다.

　부상을 유발하지 않고 단순히 어깨만 단련시킨다고 해도 핸드스탠드 푸시업은 여러 운동법 가운데 중요한 동작이 되지만, 그보다 더 많은 효과를 얻을 수 있다. 우선 힘의 측면에서 살펴보자. 사실 핸드스탠드 푸시업을 하는 것은 어깨로 자신의 몸무게를 누르는 것과 같다. 바벨로 이 정도의 힘을 키우려면 너무 오랜 시간이 걸리고 많은 부상을 유발할 수 있다. 헬스클럽에서 운동하는 사람들 대부분은 결코 그 정도 수준에 도달하지 못한다. 하지만 일반인은 몇 달 만에 핸드스탠드 푸시업을 배울 수 있다. 결과적으로 단시간 내에 아주 힘이 좋은 근육질의 어깨를 만들 수 있다.

또한 웨이트 트레이닝 방식으로는 따라 할 수 없는 고난도의 균형 감각과 전신 조정 능력을 키울 수 있다. 물구나무서기 자세를 안정적으로 유지하는 동작은 귓속에 있는 몸의 균형을 담당하는 전정기관이 효율적으로 제 기능을 하도록 유도한다. 더불어 일상생활 속 모든 움직임에서 균형감각과 운동감각을 높인다.

평소 자세와는 정반대인 물구나무서기 자세를 취하는 간단한 행동만으로도 우리 몸은 큰 효과를 얻는다. 혈액 공급 방향이 뒤바뀌면서 정맥과 동맥이 중력에 반해 반대 방향으로 움직이게 되어 더 유연하고 강해지고 건강해진다. 소화기관에도 같은 원리가 적용된다. 몸을 거꾸로 하면 머리는 신선한 혈액으로 채워진다. 뇌를 위한 일종의 강장제인 셈이다. 덕분에 운동을 마치고 나면 기분이 상쾌해지고 정신이 또렷해진다.

힘, 근육, 민첩성 그리고 건강까지, 이 모든 걸 한 가지 운동으로 얻는 것이다. 더 이상 무엇을 바랄 수 있을까?

완벽한 자세 = 완벽한 힘

핸드스탠드 푸시업은 어려운 동작이어서 어쩔 수 없이 자신만의 독특한 방식을 개발하게 된다. 핸드스탠드 푸시업을 배우는 가장 좋은 방법은 각 동작마다 균형감각, 근력 조절, 신체 조정 능력, 힘 사용법 등을 충분히 터득하면서 천천히

10단계 과정을 밟아가는 것이다. 다음은 완벽한 자세와 동작을 배우는 데 도움이 되는 몇 가지 기술적인 조언이다.

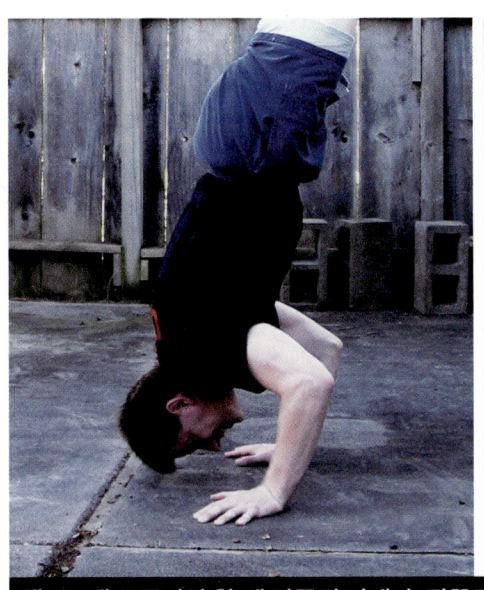 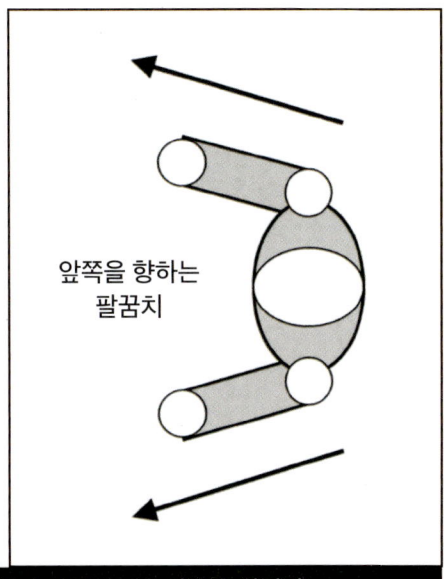

핸드스탠드 푸시업 할 때 팔꿈치 자세다. 팔꿈치가 자동적으로 앞쪽을 향한다.
회전근개 근육군이 가장 자연스럽고 안전한 자세다.

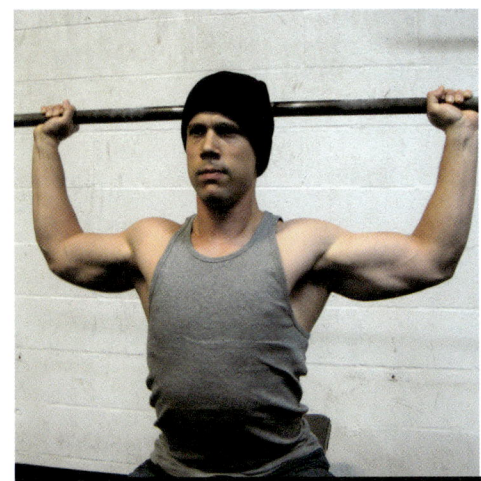 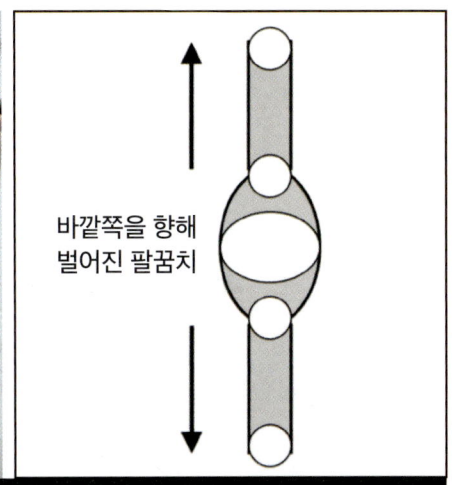

바벨 프레스 할 때 팔꿈치 자세다. 팔꿈치가 억지로 바깥쪽을 향해 벌어진다.
회전근개 근육군이 다치기 쉬운 위험한 자세다.

⊕ 핸드스탠드 푸시업은 벽에 등을 기대거나 혹은 전혀 기대지 않은 채 할 수 있다. 어디에도 기대지 않고 하려면 힘만큼이나 균형감각을 키우는 데도 노력을 기울여야 한다. '죄수 운동법'의 핵심 목표는 근육과 힘을 키우는 것이기 때문에 벽에 기대서 하는 응용동작에 중점을 둔다. 어디에도 기대지 않고 하는 방식에 관심이 있다면 우선 벽을 이용한 방식을 마스터한다.

⊕ 핸드스탠드 푸시업 시리즈의 처음 몇 단계에서는 균형을 잡고 물구나무서기 동작에 적응하도록 몸을 차츰 단련시킨다. 물구나무서기 자세를 취했다가 다시 안전하게 내려오는 법도 배운다. 더 화려한 단계를 향해 서둘러 나가고 싶은 마음을 누르고 이런 기본적인 동작부터 마스터한다.

⊕ 발을 차면서 몸을 거꾸로 세울 때 양손을 벽에 너무 가깝게 놓지 않는다. 손의 위치는 벽에서 15~20cm 정도 떨어지거나 때로는 그 이상 거리를 두는 편이 훨씬 안정적이다. 양손은 어깨너비 정도 간격을 유지한다.

⊕ 핸드스탠드 푸시업을 할 때 밀리터리 프레스의 경우처럼 팔꿈치를 억지로 옆으로 벌리지 않는다. 팔꿈치는 자연스럽게 안쪽을 향하게 된다. 가슴 앞에서 일직선이나 대각선 방향을 가리키게 된다.

⊕ 몸을 일직선 상태로 유지하지 않는다. 양발 끝이 머리 위치보다 조금 멀리 밀려나면서 몸이 어느 정도 구부러지게 된다(313쪽 사진 참고). 물구나무서기 자세에서 균형을 잡으려는 자연스러운 동작이면서 좋은 자세다. 등을 과도하게 아치 모양으로 구부리지도 않고 그렇다고 몸을 꼿꼿하게 펴려고도 하지 않는다. 완만한 곡선을 유지한다.

⊕ 처음에는 등을 벽에 붙인 채 몸무게를 벽에 다 실으려는 경향이 나타난다. 이것은 나쁜 습관이다. 마지막에는 뒤꿈치만 벽에 닿는 단계에 도달해야 하기 때문이다. 앞서 언급한 조언들에 따라 몸이 완만한 곡선을 이루도록 양손을 벽에서 조금 더 멀리 놓는다면 자동적으로 뒤꿈치만 벽에 닿을 것이다.

⊕ 나중에는 균형을 유지할 수 있을 정도의 무게만 가지고 양발을 벽에 대야 한다. 점차 벽에 무게를 덜 실으려고 시도하다 보면 어디에도 기대지 않고

하는 핸드스탠드 푸시업을 별 어려움 없이 할 수 있을 것이다.

⊕ 벽을 이용해서 핸드스탠드 푸시업 동작을 할 때 뒤꿈치와 벽 사이에 마찰이 느껴진다는 사람들이 있다. 이렇게 되면 푸시업이 더 힘들어진다. 두꺼운 양말을 신거나 부드러운 벽 앞에서 하면 마찰을 줄일 수 있다.

핸드스탠드 푸시업 시리즈

핸드스탠드 푸시업처럼 몸무게를 이용한 운동법은 정말 어렵지만, 성공하면 몸을 마음대로 움직이는 법을 배우는 즐거움뿐만 아니라 바벨 운동에서는 얻을 수 없는 상당한 만족감을 느낄 수 있다. 벽에 대고 몸을 위로 뒤집듯 올려 물구나무를 선 자세로 푸시업을 하는 동작은 멋지다. 분명 다른 사람들에게도 인상적으로 보일 것이다. 하지만 바로 물구나무를 서서 푸시업 동작을 반복할 수 있을 거라는 기대는 버리자. 핸드스탠드 푸시업은 아주 난이도가 높은 힘든 동작이고, 예전에 어깨에 문제가 있었다면 특히 그렇다. 초보자들은 핸드스탠드 푸시업의 1단계를 시작하기 전에 먼저 5장 일반 푸시업 시리즈의 6단계 클로즈 푸시업을 마스터하는 편이 좋다. 손, 전완, 견갑대로만 몸무게 전체를 지탱할 수 있는 훈련이 된다. 7단계 비대칭 푸시업을 마스터하면 회전근개도 단련이 되고 물구나무서기 자세를 시도하기 전에 기존에 있던 어깨 증상을 해결하는 데도 도움이 된다.

핸드스탠드 푸시업 시리즈는 물구나무서기 자세에 익숙해지는 법을 배우는 단계부터 시작된다. 2단계에서는 힘을 이용해 몸의 균형을 잡는 법을 배운다. 이어지는 단계에서는 물구나무서기 자세로 근육과 힘을 키우는 법을 터득한다. 최종 목표인 한손 핸드스탠드 푸시업 동작을 시도할 수 있을 때까지 단계적으로 근육을 단련한다.

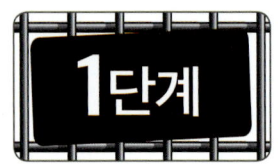

월 헤드스탠드
Wall Headstand

⊕ 초보자 기준: 30초
⊕ 중급자 기준: 1분
⊕ 상급자 기준: 2분

핸드스탠드 푸시업을 시도하려는 사람이 반드시 마스터해야 하는 첫 번째 동작은 물구나무서기 자세다. 월 헤드스탠드는 물구나무서기 자세를 마스터하기 위한 완벽한 입문 단계다. 조금만 연습해도 머리와 혈관, 내장 기관이 갑자기 중력의 방향이 뒤바뀌는 자세에 익숙해진다. 몸 전체가 머리 위에 있기 때문에 균형감각을 시험할 수 있다.

Point

1: 벽을 마주 보고 선다. 머리를 보호하기 위해 바닥에 베개나 쿠션, 수건을 접어서 놓는다. 양손과 무릎을 바닥에 놓고 정수리를 쿠션 위에 놓는다. 정수리는 벽에서 15~25cm 정도 떨어뜨린다. 양손은 어깨너비 정도로 벌려서 머리 양옆 바닥에 손바닥을 단단히 붙인다. 두 다리 가운데 힘이 더 센 다리의 무릎을 같은 쪽 팔꿈치에 가깝게 당기고, 반대편 다리는 곧게 펴서 무릎을 바닥에서 뗀다.

2: 다리를 굽힌 쪽 무릎을 아래로 세게 밀고 동시에 곧게 편 반대쪽 다리를 공중으로 힘껏 차올려서 두 다리 모두 벽을 향해 위로 올린다. 발이 벽에 닿았다고 생각되면 천천히 두 다리를 곧게 펴서 몸을 일직선으로 세운다. 입은 다물고 코로 부드럽게 호흡한다. 정해진 시간만큼 멈췄다가 몸의 긴장은 그대로 유지한 채 무릎을 굽힌 다음 바닥으로 내린다.

Tip

대부분은 월 헤드스탠드 자세를 몇 초간 유지한다. 가장 큰 문제는 처음에 머리를 바닥에 대고 물구나무서기 자세를 취하는 데에 있다. 거꾸로 서기 위해 어느 정도의 힘으로 발을 차올려야 하는지 아는 것도 쉽지 않기 때문이다.

1:
두 다리 가운데 힘이 더 센 다리의 무릎을
같은 쪽 팔꿈치에 가깝게 당기고,
반대편 다리는 곧게 펴서 무릎을 바닥에서 뗀다.

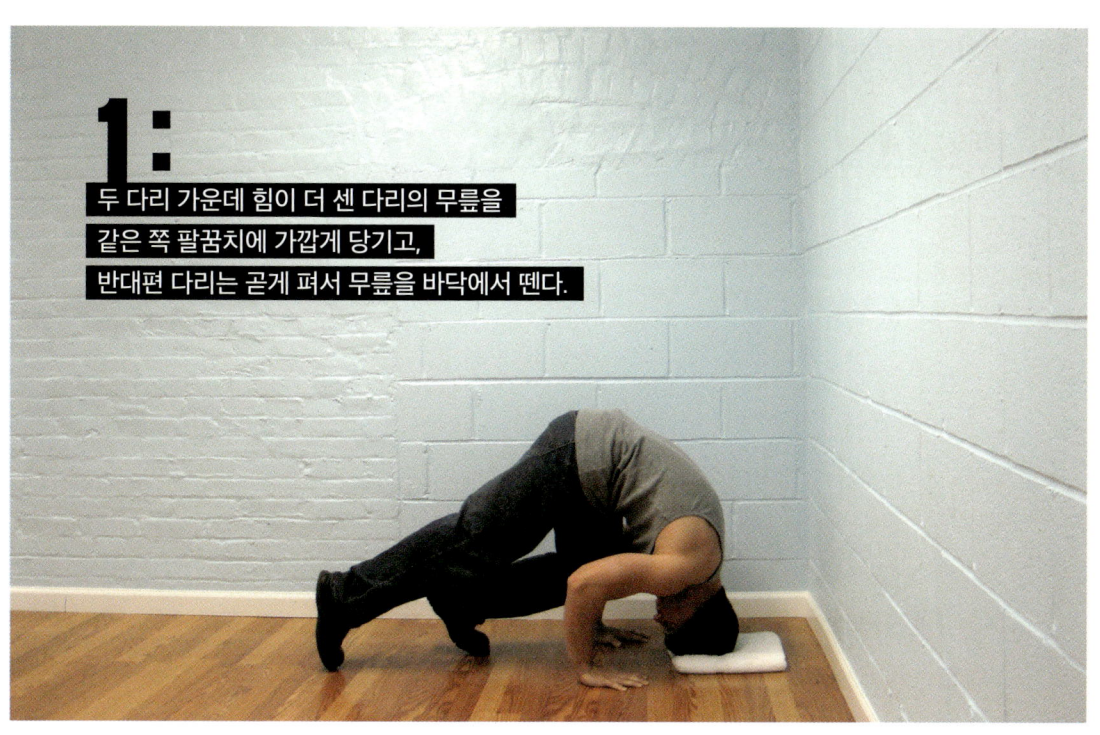

2:
곧게 편 반대쪽 다리를
공중으로 힘껏 차올려서 두 다리 모두
벽을 향해 위로 올린다.

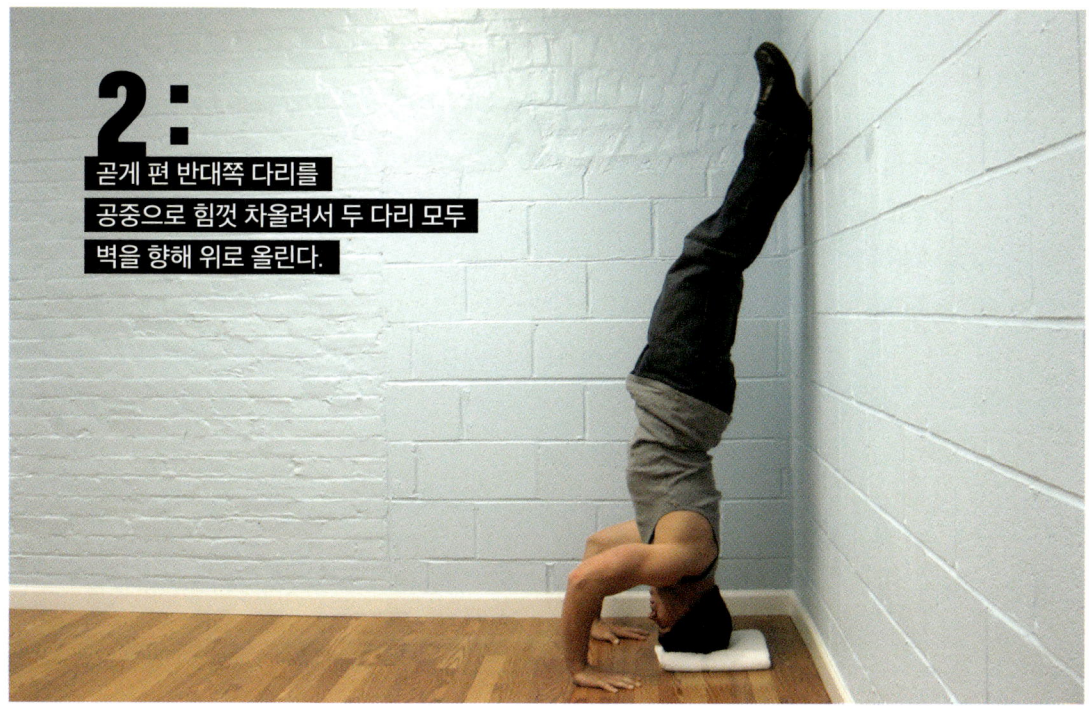

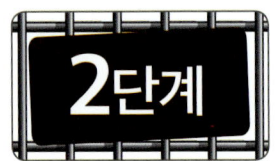

크로우 스탠드
Crow Stand

⊕ 초보자 기준: 10초
⊕ 중급자 기준: 30초
⊕ 상급자 기준: 1분

몸의 균형을 잡으면서 동시에 팔과 어깨의 힘을 사용하는 법을 배울 수 있는 동작이다. 양팔로 균형을 잡으면서 자신의 몸무게 전체를 지탱해야 하기 때문에 핸드스탠드 푸시업 동작으로 가기 전에 꼭 거쳐야 하는 단계다. 첫 번째 월 헤드스탠드 동작은 물구나무서기 자세로 편안하게 균형을 잡는 데 도움이 된다. 크로우 스탠드 동작은 한 단계 더 나아가 어깨, 손목, 손가락으로 몸의 균형을 잡는 기본적인 힘을 기르는 데 도움이 된다.

Point
1: 양쪽 무릎은 벌린 채 웅크린 자세로 앉는다. 양 손바닥은 어깨너비 정도 간격을 두고 바닥에 놓는다. 양팔은 살짝 구부린다. 몸을 앞으로 기울이면서 무릎은 팔꿈치 밖에 단단히 붙인다.

2: 서서히 몸을 앞으로 기울이면서 양 손바닥에 무게를 더 싣고 양발에는 그만큼 무게를 덜 싣는다. 몸의 균형점이 바뀌면 양발은 바닥에서 떨어지게 된다. 다리가 흔들리지 않게 단단히 조인 채 정해진 시간 동안 균형을 잡고 버티면서 규칙적으로 호흡한다. 정해진 시간이 지나면 천천히 무게 중심을 뒤로 옮기면서 시작과는 반대 순서를 거쳐 발가락을 바닥에 붙인다.

Tip
크로우 스탠드 동작의 핵심은 몸의 균형점을 이해하는 데에 있다. 손으로 균형을 잡은 다른 고난도 동작들과 마찬가지로 크로우 스탠드 자세에서 몸의 균형을 잡는 일은 몸이 앞으로 기울어지지 않도록 손가락의 힘을 이용하는 것에 달려 있다. 몸이 앞으로 무너지기 시작하면 손가락으로 바닥을 세게 누르고, 몸이 뒤로 넘어가지 않도록 두 다리를 적당히 높이 든다.

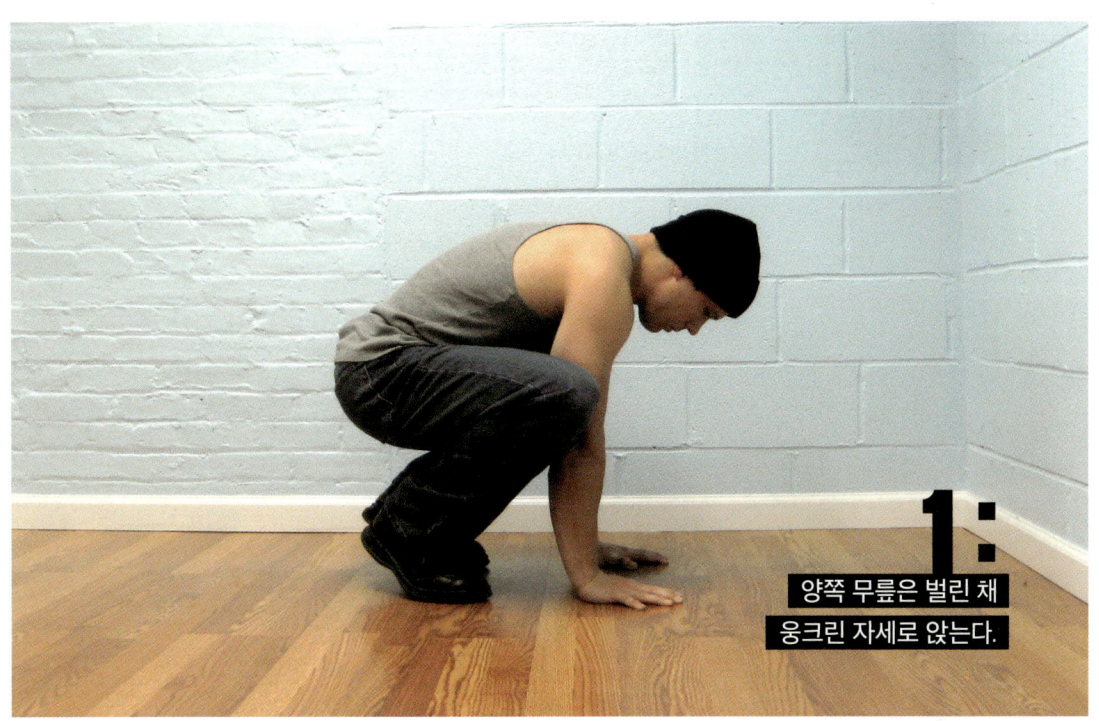

1: 양쪽 무릎은 벌린 채 웅크린 자세로 앉는다.

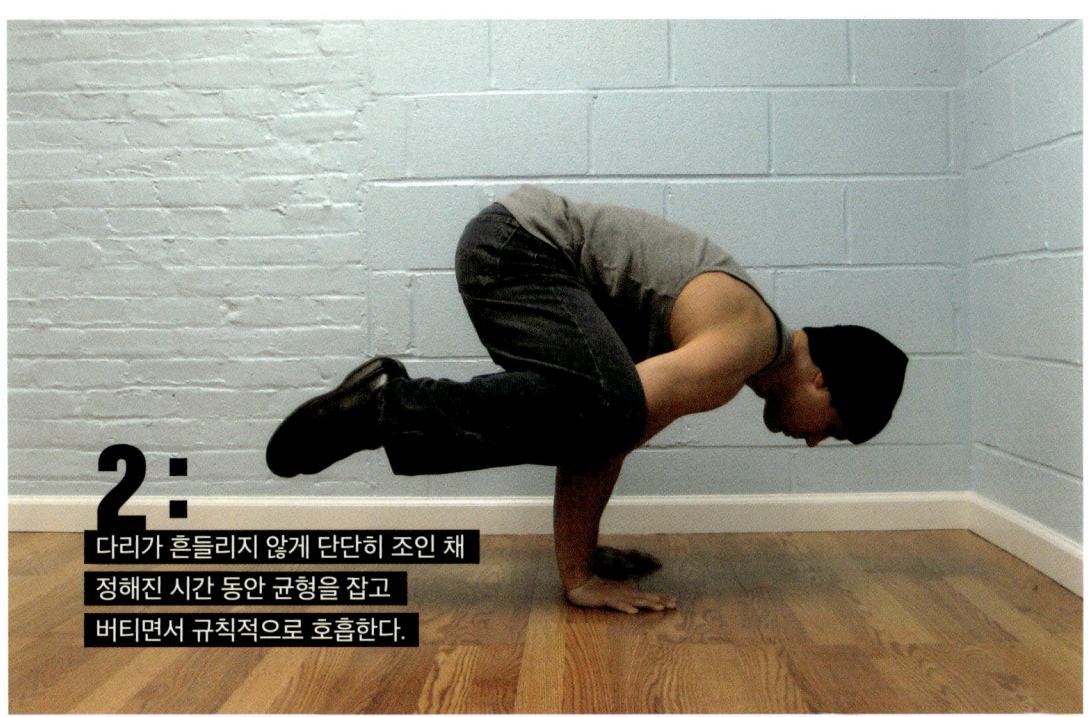

2: 다리가 흔들리지 않게 단단히 조인 채 정해진 시간 동안 균형을 잡고 버티면서 규칙적으로 호흡한다.

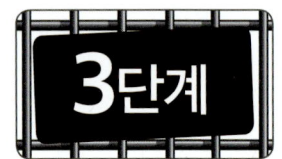

월 핸드스탠드
Wall Handstand

⊕ 초보자 기준: 30초
⊕ 중급자 기준: 1분
⊕ 상급자 기준: 2분

월 헤드스탠드와 크로우 스탠드 이 두 동작을 마스터했다면 다음에 배울 것은 발을 차올리면서 벽에 대고 물구나무서기 자세를 취하는 법이다. 월 핸드스탠드 동작에서는 어깨의 기본적인 힘도 키우게 될 것이다.

Point

1 : 벽을 마주 보고 선다. 벽에서 15~25cm 떨어진 바닥에 어깨너비 간격으로 손바닥을 내려놓는다. 양팔은 거의 곧게 편다. 무릎을 살짝 구부린 채 온몸에 힘을 준다. 힘이 더 센 다리의 무릎을 같은 쪽 팔꿈치를 향해 당긴다.

2 : 팔꿈치를 향해 당긴 다리로 바닥을 힘껏 밀면서 반대편 다리는 뒤로 발차기를 하듯이 위로 올린다. 먼저 올린 다리를 위로 올리고 나서 축이 되었던 다리도 이어서 바닥에서 떼서 나란히 위로 올린다. 양팔은 계속 편 상태를 유지한다. 양발의 뒤꿈치가 동시에 벽에 닿게 한다. 처음에는 발을 차서 올리는 힘을 조절하지 못해서 등과 엉덩이가 벽에 부딪힐 수도 있지만, 시간이 가면 양발만 벽에 대는 완벽한 방법을 알게 된다. 양팔은 곧게 펴야 하고 몸은 벽을 향해 약간 기울인 채 일직선으로 세워야 한다. 이것이 월 핸드스탠드 자세다. 이 자세로 정해진 시간 동안 버티면서 평상시처럼 호흡한다.

Tip

머리를 대고 발을 차올려서 물구나무서기 자세를 취하는 연습을 했다면 벽에 대고 물구나무서기 자세를 취하는 동작이 그렇게 어렵지는 않을 것이다. 하지만 발을 더 힘차게 차올려야 한다. 발을 차올리는 동작이 어렵다면 박스나 의자에 발을 올려놓고 위로 차올리는 연습을 한다.

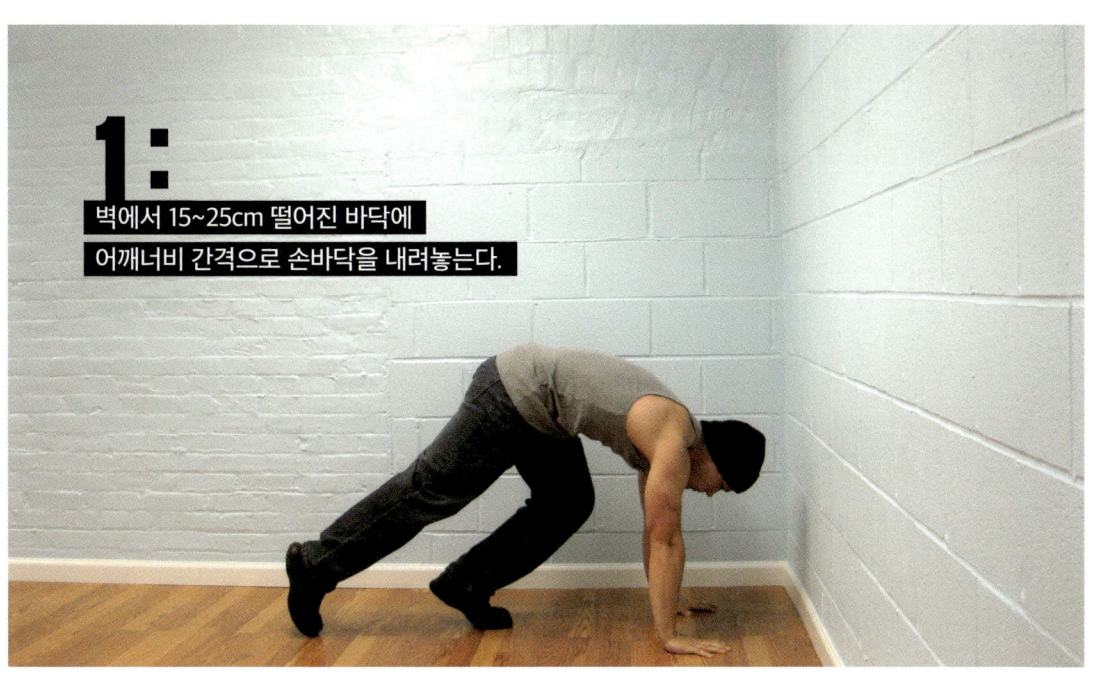

1: 벽에서 15~25cm 떨어진 바닥에 어깨너비 간격으로 손바닥을 내려놓는다.

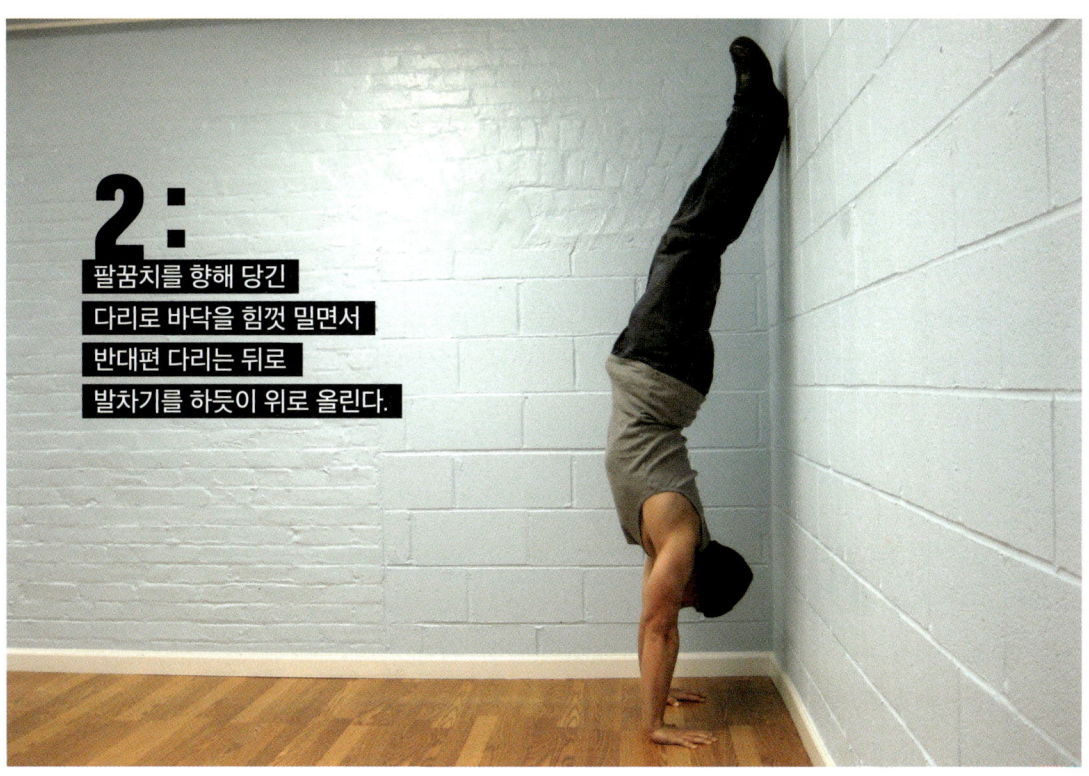

2: 팔꿈치를 향해 당긴 다리로 바닥을 힘껏 밀면서 반대편 다리는 뒤로 발차기를 하듯이 위로 올린다.

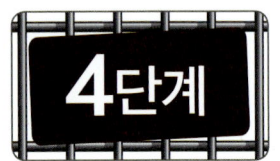

하프 핸드스탠드 푸시업
Half Handstand Pushup

⊕ 초보자 기준: 5회 1세트
⊕ 중급자 기준: 10회씩 2세트
⊕ 상급자 기준: 20회씩 2세트

3단계 월 핸드스탠드 단계에서는 정자세로 버티기만 해도 어깨와 팔, 몸통에 힘이 생긴다. 하프 핸드스탠드 푸시업은 그보다 훨씬 격렬한 동작이다. 견갑대 전체에 힘과 근육을 키울 수 있고, 강한 팔꿈치와 두꺼운 삼두근을 만드는 데 도움이 된다. 위쪽 흉근도 자극이 된다.

Point

1: 벽을 마주 보고 선다. 벽에서 15~25cm 떨어진 바닥에 어깨너비 간격으로 손바닥을 내려놓는다. 양팔을 가능한 곧게 펴고, 자세를 잡고, 발을 높이 차올려서 월 핸드스탠드 자세(3단계)를 취한다. 몸통에 힘을 주고 양팔은 곧게 펴고 몸은 뒤꿈치가 벽에 살짝 닿는 지점까지 뒤쪽으로 살짝 구부러진다. 이것이 하프 핸드스탠드 푸시업의 시작 자세다.

2: 머리 정수리 부분이 바닥을 향해 반쯤 내려갈 때까지 어깨와 팔꿈치를 구부린다. 이것이 마무리 자세다. 잠깐 멈췄다가 바닥을 세게 밀어내며 시작 자세로 되돌아간다. 움직이는 범위는 대략 15cm 정도에 불과하지만, 처음부터 욕심내서 많이 내려가려고 하지 않는다. 하는 동안 부드럽게 호흡한다.

Tip

이전 단계를 거치면서 벽을 마주 보고 서서 발을 차올려 물구나무서기 자세를 취하는 법을 배웠다. 하지만 하프 핸드스탠드 푸시업 동작을 하려면 상체 힘이 상당히 필요하다. 위에서 설명한 방법대로 실시하기가 너무 버겁다면 움직이는 범위를 줄여본다. 불과 1cm라고 해도 팔과 어깨를 구부리는 것부터 시작한다. 반복횟수를 늘리면서 정수리 위치가 바닥에서 중간 지점에 올 때까지 시간을 두고 차츰 몸을 아래로 더 내린다. 시간을 들여 연습하면 성공할 것이다.

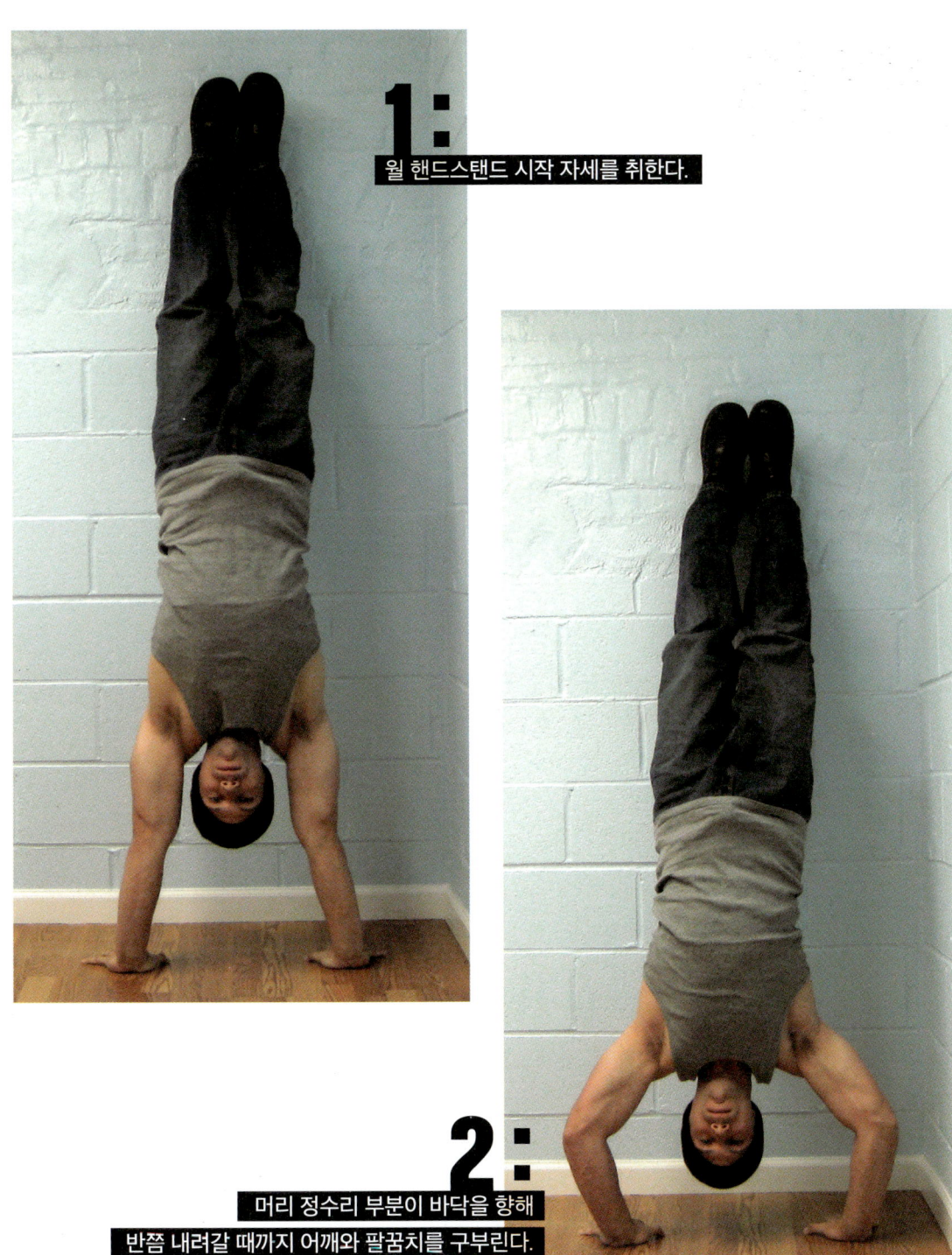

1: 월 핸드스탠드 시작 자세를 취한다.

2: 머리 정수리 부분이 바닥을 향해 반쯤 내려갈 때까지 어깨와 팔꿈치를 구부린다.

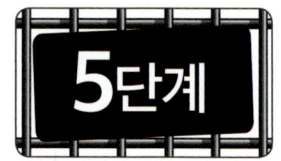

핸드스탠드 푸시업
Handstand Pushup

⊕ 초보자 기준: 5회 1세트
⊕ 중급자 기준: 10회씩 2세트
⊕ 상급자 기준: 15회씩 2세트

어깨, 손, 팔꿈치를 강화하고 승모근과 흉근을 발달시킨다. 사실 상체 전체의 힘을 키우는 효과가 있다. 많은 사람들이 핸드스탠드 푸시업 동작은 신체 일부분이라도 벽에 닿지 않은 채 해야 한다고 생각한다. 하지만 힘 못지않게 균형감각을 시험하는 동작이다.

Point

1 : 벽을 마주 보고 선다. 벽에서 15~25cm 떨어진 바닥에 어깨너비 간격으로 손바닥을 내려놓는다. 무릎을 구부리고 발을 차올려서 벽을 등지고 물구나무서기 자세를 취한다. 이전 단계를 거르지 않고 실시했다면 지금쯤은 물구나무서기는 수준급이 되었을 것이다. 자신만의 방식을 개발했어도 괜찮다. 캘리스데닉스는 체조가 아니다. 동작을 성공하는 방법이 아니라 근육을 키우는 것이 중요한 운동이다. 발이 벽에 닿으면 뒤꿈치를 벽에 댄 채 몸이 약간 뒤로 활처럼 구부러진 자세를 유지한다. 이것이 시작 자세다.

2 : 머리 정수리 부분이 바닥에 살짝 닿을 때까지 어깨와 팔꿈치를 구부린다. 이것이 마무리 자세다. 머리를 보호하기 위해 정수리 부분이 '아기한테 뽀뽀하듯이' 바닥에 닿게 한다. 잠깐 멈췄다가 바닥을 밀면서 시작 자세로 돌아온다. 다치지 않도록 모든 물구나무서기 동작에서는 근육의 긴장을 풀지 않고 집중한다. 되도록 부드럽고 규칙적으로 호흡한다.

Tip

지렛대의 원리 때문에 팔을 굽혀 내려갔을 때 가장 힘이 든다. 완벽한 자세로 5회 반복 실시할 수 없다면 처음에는 끝까지 내려가지 않는다. 힘이 좋아지면 차츰 더 내려간다.

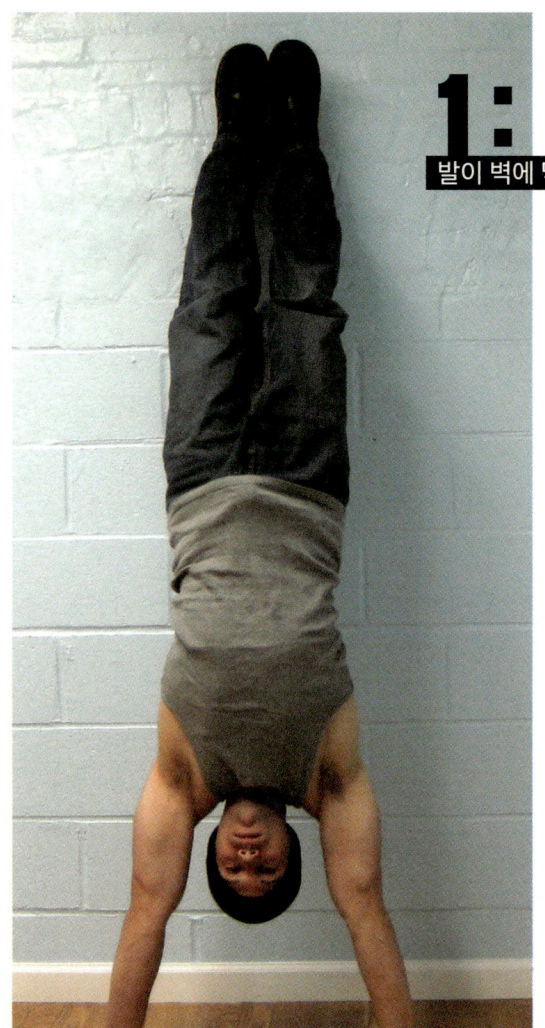

1: 발이 벽에 닿으면 뒤꿈치를 벽에 댄다.

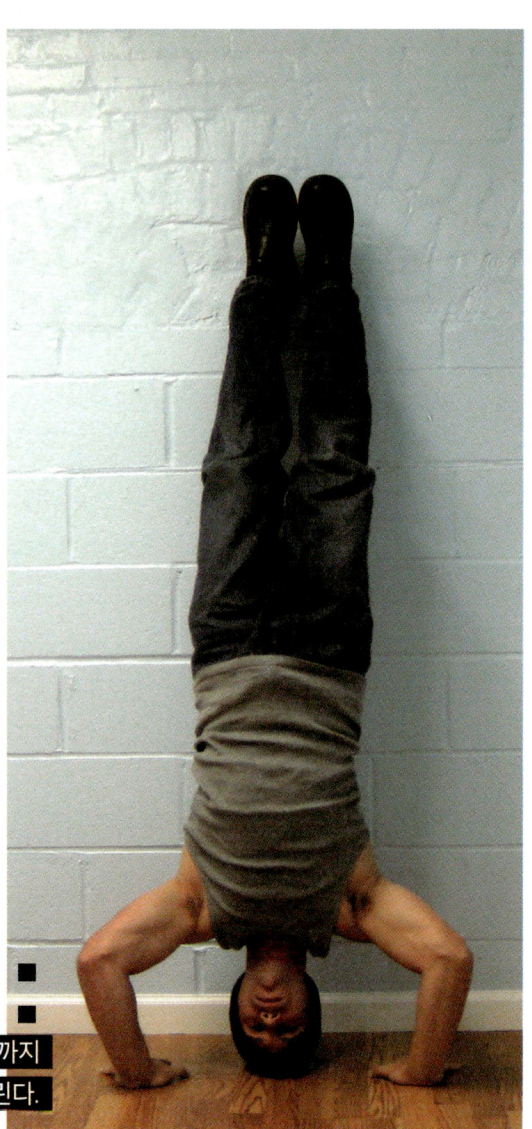

2: 머리 정수리 부분이 바닥에 살짝 닿을 때까지 어깨와 팔꿈치를 구부린다.

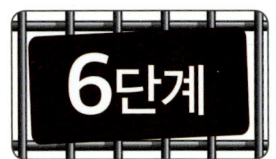

클로즈 핸드스탠드 푸시업
Close Handstand Pushup

⊕ 초보자 기준: 5회 1세트
⊕ 중급자 기준: 9회씩 2세트
⊕ 상급자 기준: 12회씩 2세트

풀 핸드스탠드 푸시업은 탁월한 기초 운동이다. 몸의 균형을 유지하면서 누르는 근육을 제대로 사용하는 방법을 배울 수 있다. 마지막 한손 핸드스탠드 푸시업 단계까지 가고 싶다면 특히나 팔꿈치와 팔뚝, 손목 주변의 힘줄이 아주 강해야 한다. 클로즈 핸드스탠드 동작은 이 세 부위의 힘줄을 강하게 단련시킨다. 양손의 위치가 가까워서 푸시업 동작을 할 때 견갑대가 힘이 많이 들고, 결과적으로 팔꿈치가 더 강하게 단련된다.

Point

1: 벽을 마주 보고 선다. 벽에서 15~25cm 떨어진 바닥에 어깨너비 간격으로 손바닥을 내려놓는다. 양손의 집게손가락이 서로 닿아야 한다. 발을 차올려 벽을 등지고 물구나무서기 자세를 취한다. 양팔은 곧게 펴고 몸은 뒤꿈치가 벽에 닿는 지점까지 뒤로 살짝 구부러진다. 이것이 시작 자세다.

2: 팔꿈치가 앞쪽으로 향하도록 유지하면서 머리 정수리 부분이 바닥에 살짝 닿을 때까지 어깨와 팔꿈치를 구부린다. 몸 전체에 긴장을 유지하면서 잠깐 멈췄다가 바닥을 밀면서 시작 자세로 돌아온다.

Tip

힘이 충분히 센 경우 대개는 이전 단계의 상급자 수준에서 다음 단계의 초보자 기준으로 별다른 문제없이 넘어간다. 하지만 핸드스탠드 푸시업에서 클로즈 핸드스탠드 푸시업으로 넘어갈 때는 힘줄에 가해지는 몸무게의 압박에 적응할 수 있도록 천천히 실시하는 것이 가장 좋다. 핸드스탠드 푸시업을 마스터했다면 매번 혹은 할 수 있을 것 같은 기분이 들 때마다 양손이 서서히 조금씩 더 가까워지도록 움직인다. 바닥에 표시를 해두는 것도 방법이다.

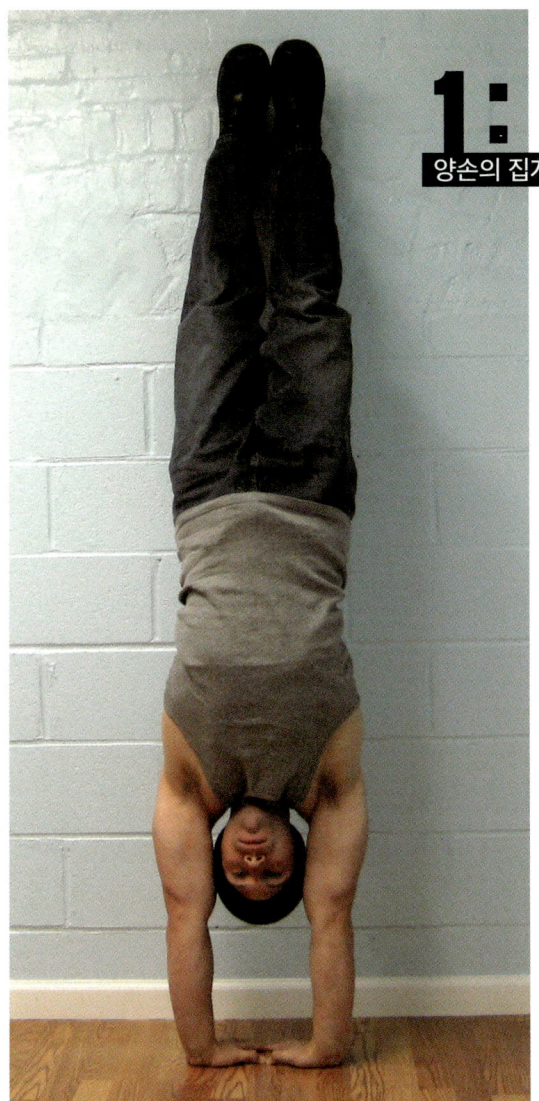

1: 양손의 집게손가락이 서로 닿아야 한다.

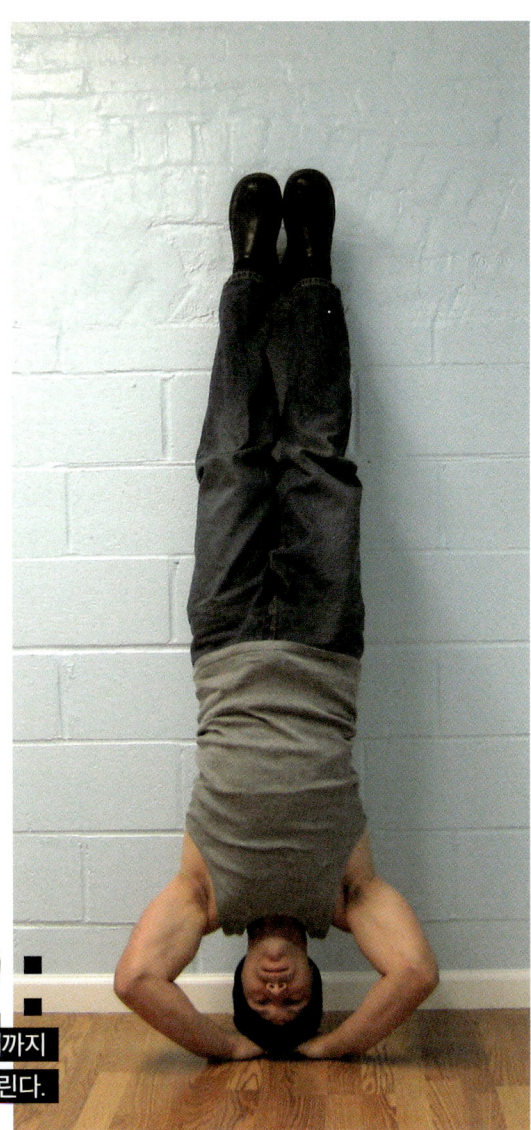

2: 머리 정수리 부분이 바닥에 살짝 닿을 때까지 어깨와 팔꿈치를 구부린다.

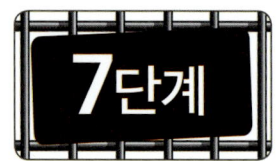

비대칭 핸드스탠드 푸시업
Uneven Handstand Pushup

⊕ 초보자 기준: 5회 1세트 (한쪽 팔 기준)
⊕ 중급자 기준: 8회씩 2세트 (한쪽 팔 기준)
⊕ 상급자 기준: 10회씩 2세트 (한쪽 팔 기준)

몸을 밀어서 위로 올리려면 농구공이 움직이지 않도록 해야 한다. 제대로 누르지 않으면 농구공이 바깥쪽으로 튀어나가려고 하기 때문이다. 농구공을 컨트롤하려면 단단한 회전근개 근육뿐 아니라 팔과 어깨의 엄청난 힘이 필요하다. 비대칭 핸드스탠드 푸시업을 마스터하면 딱 벌어진 어깨와 초강력 관절을 얻게 될 것이다.

Point

1: 벽 앞에 농구공을 놓는다. 자신이 가장 쉽다고 생각하는 방식으로 벽을 등지고 물구나무서기 자세를 취한 다음 한 손을 뻗어 농구공 위에 손바닥을 올려놓는다. 간단해 보이지만, 농구공의 위치를 파악할 때까지 고정된 한쪽 팔로 몸무게 전체를 지탱해야 하기 때문에 사실 아주 어렵다. 손바닥을 농구공 위에 놓고 자세가 안정이 되면 양손의 간격이 어깨너비 정도가 되도록 공의 위치를 조정한다. 바닥을 짚고 있는 팔은 곧게 펴고 반대편 팔은 구부러진 자세가 된다. 양손에 고르게 무게를 실으면서 부드럽게 호흡한다. 삼두근, 이두근, 어깨에 단단히 힘을 줘야 한다. 그렇지 않으면 농구공을 컨트롤 하지 못해서 자세가 무너진다. 이것이 시작 자세다.

2: 정수리가 바닥에 살짝 닿을 때까지 팔꿈치와 어깨를 구부린다. 이것이 마무리 자세다. 잠깐 멈췄다가 손바닥을 누르면서 시작 자세로 돌아간다.

Tip

공을 이용하려면 빠른 반사 신경에 더해 상당한 힘과 균형감각이 필요하다. 처음 비대칭 핸드스탠드를 시도한다면 둥근 공보다는 움직이지 않는 물건을 이용하는 편이 좋다. 납작한 벽돌을 3장 정도 쌓거나 콘크리트 블록을 이용하는 것도 방법이다. 동작은 항상 안전하게 실시한다.

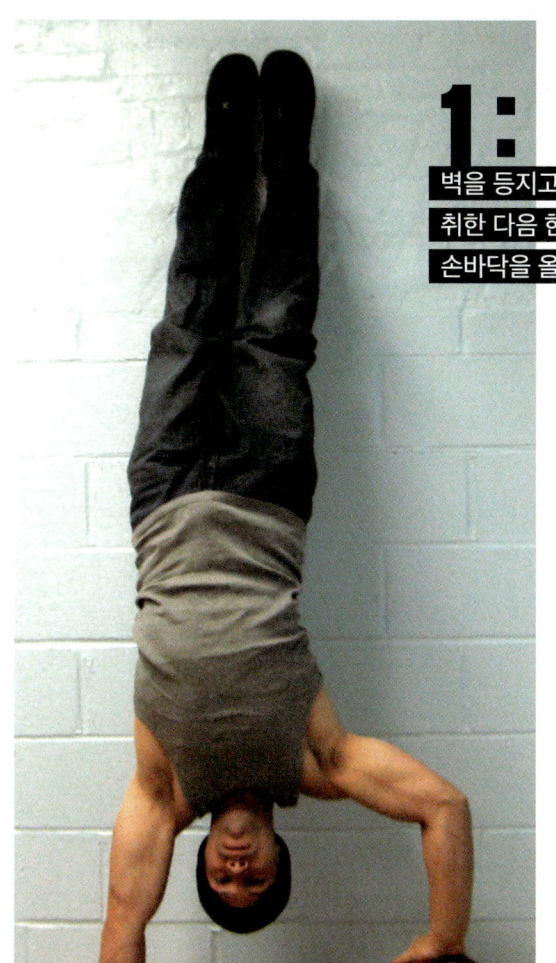

1:
벽을 등지고 물구나무서기 자세를 취한 다음 한 손을 뻗어 농구공 위에 손바닥을 올려놓는다.

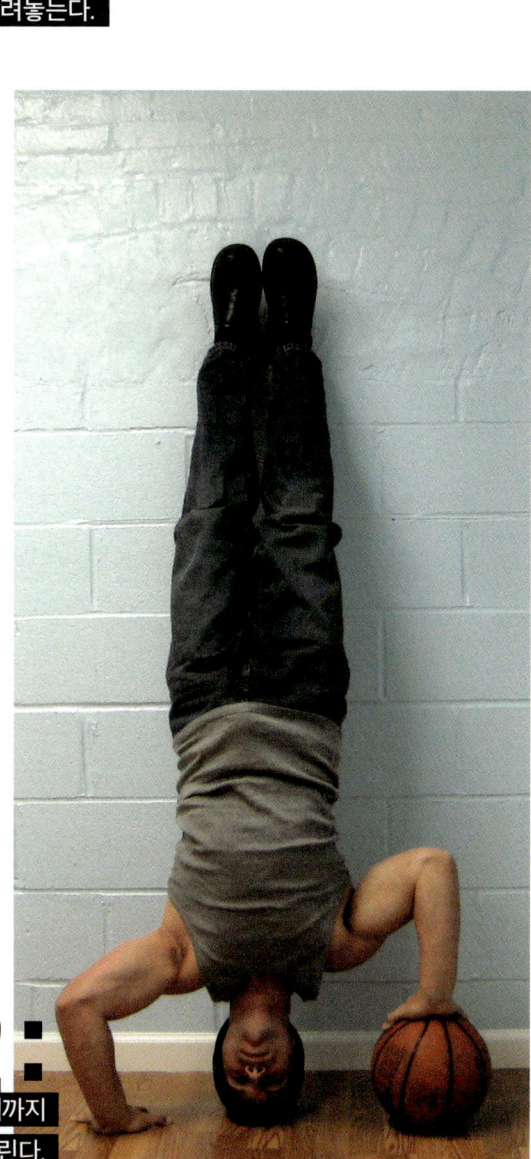

2:
정수리가 바닥에 살짝 닿을 때까지 팔꿈치와 어깨를 구부린다.

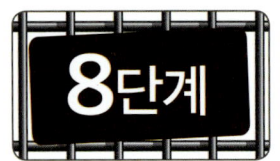

한손 하프 핸드스탠드 푸시업
1/2 One-Arm handstand Pushup

⊕ 초보자 기준: 4회 1세트 (한쪽 팔 기준)
⊕ 중급자 기준: 6회씩 2세트 (한쪽 팔 기준)
⊕ 상급자 기준: 8회씩 2세트 (한쪽 팔 기준)

한쪽 팔로만 몸무게 전체를 밀어 올리는 동작 시리즈의 첫 번째 단계다. 어깨와 팔에 엄청난 근력이 있어야 할 뿐 아니라 아주 튼튼한 관절, 전신의 조정 능력, 뛰어난 균형감각, 숙련된 물구나무서기 기술이 필요하다. 한손 하프 핸드스탠드 푸시업의 효과를 보려면 이전 단계 동작들을 능숙하게 실시하는 데 많은 시간을 투자해야 한다.

Point

1: 벽을 마주 보고 선다. 양손은 벽에서 15~20cm 정도 떨어진 바닥에 어깨너비 간격으로 벌려 짚는다. 발을 차올려 벽을 등지고 물구나무서기 자세를 취한 다음 뒤꿈치를 벽에 댄 채 몸은 활처럼 살짝 구부린다. 양팔은 곧게 편다. 이제 서서히 한쪽 손바닥으로 바닥을 밀어내면서 무게 중심을 몸의 반대편으로 옮긴다. 이렇게 하면 몸무게가 반대편 손바닥에 더 실리게 된다. 바닥을 밀어내는 손바닥에 무게가 거의 실리지 않을 때까지 몇 초에 걸쳐서 계속 무게 중심을 옮긴다. 손바닥을 조심스럽게 바닥에서 완전히 뗀 다음 몸에서 멀리 떨어뜨려서 균형을 잡는다. 곧게 뻗은 한쪽 팔로 몸 전체를 지탱하게 된다. 이것이 시작 자세다.

2: 머리가 바닥을 향해 중간 정도 내려갈 때까지 몸을 지탱하고 있는 팔의 팔꿈치와 어깨를 구부린다. 이것이 마무리 자세다. 잠깐 멈췄다가 몸을 밀어 올린다.

Tip

시간을 두고 관절가동범위를 늘리는 단계적인 방식으로만 마스터할 수 있는 어려운 동작이다. 손가락보다는 손바닥에 무게를 싣고 누르는 편이 몸의 누르는 근육을 적절히 사용하는 데 도움이 된다.

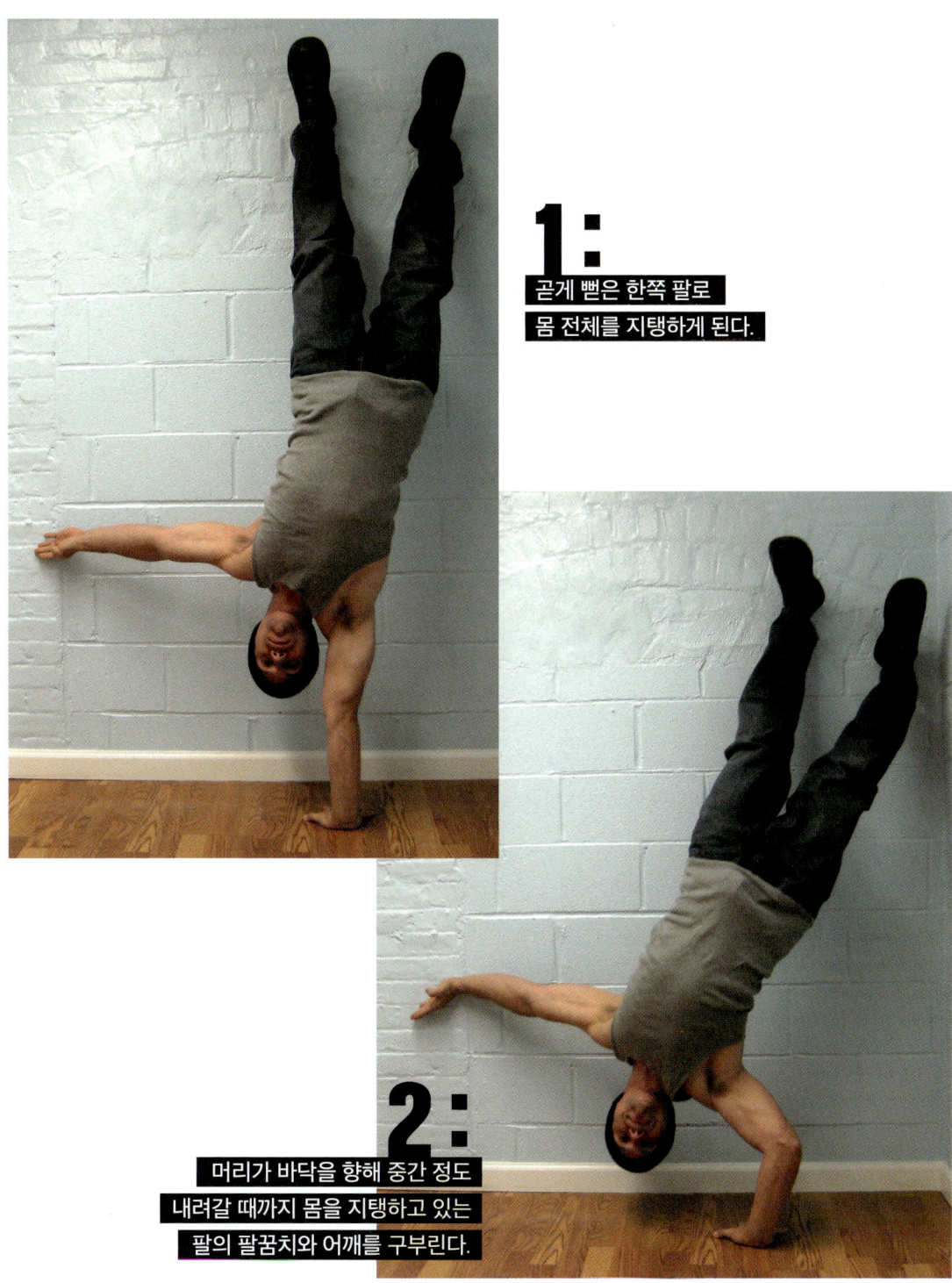

1:
곧게 뻗은 한쪽 팔로
몸 전체를 지탱하게 된다.

2:
머리가 바닥을 향해 중간 정도
내려갈 때까지 몸을 지탱하고 있는
팔의 팔꿈치와 어깨를 구부린다.

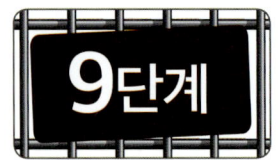

레버 핸드스탠드 푸시업
Lever Handstand Pushup

⊕ 초보자 기준: 3회 1세트 (한쪽 팔 기준)
⊕ 중급자 기준: 4회씩 2세트 (한쪽 팔 기준)
⊕ 상급자 기준: 6회씩 2세트 (한쪽 팔 기준)

8단계 한손 하프 핸드스탠드 푸시업 동작의 마무리 자세에서 한 단계 더 나아간 고난도 동작이다. 앞 단계에서는 팔을 굽혀 반만 내려오는 동작을 연습했다면 이 단계에서는 더 어려운 자세로 내려가는 방법을 마스터한다. 손바닥을 뒤집은 팔에는 큰 힘을 싣기 어렵기 때문에 최대한 근육의 힘을 써서 몸을 위로 일으켜야 한다.

Point

1: 발을 차올려 벽을 등지고 물구나무서기 자세를 취한다. 늘 그렇듯이 양손의 간격은 어깨너비 정도로 하고, 벽에서 15~20cm 정도 떨어진 바닥에 손바닥을 붙이고 양발만 벽에 닿도록 한다. 이렇게 하면 몸이 자연스러운 곡선을 이루게 된다. 8단계에서처럼 몸무게의 90% 정도를 한 쪽 손바닥으로 천천히 옮긴다. 이제 반대편 손바닥을 뒤집어서 손등을 바닥에 붙인다. 손가락은 자연스럽게 바깥쪽을 향하게 된다. 손등은 계속 바닥에 붙인 채 팔을 앞으로 곧게 뻗는다. 손가락 끝에 약간의 무게가 느껴질 것이다. 이것이 시작 자세다.

2: 바닥에 손등을 댄 팔은 계속 곧게 편 채로 반대편 팔의 어깨와 팔꿈치를 굽힌다. 한 번에 훅 떨어지는 느낌이 아니라 온몸을 긴장시킨 채 천천히 내려간다. 그렇지 않으면 머리를 다치거나 도중에 목 부위에 쥐가 날 수도 있다. 머리 정수리 부분이 바닥에 살짝 닿으면 멈춘다. 이것이 마무리 자세다. 손바닥과 손등에 동시에 힘을 주면서 몸을 밀어 올려 시작 자세로 돌아온다.

Tip

손바닥을 대고 있는 팔을 구부려서 몸쪽으로 가깝게 하면 힘을 주기가 더 좋다. 힘이 세지면 팔을 편다.

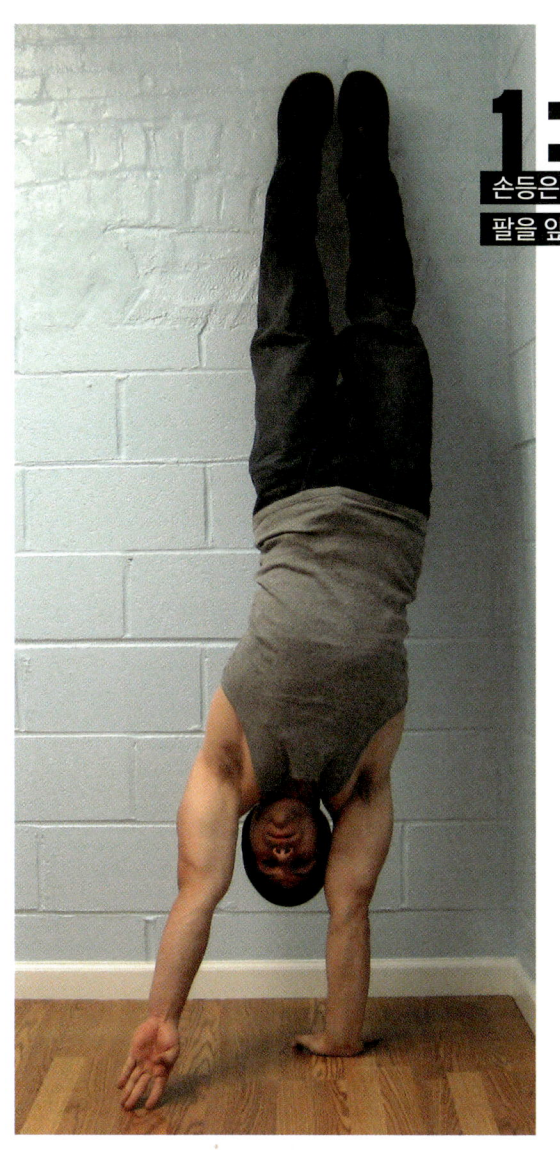

1:
손등은 계속 바닥에 붙인 채
팔을 앞으로 곧게 뻗는다.

2:
머리 정수리 부분이
바닥에 살짝 닿으면 멈춘다.

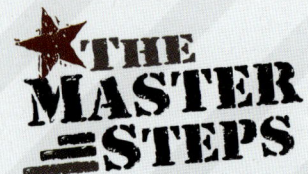

한손 핸드스탠드 푸시업
One-Arm handstand Pushup

⊕ 초보자 기준: 1회 1세트(한쪽 팔 기준)
⊕ 중급자 기준: 2회씩 2세트(한쪽 팔 기준)
⊕ 최상급자 기준: 5회씩 2세트(한쪽 팔 기준)

한손 핸드스탠드 푸시업은 어깨와 팔을 위한 최고의 운동이다. 마스터 단계까지 핸드스탠드 푸시업 시리즈를 차근차근 실시한다면 벤치 프레스 운동을 하는 사람보다 훨씬 힘이 좋아진다. 무게를 기준으로 본다면 몸무게가 90kg 정도 나가는 사람은 한 팔로 90kg의 벤치 프레스를 하는 것과 같다. 바벨로는 180kg이 넘는 무게다. 숄더 프레스는 고사하고 180kg을 들어올릴 수 있는 사람이 과연 얼마나 될까? 죄수 운동법을 통해 이렇게 엄청난 힘을 어깨 건강을 지키면서 안전하게 키울 수 있다.

▬ Point

1: 발을 차올려 벽을 등지고 물구나무서기 자세를 취한다. 8단계 한손 하프 핸드스탠드 푸시업 시작 자세처럼 한 손으로 몸무게를 지탱하도록 몸을 옆으로 기울인다. 뒤꿈치를 벽에 대고 몸은 뒤쪽으로 살짝 활처럼 구부린다. 이것이 시작 자세다.

2: 머리 정수리 부분이 바닥에 닿을 때까지 몸을 지탱하는 팔의 팔꿈치와 어깨를 구부린다. 실수를 대비해서 나머지 팔도 항상 긴장을 늦추지 않는다. 이것이 마무리 자세다. 시작 자세로 돌아올 때 다소 폭발적인 힘이 필요할 수도 있다. 몸을 낮췄다가 다시 밀면서 올라올 때 다리를 위로 차올리는 동작은 허용된다. 무릎을 구부렸다가 곧장 펴면 밀어내는 힘을 얻을 수 있다.

▬ Tip

이 동작은 팔을 굽혀 내려가는 정도를 단계적으로 늘리면서 연습해야 한다. 사실 제대로 마스터하려면 몇 년을 투자해야 한다. 3년 혹은 그 이상이 걸릴 수도 있다. 운동을 해서 3년 더 오래 살 계획을 세웠다면 그 3년을 더 건강하게 살아야 하지 않을까?

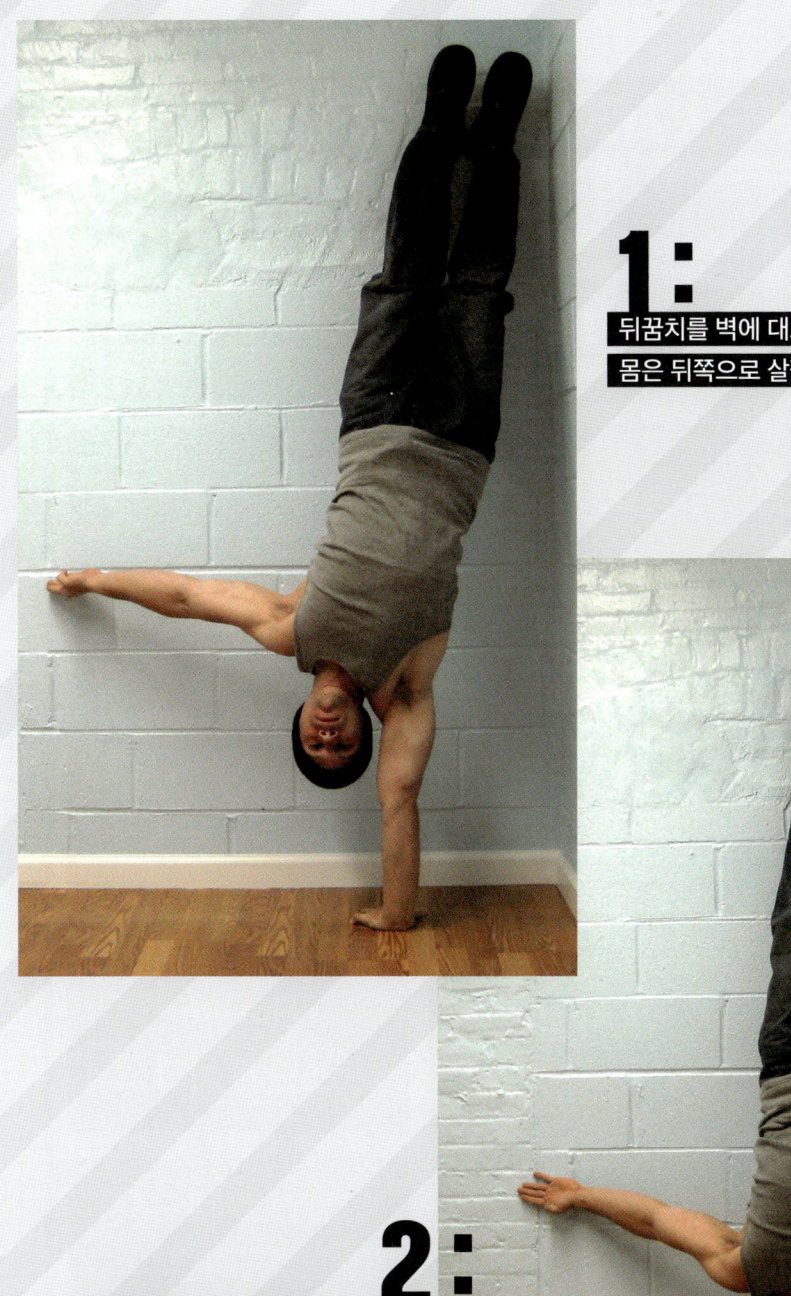

1:
뒤꿈치를 벽에 대고
몸은 뒤쪽으로 살짝 활처럼 구부린다.

2:
몸을 낮췄다가 다시 밀면서 올라올 때
다리를 위로 차올리는 동작은 허용된다.

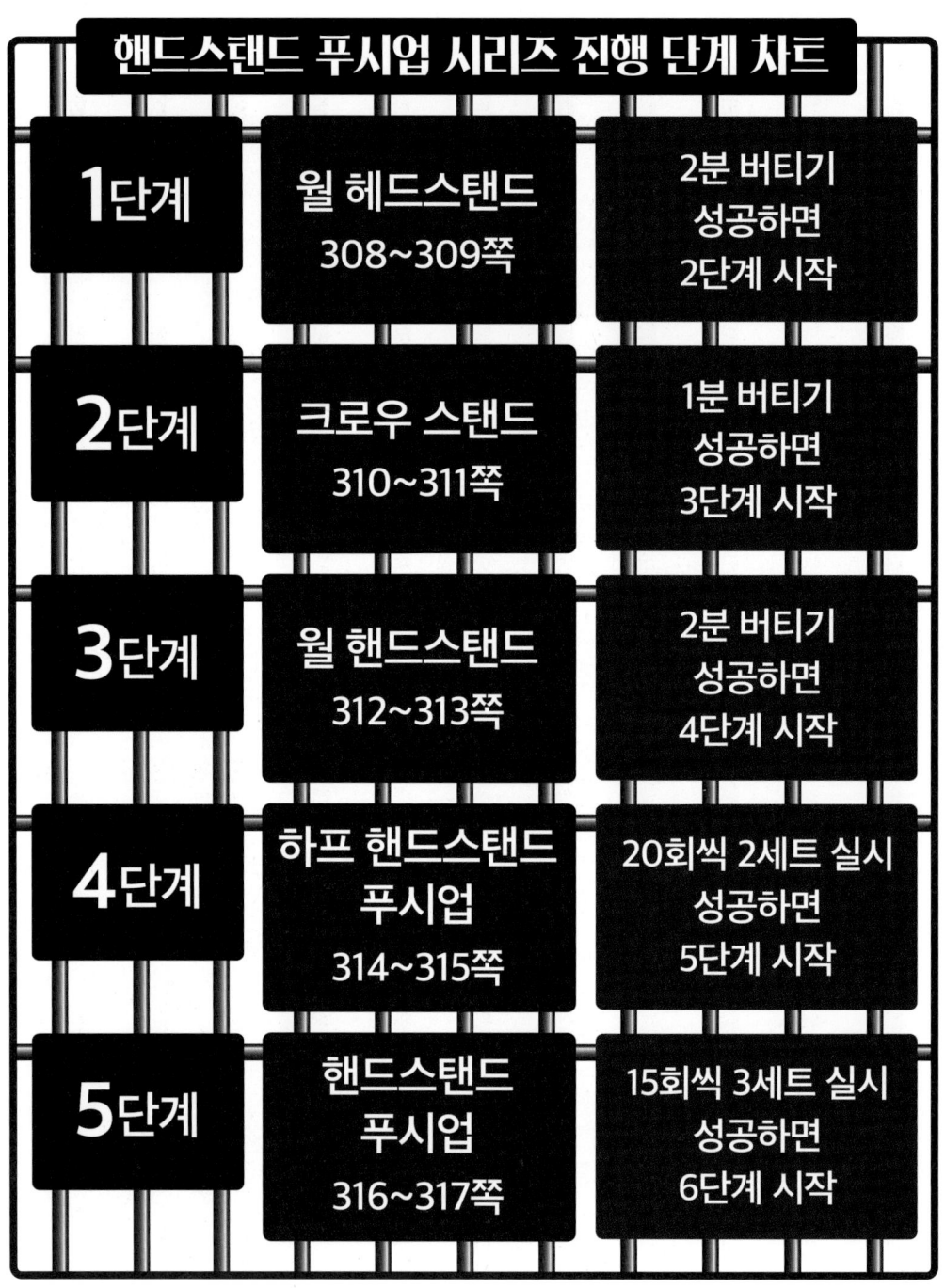

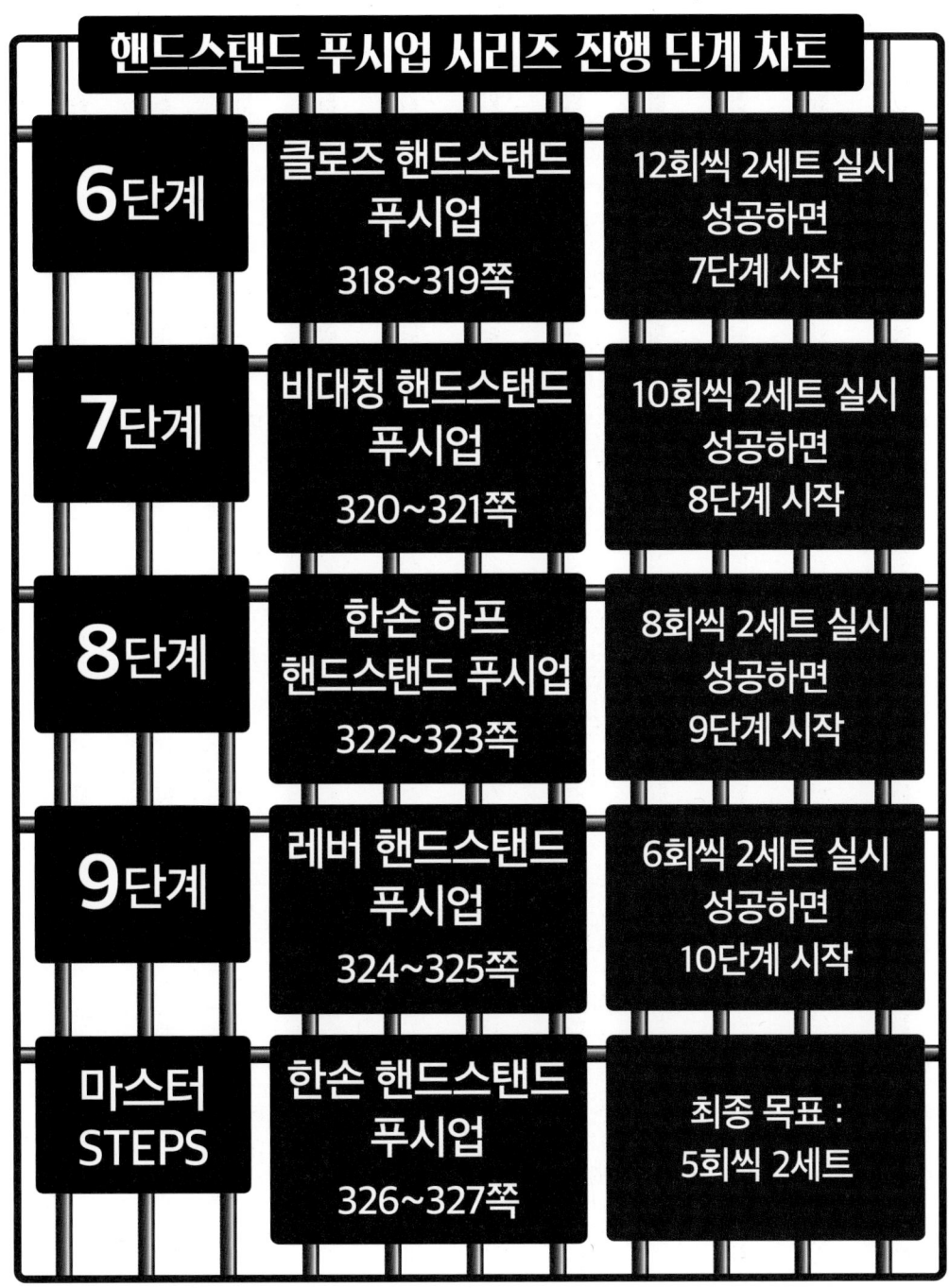

핸드스탠드 푸시업 시리즈 진행 단계 차트

단계	동작	목표
6단계	클로즈 핸드스탠드 푸시업 318~319쪽	12회씩 2세트 실시 성공하면 7단계 시작
7단계	비대칭 핸드스탠드 푸시업 320~321쪽	10회씩 2세트 실시 성공하면 8단계 시작
8단계	한손 하프 핸드스탠드 푸시업 322~323쪽	8회씩 2세트 실시 성공하면 9단계 시작
9단계	레버 핸드스탠드 푸시업 324~325쪽	6회씩 2세트 실시 성공하면 10단계 시작
마스터 STEPS	한손 핸드스탠드 푸시업 326~327쪽	최종 목표 : 5회씩 2세트

그 밖의 핸드스탠드 푸시업 동작

핸드스탠드 푸시업 시리즈는 어깨와 상체의 미는 근육군을 단련하는 아주 난이도가 높은 운동이다. 어깨, 가슴, 팔꿈치가 비대칭 푸시업(98~99쪽 참고)을 할 수 있을 정도로 강해지기 전에는 핸드스탠드 푸시업을 시작조차 하지 말라고 하는 이유도 바로 그 때문이다. 마스터 단계인 한손 핸드스탠드 푸시업을 몇 차례 반복할 수 있는 정도가 되면 어깨와 삼두근이 인체가 허용하는 범위 내에서 최대한 강해지고, 자신의 체격에 알맞은 크기로 근육이 발달하면서 힘도 엄청나게 좋아진다.

그렇기 때문에 힘을 키우는 방법으로 핸드스탠드 푸시업 시리즈를 능가하는 동작이 많지 않다. 핸드스탠드 푸시업 시리즈는 이미 고난도 동작으로 구성되어 있어서 그 이상의 강도 높은 근력 운동을 할 필요가 없다. 하지만 한손 핸드스탠드 푸시업 단계에 도달할 정도로 운동 능력이 뛰어나고 고강도 운동을 시도해볼 생각이 있다면 신체 조정 능력을 향상시키는 데 집중하는 방법이 있다. 안전장치 역할을 하는 벽에서 멀리 떨어져서 물구나무서기 자세를 취하고 손으로 몸의 균형을 유지하는 방법을 배워보는 것이다.

2단계 크로우 스탠드를 제대로 마스터하면 어디에도 기대지 않고 양손으로 균형을 유지하는 일이 상당히 쉽다. 두 다리를 바닥에서 뗀 자세(311쪽 사진 참고)에서 몸을 앞으로 기울이면서 천천히 두 다리를 공중에 뻗는다. 거기서 다시 양팔을 곧게 펴면 물구나무서기 자세가 된다. 핸드스탠드 푸시업 시리즈에서 적어도 4단계까지 도달했다면 몸을 밀어 올려서 물구나무서기 자세를 취할 수 있는 힘이 있을 것이다. 하지만 어디에도 기대지 않고 몸의 균형을 잡는 기술을 터득하려면 적응 과정이 필요하다. 핵심은 바닥을 누르는 손바닥과 아치 모양으로 구부러진 몸 사이에서 균형을 잡는 것이다. 앞으로 기울어진 몸은 쓰러지려고 하는 반면 손바닥은 몸의 무게 중심을 뒤에서 붙잡고 있는 셈이다. 처음에 이 두 가지 힘은 균형이 맞지 않을 것이고, 물구나무서기 자세가 무너지지 않도록 손바닥으로 바닥을 짚은 상태에서 손의 위치를 조정해야 한다. 하지만 이 힘의 균형을 맞추는 데 익숙해진다면 오랫동안 양손으로 몸의 균형을 잡을 수 있게 된다.

얼마 지나지 않아 벽이 없어도 핸드스탠드 푸시업을 하는 인상적인 장면을 연출할 수 있다. 평행봉을 이용해서 핸드스탠드 푸시업 동작을 더 어렵게 할 수도 있다. 바닥에서 할 때보다 훨씬 더 아래로 내려갈 수 있기 때문이다. 그렇지 않으면 의자 같은 비대칭 기구를 이용해서 한손 균형 잡기나 한손 푸시업을 할 수도 있다. 핸드 밸런싱은 단순히 무거운 바벨을 들어 올리는 것보다 훨씬 더 효과적인 예술적인 동작이다.

응용동작

맨몸 트레이닝 방식 가운데 어깨 운동법은 상대적으로 적다. 어깨는 대개 중력에 반해 수직으로 밀어서 움직이기 때문이다. 바벨이나 덤벨 같은 프리 웨이트 기구가 있다면 쉽게 하는 동작이다. 숄더 프레스, 프레스 비하인드 넥, 푸시 프레스, 저크 등의 경우처럼 기구를 위로 밀어내는 방식이다. 하지만 어깨를 강하게 단련하고 싶어도 프리 웨이트 기구가 없다면 대개 할 수 있는 운동은 몸을 거꾸로 세운 자세로 할 수 있는 종류에 국한된다. 핸드스탠드 푸시업이 대표적이다. 캘리스데닉스에 기반을 둔 어깨 운동이 많지 않은 점은 안타깝지만, 남아 있는 몇 가지 응용동작이 어깨 건강을 지키는 데 탁월한 효과가 있다.

매리언 푸시업 Marion Pushup

매리언 교도소에서 배운 단계적인 고강도 디클라인 푸시업이다. 디클라인 푸시업은 양발을 높은 곳에 올려놓고 실시하는 푸시업이다. 푸시업을 할 때 양발의 위치가 높아지면 자극을 받는 부위가 가슴에서 어깨 앞쪽 근육으로 바뀐다. 매리언 교도소의 아주 인기 있는 감방 운동이었다. 당시 10단계 푸시업 시리즈는 잘 알려지지 않았고, 재소자들은 핸드스탠드 푸시업 수준에 도달하기 위한 중간 단계로 디클라인 푸시업을 실시했다. 매리언 푸시업은 일반 푸시업을 50회 실시하는 것부터 시작한다. 바닥에서 푸시업 50회를 할 수 있으면 양발만 침대에 올린 자세로 푸시업 40회를 실시한다. 그다음에는 침대보다 조금 더 높은 화장실 변기 위에 양발을 올리고 푸시업 30회를 실시한다. 그 뒤에는 양발을 세면대 위에 올리고 푸시업 20회를 실시한다. 마지막으로 세면대보다 높은 벽에 양발을 고정시킨 다음 푸시업 10회를 실시한다. 벽에 양발의 위치를 표시해 두고 푸시업을 할 때마다 발의 위치를 조금씩 높여서 푸시업 10회를 계속 실시했다. 결국에는 발만 벽에 댄 물구나무서기 자세로 풀 핸드스탠드 푸시업 10회를 실시하게 된다. 매리언 푸시업은 부담 없이 물구나무서기 자세에 도전할 수 있는 방식이지만, 경험상 10단계로 구성된 운동 프로그램에 일반 푸시업과 핸드스탠드 푸시업을 모두 넣는 것은 운동 효과가 떨어진다. 일반 푸시업과 핸드스탠드 푸시업을 구분해서 단계적으로 실시하면 더 빠르고 쉽게 어깨를 강하게 단련할 수 있다.

아이소메트릭 프레스 *Isometric Press*

똑바로 서서 양팔을 어깨 양쪽으로 올린 다음 팔꿈치를 살짝 구부린 채 가슴을 쭉 편다. 견갑골 사이에 호두를 넣고 부순다는 기분으로 팔꿈치를 가능한 멀리 뒤쪽으로 밀어낸다. 양팔과 몸통의 모든 근육을 단단히 긴장시킨다. 호흡을 내쉬면서 양손은 주먹을 쥐고 양팔은 천천히 위쪽으로 민다. 양팔이 곧게 펴지면 동작을 멈추고 2초를 세면서 되도록 세게 근육을 수축시킨다. 반대 순서대로 팔을 내리면서 호흡을 들이마신다. 같은 동작을 반복한다. 팔꿈치를 넓게 벌리는 자세지만 외부에서 가하는 힘이 없기 때문에 아주 안전한 동작이다. 운동 효과를 수치로 환산하고 단계를 구분하기는 어렵지만, 어떤 의미에서는 단계적인 운동이기도 하다. 꾸준히 연습하면 어깨 근육이 강해지고 덩달아 어깨 근육의 길항근도 강해지기 때문에 더 강하게 수축할 수 있다. 모든 등척성 운동에 해당되는 원리다. 아이소메트릭 프레스는 삼각근을 키우는 운동으로는 큰 효과를 기대할 수 없지만, 분명 근육을 탄탄하게 만들고 회전근개에도 좋은 동작이다. 천천히 여러 번 반복하면 지방이 연소되고 땀이 제대로 난다.

윈드밀 *Windmill*

거의 누구나 한 번쯤은 해본 탁월한 준비운동이다. 팔을 양옆으로 뻗은 다음 원을 그리듯이 같은 방향으로 팔을 돌린다. 생각보다 유연성이 많이 필요한 동작이다. 그냥 무턱대고 돌리면 풀리지 않은 근육이 삐끗할 수 있다. 작은 원부터 그리기 시작해서 어깨 근육이 풀리면 점차 관절가동범위를 넓힌다. 50회 1세트만 실시해도 상체 근육은 거의 다 풀어진다. 반드시 반대 방향으로도 같은 횟수만큼 실시한다. 조금 더 어려운 동작으로 양팔을 서로 반대 방향으로 돌리는 '얼터네이트 윈드밀'이 있다.

핸드 워킹 Hand Walking

어디에도 기대지 않고 물구나무서기를 하는 것이 편해지면 반드시 양손으로 걸어보고 싶어진다. 처음에는 핸드 워킹이 어렵지만, 물구나무서기 자세에서 충분한 힘을 길렀다면 힘의 방향만 조금 바꿔주면 된다. 요령만 알면 수월하게 오랫동안 핸드 워킹을 할 수 있다. 다시 말해 핸드 워킹은 힘을 많이 키울 수 있는 동작이 아니다. 힘든 응용동작을 시도해보고 싶다면 핸드 워킹 자세로 계단을 내려가 본다. 짧은 계단이나 계단을 나눠서 실시하면 몸이 쓰러졌을 때 다치지 않는다. 계단 내려오기를 안정적으로 할 수 있다면 계단 올라가기도 시도해본다.

타이거 벤드 Tiger Bend

엄청난 힘을 과시하는 동시에 뛰어난 균형 감각과 신체 조정 능력을 선보일 수 있어서 예전 스트롱맨들이 선호했던 고전적인 상체 훈련 방식이다. 벽에서 멀리 떨어져 어디에도 기대지 않고 물구나무서기 자세를 취한다. 팔꿈치를 굽혀 팔뚝을 바닥에 붙인 다음 잠깐 버틴다. 이 자세의 팔 모양이 호랑이의 앞발을 닮았다고 해서 '타이거 벤드'라는 이름이 붙었다. 힘이 좋아졌다면 두 다리를 위로 차면서 가볍게 제자리 뛰기를 하듯이 몸을 들어 올려 물구나무서기 자세로 되돌아간다. 하지만 이렇게 하려면 어마어마한 힘이 필요하다. 견갑대가 확실하게 운동되면서, 삼두근, 팔꿈치, 팔뚝이 가장 많은 자극을 받는다. 타이거 벤드를 마스터하면 팔꿈치가 티타늄 소재 자전거 바퀴살만큼 강해진다.

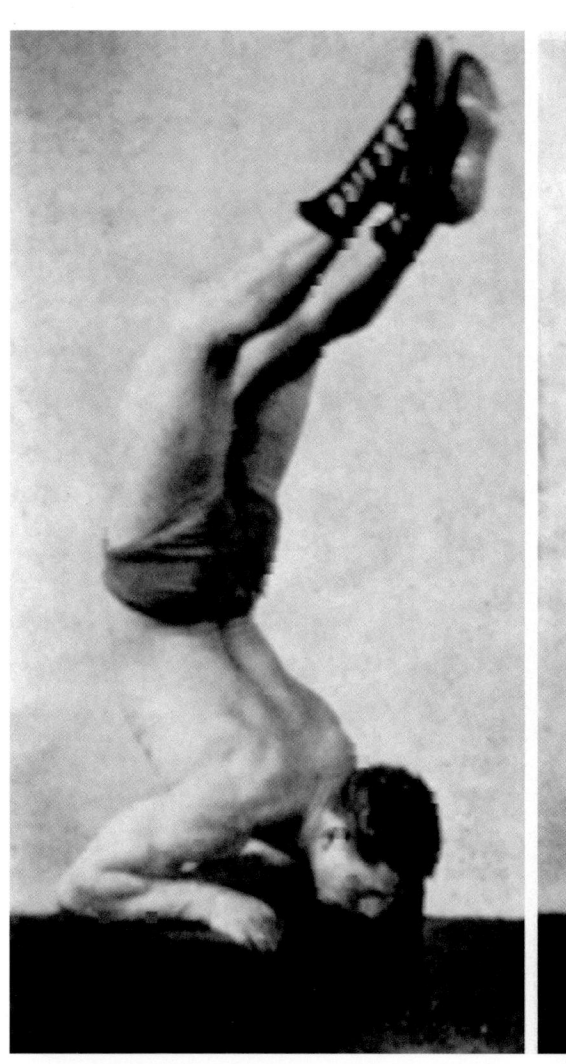 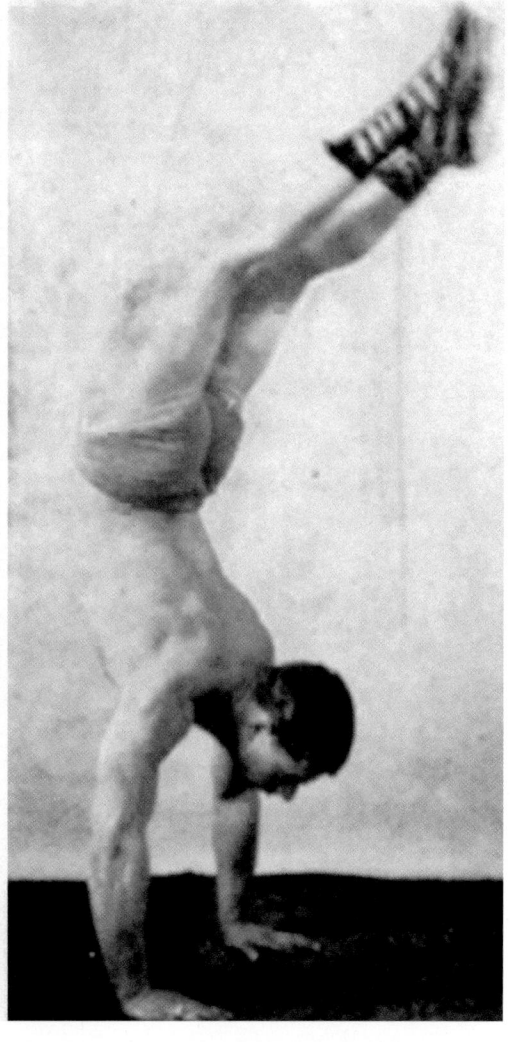

타이거 벤드처럼 엄청나게 강력한 힘이 필요한 동작을 요즘 헬스클럽에서는 볼 수 없지만, 예전 맨몸 트레이닝 전문가들에게는 평범한 기술이었다. 전설의 스트롱맨 20인 가운데 한 명인 시그 클라인(Sig Klein, 1902~1987)의 타이거 벤드 자세이다. 시그 클라인의 팔 힘은 대단해서 한 팔로 보통 남자를 머리 위로 들었고, 100파운드짜리 덤벨로 시소 프레스를 손쉽게 했다. 클라인의 몸무게는 고작 70kg 정도밖에 되지 않았다.

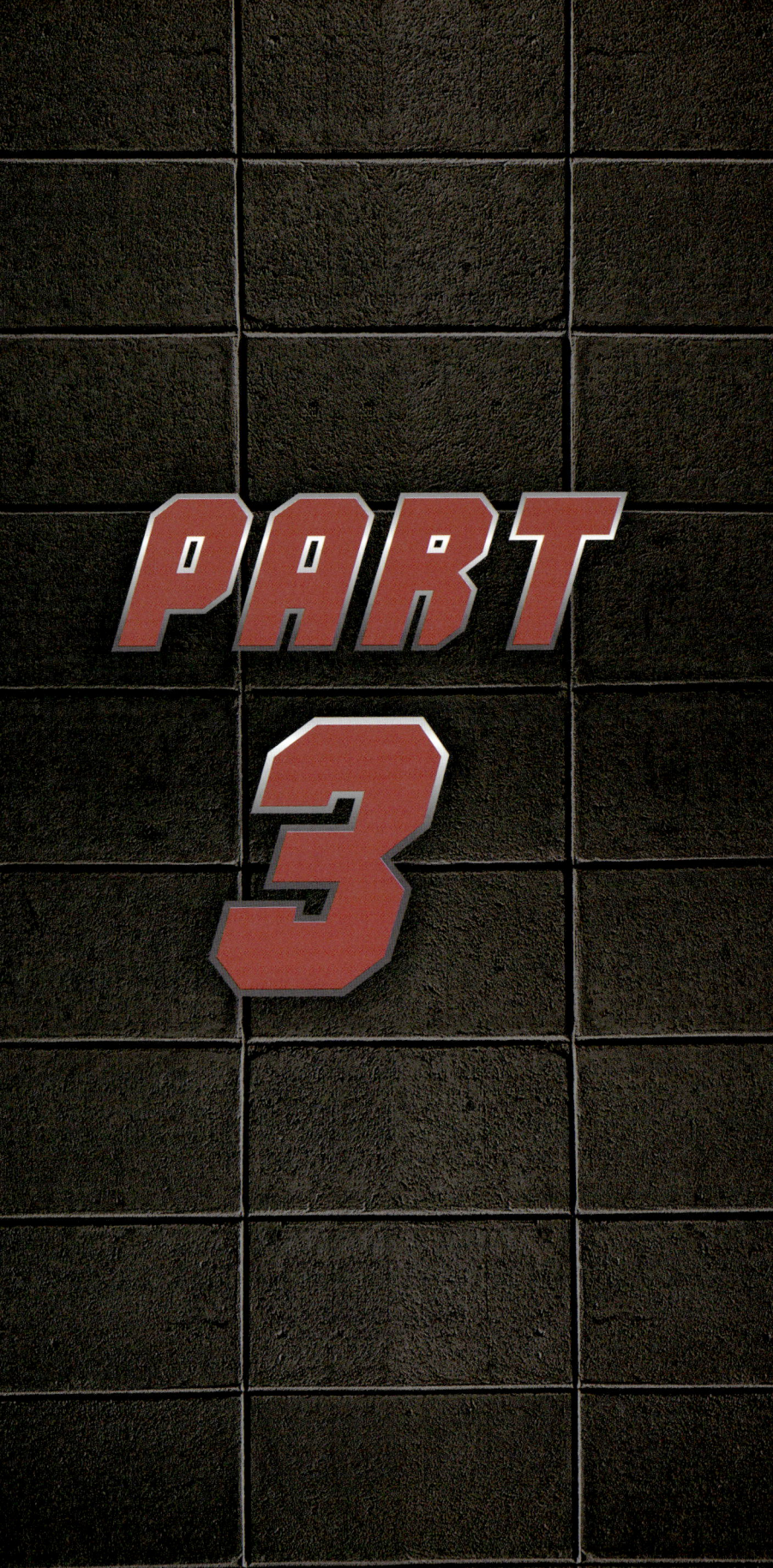

SELF-COACHING
셀프 코칭

2파트에서는 가장 효과적인 올드 스쿨 방식의 캘리스데닉스 운동법에 대한 모든 것을 알아봤다. 하지만 아무리 효과적인 운동 방식이라고 해도 효율적인 트레이닝은 단순히 올바른 자세로 동작을 실행하는 수준에서 그치는 것이 아니다.

교도소에서 기댈 수 있는 사람은 자기 자신뿐이다. 스스로 코치하는 법을 배워야 한다. 셀프 코칭에 성공하려면 단순히 동작을 실시하는 방법을 아는 것뿐 아니라 신체에 대한 지식, 트레이닝 원칙에 대한 이해, 훈련 프로그램을 구성하는 방법에 대한 안목도 필요하다. 마지막 3파트에서는 셀프 코칭에 도움이 되는 모든 것을 살펴본다.

11 : Body Wisdom
몸으로 터득한 요령

불변의 원칙

2파트에서는 기본 운동 '빅 6'를 시작하는 데 필요한 모든 동작을 설명했다. 교도소에서 운동을 하는 거의 모든 재소자들이 훈련을 하는 동안 이 동작들 가운데 적어도 한 가지 이상을 이용하고 있다. 하지만 아무리 좋은 운동법이라고 해도 힘과 근육을 키우려는 사람들에게 운동 목록을 주는 것만으로는 소용이 없다는 것을 코치 경험을 통해 알게 되었다. 완벽한 개인 맞춤형 운동 프로그램과 연계한다고 해도 여전히 부족한 점이 있다.

바로 트레이닝 성공을 위한 미지의 변수 'X'다. 모든 트레이닝 경험에 바탕이 되는 필수 사항을 이해하는 일이다. 준비운동을 완벽하게 하는 법, 알맞은 페이스로 동작을 실시하는 방법, 운동 강도를 어느 정도 높이고 언제 줄여야 할지 등을 아는 것이다.

결코 흑백논리로 나뉘는 문제가 아니다. 과학이라기보다는 예술에 가깝다. 종이 한 장에 적어서 운동하는 사람에게 건네줄 수 있는 것이 아니다. 단순한 지식의 문제가 아니라 경험을 통해 주관적으로 이해한 내용들이기 때문이다. 그저 개념을 암기한 내용이 아니라 몸으로 터득한 요령에 관한 것이다.

나는 많은 경험을 했고, 경험의 대부분은 실패를 통해 얻었다. 몸으로 터득한 요령을 배우는 데는 시간이 걸리고, 내 머릿속에 들어 있는 온갖 유용한 트레이닝 아이디어를 상대방의 머릿속에 넣어줄 수 있다고 생각하면 어리석은 일이다. 그렇게 될 수는 없다. 하지만 각자 자신만의 운동 비법을 얻을 수 있도록 올바른 방향을 제시해줄 수는 있다. 그럼 처음부터 시작하자.

워밍업

냉장고에서 두꺼운 모차렐라 치즈 한 조각을 꺼내서 그대로 쭉 잡아당기면 조각조각 부서진다. 하지만 똑같은 크기의 조각을 전자레인지에 넣고 몇 초 돌렸다가 꺼내서 잡아당기면 아주 부드럽게 잘 늘어날 뿐 부서지지 않는다. 우리 몸의 근육 세포도 이와 아주 유사하다. 차가울 때는 다치기 쉽고 외부 충격에 약하다. 반대로 예열이 되면 탄력과 유연성이 좋아진다. 분별이 있는 사람이라면 누구나 격렬한 운동을 하기 전에 준비운동을 하는 이유다. 워밍업은 부상의 위험을 줄일 뿐 아니라 신경계가 몸의 움직임에 대비하고, 충격을 흡수하는 활액을 관절 주변에 전달하고, 더 힘든 다음 단계 운동에 정신을 집중하도록 한다.

워밍업 수준은 외부 온도, 몸 상태, 나이 등 여러 요인에 따라 다르다. 나이가 들면 이전보다 조금 더 긴 워밍업이 필요하다. 개인적으로 오랜 시간 워밍업 하는 것을 좋아하지 않고 바로 본 운동에 들어가는 것을 선호하지만, 내가 본 많은 사람들은 기꺼이 몇 단계에 걸쳐 워밍업을 실시한다. 계획한 운동을 시작하기 전 심장박동 수를 끌어올리기 위해 심폐강화 워밍업을 하고, 스트레칭을 조금 한 다음 몇 가지 가벼운 근육 워밍업을 한다. 워밍업만 한 시간 가까이 하는 사람들도 있다.

　워밍업으로는 너무 과하다고 생각한다. 실제 모두 다 할 필요는 없다. 가장 효과적인 워밍업 방법은 본 운동으로 하려는 동작보다 2~4단계 쉬운 동작을 차례대로 여러 차례 반복하는 것이다. 관절 문제가 없고 나이도 많지 않다면 워밍업을 2세트 정도 실시하고, 나이가 많거나 살이 쪘거나 날씨가 춥다면 3세트 혹은 4세트까지 실시한다. 그 이상은 무의미할 뿐이다. 부상이 있는 경우는 예외다. 이때는 부상 부위에 별도로 간단한 워밍업을 하는 편이 좋다. 통증을 느끼지 않는 상태에서 30회 이상 실시하고 이어서 가볍게 스트레칭을 하는 식이다. 그러면 끝이다. 본 운동을 시작하기 전에 이렇게 하면 부상 부위에 혈액순환을 원활하게 하여 추가 부상을 막을 수 있다.

　사람마다 운동 능력이 천차만별이기 때문에 정확한 워밍업 규칙을 제시하는 것은 어렵다. 그동안의 경험에 비춰봤을 때 20회 1세트로 시작한 다음 이어서 15회 1세트를 실시하는 것이 좋다. 그 정도면 충분하다. 처음부터 지나치게 힘을 쏟지 않는다. 워밍업 2세트를 하는 동안 자신이 가진 힘의 50% 정도를 쓴다고 생각한다. 바꿔 말하면 처음에는 40회 이상 반복할 수 있고 두 번째 시도할 때는 30회 정도 반복할 수 있는 운동을 워밍업으로 선택한다. 두 번째 워밍업 세트는 반복횟수를 줄여도 분명 힘들게 느껴질 것이다. 첫 번째 워밍업 세트에서는 운동할 부위의 근육을 미리 자극시킨다. 두 번째 워밍업 세트에서는 힘을 쓰는 만큼 지방이 조금 연소되기 시작한다. 모든 워밍업 세트를 마치고 나면 지치는 것이 아니라 기분이 좋아지고 본격적으로 힘든 운동을 할 준비가 된 느낌이 들어야 한다.

　워밍업 동작은 본 운동에서 실시할 동작의 초급 단계에서 선택한다. 가령 푸시업 운동을 하는 중이고 현재 6단계 클로즈 푸시업 동작을 연습하고 있는 경우, 첫 번째 워밍업으로 2단계 인클라인 푸시업을 20회 반복하고 나서 두 번째 워밍업으로 3단계 닐링 푸시업을 15회 반복하는 식이다. 이 경우 푸시업 운동 과정은 다음과 같다.

세트 순서	운동	세트당 횟수
1 워밍업 1	인클라인 푸시업	20회 반복
2 워밍업 2	닐링 푸시업	15회 반복
3 운동 1	클로즈 푸시업	14회 반복
4 운동 2	클로즈 푸시업	12회 반복

당연한 말이겠지만, 아직 푸시업 6단계까지 도달하지 못했다면 정확히 이 규칙대로 워밍업을 실시할 수는 없다. 그냥 지금 하고 있는 운동을 워밍업으로 2세트 정도 실시하는 편이 좋다. 재량껏 실시한다. 나이, 날씨 등의 이유로 워밍업을 더 해야 하면 두 번째 워밍업 동작을 12회씩 최대 2세트 반복한다.

정리운동을 권장하는 트레이너들도 있다. 역사적으로 보면 정리운동의 개념은 빅토리아 시대의 운동 이데올로기에서 비롯되었다. 당시에는 심장박동 수가 너무 급하게 낮아지면 몸의 내장 기관을 손상시키는 원인이 된다고 생각했다. 지금은 그런 생각이 사실이 아닌 것을 알고 있다. 정리운동이 다음 날 몸의 통증을 예방하거나 완화한다고 생각하는 사람들도 있다. 하지만 나는 그런 경우를 본 적이 없고 그런 말을 믿지도 않는다. 정리운동은 근육에 더 많은 자극을 줄 뿐이다. 어떻게 더 많은 자극을 받는 상황에서 손상이 줄어들 수 있을까? 이런 이유로 나는 체계적인 정리운동을 하지 않는다. 힘든 운동을 마친 다음에는 감방으로 돌아오거나 침대에 앉아서 심호흡 운동을 했다. 몸의 긴장을 풀고 빨리 평정심을 되찾는 데 도움이 되었다. 그렇지만 심리적인 이유로 몸을 움직여 정리운동을 하는 편이 좋다면 그렇게 할 수도 있다. 그때는 워밍업 과정을 반대 순서로 실시한다.

천천히 시작하기

많은 남자들은 되도록 힘든 운동으로 시작하고 싶어 한다. 하지만 아무리 힘이 세다고 해도 캘리스데닉스를 처음 접한 사람이라면 무조건 첫 번째 운동부터 시작하라고 조언한다. 기본 운동 '빅 6'의 모든 동작은 1단계부터 시작한다. 1, 2단계를 건너뛰고 바로 3, 4, 5단계 혹은 6단계부터 시작하고 싶은 충동은 억제한다. 가장 쉬운 동작부터 시작해서 점차 강도를 높여간다. 운동 강도를 높일 수 있을 때까지 적어도 4주, 충분한 운동성과를 얻을 때까지는 두 달 정도의 시간적 여유를 갖도록 한다.

많은 사람들은 운동 효과가 너무 늦게 나타난다고 생각할 것이고, 분명 초반 단계 동작들은 너무 쉽다고 할 것이다. 하지만 왕초보 단계부터 시작해야 마지막에 훨씬 더 큰 효과를 얻게 된다. 관절을 강하게 단련하고, 신체 조정 능력, 균형감각, 타이밍, 리듬감을 키울 수 있다. 몸의 균형을 잡아주는 코어의 힘을 제대로 키우고 더 힘든 운동을 시도하는 동기부여의 계기가 될 수도 있다.

캘리스데닉스 운동을 통해 신체의 힘을 키우는 것은 10대만을 위한 일시적 유행이 아니다. 누구나 평생 동안 누릴 수 있는 효과다. 그런 맥락에서 볼 때 쉬운 기본 동작을 마스터하는 데 불과 몇 주 투자하는 것이 시간 낭비처럼 보이지는 않는다.

훈련 추진력

어떤 훈련 프로그램이든 서서히 체계적으로 실시해야만 하는 이유가 있다. 바로 '훈련 추진력'을 만드는 것과 관련이 있다. 풀어서 말하면, 보다 천천히 전진하면서 열의를 다진다면 결국에는 서둘러 나가는 것보다 훨씬 빨리 목표에 도달하게 될 거라는 의미다. 역설적으로 들리지만 사실이다.

예전 스트롱맨들은 이 원칙을 제대로 이해하고 있었다. 훈련 프로그램을 '충분히 숙지'하고 '힘을 비축'한다는 표현을 사용한 것도 같은 이유다. 경험이 풍부한 역도 코치들이 의욕이 넘치는 젊은 선수에게 명심하라고 강조했던 옛말이 있다. "서둘러 든다고 중량이 늘어나는 것은 아니다."

유감스럽게도 요즘 운동하는 사람들은 이런 사고방식을 전혀 이해하지 못한다. 운동을 시작할 때 대개는 제대로 준비도 되지 않은 상태에서 뛰어든다. 여기에는 문화적인 이유도 일부 있다. 우리는 '지금 당장'만 생각하는 사회 속에 살고 있다. 요즘 아이들은 인내심을 미덕이라고 생각하지 않는다. 어른들도 마찬가지다. 우리는 '지금' 원하는 것을 갖고 싶어 한다. 원하는 것을 얻게 될 때까지 기다리려 하지 않는다. 스테로이드 역시 현대인들이 내일 당장 결과를 기대하는 또 다른 이유다. 비록 일시적이고 건강에 좋지 않지만, 스테로이드는 정말 빠른 결과를 가져다주기 때문에 서서히 훈련 효과가 쌓이는 예전 방식은 대개 사라졌거나 잊혀졌다.

힘 비축하기

예전에 쓰던 말이지만 아주 중요한 용어인 '밀킹'이 트레이닝 분야에 사용되는 것을 들었거나 '힘 비축하기'에 관한 내용을 읽어봤을 것이다. 무슨 내용인지 궁금했다면 그 의미와 원리는 다음과 같다.

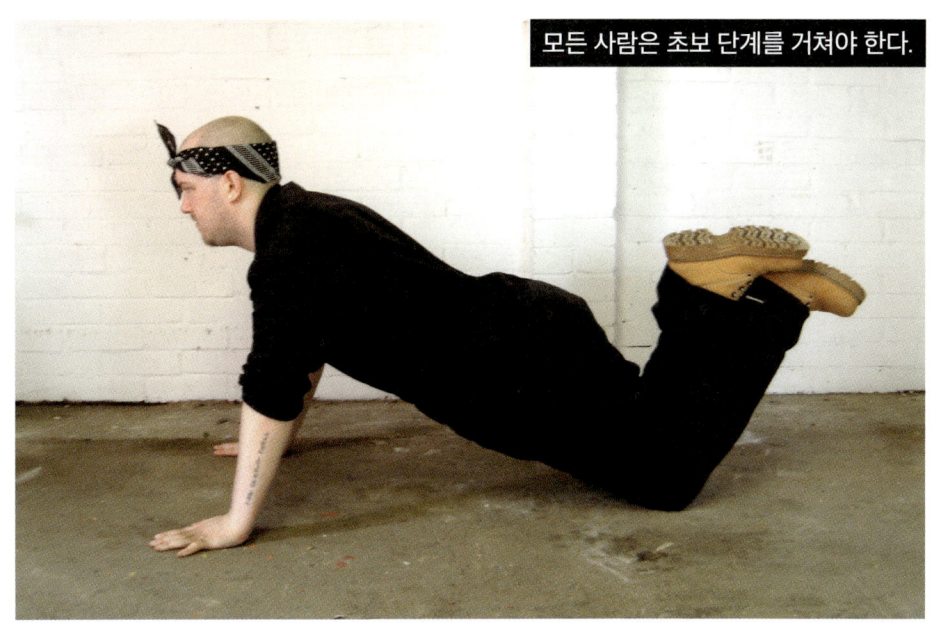

모든 사람은 초보 단계를 거쳐야 한다.

　단순하게 생각하면 더 열심히 운동할수록 결과는 더 좋아진다. 이 때문에 운동하는 많은 사람들이 체격과 힘을 키우는 가장 빠른 방법은 되도록 열심히 운동하는 것이라고 생각한다. 안타깝게도 정말로 열심히 훈련하는 데는 문제점이 있다. 체력을 고갈시키고, 훈련 의욕을 떨어뜨리고, 관절에도 무리가 될 수 있다. 정말 열심히 훈련을 한다면 불과 몇 주 혹은 몇 개월 만에 급격하게 향상된 성과를 얻을 수도 있지만, 몸이 거부 반응을 보이면서 초반의 성과들이 서서히 줄어들게 된다. 사람의 몸속에는 근육과 힘을 키울 수 있는 정도의 에너지밖에 없다. 약물에 의존하지 않고 정말 있는 힘껏 운동을 한다면 몸속 에너지가 상당히 빨리 고갈된다.

　적당히 운동을 한다면 자신의 한계에 도달하도록 운동할 때와 같은 결과를 얻지는 못하지만, 일정 수준의 결과를 더 오랫동안 계속 얻을 수 있다. 수개월

이 지나면 그렇게 얻은 운동 결과가 차곡차곡 쌓이면서 자신의 모든 에너지를 소진할 정도로 운동했을 때 처음 나타난 결과를 훌쩍 뛰어넘는 수준의 힘과 근육을 갖게 된다.

한 가지 사례를 들어 설명하겠다. 의욕이 넘치는 수많은 신입 재소자들에게 '빅 6' 운동법과 10단계 시리즈를 설명하고 가르쳤다. 두 명의 다른 재소자들에게 푸시업 10단계 시리즈를 가르친다고 했을 때, 타고난 잠재력은 같더라도 인내심의 정도는 다르다.

어리석은 방식

변덕스럽고 결과를 바로 얻는 데만 관심이 있는 한 남자가 10단계 푸시업 시리즈를 살펴보고는 5단계 풀 푸시업을 할 정도로 힘이 좋다고 스스로를 판단한다. 남자는 곧장 푸시업 운동을 시작한다. 최대한 열심히 연습해서 불과 2주만에 풀 푸시업 상급자 기준 실시횟수를 거뜬히 해낸다. 대단하다.

이제 남자는 6단계 클로즈 푸시업을 시도한다. 난이도에 비해 훨씬 힘들어 보인다. 기초적인 힘을 기르는 데 시간을 투자하지 않은 탓이다. 하지만 바로 푸시업 5단계부터 시작해서 무리 없이 성공했다는 점에 한껏 고무되어 계속 버거운 동작을 시도한다. 몸에 필요한 에너지를 축적할 시간적 여유를 주지 않았기 때문에 주저하면서도 그냥 밀어붙인다. 자세가 점점 나빠지고 있지만, 매주 억지로 반복횟수를 늘린다. 클로즈 푸시업을 시도한 지 4주가 지나자 20회씩 2세트를 실시하는 상급자 기준에 거의 도달한다. 다음 단계로 올라가겠다고 결심했기 때문에 억지로 어렵게 1회 더 실시하고 나서는 상급자 기준을 완전히 충족시켰다고 스스로를 납득시킨다. 실질적으로는 그렇게 힘이 더 좋아지지 않았다는 사실에도 불구하고 자신의 성과에 상당히 만족한다. 동시에 관절에는 통증이 사라지지 않는다. 과도한 운동에 적응할 시간이 없었기 때문이다. 놀라운 운동 능력도 통증 완화에는 도움이 되지 않는다.

푸시업 운동을 실시한 지 7주차에 접어든 다음 주에는 마음을 가다듬고 7단계 비대칭 푸시업으로 넘어간다. 충격적이면서 동시에 실망스럽게도 단 1회조차 실시하지 못한다. 버둥거리며 지친 근육으로 밀어붙여 보지만, 아무리 노력해도 결과는 달라지지 않는다. 몸이 천근만근 무겁게 느껴지고 한 번 실시하는 것조차 넘을 수 없는 산봉우리처럼 보인다. 남자는 우울해진다. 적어도 스스로 생각하기에 엄청난 진전을 이뤘는데 아무런 이유 없이 갑자기 멈췄기 때문이다. 혼란에 빠진다. 운동 프로그램에 문제가 있거나 자신에게는 캘리스데닉스 운동이 맞지 않기 때문이라고 생각한다. 결국 역시나 실패가 예견되는 다른 새로운 운동을 시도해보거나 완전히 그만둔다. 푸시업 운동은 고작 7주 지속되었을 뿐이고 어깨 통증과 실망감 외에는 남은 것이 거의 없다.

스마트한 방식

두 번째 남자 역시 결과에 목말라 있다. 하지만 그런 목마름을 약간의 인내심으로 달랠 수 있을 정도의 분별력은 있다. 첫 번째 남자와 마찬가지로 바로 5단계 풀 푸시업부터 할 수 있다고 확신한다. 하지만 그렇게 하지 않는다. 대신 1단계 월 푸시업부터 시작한다. 너무나 쉬워 보이지만 참고 실시한다. 관절은 운동 첫날부터 적응을 시작한다. 한 달 동안 월 푸시업 동작만 연습하며 상급자 기준을 충족할 때까지 서서히 반복횟수를 늘린다. 그런 다음 2단계 인클라인 푸시업으로 넘어간다. 조금 더 어려운 동작이지만, 몸으로 터득해나간다. 정해진 시간 동안 2단계를 마스터하면서 의식하지 못하는 사이에 근육과 힘줄의 힘을 서서히 키운다. 한 달 뒤 3단계 닐링 푸시업으로 넘어간다. 훨씬 더 어려운 동작임에도 불구하고 그동안 참고 견디며 이전 단계를 연습한 덕분에 마치 1단계처럼 쉽게 느껴진다.

푸시업 시리즈를 시작한 지 3개월이 지나고 4단계 하프 푸시업을 시작한다. 이때쯤 되면 누르는 근육이 더욱 단단해지고 단련되었다는 것을 몸으로 느끼기 시작한다. 지금 당장이라도 5단계 푸시업을 완벽하게 할 수 있다는 확신이 든다. 하지만 마음을 다잡고 온전히 하프 푸시업에 에너지를 쏟는다. 한 달 후 마침내 5단계 풀 푸시업을 시작한다. 의욕이 넘친다. 동작이 어려워 보이지도 않고, 마치 물속에서 동작을 하는 것 같은 기분이 든다. 하지만 동작을 제대로 실시하는 데 집중한다. 무리하게 근육을 혹사하지 않았기 때문에 동작을 반복할 때마다 흠잡을 데 없는 완벽한 자세로 실시할 수 있다. 스스로 깨닫지 못하고 있을 뿐 점점 더 강해지고 있다.

5개월이 지나고 수월하게 6단계 클로즈 푸시업으로 넘어간다. 무덕대고 5단계부터 실시했던 첫 번째 남자에게는 클로즈 푸시업 동작이 상당히 버거웠지만, 스마트한 두 번째 남자는 첫 번째 남자가 겪은 어려움을 이해하지 못한다. 5단계에 비해 난이도가 있어 보이지만 그렇게 어렵지는 않다고 생각한다. 충분한 시간을 투자해서 교과서 같은 자세로 반복횟수를 천천히 늘리는 방식에 익숙하다. 곧 7단계 비대칭 푸시업으로 올라간다. 첫 번째 남자는 단 한 번도 하지 못했지만, 스마트한 남자는 초보자 기준의 반복횟수를 쉽게 실시한다. 무리한다면 상급자 기준의 반복횟수도 할 수 있겠다는 느낌이 들지만, 그렇게 하지 않는다. 다음을 위해 힘을 남겨둔다.

몇 달이 지나고, 8단계 한손 하프 푸시업에 도달한다. 8단계에서는 모든 게 조금씩 더 어렵지만, 그렇게 엄청난 수준은 아니다. 열심히 노력해야 하지만, 엄두를 못 낼 정도는 아니고 해낼 수 있다는 자신감이 있다. 게다가 자신의 몸에서 실제 변화를 감지한다. 흉근이 두꺼워지고, 상완에는 이전에는 없었던 말발굽 같은 근육이 불끈 솟아 있다. 어깨는 점점 벌어지고 삼각근에는 혈관이 보이기 시작한다.

9단계 레버 푸시업을 시작하면서 동작을 반복해서 실시하는 데 다소 어려움을 느낀다. 남자는 마음을 다잡고 올바른 자세를 취하는 일에 집중하면서 할 수 있다는 기분이 들 때면 간간이 반복횟수를 늘리는 식으로 천천히 문제를 해결한다. 상급자 기준에 가까워져도 전력을 쏟지 않는다. 간혹 완벽한 자세로 한 번 더 실시하는 것이 어렵게 느껴지면 더 이상 무리하지 않는다. 엉성한 자세로 반복하는 것보다 앞으로 1~2주 뒤에 완벽하게 실시하기 위해 참는다. 그리고 결국에는 해낸다.

이 모든 과정을 어리석은 방식으로 도달하려 한 첫 번째 남자는 짧은 시간 내에 효과를 얻었지만 불과 7주 만에 중도 포기한 반면에 유전적으로 동일한 잠재력을 가지고 있던 두 번째 남자는 거의 1년 가까이 푸시업 과정을 지속했다. 그 기간에 선망의 대상인 마스터 단계 푸시업을 완벽하게 해냈고, 엄청나게 힘을 키웠으며, 상체 주요 부위의 근육이 커진 덕분에 셔츠 사이즈가 한 치수 늘었다. 자부심과 자신감이 치솟은 것은 말할 것도 없다. 다음 해에는 한손 핸드스탠드 푸시업을 마스터하겠다고 결심한다. 과연 남자는 할 수 있을까? 답은 이미 나와 있다. 푸시업 시리즈를 마스터한 방식으로 운동한다면 실패할 리가 없다.

오래 지속되는 진정한 운동 효과를 얻을 수 있는 방식이다. 내일 당장 몸이 커지고 힘이 세진다고 약속하는 책은 잊어버리자. 모두 교묘한 속임수이며, 결국에는 실패와 절망을 향해 이끌 뿐이다.

운동 강도

자신의 능력을 벗어나는 동작을 무작정 실시하는 어리석은 훈련 방식을 권하지 않는다고 해서 열심히 하지 말라는 의미는 결코 아니다. 당연히 열심히 해야 한다. 관절과 근육이 운동 강도를 감당할 수 있다면 항상 열심히 해야 한다.

목표 달성의 비결은 열심히 하는 데 있다. 하지만 맨몸 트레이닝의 맥락에서 '열심히'라는 의미는 움직일 수 없을 때까지 그저 밀어붙인다는 뜻이 아니다. 자신이 할 수 있는 가장 어려운 동작을 하기 위해 노력한다는 의미다. 하지만 자세가 눈에 띄게 흐트러지기 시작하면 동작을 중단할 때가 된 것이다. 단계를 올라가면 잠깐 휴식한 다음 1~2회 반복 실시하거나 부분 동작만 실시하는 방식으로 세트를 늘릴 수 있다. 하지만 항상 상식적인 수준에서 안전하게 실시하는 데 신경 쓴다. 캘리스데닉스 운동법에서는 완전히 힘이 빠질 때까지 훈련하는 것을 바람직하게 여기지 않는다. 자신의 몸을 스스로 컨트롤할 수 있도록 항상 팔다리에 약간의 에너지를 남겨둬야 한다. 핸드스탠드 푸시업처럼 물구나무서기 자세로 하는 동작이나 레그 레이즈와 풀업처럼 공중에 매달려서 하는 동작을 할 때 에너지를 다 소모할 정도로 훈련하는 것은 아주 위험하다. 항상 에너지를 남겨둬야 한다.

대부분의 보디빌딩 프로그램과 근력 훈련 프로그램에는 '운동 주기' 혹은 '운동 주기화'라는 개념이 있다. 트레이닝 기간 동안 운동 강도를 다양하게 하는 방식들이다. 때에 따라 쉽거나 적당하거나 혹은 어렵게 강도를 조절한다는 의미다. 맨몸 트레이닝 방식과는 달리 웨이트 트레이닝 방식은 관절에 염증을 일으키고 호르몬 면역 체계의 기능을 떨어뜨리기 때문에 파워 리프트와 보디빌딩에서는 운동 강도를 조절하는 일이 필요하다. 보디빌더들은 무거운 기구들로부터 벗어날 필요가 있다. 그렇지 않으면 불구가 되거나 아프거나 탈진 상태가 되고 만다. 캘리스데닉스 전문가들에게는 이런 식의 벗어나기 과정이 필요 없다. 운동 강도를 다르게 하는 대신 항상 가장 어려운 10단계 동작을 실시하는 것을 목표로 삼아야 한다. 단, 다음 조건이 충족되어야 한다.

- ⊕ 345쪽에서 설명한 것처럼 천천히 시작하라는 조언을 따른다.
- ⊕ 완벽한 자세로 실시해야 한다.
- ⊕ 몸이 아프지 않아야 한다.
- ⊕ 부상을 당하지 않았거나 부상 징후가 없어야 한다.
- ⊕ 어떤 동작이든 초보자 기준의 반복횟수는 채울 수 있어야 한다.

바이러스성 질환이나 감염으로 인해 몸이 아플 경우 하드 트레이닝은 면역체계의 기능을 떨어뜨려서 질병이 오래 지속될 수도 있다. 훈련을 할 수 있을 정도로 건강이 좋아지면 가장 어려운 동작에 욕심을 내지 말고 재량껏 적당한 수준에서 시작한다. 부상을 입었다고 해도 훈련은 할 수 있는 경우가 있다. 사실 대부분의 경우 훈련은 계속해야 한다. 단, 부상 부위에 혈액순환이 원활하게 되어서 치료가 되는 방식으로 해야 한다. 이것도 하나의 훈련 기술이다.

초보자 기준의 실시 세트는 대개 5회 반복이다. 올바른 자세로 여러 차례 반복할 수 없다면 동작이 버거워질 수 있고 그럴 때 부상을 당한다. 올라간 단계에서 초보자 기준의 반복횟수를 채우지 못한다면 무리하지 말고 이전 단계로 되돌아가서 완벽한 자세로 쉬운 동작을 실시하면서 반복횟수를 늘린다. 충분히 준비가 되었다고 생각되면 다음 단계를 다시 시도한다.

단계적으로 진행하기

여기서 또 다른 문제가 제기된다. 10단계까지 어떻게 단계적으로 진행할 것인가의 문제다. 일반적으로 말하면 간단한 해결법이 있다. 초보자 기준을 충족시키는 것부터 시작해서 매주 혹은 2주마다(난이도가 높은 운동의 경우 3주나 4주마다) 반복횟수를 늘리는 것을 목표로 한다. 이런 방식을 꾸준히 이어간다면 어떤 동작도 10회 1세트는 아주 빨리 실시할 수 있다. 그다음에는 2세트를 실시한다.

   시간을 두고 반복횟수와 실시 세트를 계속 늘리면 중급자 기준에 도달하게 된다. 중급자 기준이 되면 실시 세트를 한 세트 더 추가한다. 단, 상급자 기준의 실시 세트는 넘지 않아야 한다. 완벽한 자세로 반복횟수를 계속 늘리면서 상급자 기준에 도달하면 다음 단계 동작으로 넘어간다.

   이렇게 단순한 진행 방식을 따른다면 마지막에는 각 시리즈의 마지막 10번째 단계이자 선망의 대상인 '마스터 단계'에 도달하게 된다. 마스터 단계에 도달했다면 자화자찬해도 좋다. 운동하는 사람으로서 아주 인상적인 성과를 이뤄냈으니까. 하지만 이 정도가 산의 정상은 아니다. 더 큰 힘을 키우기 위한 길은 멀고도 멀다. 마스터 단계에 도달하면 '빅 6'의 응용동작들을 참고해서 실력을 더욱 키울 수 있는 방법을 찾아보도록 한다.

문제점 조정

한 단계씩 올라간다는 게 단순한 과정처럼 보인다. 이 세상 많은 일들이 단순한 것처럼 보이지만, 실제 우리의 삶은 그렇게 단순하지 않다. 방해 요소가 있기 마련이다. 때로 실력이 정체기에 들어가기도 한다. 간혹 반복횟수를 늘리지 못할 수 있지만, 정체기는 다음 단계로 넘어가기 전인 상급자 기준에 도달했을 때 가장 흔하게 나타난다. 상급자 기준에 도달했음에도 불구하고 다음 단계 동작으로 훌쩍 뛰어넘지 못한다. 정체기를 벗어나 다시 앞으로 나아가는 데 도움이 될 만한 네 가지 아이디어를 소개한다.

1. 몸무게를 줄인다

동작의 난이도가 높아질수록 균형 잡힌 힘에 의존하는 경우가 많아진다. 근육의 무게는 성공을 가로막는 장애물이 아니다. 문제는 체지방이다. 다음 단계 동작으로 넘어가는 일이 어렵다면 몇 개월 동안 군살을 빼는 데 집중한다.

2. 휴식을 더 취한다

의욕과 노력은 높이 평가하지만, 어떤 신체 부위를 과도하게 사용하거나 한 가지 운동이나 동작만 실시한다면 운동성과가 떨어지게 된다. 이럴 때는 며칠 더 휴식을 취한다. 과도한 훈련으로 몸 상태가 나빠진 사람이 '베스트 위크 프로그램' 또는 '베테랑 프로그램'(370~371쪽 참고) 같은 운동 프로그램을 실시하면 운동성과를 다시 끌어올릴 수 있다.

3. 인내심을 갖는다

운동하는 사람들이 실력 향상에 중독되는 일은 자주 나타난다. 한 번에 너무 많은 횟수를 반복하고, 서둘러 단계를 올라가려고 스스로를 밀어붙인다. 흔히 일어나는 문제다. 자세가 엉망이 되고 힘 대신 반동을 이용하려고 한다. 머지않아 자신의 수준을 한참 벗어난 동작을 시도하고, 실력이 갑자기 정체된 이유를 이해하지 못한다. 이 경우에는 몇 단계 아래 동작으로 되돌아가서 다시 시작한다. 자세가 완벽한지 꼼꼼하게 확인하고 천천히 힘을 키운다. 장담컨대 몸도 곧 적응한다. 하지만 욕심이 아니라 몸의 속도에 따라 적응해야 한다.

4. 약물에 의존하지 않는다

몸의 적응력을 높이는 한 가지 방법은 올바른 방식으로 관리하는 것이다. 충분한 수면을 취하고 몸을 술과 약물로 채우지 않는다. 몸을 혹사하지 않고 소중히 다룬다.

무엇보다 믿음을 갖는다. 낙담하거나 우울해 하거나 화내지 않는다. 익숙해지고 효과를 몸으로 느낄 때까지 시간이 걸려도 자신만의 트레이닝 방식을 지켜나간다. 자신의 몸을 믿는다. 위에 언급한 조언을 따른다면 앞으로 몇 년간 운동 능력이 계속 향상될 것이다.

통합 트레이닝

특정 운동을 몇 차례 반복하는 것이 어렵다면 통합 트레이닝을 시도해보자. 운동을 하는 동료 재소자로부터 배운 간단한 요령이다. 대부분 반복횟수는 중간 이상인 10~25회 사이에 초점을 맞춘다. 힘과 근육을 키우고 관절을 단련시키는 데 좋다. 또한 많은 횟수를 반복하면 더 어려운 동작으로 넘어갔을 때 대조적으로 더 쉬워 보일 수도 있다.

하지만 이 원칙에 한 가지 예외가 있다. 오랜 기간 한 가지 시리즈의 동작만 실시했다면 다음 단계로 넘어가는 일이 어려울 수 있다. 가령 비대칭 풀업을 9회 반복할 수 있지만, 한손 하프 풀업으로 바꿨을 때 간신히 1~2회 정도 한다. 난이도가 높아지면 흔한 일이다.

이런 상황에 대처하는 탁월한 방법이 바로 통합 트레이닝이다. 1주일 혹은 2주일에 한 번 새로운 동작을 시도하면서 매번 반복횟수를 늘리기 위해 애쓰는 대신 매일 새로운 동작을 실시하는 것이다. 때로는 하루에 두세 번씩 실시한다. 몸을 푼 다음 가능한 많은 횟수를 반복하는 대신 한 번 혹은 많아야 두 번 정도 실시한다. 아침이 일어났을 때 한손 하프 풀업을 한 번 실시하고 점심 식사 후 다시 한 번, 소등 전에 한 번 더 하는 식이다. 올바른 자세로 실시하고 근육을 혹사하지 않는다. 가장 중요한 점은 단 한 차례 시도에서 근육을 무리하게 사용하는 것이 아니라 며칠 기간을 두고 여러 차례 반복 실시하는 것이다. 근육통이 심해지면 며칠 운동을 중단한다.

이런 방식대로 1주일 혹은 2주일 정도 해본다. 한때 거의 불가능해 보인 동작이 날이 갈수록 점차 쉬워지고, 본래 하던 운동을 다시 시작했을 때는 여러 차례 반복하는 과정이 훨씬 더 가뿐하게 느껴진다.

통합 트레이닝이 효과적인 이유는 정확히 모르지만, 분명 효과가 있다. 한 차례 오래 실시하는 것보다는 짧게 나눠서 여러 차례 실시하는 방식이 신경계가 동작을 터득하는 데 효과적이기 때문이라는 말을 들은 적은 있다. 이미 여러 차례 반복할 수 있는 동작에는 사용하지 말고, 정말 버겁다고 생각되는 고난도의 새로운 동작으로 올라갈 때를 위해 준비해두자.

실시 세트 기준

실시 세트는 워밍업이 아닌 올바른 자세로 힘을 써서 목표로 삼은 반복횟수를 실행하는 세트를 말한다.

과거에 운동량이 상당했다는 점을 부인하지는 않겠다. 수감생활이 아닌 다른 데에 관심을 돌릴 수 있었던 것도 한몫을 했다. 그렇지만 특별히 힘을 키우고 싶다면 몇 시간씩이나 운동을 할 필요는 없다. 요즘에는 실시 세트를 가능한 적게 하라고 조언하는데, 캘리스데닉스를 인내력 운동으로 보는 사람들은 종종 혼란스러워한다. 나는 캘리스데닉스를 힘을 키우는 운동이라고 생각한다. 힘을 키우는 데는 운동량이 아닌 운동 강도가 중요하다. 물론 오랜 기간 더 어려운 동작을 실시할 수 있도록 운동 수준을 서서히 끌어올릴 수는 있다. 하지만 운동 강도와 운동량은 상호 배타적 관계다. 기본적으로 이 둘은 서로 어울리지 않는다는 의미다. 10단계 시리즈 가운데 가장 난이도가 높은 단계의 동작을 무리해서 실시한다면 바닥으로 쓰러지기 전까지 아주 잠시 할 수 있을 뿐이다. 몇 시간이나 할 수 있는 동작은 가장 어려운 수준이 아니라고 생각해도 무방하다. 더 어려운 동작을 시도해야 한다.

운동량과 운동 강도가 어떻게 상호 배타적인지를 보여주는 적절한 예로 100m 단거리선수의 경우를 들 수 있다. 100m 육상 경기는 10초 남짓한 시간밖에 걸리지 않지만, 단거리선수는 마라토너보다 힘도 세고 훨씬 근육질 몸매다. 100m 육상 경기가 마라톤보다 운동 강도가 더 높기 때문이다. 마라톤이 에너지 소모량은 더 크지만, 힘과 근력을 키우지는 않는다.

동작에 적응하려면 실제 2세트만 실시하면 된다. 많은 남자들이 세트를 적게 실시하는 것을 불안해한다. 전직 보디빌더들은 헬스클럽에서 훈련하고 나면 완전히 기진맥진해지고 온몸이 뻐근한 일에 익숙하기 때문에 특히나 그렇다. 맨몸 트레이닝이 더 타당한 방식이다. 인간의 몸이 진화해온 방식대로 몸을 움직이게 하기 때문이다. 이런 이유로 미세 외상도 적고 전신의 에너지가 고갈되는 느낌도 적다. 완전히 녹초가 될 정도로 맨몸 트레이닝을 할 필요는 없다. 캘리스데닉스 운동을 통해 힘을 키우고 싶다면 마라토너가 아닌 단거리선수처럼 생각한다. 워밍업 후 바로 본 운동을 시작한다. 적은 수의 세트만 실시한다. 쉬지 않고 계속 운동하지 말고, 이유 없이 세트를 늘리지 않는다.

세트 사이 휴식

세트 사이에 얼마나 오래 쉴 것인지는 운동 목적에 달려있다. 체력을 최대한 키우려면 가능한 한 짧게 쉰다. 운동마다 세트 사이에 쉬는 시간을 서서히 줄이기 위해 스톱워치를 이용하는 경우도 있다. 자신의 호흡을 세는 방법도 있다. 스톱워치에 비해 정확성은 다소 떨어지지만, 호흡 조절의 첫 번째 단계인 호흡 패턴을 파악하는 데 도움이 되기도 한다.

힘과 근육을 강화하려는 목적이라면 다음 세트에 온 힘을 쏟아 실시할 준비가 될 때까지 쉬어야 한다. 이 문제에 관해서는 어떤 가이드라인도 줄 수 없다. 전적으로 개인의 건강 상태에 달려있기 때문이다. 맨몸 트레이닝 세트 사이에 쉬지 않고 연이어 하려는 사람들이 있다. 그렇게 배웠거나 아마도 맨몸 트레이닝을 웨이트 트레이닝만큼 심각하게 생각하지 않기 때문일 것이다. 이유가 무엇이든 이것은 착각이다. 힘을 키우기 위해 실시하는 캘리스데닉스 운동은 체내 근육당을 소모하고 몸을 피곤하게 한다. '빅 6' 동작들이 결코 만만한 수준은 아니다. 다시 힘을 얻기 위해 세트 사이에 5분 정도 쉬어야겠다고 생각하면 그렇게 한다. 단, 5분 이상 쉬게 되면 몸이 식기 시작한다는 것은 알아두자. 주변을 서성거리며 가볍게 움직이거나 운동하고 있는 근육 부위에 혈액순환이 원활해지도록 스트레칭을 한다.

훈련 기록하기

위에서 언급한 원칙들을 자신의 트레이닝에 바로 적용할 수 있다면 정체기나 부상 가능성은 최소화하면서 운동 실력이 꾸준히 좋아지는 궤도로 올라선 셈이다. 실력이 늘어난다는 것은 예전 수준을 뛰어넘는다는 의미지만, 그렇게 되려면 우선 이전의 운동성과를 상세히 알고 있어야 한다.

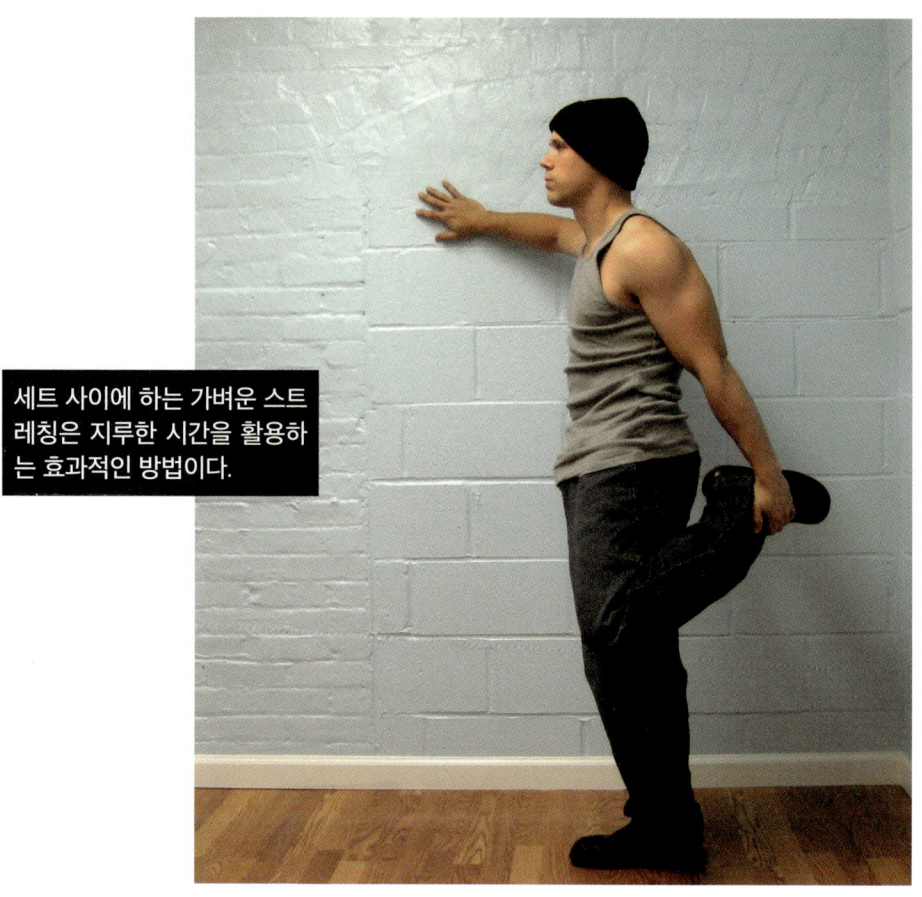

세트 사이에 하는 가벼운 스트레칭은 지루한 시간을 활용하는 효과적인 방법이다.

유감스럽게도 사람의 기억은 오래가지 못하고 불완전하다. 트레이닝이 처음이라면 최근에 한 운동을 기억하는 일이 정말 어려울 수 있다. 몇 년 동안 운동을 해왔다면 운동 동작이나 순서가 뒤죽박죽되었을 수도 있다. 기억이 시간이나 감정, 컨디션, 의욕 등 여러 요인에 의해 영향을 받는 경우도 흔하다. 그렇기 때문에 운동할 때마다 스스로 기억하고 있는 성과는 종종 믿을 수 없다. 이것은 문제가 될 수 있다. 다음에 더 좋은 성과를 내고 최근의 진행 상황을 분석하려면 자신의 운동성과를 제대로 알고 있어야 하기 때문이다.

다행히도 이런 잠재적인 문제를 완전히 극복하는 데 도움이 되는 기술이 개발되었다.

지금 공개하려는 이 기적의 기술은 아주 놀랍고 믿을 수 없을 정도로 유용하기 때문에 조금 더 자세히 설명하려고 한다. 사용자 마음대로 문서와 이미지를 손쉽게 통합할 수 있고, 메모 작성 시 사용자의 자유와 창의력을 한껏 발휘할 수 있는 플랫폼이다. 외부 전원이나 내장 배터리에 의존하지 않는다. 컴퓨터 바이러스에 감염되지도 않고 해킹당할 일도 없다. 새로운 버전이 출시된다고 해서 폐기되거나 사용불가 상태가 되는 일은 결코 없다. 게다가 사용하기 쉽다. 장담컨대 글을 읽을 수 있는 모든 사람들은 이 기술을 사용하는 훈련을 수년에 걸쳐 성공적으로 받았다. 무엇보다도 이 놀라운 만능 기술은 거의 모든 곳에서 사용 가능하며, 가격도 얼마 되지 않는다. 이 깜짝 놀랄만한 기술이 무엇인지 이미 짐작하고 있을 것이다. 바로 '종이와 펜'이다. 훈련을 마치면 가능한 바로 자신이 한 운동 내용을 적어놓는다. 다음 훈련을 하기 전에 잠시 내용을 훑어보면 이번에는 어떤 식으로 해야 할지 알게 된다.

낱장 종이에는 쓰지 않는다. 쉽게 뒤섞이거나 잃어버릴 수 있다. 문구점에서 표지가 두꺼운 A4 혹은 A5 크기의 저렴한 노트를 구매한다. 화려하거나 귀여운 종류로 구매할 필요는 없다. 어쨌든 훈련일지는 가까이 두고 자주 봐야 하기 때문이다. 무난하고 튼튼한 종류로 선택한다.

훈련 기록의 이점

운동선수들은 지금까지 수백 년 동안 훈련 내용을 기록하고 있다. 거기에는 충분히 그럴 만한 이유가 있다.

- ⊕ 태초에 인간은 삶에서 중요한 것들을 기록해왔다. 어려운 점이나 성취한 내용 등을 포함해서 훈련 경과를 적는 것은 그 자체로 해볼 만한 가치가 있는 일이다. 훈련일지는 한 개인의 역사를 기록한 문서고, 몇 년 뒤에 훈련일지를 다시 읽으면 엄청난 즐거움을 얻을 것이다.
- ⊕ 운동 내용을 적어두면 단기적으로나 장기적으로 훈련 방식의 효율성을 분석할 수 있다. 개인적으로 20년이 넘게 훈련일지를 기록해왔고, 내 훈련 방식이 잘못된 방향으로 간다고 느낄 때마다 오래전 훈련이 잘될 때 했던 운동을 찾아본다. 내용을 읽고 종종 충격을 받기도 한다. 내가 했다고 기억하는 운동이 실제와는 아주 다를 수 있기 때문이다.
- ⊕ 운동 내용을 기록하는 것은 셀프 코칭의 교육 방식이기도 하다. 자신의 훈련 프로그램 구성에 대해 생각해보고, 운동 이론의 전반적인 내용을 배울 수도 있다.
- ⊕ 기록하기 위해 운동 내용을 기억하는 행위는 훈련 프로그램을 기억하는 뇌 부위를 발달시킨다. 훈련일지를 계속 기록하면 곧 운동 내용을 훨씬 더 빨리 정확하게 기억하게 된다.
- ⊕ 운동 내용을 기록하면 성취도를 정확하게 측정할 수 있고, 이를 통해 앞으로 운동할 때 진행 목표를 세울 수 있다.

이 마지막 이유는 운동하는 일반인들이 실감하는 것보다 훨씬 더 중요하다. 훈련은 단계적으로 실시해야 하고, 운동 내용을 기록하는 것은 운동 실력을 꾸준히 향상시키는 데 분명 도움이 된다. 훈련할 때마다 향상된 성과를 얻어야 하는 것은 아니다. 상급 수준에 도달하면 불가능해진다. 하지만 몇 개월 혹은 몇 년을 기준으로 본다면 훈련 과정은 발전하는 모습을 보여야 한다. 그렇지 않다면 헛수고에 지나지 않는다.

훈련일지 쓰기

훈련일지를 쓰는 일은 신속하고 효율적이어야 한다. 시간이 오래 걸리는 귀찮은 일이 되어버리면 계속 쓰게 될 가능성이 줄어든다.

훈련일지에는 운동한 날짜, 실시한 운동 목록, 반복횟수와 수행한 세트만 자세히 기록하면 된다. 필요하다고 생각되면 훈련 과정과 관련된 내용을 적을 수도 있지만, 이것은 선택 사항이다. 다음 훈련일지 기록의 예시를 참고한다. 원한다면 더 간단하게 기록할 수도 있다. 가령 '20회 1세트' 대신 '20×1'이라고 기록한다.

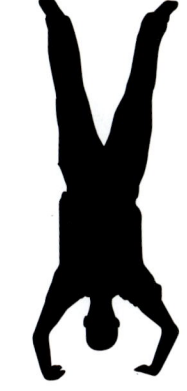

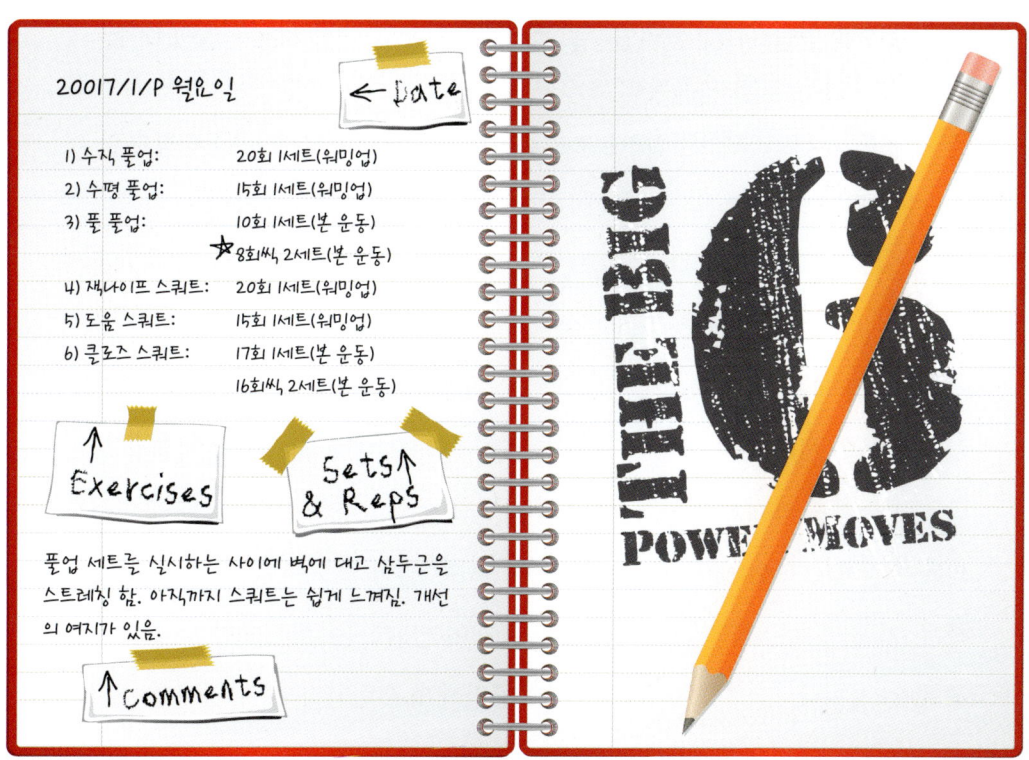

쉽게 이해하고 기억할 수 있는 간단한 기호를 사용해도 좋다.

훈련일지를 기록하는 것에 큰 재미를 느끼는 사람들도 있다. 운동 방식에 관한 아이디어부터 새로운 이론, 운동 강도에 대한 자세한 설명, 식단 조절 효과에 관한 정보 및 심리적인 피드백까지 모든 것을 기록한다. 간혹 내 훈련일지가 '반지의 제왕'의 한 부분을 옮겨 놓은 것 같다는 지적에 수긍한다. 끝이 보이지 않는 교도소 수감 생활 속에서 훈련일지를 쓰는 동안은 잠시나마 기분 좋게 현실을 잊을 수 있었다는 이유도 있다. 내키지 않는다면 잉크를 낭비하면서까지 구구절절이 쓸 필요는 없다. 간결하고 깔끔하고 정확하게 기록하면 충분하다.

불을 끄기 전에

믿거나 말거나 혹은 무슨 말을 들었을지 모르지만, 교도소 내에서 운동을 아주 잘한다고 평가받는 재소자들도 야생동물처럼 훈련하지는 않는다. 물론 열심히 훈련하고 닦달하듯이 스스로를 몰아붙인다. 하지만 대부분은 훈련을 통해 시간을 보내고, 훈련 속도를 조절하는 데 실패했거나 바보 같은 부상을 당했다면 더 강인해지려는 노력은 심각하게 제한받는다. 적당함과 지나침 사이의 아슬아슬한 기준을 왔다 갔다 할 때, 이론적인 지식 못지않게 몸으로 터득한 요령을 활용한다.

수감자들의 사례를 통해 교훈을 얻을 수 있다. 천천히 시작하고, 자신이 하고 있는 동작을 제대로 파악하자. 모든 사소한 내용에 대해 전문적인 지식을 쌓으려는 적극적인 자세를 취하자. 관절이 단련되면 열심히 훈련하자. 하지만 너무 의욕만 앞세워 몸의 타고난 잠재력을 저해하는 일이 없도록 하자. 자세에 집중하자. 가장 중요한 점은 근육과 연약한 조직이 발달하는 데 필요한 충분한 시간을 주는 것이다. 단계적으로 훈련하고, 영리하게 훈련하자. 훈련일지에 개선되는 점을 꾸준히 기록하자. 준비운동을 철저히 하고, 본 운동을 할 때 너무 무리해서 체력이 고갈되는 일이 없도록 하자. 더 강해지고 싶다면 충분한 휴식을 취하자.

이 오래된 일반 원칙들을 실행하고 기본 운동 '빅 6'에 적용한다면 장기적으로 성공적인 결과를 얻고자 하는 것이 결코 허망한 기대가 아니다. 이 목표를 달성하기 위해서는 몇 가지 구체적인 훈련 프로그램을 추가하면 그만이다. 자세한 내용은 다음 장에서 살펴본다.

12 : Routines

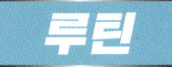

죄수 운동법 프로그램

이 책에 소개된 운동을 대충 훑어보고서는 자신이 할 수 있는 가장 어려운 동작을 찾아서 바로 시작하거나, 눈길을 끌거나 멋있어 보이는 동작이라면 가리지 않고 시도해보고 싶은 마음이 들 수도 있다. 그것은 운동이 아니다. 놀이일 뿐이다.

훈련에는 규율과 집중력이 요구된다. 어디서부터 시작할지 아는 안목, 무엇을 해야 할지 아는 분별력, 언제 더 밀어붙여야 할지 아는 식견, 언제 멈춰야 할지 아는 지혜가 필요하다. 체계가 있어야 한다.

신호에 따라 살아가기

교도소에서 지내면 체계에 대한 모든 것을 배운다. 식사하는 시간, 잠자는 시간, 동료와 어울리는 시간, 점호를 받는 시간, 맡은 일을 하는 시간이 정해져 있다. 모든 일을 시간에 맞춰 하고, 스스로 통제할 수 있는 것은 거의 없다. 이런 생활방식을 두고 '신호에 따라 살아가기'라고 부르기도 한다. 하루 중 특정 시간이 시작되거나 끝나면 신호가 울리기 때문이다.

오랜 기간 이런 강제적인 시간표에 따라 생활하면서 나는 '시간'의 가치를 이해하게 되었다. 얼마 뒤에는 몸과 마음이 정해진 일과를 잘 따르게 되었다. 오래된 재소자들이 수용생활에 잘 적응하는 이유도 그것이다. 출소하게 되면 교도소 시간표를 그리워한다. 밖에서는 언제 무엇을 해야 하는지 말해주는 사람도 없고, 결국 생활리듬을 완전히 잃어버리고 만다. 현명한 출소자들은 머리를 써서 교도소 밖에서 지킬 시간표를 만들기도 한다. 덕분에 많은 출소자들이 탈선하는 것을 막고 일상생활의 어려움을 이겨낸다.

운동하는 재소자들 가운데 가장 성실한 부류들 역시 현명하게도 시간표를 만든다. 운동할 마음이 생기거나 지루하다거나 외로울 때 캘리스데닉스 운동을 하는 것은 아니다. 오히려 그 반대다. 교도소 일과를 살펴보고 일부러 그 일과 사이에 운동 시간을 집어넣는다. 그렇게 하면 스스로 통제할 것이 거의 없는 환경에서 일종의 통제력을 갖게 된다. 본래 가지고 있을 때는 모르다가 잃고 나서야 그 소중함을 알게 된 셈이다. 힘든 하루를 보냈거나 그냥 게으름을 피우다가 훈련하기로 정해놓은 시간이 와도 운동하고 싶지 않을 때가 있다. 대부분의 사람들에게 종종 일어나는 일이다. 하지만 어쨌든 운동을 시작하고, 해야 하는 운동을 끝마친 다음에는 그에 따른 성취감을 얻는다. 운동을 하지 않았다면 지루하고 헛되게 보냈을 긴 시간을 정신적으로나 육체적으로 뿌듯한 기분이 드는 시간으로 만든다. 심사숙고해서 만든 알찬 훈련 시간표는 의욕을 불러일으키고 규율을 만들 때 아주 중요하다.

일상생활 속에서 훈련하기

이 책에 소개된 방법을 최대한 활용하려면 훈련 시간표를 만들어서 지켜야 한다. 어떤 점에서 보면 훈련 시간표를 지키는 일은 교도소 밖에서 지내는 경우에 더 어려울 수 있다. 교도소에서는 잠에서 깰 때부터 소등하고 잠들 때까지 하루의 일과가 아주 확실히 정해져 있고, 매일 혹은 매주 단위로 바뀌지 않는다. 교도소 밖의 보통 사람들에게는 대체로 해당되지 않는 일이다. 일반인들은 주중과 주말에 따라 일상의 변화가 있다. 날마다 해야 하는 일이 다르고, 교대 근무를 하는 경우에는 근무 시간도 달라진다. 더구나 교도소에서는 집중을 방해하는 것들이 훨씬 적다. 친구들이 전화를 걸어오거나 직접 찾아오는 일이 없다. 여자친구와 함께 지낼 일도 없다. 나이트클럽, 술집, 영화관 등 여가 시간 동안 유혹하는 곳도 없다.

하지만 교도소보다 교도소 밖의 하루 일과가 복잡하기 때문에 운동 프로그램을 제대로 수행할 수 없다는 뜻은 아니다. 조금 더 체계적인 생활을 해야 한다는 의미다. 운동 프로그램을 선택하기 전에 시간을 어떻게 쓰는지 곰곰이 생각해보자. 일주일 중 운동하기 가장 좋은 요일과 시간대는 언제인지, 시간은 어느 정도 할애할 수 있는지, 운동할 시간을 만들기 위해 어떤 일을 동시에 처리할 수 있는지 등 미리 생각해보고 꼼꼼히 살펴보면 누구나 운동할 시간을 낼 수 있다. 정말 운동할 시간적 여유가 없다고 생각하는 사람들은 우선순위를 제대로 정하지 않았기 때문이다. 운동을 통해 얻을 수 있는 이점들을 고려했을 때 정말 운동할 여유가 없는지 자문해봐야 한다.

훈련 프로그램

과연 얼마나 오래, 얼마나 자주 운동을 해야 할까? 대체로 세 가지 요인에 달려 있다. 운동할 수 있는 시간과 몸 상태, 목표다. 운동할 수 있는 시간은 생각할 필요도 없다. 교도소에서 수많은 재소자들이 하루에 몇 시간씩 운동할 시간을 마련하는 모습을 봤다. 아무리 의욕이 넘친다고 해도 몸 상태가 좋지 못한 경우, 과도한 운동은 몸의 회복력을 넘어서고 오히려 신체 기능을 떨어뜨린다. 아마도 운동 시간과 빈도를 결정할 때 가장 중요한 요인은 개인의 목표일 것이다. 운동량을 한껏 끌어올려서 오랜 시간 운동을 하면 체력과 지구력을 키우겠지만, 근육과 힘은 키우지 못한다. 진정한 힘과 근육은 긴 시간의 훈련이 아니라 강도 높은 훈련으로 키운다. 힘을 키울 때는 '양보다 질'이라는 말이 제격이다.

'힘'은 요즘 나의 운동에서 동기부여 요인이고, 오래 질질 끄는 운동에 눈살을 찌푸리는 이유이기도 하다. 적당한 워밍업에 이어 한 가지 운동에 온전히 힘을 쏟을 수 있을 2~3세트 정도의 본 운동이면 충분하다. 힘을 키우고 싶다면 2~3세트 이상 실시하는 것은 시간 낭비일 뿐이다. 이미 충분한 운동량을 채운 상태에서 기운만 뺄 뿐이다. 정말로 온 힘을 쏟아부었다면 그 이상 반복하는 것은 몸의 회복력을 떨어뜨리고 근육통만 오래 지속시킬 뿐이다. 운동을 다시 하려면 더 오래 기다려야 한다는 의미다.

이어서 소개하는 다섯 가지 기본 훈련 프로그램은 이 세 가지 요인을 염두에 두고 설명했다. 첫 번째 '2Days 프로그램'은 초보자에게 적합한 2일 운동법이다. 두 번째 '3Days 프로그램'은 모든 사람이 근육과 힘을 키우는 데 도움이 되는 3일 운동법이다. 세 번째 '베테랑 프로그램'은 몸 상태가 좋은 사람들에게 아주 적합한 6일 운동법이다. 네 번째 '베스트 위크 프로그램'은 몸의 회복력이 뛰어난 상급자를 위한 프로그램이다. 마지막 다섯 번째 '슈퍼맥스'는 힘보다는 지구력을 전문적으로 키우고 싶은 최상급자를 위한 프로그램이다.

2Days 프로그램

일반적으로 캘리스데닉스 운동이나 근력 운동이 생소한 사람에게 아주 적합한 프로그램이다. 오랜 시간을 두고 기본기를 탄탄히 쌓고 이 책에 소개된 시리즈의 최상급 단계까지 도달하고 싶은 사람에게 적극 추천한다. 일주일에 두 차례 가장 기본적인 운동 4가지만 실시한다.

월요일	푸시업	2~3세트
	레그 레이즈	2~3세트
화요일	휴식	
수요일	휴식	
목요일	휴식	
금요일	풀업	2~3세트
	스쿼트	2~3세트
토요일	휴식	
일요일	휴식	

- 처음 시작했을 때는 동작이 어색하기 때문에 근육통이 생길 수 있다. 프로그램 구성상 회복 시간은 충분하다.
- 기본 운동 '빅 6' 가운데 4가지 시리즈만 실시한다. 다른 4가지 동작에 비해 브리지와 핸드스탠드 푸시업은 상당한 수준의 근육 수축력과 관절 완전성이 필요하기 때문에 기본이 되는 4가지 동작이 숙달된 경우에만 실시해야 한다.
- 각 시리즈의 초반 단계 동작을 하는 동안에 이 프로그램을 실시한다. 프로그램에 포함된 4가지 동작 모두 6단계를 넘었다면 다음 프로그램 '3Days 프로그램'을 실시한다.

3Days 프로그램

아마도 현재 최고의 맨몸 트레이닝 기본 프로그램일 것이다. '빅 6' 동작 모두를 일주일에 3차례 실시한다. '2Days 프로그램'에서 운동량은 한 단계 올라가지만, 보통 수준의 사람도 훈련 후 충분한 휴식을 통해 힘을 키울 수 있다. 그렇기 때문에 중급자에게 적합한 프로그램이고, 상급자를 위한 장기적인 훈련 프로그램으로도 효과적이다. 맨몸 트레이닝에 전념할 생각이라면 아무리 상급자 단계에 올라갔다고 해도 자신의 수준을 과신하지 않고 기본에 충실하기 위해 간혹 '3Days 프로그램' 같은 낮은 단계의 프로그램을 실시해야 한다.

월요일	푸시업	2세트
	레그 레이즈	2세트
화요일	휴식	
수요일	풀업	2세트
	스쿼트	2세트
목요일	휴식	
금요일	핸드스탠드 푸시업	2세트
	브리지	2세트
토요일	휴식	
일요일	휴식	

- 바쁜 일과 속에서도 거의 누구나 할 수 있는 훈련 프로그램이다.
- 상급자 수준이라고 해도 실질적인 힘을 키우기에 충분하다.
- 회복력이 좋은 사람 입장에서는 프로그램 구성이 지나치다 싶을 정도로 조심스럽다고 생각할 것이다. 달리기, 복싱, 격투기 등 다른 신체 활동도 교대로 하고 싶은 사람들은 휴식일을 유용하게 사용할 수 있다.

베테랑 프로그램

'죄수 운동법'을 수개월 넘게 실시하고 있는 사람이라면 지루하지 않게 부담 없이 할 수 있는 프로그램이다. 이전 프로그램들처럼 일주일에 2~3차례 실시하는 대신 6차례 실시하지만, 한 번에 한 가지 동작만 집중 실시한다. 7일째 되는 날은 휴식을 취한다.

월요일	풀업	2~3세트
화요일	브리지	2~3세트
수요일	핸드스탠드 푸시업	2~3세트
목요일	레그 레이즈	2~3세트
금요일	스쿼트	2~3세트
토요일	푸시업	2~3세트
일요일	휴식	

- 여가 시간이 많지 않은 사람에게 좋은 프로그램이다. 대부분 하루 6~7분 정도만 투자하면 끝낼 수 있다.
- 이틀 연속 상체 혹은 하체 운동만 하는 일이 없기 때문에 몸의 회복 속도가 상당히 빠르다. 가장 효과적인 방식으로 상·하체 운동을 교대로 실시한다.
- 힘을 키우고 시리즈 10단계까지 도달하고 싶은 사람에게 아주 효과적인 프로그램이다. 하루에 한 가지 동작만 실시하기 때문에 정말 집중해서 전력을 쏟을 수 있다.
- 새로운 동작을 시도하기에 좋은 프로그램이다. 너무 부담된다면 필요할 때마다 가끔 쉬는 날을 추가한다. 아무리 건강하다고 해도 몸 전체가 쉴 수 있도록 항상 일정한 휴식을 취하는 것이 좋다.

베스트 위크 프로그램

육체적으로 힘든 프로그램이다. 전신을 단련시키면서 건강도 챙길 수 있는 이점이 있지만, 휴식이 부족한 관계로 힘을 키우는 데는 한계가 있다. 캘리스데닉스 하드 트레이닝을 1년 이상 했고 탁월한 회복력을 가진 사람들만 시도한다. 이 프로그램을 따라 하려면 일주일에 적어도 6~7시간을 투자해야 한다.

요일	운동	세트
월요일	풀업	3~5세트
	스쿼트	3~5세트
	악력 운동	제한 없음
화요일	푸시업	3~5세트
	레그 레이즈	3~5세트
	종아리 운동	3~5세트
수요일	핸드스탠드 푸시업	3~5세트
	브리지	3~5세트
	목 운동	2~4세트
목요일	풀업	3~5세트
	스쿼트	3~5세트
	악력 운동	제한 없음
금요일	푸시업	3~5세트
	레그 레이즈	3~5세트
	종아리 운동	3~5세트
토요일	핸드스탠드 푸시업	3~5세트
	브리지	3~5세트
일요일	휴식	

- 악력, 목, 종아리를 위한 부수적인 운동이 포함되어 있다. 이런 추가 동작을 하는 것은 괜찮지만 매일 하고 싶지 않다면 운동 사이 혹은 필요할 때마다 하루 휴식을 취한다.

슈퍼맥스

앞서 소개한 4가지 프로그램처럼 기본적인 훈련 프로그램으로 차근차근 준비를 했다면 이 프로그램을 통해 초인적인 지구력과 체력을 키울 수 있다. 하지만 힘을 키우는 데는 전혀 도움이 되지 않으므로 이 프로그램에 많은 시간을 투자하기 전에 10단계 시리즈를 끝까지 마치도록 한다. 몇 년 동안 하드 트레이닝을 하지 않았다면 시도조차 하지 않는다.

월요일	풀업	10~50세트
	스쿼트	10~50세트
화요일	푸시업	10~50세트
	레그 레이즈	10~50세트
수요일	핸드스탠드 푸시업	10~50세트
	브리지	10~50세트
목요일	풀업	10~50세트
	스쿼트	10~50세트
금요일	푸시업	10~50세트
	레그 레이즈	10~50세트
토요일	핸드스탠드 푸시업	10~50세트
	브리지	10~50세트
일요일	휴식	

- 한 번에 모든 세트를 실시하는 것도 방법이지만, 조금씩 나눠 하루에 걸쳐 실시하는 편이 더 견딜만하다.
- 동작마다 10회씩 10세트 실시하는 것부터 시작해서 하루에 각각 50세트씩 하는 것을 목표로 한다. 운동량을 더 늘리고 싶다면 반복횟수를 늘린다.

하이브리드 프로그램

이 책 전체에서 웨이트 트레이닝과 머신 운동, 기타 저항 운동에 대한 대안으로 맨몸 트레이닝을 적극 추천했다. 개인적으로 올드 스쿨 방식의 캘리스데닉스 운동을 좋아하고, 직접 해보고 다른 사람을 가르친 경험으로 맨몸 트레이닝이 가장 뛰어난 근력 운동이라는 점을 알기 때문이다. 다른 운동은 필요 없다.

하지만 이 책을 읽는 사람들이라면 보디빌딩, 파워 리프트, 역도, 케틀벨 운동 등 이미 다양한 형태의 웨이트 트레이닝을 좋아한다는 점을 충분히 알고 있다. 대부분은 웨이트 트레이닝을 그만둘 생각이 없고, 단지 훈련 목록에 추가할 만한 새로운 것을 찾고 있을 뿐이다. 나는 독재자처럼 지시만 하는 유형이 아니다. 사람들과 함께 훈련할 것이다. 약간의 창의력만 발휘한다면 각자 선택한 훈련 프로그램에 맨몸 트레이닝을 결합하는 방식은 문자 그대로 수십 가지가 된다. 다음 세 가지 하이브리드 프로그램을 생각해보자.

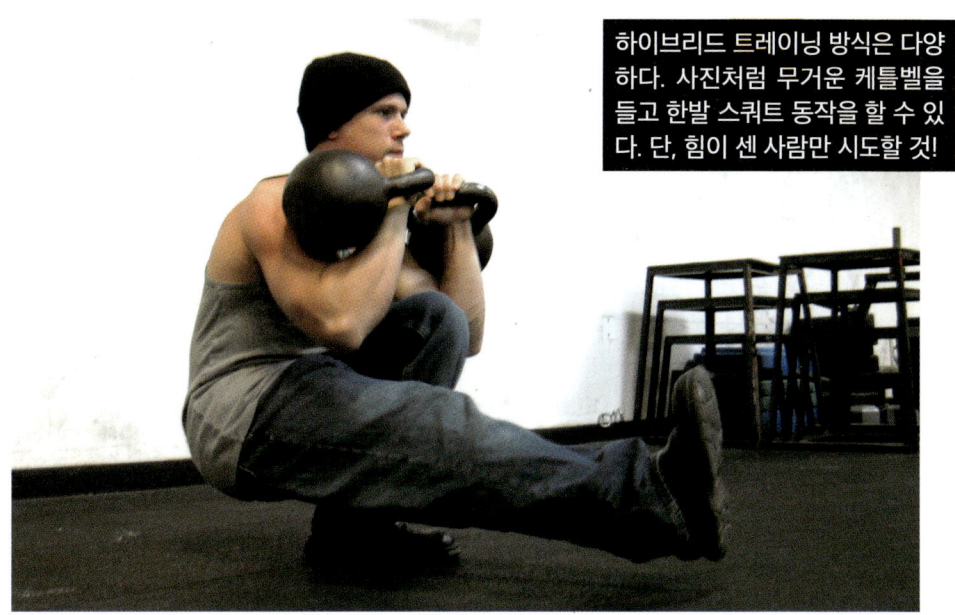

하이브리드 트레이닝 방식은 다양하다. 사진처럼 무거운 케틀벨을 들고 한발 스쿼트 동작을 할 수 있다. 단, 힘이 센 사람만 시도할 것!

하이브리드 트레이닝 프로그램

3일 주기 방식
헬스클럽에 가서 매주 3일을 운동한다면 시도해볼 만한 프로그램이다. 요즘 대부분의 헬스클럽은 웨이트 트레이닝 중간에 맨몸 트레이닝을 할 수 있는 스트레칭 공간이나 매트가 마련되어 있다. 헬스클럽에서 갔을 때 매번 '빅 6' 운동 가운데 한 가지 동작을 추가해서 주중에 세 가지 동작을 실시하고, 나머지 세 가지 동작은 주말에 실시하는 방식이다. 가령 다음과 같은 방식이다.

월요일 : 푸시업, 가슴 운동, 어깨 운동, 삼두근
수요일 : 레그 레이즈, 다리 운동, 햄스트링 운동, 종아리 운동
금요일 : 풀업, 등 운동, 이두근, 상완
토요일 : 스쿼트*, 브리지, 핸드스탠드 푸시업

하이브리드 홈 트레이닝 방식
일주일에 세 차례 헬스클럽에 가서 신체 부위를 세 부분으로 나눠서 운동하는 대신 이틀만 헬스클럽에 가서 신체 부위별 운동을 하고 나머지 하루는 집에서 맨몸 트레이닝 방식으로 작은 근육을 단련하는 방법이다. 가령 다음과 같은 방식이다.

월요일(헬스클럽) : 스쿼트, 데드 리프트, 레그 컬, 레그 프레스 등
수요일(집) : 레그 레이즈, 브리지, 카프 레이즈, 핸드스탠드 푸시업
금요일(헬스클럽): 벤치 프레스, 벤트 오버 로우, 컬, 삼두근 등

정체기 타파를 위한 맨몸 트레이닝 방식
특정 근육군 발달이 정체기에 도달했다면 웨이트 트레이닝 운동은 계속하면서 뒤떨어지는 신체 부위를 단련하는 맨몸 트레이닝 동작을 추가한다. 가령 대퇴부 운동에는 한발 스쿼트, 등 운동에는 풀업, 가슴 운동에는 푸시업 동작을 추가한다.

* 바벨 스쿼트가 아닌 맨몸 트레이닝 방식의 스쿼트.

유연하고 자유로운 사고방식

12장 처음에 '체계'의 강력한 이점에 대해 언급했다. 하지만 훈련 프로그램은 그 프로그램을 직접 이용하는 개인을 위해 있는 것이다. 반대 상황이 벌어진다면, 즉 개인이 훈련 프로그램을 위해 존재하는 식이 된다면 상황은 아주 나빠질 것이다.

어떤 일이 있어도 규칙을 적용하고, 훈련 시간표를 만들었다면 지키려고 노력한다. 하지만 자유롭게 선택할 수 있는 여지도 남겨둬야 한다. 너무 융통성이 없다면 운동을 하는 것이 지루하고 지겹고 스트레스를 불러오게 된다. 이런 경우에는 창의력을 발휘한다. 새롭게 응용동작을 시도해보자. 앞서 소개했던 훈련 프로그램을 엄격하게 고수할 필요는 없다. 언뜻 어울리지 않는 동작들을 섞어서 활용해도 좋다. 자신만의 훈련 프로그램을 개발한다. 가끔씩 몇 가지 응용동작을 넣어서 실시하거나, 반복횟수를 다르게 해본다거나 가장 좋아하는 운동의 손발 간격을 다르게 해도 좋다. 동작 속도를 변화무쌍하게 바꿔서 시도해보거나 몸의 각도도 다르게 바꿔본다. 부분 동작만 시도하거나 각 동작 마지막에 '죽음의 세트'를 추가하는 도전을 해보자. 쉽다고 생각하는 동작을 골라서 되도록 많이 반복하는 것이다. 크로스 트레이닝을 통해 자신의 몸, 새롭게 알게 된 힘과 기술을 마음껏 이용해보자. 달리기, 복싱, 무술, 요가 같은 스포츠를 시도해보는 것도 방법이다.

교도소에 있을 때는 주의를 다른 데로 돌릴만한 일이 거의 없었기 때문에 운동을 중단하고 싶다는 생각을 하지 않았다. 교도소 밖에는 마음을 현혹하는 일들이 백만 가지가 넘는다. 그렇지만 절대 운동을 중단하지 말아야 한다. 처지기 시작하는 기분이 들 때 활력을 돋우는 수십 가지 운동법이 있다.

불을 끄기 전에

교도소에서 운동은 정말 중요한 일이다. 정신을 온전히 유지하는 데 분명 도움이 되었고, 그렇게 생각하는 것은 나뿐만이 아닐 것이다. 진정 즐거운 마음으로 기다리는 대상이었다. 하루의 나머지 시간을 아무리 정신없이 보냈다고 해도 운동은 반드시 했다. 미친 세상 속 편하게 기댈 곳이었다. 교도소 안에서는 대부분 무언가를 잃어버리는 시간뿐이지만, 운동 시간은 아주 의미 있는 것을 얻는 순간이었다. 단지 신체 건강뿐 아니라 '자존감'을 얻었다. 반복횟수를 늘리고, 운동 능력을 향상시키고, 더 어려운 운동 단계로 넘어가는 행위. 논리적이고 의미 있으며 합당한 과정이다. 나에게도 아주 특별하고 강력한 순간이었다. 내 말뜻을 이해하려면 직접 해봐야 한다. 이미 운동을 하고 있는 사람이라면 분명 동의할 것이다.

그러므로 운동을 진지하게 생각하고, 어디에 있든지 운동 시간을 가볍게 여기지 말자. 1세트가 끝나고 나면 다시 새로운 마음가짐으로 시작한다. 농담이나 장난은 멈춰야 한다. 운동에만 신경 쓴다. 목표를 염두에 두고 목표를 달성하기 위해 집중해야 한다. 운동할 때 소리 지르고 욕구 불만을 분출하는 정신이상자 같은 모습은 보이고 싶지 않을 것이다. 에너지만 낭비할 뿐이다. 물론 적극적인 자세가 필요하지만, 에너지를 한 곳으로 분출하는 법을 배워야 한다. 집중력이 동반된 적극성을 키워야 한다. 정말 많은 노력이 필요하다. 그렇게 할 수 있다면 상당한 보상을 얻을 것이다.

혼자 있거나 적어도 방해받지 않는 공간을 찾아서 운동하자. 요즘에는 대부분이 친구나 트레이닝 파트너와 함께 운동하라고 조언하지만 내 생각은 다르다. 혼자서 하는 운동의 가치를 믿는다. 신경이 쓰이게 하는 것을 줄이고 집중력을 키울 수 있다. 한마디로 정신 건강에 좋다.

이런 생각은 아마도 새로운 시대에 맞지 않거나 인기는 없겠지만, 솔직히 개인적으로 사람들과 어울려 시간을 보내는 것보다 운동하는 편을 더 선호한다. 나한테는 그 어떤 친구보다 운동이 도움이 되었다. 나를 공격하거나 나에게서 무엇을 훔쳐가거나 괴롭히거나 모욕을 주거나 심지어 죽이려고 한 사람을 수백 명 아니 수천 명 만났다. 하지만 운동을 통해서는 혜택만 얻었다. 내가 쏟은 노력보다 훨씬 더 많은 것을 얻었다. 만나지조차 말았어야 하는 사람들에게 너무나 많은 시간을 낭비했다. 하지만 운동하면서 보낸 시간은 단 1초도 후회가 되지 않는다.

매 순간의 노력과 모든 땀방울이 가치가 있었다.

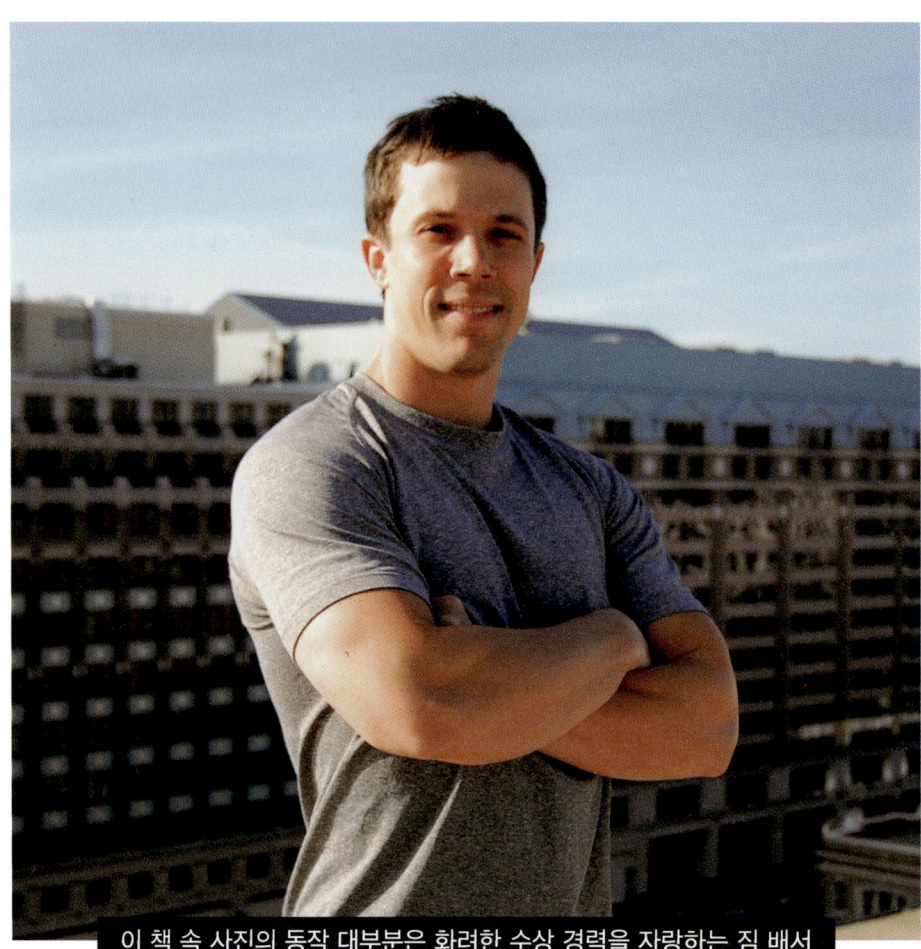

이 책 속 사진의 동작 대부분은 화려한 수상 경력을 자랑하는 짐 배서스트가 시연했다. 짐 배서스트는 10년 넘게 아크로바틱 동작을 연구하고 있으며, 자신의 경험을 살려 'BeastSkill.com'이라는 웹사이트를 개설했다. 맨몸 트레이닝의 뛰어난 효과를 소개하는 이 사이트는 피트니스 업계 관계자들에게 각광받는 곳이다. 전 세계 여러 곳에서 세미나 연설을 해오고 있으며, 전미 체력증진협회 NSCA(National Strength and Conditioning Association)에서 부여하는 CSCS(Certified Strengthening and Conditioning Specialist) 자격증을 가지고 있으며, 현재 워싱턴에서 거주하며 퍼스널 트레이너로 일하고 있다.

감사의 말

존 듀 케인의 무한한 이해와 지지가 없었다면 이 책은 세상의 빛을 보지 못했을 것이다. 깊은 감사의 마음을 전한다.

이 책에 소개된 운동 방식과 동작의 많은 부분은 내 멘토 조 하티겐이 아낌없이 전해준 것이다. 좋은 곳에서 편하게 쉬시길. 기꺼이 시연 모델이 되어준 짐 배서스트에게도 깊은 고마움을 전한다. 완벽한 자세의 사진을 찍기 위해 소중한 시간을 할애해주었다. 그의 도움이 없었다면 이 책의 완성도는 지금의 절반 수준에 불과했을 것이다. 원고 내용과 관련해서 기술적인 부분을 교정할 때 정말 운이 좋게도 케틀벨 마스터 브렛 존슨의 도움을 받았다. 그의 풍부한 지식은 그저 놀라울 뿐이다. 혹시라도 이 책 내용 가운데 오류가 있다면 전부 내 잘못이고, 독창적이거나 멋진 아이디어는 그의 것이다. 그가 운영하는 사이트 www.appliedstrength.com 에서 최신 트레이닝 정보를 확인할 수 있다.

이 책의 디자이너 '빅 D' 드렉 브리검에게도 고마운 마음을 전한다. 휘갈겨 쓴 메모까지 포함된 엄청난 분량의 글과 사진을 한 권의 멋진 책으로 탈바꿈시켰다. 까다로운 성격과 수많은 요구 조건을 너그러운 마음과 뛰어난 역량으로 모두 받아주었다. 그의 작업을 홈페이지 www.dbrigham.com에서도 확인할 수 있다.

이 책 305쪽의 완벽한 핸드스탠드 푸시업 사진은 체조 전문가 로저 해럴의 도움을 받았다. 그에 관한 정보는 웹사이트 www.crossfitmarin.com에서 확인할 수 있고, 그가 개인적으로 운영하는 웹사이트 www.drillsandkills.com에서는 체조를 활용한 트레이닝 정보를 얻을 수 있다.

이 책 속 교도소 사진 대부분은 미국 정부에서 촬영한 것이다. 모든 공유 이미지는 감사하는 마음으로 사용했음을 밝힌다. 대부분의 사진은 워싱턴 D.C. 인근 카롤라마에 위치한 밸런스 짐에서 촬영했다. 시설 사용을 허락해주신 관계자들에게 감사드린다.

코치 폴 웨이드

극한 공간, 감옥에서 탄생한 리얼 맨몸 트레이닝
죄수 운동법

펴낸날 초판 1쇄 2017년 2월 24일 | 초판 21쇄 2025년 8월 5일

지은이 폴 웨이드
옮긴이 정미화

발행인 임호준
출판 팀장 정영주
책임편집 김은정 | **편집** 조유진 김경애 박인애
디자인 김지혜 | **마케팅** 이규림 정서진
경영지원 박정식 유태호 신혜지 최단비 김현빈

인쇄 도담프린팅

펴낸곳 비타북스 | **발행처** (주)헬스조선 | **출판등록** 제2-4324호 2006년 1월 12일
주소 서울특별시 중구 세종대로 21길 30 | **전화** (02) 724-7633 | **팩스** (02) 722-9339
인스타그램 @vitabooks_official | **포스트** post.naver.com/vita_books | **블로그** blog.naver.com/vita_books

ⓒ 폴 웨이드, 2017

이 책은 저작권법에 따라 보호를 받는 저작물이므로 무단 전재와 무단 복제를 금지하며,
이 책 내용의 전부 또는 일부를 이용하려면 반드시 저작권자와 (주)헬스조선의 서면 동의를 받아야 합니다.
책값은 뒤표지에 있습니다. 잘못된 책은 서점에서 바꾸어 드립니다.

ISBN 979-11-5846-142-3   13690

비타북스는 독자 여러분의 책에 대한 아이디어와 원고 투고를 기다리고 있습니다.
책 출간을 원하시는 분은 이메일 vbook@chosun.com으로 간단한 개요와 취지, 연락처 등을 보내주세요.

비타북스 는 건강한 몸과 아름다운 삶을 생각하는 (주)헬스조선의 출판 브랜드입니다.

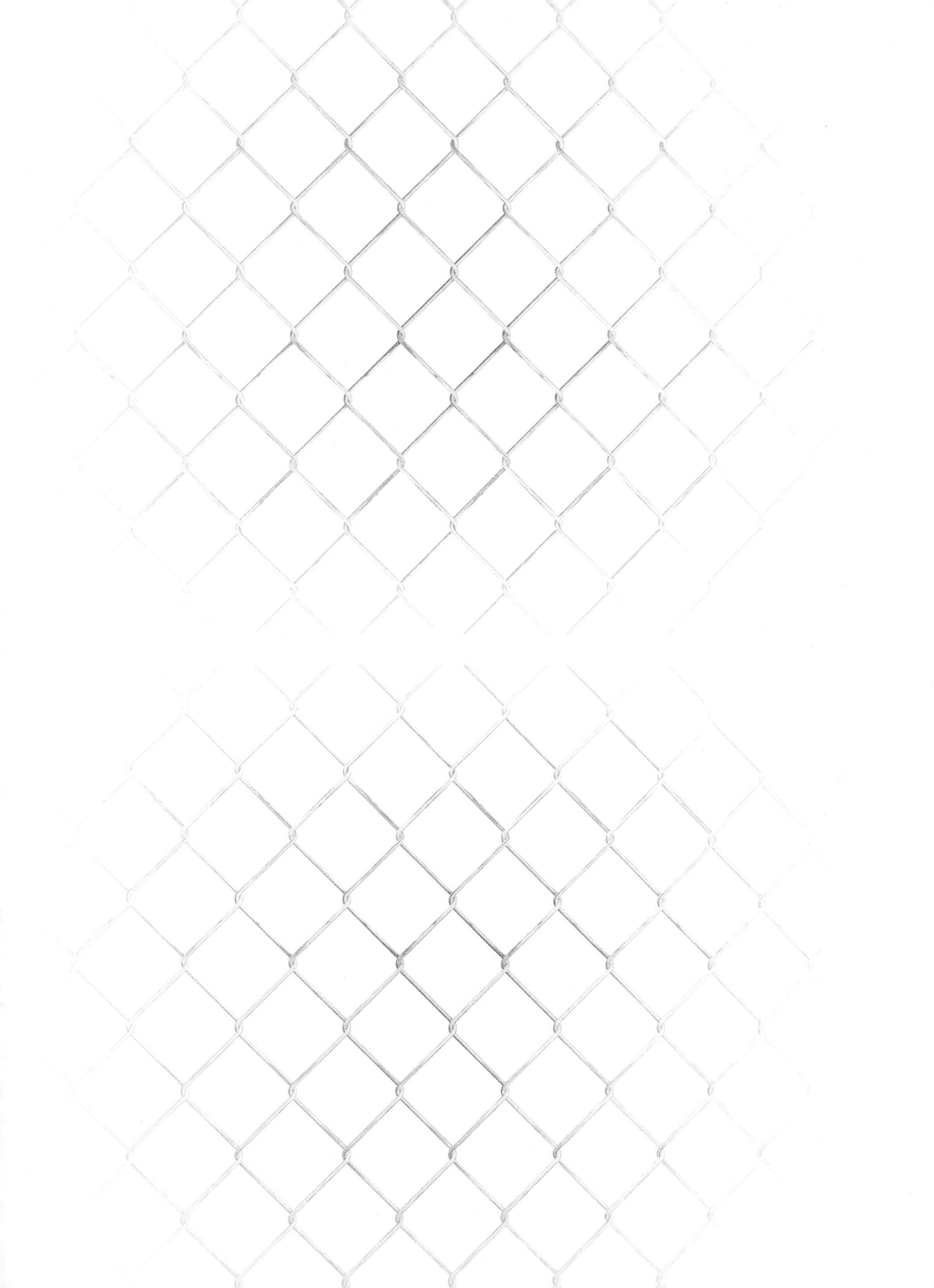

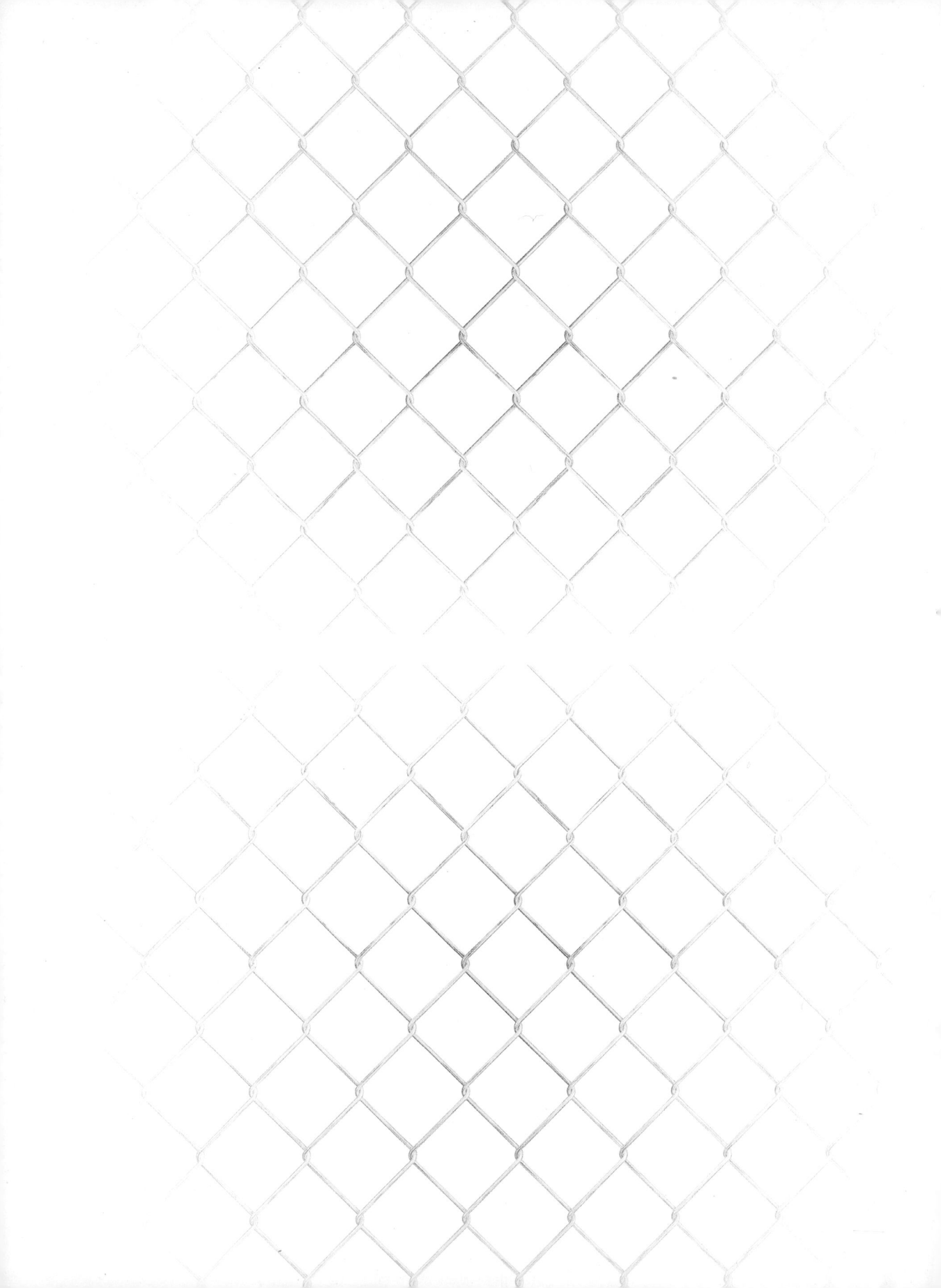